G. Späth

Herzrhythmusstörungen
Aktuelle Bedeutung von Amiodaron

G. Späth

Herzrhythmusstörungen

Aktuelle Bedeutung von Amiodaron

Geleitwort von G. Breithardt

Beltz Verlag · Weinheim 1992

Dr. med. Gudrun Späth
Intensivstation der Inneren Abteilung des Paracelsuskrankenhauses Ruit,
Landkreis Esslingen,
Akademisches Lehrkrankenhaus der Universität Tübingen
(Chefarzt Dr. med. H. Rohr)
Hedelfinger Straße 166
D-7302 Ostfildern 1

unter Mitarbeit von Margarete Zeyer, Uschi Werner und Michael Späth

Das Buch enthält 159 Abbildungen und 49 Tabellen

Die Deutsche Bibliothek – CIP-Einheitsaufnahme

Späth, Gudrun:
Herzrhythmusstörungen : aktuelle Bedeutung von Amiodaron /
G. Späth. – 2. Aufl. – Weinheim ; Basel : Beltz, 1992
ISBN 3-407-69513-6

Herstellung: Goldener Schnitt · Rainer Kusche, 7573 Sinzheim

Druck u. buchb. Verarbeitung: Druckhaus Beltz, 6944 Hemsbach

Printed in Germany

ISBN 3-407-69513-6

Geleitwort

Amiodaron, bereits in den sechziger Jahren angewandt, ist unverändert ein aktuelles Antiarrhythmikum. Seine besondere Bedeutung ergibt sich aus der hohen Wirksamkeit und dem breiten Wirkungsspektrum, dem jedoch vielzählige Nebenwirkungen gegenüberstehen. Die zunehmenden Erfahrungen aus dem Umgang mit Amiodaron lassen eine Standortbestimmung wünschenswert erscheinen. Somit kommt die 2. Auflage des Buches von Dr. Gudrun Späth im richtigen Augenblick.

Dies auch, da die antiarrhythmische Therapie an einem kritischen Punkt angelangt ist. Sorgfältig kontrollierte Studien wie die CAST-Studie haben Zweifel an den bisherigen Konzepten der medikamentösen antiarrhythmischen Therapie hervorgerufen. Die Kenntnis der Wirkungen, insbesondere jedoch auch der kardialen Nebenwirkungen in Form arrhythmogener Effekte zahlreicher Antiarrhythmika verlangen eine kritische Indikationsstellung und eine sorgfältig kontrollierte Anwendung. Gleichzeitig sind die Möglichkeiten und Erfolge der nicht-medikamentösen antiarrhythmischen Therapie verbessert worden. Die derzeitige Entwicklung ist daher gekennzeichnet durch eine Hinwendung zu nicht-medikamentösen Therapieformen (z. B. Katheterablation bei WPW, antitachykarde Operation oder implantierbarer Kardioverter/Defibrillator bei anhaltenden ventrikulären Tachyarrhythmien).

Frau Dr. Späth hat es in hervorragender Weise verstanden, die unveränderte Flut von Veröffentlichungen zur Elektrophysiologie, Pharmakokinetik, Indikationsstellung, klinischen Anwendung und zu den Nebenwirkungen von Amiodaron zu sichten und in systematischer Form darzustellen und zu kommentieren. Dieses Buch stellt einen wichtigen Beitrag zur Sicherheit der Anwendung von Amiodaron bei einer Vielzahl von tachykarden Herzrhythmusstörungen dar. Dieses Buch gehört in die Hände eines jeden, der Amiodaron primär einsetzt oder für die Weiterbetreuung von Patienten unter Amiodarontherapie verantwortlich ist.

Münster, Mai 1992 Günter Breithardt

Vorwort zur 2. Auflage

Die erste Auflage dieses Buches erschien 1984 und fand eine gute Resonanz.

Dennoch blieb bei dieser Neuauflage 1992 kaum ein Stein auf dem anderen.

Was gibt es Neues zum Thema Amiodaron?

Rund 2000 zusätzliche Arbeiten und knapp 10 Jahre weiterer klinischer Erfahrung haben – neben einer Bestätigung bekannter Fakten – eine Reihe klinisch relevanter neuer Aspekte gebracht, die einen **breiteren Einsatz der Substanz mit vermindertem Risiko** erlauben.

Amiodaron ist nach wie vor das **wirksamste Antiarrhythmikum.** Einer der Gründe für seine Wirkung im Sinne eines „Breitbandantiarrhythmikums"[A 61] besteht darin, daß es neben den Rhythmusstörungen auf dem Boden von *Reentry-Mechanismen* – wie schon lange vermutet und neuerdings auch durch experimentelle Untersuchungen (s. d.) erwiesen – auch sekundäre Rhythmusstörungen auf der Basis von *abnormer Automatie* und *getriggerter Aktivität* beseitigt.

Im Hinblick auf die *Indikationen* sind die **malignen ventrikulären Rhythmusstörungen** nach wie vor das zwingendste Anwendungsgebiet. Zunehmende Erfahrungen bei diesen Patienten erlauben heute jedoch, früher und sicherer zwischen Respondern und Nonrespondern zu unterscheiden und die Alternativen für die letzteren auszuschöpfen.

Neue – wenn auch in ihrer Bedeutung noch nicht voll zu übersehende – Gesichtspunkte haben sich in bezug auf die **semimalignen Rhythmusstörungen** (s. d.) vorwiegend bei Patienten mit Zustand nach **Infarkt** und organischen Herzkrankheiten aufgetan. Diese Rhythmusstörungen betreffen ein wesentlich größeres Patientenkollektiv als die malignen ventrikulären Rhythmusstörungen und führen, auch wenn sie klinisch asymptomatisch verlaufen, zu einer erheblichen Beeinträchtigung der Prognose, die letztlich, für die Gesamtheit der Patienten gesehen, mehr Todesopfer fordert als die eigentlichen malignen Rhythmusstörungen. Umfangreiche Versuche der letzten 10 Jahre, die Prognose dieser Patienten durch konventionelle Antiarrhythmika zu bessern, waren nicht von Erfolg gekrönt, und die Ergebnisse der CAST-Studie haben die Hoffnung mancher Experten, den Problemen durch Anwendung der

Klasse-Ic-Antiarrhythmika beizukommen, endgültig zunichte gemacht. Inzwischen erwecken einige Pilotstudien den Eindruck, daß es mit Amiodaron offensichtlich gelingt, die Prognose dieser Patienten deutlich zu bessern. Einige große, derzeit laufende internationale Studien sollen bis 1995 zeigen, ob dieses Ziel bei den anscheinend relativ niedrigen erforderlichen Dosen mit einem vertretbaren Risiko zu erreichen ist.

Auch die Frage nach der Wirksamkeit speziell bei Rhythmusstörungen bei Patienten mit schwerer **Herzinsuffizienz** wird derzeit in einer großen Multicenterstudie untersucht.

Wesentliche neue Aspekte gab es auch im Hinblick auf Art und Häufigkeit der **Nebenwirkungen.** Die lange gehegte Befürchtung, daß ein großer Teil der unliebsamen Begleiterscheinungen auf autoimmunologische Phänomene zurückzuführen sei, hat sich nicht bestätigt. Wenn solche Mechanismen überhaupt eine Rolle spielen, sind sie extrem selten. Das Gros der Nebenwirkungen ist toxisch bedingt und damit potentiell reversibel, sofern sie rechtzeitig erkannt werden, was bei *sorgfältiger Überwachung* (s. S. 353) heute durchaus möglich ist. Das gilt – von seltenen Ausnahmen abgesehen – sowohl für die gefürchtetsten Komplikationen, die pulmonalen Störungen, als auch für die Probleme von seiten der Schilddrüse, die vorwiegend auf Jodüberladung beruhen und sich durch Maßnahmen der Jodentspeicherung beeinflussen lassen. Letzteres trifft ebenso für die Über- als auch für die Unterfunktionen zu. Im Einklang mit dem Entstehungsmechanismus der Nebenwirkungen im Sinne einer dosisabhängigen Toxizität stehen auch die inzwischen vorliegenden Daten über deren Häufigkeit. Während die Gesamthäufigkeit von Nebenwirkungen in früheren, vorwiegend europäischen Studien mit üblichen Erhaltungsdosen von 200 mg (entsprechend 1 Tablette) pro Tag relativ selten waren, kamen Mitte der 80er Jahre immer horrendere Zahlen über die Frequenzen von Nebenwirkungen aus den USA. Dabei ist zu berücksichtigen, daß dort für unsere Verhältnisse unvorstellbar hohe Dosen (z.B. Einzeldosen von 2 g (10 Tabl.) oder Tagesdosen von 6 g (30 Tabl.) oder Erhaltungsdosen von bis zu 1400 mg (7 Tabl.)) über Monate verabreicht wurden. Inzwischen steht fest, daß die Häufigkeit von Nebenwirkungen bei Erhaltungsdosen von 600 mg/Tag 10fach höher ist als bei solchen von 200 mg/Tag. Diesen Erkenntnissen folgten verschiedene Mitteilungen über die bessere Verträglichkeit der „low dose"-Amiodaronbehandlung, wobei die in diesem Rahmen propagierte Dosierung allerdings für europäische Verhältnisse immer noch an der obersten Dosisgrenze lag. So erklärt sich die immer noch nicht ganz ausgerottete Verwirrung im Zusammenhang mit der „low dose"-Therapie. Indessen sind auch in den USA nach Einführung einer niedrigeren Dosierung die Nebenwirkungen erheblich zurückgegangen.

Im **Vergleich zur 1. Auflage** ermöglichen die inzwischen vorliegenden Daten, dem Leser mit dieser Ausgabe eine größere Hilfestellung bei der Indikationsstellung zu geben. Da Amiodaron bei den meisten Rhythmusstörungen als Reserveantiarrhythmikum gilt, wurde bei allen Rhythmusstörungen auf die Möglichkeiten und Grenzen der übrigen Behandlungsmethoden eingegangen, was dazu geführt hat, daß das Kapitel über Indikationen und Erfolgsaussichten einen kurzen Überblick über den **aktuellen Stand der Behandlung von Rhythmusstörungen im allgemeinen** bietet. Gleichzeitig lassen sich heute eine Reihe von Situationen abgrenzen, in denen *primär* die Behandlung mit Amiodaron induziert ist. Zunehmende Erkenntnisse über Dosisabhängigkeit, Art und differentialdiagnostische Abgrenzung ermöglichen es, Nebenwirkungen zu vermeiden, früher zu erkennen und gelegentlich bei zwingender Indikation trotz Nebenwirkungen weiter zu therapieren.

Die Fülle der klinisch relevanten neuen Aspekte hat dazu geführt, daß eine Umfangserweiterung unumgänglich ist, wenn es darum geht, dieses wirksamste, aber nicht unproblematische Antiarrhythmikum bei einem **größeren Patientenkollektiv mit vermindertem Risiko einzusetzen.**

Wesentliche neue Gesichtspunkte, insbesondere für die **Intensivmedizin,** ergeben sich auch aus den zunehmend größeren Erfahrungen mit der **intravenösen Applikationsform.**

Inhaltsverzeichnis

Kapitel III

Erläuterungen – Symbole – Abkürzungen

Erläuterung zu Rhythmusstörungen mit großen Anfangsbuchstaben:

Rhythmusstörungen sind unter sehr unterschiedlichen Bezeichnungen und Synonymen bekannt. Unter den verschiedenen Begriffen wurde – in Analogie zu einem anderen in Vorbereitung befindlichen Buch – jeweils die geeignetste Bezeichnung ausgewählt und mit großen Anfangsbuchstaben gekennzeichnet, z. B.
Polymorphe Vorhoftachykardie Syn. multifokale atriale Tachykardie. Das gleiche gilt z. B. für die **Polymorphe Kammertachykardie,** mit der ein fester Begriff gekennzeichnet ist, im Gegensatz zu **polymorphen Kammertachykardien,** mit denen nur eine Beschreibung gemeint ist.

Symbole

○	= Reinsubstanz
⊙	= Mischpräparat
□	= Bezeichnung der Versuchssubstanz
▽	= ausländischer Handelsname
*	= nicht aufgelöste Seitenblockade für Hinweise auf Gesamtwerk
▶	= kleines Dreieck: allgemeine Hinweise (meist Wirkungsmechanismus)
◆	= Rhombus: Hinweis auf klinische Bedeutung
•	= kleiner Punkt: Hinweis auf Therapiemaßnahmen

Symbole in Tabellen (Wirksamkeit)

●	= großer Punkt: (für hohe Wirksamkeit)
•	= kleiner Punkt: (für mäßige Wirksamkeit)
(•)	= Punkt in Klammern: (für eingeschränkte Wirksamkeit)
●	= Mittel der ersten Wahl
–	= unverändert
⇅	= **min.** Anstieg o. Abnahme möglich
⇅	= **deutliche** Zu- o. Abnahme
w.w.	= wahrscheinlicher wirksam

Abkürzungen und Erläuterungen

Abkürzungen und Erläuterungen, die vorwiegend die Kapitel Entstehungsmechanismus betreffen:

SR	Sinusrhythmus	

Sinus

SNRT	Sinusknotenerholungszeit	
$SNRT_{max}$	maximale Sinusknotenerholungszeit	
$SNRT_c$	frequenzkorrigierte Sinusknotenerholungszeit	
SAZ	sogenannte sinuatriale Leitungszeit	
ERP_{SN}	effektive Refraktärzeit des Sinusknotens	

Vorhof

	Intervall zwischen	
StA	Stimulusartefakt und intraatrialem Vorhofpotential	
PA	Beginn der P-Welle im externen EKG und atrialem Vorhofpotential	
HRA-A	intraatrialem Vorhofpotential im hohen rechten Vorhof und den basalen Vorhofabschnitten	
A_{ERP}	effektive	
A_{FRP}	funktionelle	Refraktärzeit des Vorhofs
A_{RRP}	relative	

AV-Knoten

AH	Intervall zwischen intraatrialem Vorhofaktionspotential und His-Spike – Anhaltspunkt für die Leitungszeit im AV-Knoten –	
Wenckebach-Punkt	Vorhoffrequenz, bei der keine 1:1-Überleitung auf die Kammer mehr erfolgt	
AV_{ERP}	effektive	
AV_{FRP}	funktionelle	Refraktärzeit des AV-Knotens
AV_{RRP}	relative	

His-Purkinje-System

HV	Intervall zwischen dem His-Spike und der Kammererregung	
HV_{ERP}	effektive	
HV_{FRP}	funktionelle	Refraktärzeit des His-Purkinje-Systems
HV_{RRP}	relative	

Ventrikel

V	Dauer des QRS-Komplexes	
V_{ERP}	effektive	
V_{FRP}	funktionelle	Refraktärzeit Ventrikel
V_{RRP}	relative	

acc. PW akzessorischer Pathway bei WPW (man. oder conc.)

vorwärts

$ERP_{acc.\ PW\ ante}$ effektive } Refraktärzeiten der akzessorischen Bahn
$FRP_{acc.\ PW\ ante}$ funktionelle } in antegrader Richtung

rückwärts

$ERP_{acc.\ PW\ retro}$ effektive } Refraktärzeiten der akzessorischen Bahn
$FRP_{acc.\ PW\ retro}$ funktionelle } in retrograder Richtung

β-Bahn schnelle Bahn bei „INT"

vorwärts

$ERP_{\beta\ ante}$ effektive } Refraktärzeit der β-Bahn
$FRP_{\beta\ ante}$ funktionelle } in antegrader Richtung

rückwärts

$ERP_{\beta\ retro}$ effektive } Refraktärzeit der β-Bahn
$FRP_{\beta\ retro}$ funktionelle } in retrograder Richtung

Echo-Zone Spanne des Kupplungsintervalls vorzeitiger Schläge, die vom Vorhof in die Kammer oder von der Kammer in den Vorhof zurückkehren

MAP	monophasisches Aktionspotential (verschiedener Herzzellen)
RMP	Ruhemembranpotential
SP	Schwellenpotential
(↑)	Abnahme (!) der elektrischen Ladung
(↓)	Zunahme (!) der elektrischen Ladung
APA	Aktionspotentialamplitude
APD z. B. 50 z. B. 100	Aktionspotentialdauer
V_{max}	maximale Anstiegsgeschwindigkeit des Aktionspotentials (Phase 0) = Ausmaß der Natriumleitfähigkeit = Ausmaß der Erregungsleitungsgeschwindigkeit
RVR	repetetive ventricular response (wiederholte ventrikuläre Antworten)

Verschiedene Abkürzungen

A	Adrenalinspiegel
A_S	Amiodaron-Serumspiegel
CI	Cardiac Index
DA_S	Desäthylamiodaron-Serumspiegel
EDVI	enddiastolischer Volumenindex
ESVI	endsystolischer Volumenindex
EF	Ejektionsfraktion

HI	Herzindex
HZV	Herzzeitvolumen
LVEDP	linksventrikulärer enddiastolischer Druck
LVESP	linksventrikulärer endsystolischer Druck
MAP	mean arterial pressure
Na_S	Natrium im Serum
NA	Noradrenalinspiegel
PA	Plasma Aldosteron
PAP	Pulmonal arterial pressure
PCWP	Pulmonary capillary wedge pressure
PRA	Plasma Renin Aktivität
RAP	right arterial pressure
Rgs	Rasselgeräusche
SI	Schlagindex
SVI	Schlagvolumenindex
VPB_s	ventricular premature beats = VES
ZVD	zentralvenöser Druck

Amiodaron

○ Cordarex®, Sanofi Winthrop

Ampullen à 3 ml = 150 mg Amiodaronhydrochlorid (50 mg/ml)
20 mg Benzylalkohol
300 mg Polysorbat 80 (Tween 80)*
Tabletten à 200 mg Amiodaronhydrochlorid

L 3428

▽ „Cordarone", ausländischer Handelsname

Steckbrief

▶ **wirksamstes bisher bekanntes Antiarrhythmikum**
mit

▶ sehr guter **kardialer Verträglichkeit:**
geringe Effekte auf
Erregungsleitung und Hämodynamik
relativ selten proarrhythmogene Effekte
günstige Begleitwirkung auf die Folgen der koronaren Herzkrankheit

▶ dosisabhängigen **Nebenwirkungen:**
häufig unsympatische, aber
selten gefährliche (pulmonale) Störungen

▶ bizarrer **Pharmakokinetik**

▶ besonders geeignet für
bedrohliche und therapieresistente Rhythmusstörungen

▶ in Erprobung für
verschiedene **semimaligne Rhythmusstörungen**

▶ nicht geeignet für
harmlose Rhythmusstörungen und Arrhythmien bei Herzgesunden

* Derzeit in Deutschland nicht deklarierungsbedürftig, daher in der Herstellerinformation vor 1992 nicht erwähnt.

Überblick

Amiodaron wurde 1961 von den Labaz-Laboratorien entwickelt und 1967 – zunächst in Belgien, Frankreich und Spanien – als **„Koronartherapeutikum“** zur Behandlung der Angina pectoris in die Klinik eingeführt. Die ausgeprägte antianginöse Wirkung wurde später durch intravenöse Verabreichung bei Patienten mit instabiler Angina pectoris bestätigt und beruht, neben einer Steigerung der Koronardurchblutung und der Aufhebung von Koronarspasmen, auf einer Senkung der Herzfrequenz und der Nachlast bei gleichzeitiger Abschwächung sympathikotoner Effekte.
Die klinischen Erfahrungen bei Patienten mit koronarer Herzkrankheit zeigten bald, daß es bei den meisten Patienten im Laufe einiger Wochen zum **Verschwinden vorbestehender Rhythmusstörungen** kam.

Als weitere klinische Erfahrungen und experimentelle Untersuchungen eine Reihe unliebsamer **Nebenwirkungen** zeigten, ließ das Interesse an Amiodaron als „Koronartherapeutikum“ erheblich nach, zumal andere Mittel zur Behandlung der Angina pectoris am Horizont auftauchten.

Was jedoch die **antiarrhythmische Wirkung** betraf, so zeigte sich bald, daß Amiodaron in dieser Hinsicht **unersetzlich** war, weil es sich auch in Fällen als wirksam erwies, in denen alle anderen Antiarrhythmika versagten.

Inzwischen ist die **Bedeutung** der Substanz auf Grund umfangreicher Untersuchungen aus fast allen großen kardiologischen Zentren der Welt klar umrissen.

Amiodaron unterscheidet sich – sowohl im Hinblick auf seine chemische Zusammensetzung als auch auf seine erwünschten und unerwünschten Haupt- und Begleitwirkungen – generell von allen bislang bekannten Antiarrhythmika. Es ist eine hochpotente Substanz – nach den vorliegenden Studien wohl das **wirksamste bisher bekannte Antiarrhythmikum** überhaupt, aber gleichzeitig eine recht problematische Substanz, die hohe Anforderungen an den Therapeuten stellt.

Die wesentlichen Indikationen für dieses Antiarrhythmikum mit breitem Wirkungsspektrum sind nach wie vor die **malignen ventrikulären Rhythmusstörungen,** d. h. Patienten mit rezidivierenden Kammertachykardien oder Kammerflimmern oder Zustand nach überlebtem Herz-Kreislauf-Stillstand. Die Indikation bei den **semi-**

malignen ventrikulären Rhythmusstörungen ist noch in der Diskussion. Unumstrittene Einsatzgebiete sind alle **therapiebedürftigen, aber anderweitig therapieresistenten Rhythmusstörungen,** von denen auf Grund der Häufigkeit Vorhofflimmern mit schneller Überleitung eine besondere Bedeutung hat.

Im Hinblick auf die **Nebenwirkungen** bestehen erhebliche Unterschiede zwischen Amiodaron und anderen Antiarrhythmika. Die kardiale Verträglichkeit in bezug auf Erregungsleitung und Hämodynamik ist relativ gut, auch bei Patienten mit schlechter linksventrikulärer Funktion oder erheblicher Herzinsuffizienz. Das eigentliche Problem sind die extrakardialen Nebenwirkungen, von denen die Lungenveränderungen die gefürchtetsten sind. Hinzu kommen relativ häufig Schilddrüsenveränderungen, die oft erhebliche differentialdiagnostische Probleme aufwerfen, aber auch eine Reihe weiterer lästiger extrakardialer Begleiterscheinungen. Die Nebenwirkungen sind stark dosisabhängig und toxisch bedingt, kaum je aber, wie früher vermutet wurde, durch autoimmunologische Reaktionen ausgelöst.

Die **Pharmakokinetik** von Amiodaron ist ziemlich problematisch (s. u.) und erfordert umfangreiche Kenntnisse.

Da die Anwendung von Amiodaron hauptsächlich für Patienten mit malignen Rhythmusstörungen in Betracht kommt, erfolgt die **Einstellung** heute vorwiegend in der **Klinik.**

Die wichtigsten Gesichtspunkte für den **Kliniker** sind im folgenden etwas ausführlicher besprochen.

Als **Praktiker,** der die Weiterbetreuung von Patienten, die in der Klinik auf Amiodaron eingestellt wurden, übernimmt, sollte man jedoch einige Eigenheiten der Substanz kennen:

Die **Pharmakokinetik** von Amiodaron weist eine kaum vorstellbare Trägheit auf. Bei oraler Anwendung vergehen je nach Dosierung Tage bis Wochen, in seltenen Fällen auch Monate, bis der volle therapeutische Effekt erreicht ist. Wird die Dosierung geändert, dauert es Wochen bis Monate, ehe sich die Folgen dieser Dosisänderung bemerkbar machen. So kann z. B. ein Patient, bei dem Amiodaron abgesetzt wird, in den ersten Wochen nach Absetzen noch einen völlig regelmäßigen Rhythmus aufweisen, dann aber plötzlich nach Monaten an einem **erneut auftretenden Kammerflimmern** sterben. Aus diesem Grund sind Dosierungsänderungen nur vorzunehmen, wenn man sehr genau mit den Eigenheiten der Substanz vertraut ist. Außerdem sind **Nachkontrollen** (s. S. 329; „Therapieüberwachung") über einen sehr langen Zeitraum, mindestens viele Monate, meist Jahre, erforderlich. Neben dem Bandspeicher-EKG gilt der rT_3-Wert seit langem als Parameter für die Intensität der Amiodaron-Wirkung. Seit einiger Zeit besteht außerdem die Möglichkeit, den Amiodaron-Serumspiegel zu bestimmen. Wichtig ist auch, die Interaktionen von Amiodaron mit verschiedenen anderen Medikamenten zu kennen, die unter anderem bei gleichzeitiger Therapie mit **Digoxin** oder anderen **Antiarrhythmika** zu **Komplikationen durch Anstieg der Serumspiegel dieser Substanzen im Blut oder unter Behandlung mit**

oralen Antikoagulanzien zu Blutungen führen können. Ferner ist zu beachten, daß die Patienten, um Hautveränderungen zu umgehen, die Sonne meiden und Lichtschutzsalben verwenden sollen. Beim **Wiederauftreten von Rhythmusstörungen** ist – neben einem abgefallenen oder toxischen Amiodaron-Spiegel – eine Hyperthyreose auszuschließen, die unter Amiodaron einen recht atypischen Verlauf (s. a. S. 293) zeigen kann. Beim Auftreten von **Dyspnoe** ist meist eine erneute klinische Einweisung, unter anderem zum Ausschluß von interstitiellen **Lungenveränderungen** (s. a. S. 281), erforderlich. Dosisabhängige Nebenwirkungen, die zur Überprüfung der Frage, ob eine Dosisreduktion möglich ist, veranlassen sollten, sind:

Übelkeit
Muskelschwäche
Parästhesien
Tremor
Kopfschmerz
Schlafstörungen
pathologische „Leberwerte"

Kapitel I

Wirkungen (Tab. I_{1-4}, Abb. I_{1-36})

(Literatur s. S. 384; *L 1*)

Übersicht – Wirkungsprofil

Charakteristisch

– für die recht komplexe Wirkung von Amiodaron und seinem Metaboliten – sind, daß

- in **therapeutischen Dosen und Konzentrationen**
  und bei Sinusrhythmus
  die **Hämodynamik**
  ~ unbeeinflußt bleibt,
  die Erregungsleitung
  ~ unbeeinflußt bleibt
  Calcium-antagonistische Effekte
  führen bei hoher Frequenz **(supraventrikuläre Tachykardien)** zu einer **Verlängerung der AV-Knoten-Erholungszeit.**
  Natrium-antagonistische Effekte
  führen bei hoher Frequenz **(Kammertachykardie)**
  zu einer **Frequenzverlangsamung.**

An der therapeutischen Wirkung sind viele Effekte beteiligt:
eine Klasse I-Wirkung
nur im hohen Frequenzbereich (s. o.),
eine „Klasse II-Wirkung"
im Sinne einer inkompetitiven Hemmung β-sympathikometischer Effekte,
die Klasse III-Wirkung
im Sinne einer Repolarisationsverzögerung, als einem der wesentlichsten therapeutischen Effekte,
eine Klasse IV-Wirkung
im Sinne einer Verapamil-ähnlichen Wirkung im AV-Knoten und auch im Sinusknoten.

Im einzelnen als wesentlich gelten die Effekte auf

- **abnorme Automatie**
  z. B.
  - die **Spontanautomatie** in Purkinjefasern[42],
    die im geschädigten Gewebe stärker ausgeprägt ist als im gesunden, so daß z. B. bei totalem AV-Block im allgemeinen – ähnlich wie bei Verapamil und im Gegensatz zu den meisten übrigen Antiarrhythmika – ein ausreichend rascher Ersatzrhythmus erhalten bleibt[A 23]
  - getriggerte **Aktivität** (s. d.),
    die die Ursache vieler anderweitig therapieresistenter Rhythmusstörungen ist
- **Folgepotential** (s. u. Abb. I_{30}),
  die Bedeutung im Zusammenhang mit verschiedenen Extrasystolen hat
- die **Refraktärzeit,**
  die in allen Geweben **verlängert** wird.

Die Wirkung von Amiodaron äußert sich

im	in einer
Sinusknoten	▶ Sinusbradykardie und möglicherweise in einer Verhinderung von Sinusknoten-Reentry-Mechanismen.
Vorhof	▶ Verlangsamung der Vorhofaktion, besonders gut bei Vorhofflattern zu erkennen, und häufig im ▶ Übergang in Sinusrhythmus.
akzessorischen Bahnen	▶ Verlangsamung der Kammerfrequenz bei Vorhofflimmern bei WPW-Patienten.
AV-Knoten	▶ Verlangsamung der Kammerfrequenz bei allen supraventrikulären Tachykardien (mit Ausnahme des oben genannten Vorhofflimmerns bei WPW-Syndrom, die auf anderen Effekten beruht).
Kammer	▶ Unterdrückung repetitiver ventrikulärer Rhythmusstörungen.

Die Verlängerung der Refraktärzeit im **AV-Knoten** ist im Vergleich zu der in den anderen Geweben relativ stark ausgeprägt und bewirkt eine Art **Frequenzfilter** bei supraventrikulären Tachykardien. Diesen Effekt – ebenso wie die recht günstige hämodynamische Wirkung auf die Folgen der koronaren Herzkrankheit – hat Amiodaron mit Verapamil gemeinsam.

Indirekte Wirkungen

Die wesentlichen antiarrhythmischen Effekte von Amiodaron erklären sich aus den *direkten* Wirkungen auf das Aktionspotential der Herzzelle (s. S. 37), die hämodynamischen Effekte vorwiegend aus dem Einfluß auf die elektromechanische Kopplung an Herz- und Gefäßmuskulatur (s. S. 61).

Zu den direkten Effekten kommt eine große Zahl *indirekter* Wirkungen, von denen manche wahrscheinlich zur antiarrhythmischen Wirkung beitragen und andere sowohl die elektrophysiologischen Effekte als auch die hämodynamischen Wirkungen modifizieren. Da diese indirekten Wirkungen zum Verständnis der folgenden Kapitel erforderlich sind, seien die wichtigsten Gesichtspunkte hier kurz vorweggenommen.

Wirkungen auf die biogenen Amine und deren Rezeptoren

Parasympathikus und Acetylcholin[9, 11c, 13, 21]

Amiodaron hat keinen Einfluß auf die Wirkung vagaler Reize oder die Wirkung von Acetylcholin am **Herz-Kreislauf-System**[11c]. Die Amiodaron-bedingte Sinusbradykardie ist atropinresistent. Sie tritt ebenso nach vorhergehender vagaler oder sympathikotoner Blockade auf[9].

Eine leichte Abschwächung der Acetylcholin-induzierten Kontraktilität im Bereich des **Magen-Darm-Trakts** wurde in tierexperimentellen Untersuchungen nachgewiesen[21] und als wahrscheinliche Ursache oder Teilursache der unter Amiodaron-Behandlung nachgewiesenen erhöhten *Digoxinspiegel* angesehen[21].

Außerdem sind experimentell Interaktionen mit Acetylcholin an den Muscarinrezeptoren von Herz und Gehirn nachgewiesen[13], deren klinische Bedeutung noch unklar ist.

Sympathikus–Katecholamine und deren Rezeptoren[6, 7, 9, 11a, 11c, 12, 41a, A 6, A 10, A 55d, A 61, A 80c]

Klinisch bedeutsamer ist die lange bekannte Tatsache, daß Amiodaron zu einer **Abschwächung der sympathikotonen Effekte am Herz-Kreislauf-System** führt. Amiodaron hat zwar keinen Effekt auf den Katecholamingehalt des Myokards und der Nebenniere[A 6 nach 11b], führt aber über verschiedenste Wirkungsmechanismen zu Interaktionen mit dem sympathikotonen System.

Nachgewiesen sind unter anderem

- *Abschwächung* von
  Adrenalin- und Noradrenalin-induziertem
  Anstieg von
  Blutdruck, Herzfrequenz und Sauerstoffverbrauch[11a]
- *Abschwächung* der
  Isoprenalin-induzierten
  Sinusfrequenzbeschleunigung
  im Tierexperiment[6]
  sowie beim Menschen[12].

Der Entstehungsmechanismus dieser Effekte spielt sich auf verschiedenen Ebenen ab. Nachgewiesen sind unter anderem

- eine Verminderung der präsynaptischen Freisetzung
  sympathischer Transmitter[9]
- eine nicht kompetitive Hemmung der
  α- und **β_1**- und **β_2-Rezeptoren**[7, A 80c],
  die jedoch auch in höchsten Dosen nicht zu einer völligen Unterdrükkung sympathikotoner Effekte führt[11a, A 80c]
- eine
  bei akuter Injektion schon nachweisbare, aber
  bei Dauerbehandlung noch wesentlich zunehmende
  Verminderung der **β-Rezeptoren-Dichte,**
  (die auch zu einer Verhinderung der in der akuten Infarktphase bekanntermaßen rapid ansteigenden β-Rezeptoren-Dichte führt)
  ohne Verminderung der β-Rezeptoren-Affinität sowie
- eine Hemmung der Aktivierung der **Adenylcyclase**
  unter dem Einfluß von
  Katecholaminen[64] (β-Rezeptoren-abhängig)
  Isoprenalin[7, 11b, A 80c] (β-Rezeptoren-abhängig)
  Glucagon[7, 11b, A 80c] (β-Rezeptoren-unabhängig)
  mit einer Verhinderung des Anstiegs des
  zellulären **cAMP-Gehalts**[7, 35], der für die
  - Senkung der **Kammerflimmerschwelle**[A 10, A 71b]
    verantwortlich ist[35]
  - und möglicherweise teilweise auch für die gefäßdilatierende[64]
    und negativ inotrope Wirkung[64]
    mitverantwortlich ist.

Die Aktivierung der Adenylcyclase triggert die zelluläre Anreicherung von cAMP und führt bei Erregung der Zelle in Anwesenheit von Calcium-Ionen und energiereichen Phosphaten zur Kontraktion des Herzens.

Amiodaron verhindert in nicht kompetitiver Weise die Aktivierung der Adenylcyclase und zwar am Herzen und an den Gefäßen, während beispielsweise die Wirkung an den Bronchien unbeeinflußt bleibt[63].

Die **klinische Bedeutung** der verschiedenen **antisympathischen Effekte** im Zusammenhang mit der antiarrhythmischen Wirkung ist noch nicht restlos geklärt. Gesichert ist die Konsequenz auf den myokardialen Sauerstoffverbrauch und die Verlangsamung der **Sinusfrequenz,** die bei manchen experimentellen Rhythmusstörungen[33a, 33b], wie auch unter klinischen Bedingungen, insbesondere bei den belastungsinduzierten Tachykardien, eine auslösende Rolle spielt. Die arrhythmogene Rolle sympathikotoner Wirkungen über andere Mechanismen ist hinreichend bekannt. Interessant in diesem Zusammenhang ist auch die in neueren Studien[A 55d] nachgewiesene Tatsache, daß Katecholamine die Wirkung praktisch aller Antiarrhythmika neutralisieren.

Sonstige Effekte

Außer den oben erwähnten Interferenzen mit parasympathischen und sympathischen Effekten und den unten noch zu besprechenden Wirkungen auf die Ionenkanäle entfaltet Amiodaron verschiedene weitere Wirkungen, wie eine

- ▶ Inaktivierung von Sauerstoffradikalen[68] sowie eine
- ▶ Hemmung der Phospholipase[A 61], die für die
  - ◆ antiarrhythmische Wirkung bei Rhythmusstörungen im Rahmen von Ischämie und Reperfusion

verantwortlich ist, sowie eine

- ▶ Hemmung der Natrium-Kalium-ATPase[3e]

und eine

- ▶ Verminderung der Schilddrüsen-abhängigen Stoffwechselvorgänge, auch lokal im Myokard[A 80c] sowie eine
- ▶ Verzögerung der **myokardialen Erregungsleitung,** die auf einer Zunahme des **passiven Membranwiderstands** beruht[A 50] und die unabhängig von der unten noch zu besprechenden Wirkung auf die Ionenkanäle ist[A 50].

Weitere bekannte experimentell und klinisch nachgewiesene Wirkungen sind

- ▶ **Vasodilatation**
  mit Senkung des peripheren Widerstands und – bei hoher Dosierung – Blutdruckabfall[61a, 61b] sowie
- ▶ **Koronardilatation** und
  antianginöse Wirkung[61a, 61b].

Direkte Wirkungen

Wirkung auf die Ionenströme

Nach anfänglichen methodischen Schwierigkeiten – unter anderem bedingt durch die schlechte Wasserlöslichkeit der Substanz[41a, 41b, A 80c] – ist die Wirkung von Amiodaron auf die verschiedenen Ionenströme inzwischen auch mittels Voltage-Clamp-Untersuchungen und Liganden-Bindungsmethoden ausführlich untersucht[3d, 41b, 63, A 80c]. Nachdem heute die Auswirkungen dieser Effekte durch die elektrophysiologischen Untersuchungen beim Menschen schon weitgehend klar sind, seien hier nur die zum Verständnis dieser Parameter wichtigsten Fakten kurz skizziert.

Natrium-Kanal[32, 38, 41a, 41b, 60, 69a, 87a, 87b, A 80c]

„Use dependend"-Effekt im klinisch relevanten Frequenzbereich[38]

Die Wirkung von Amiodaron auf den schnellen Natrium-Kanal ist abhängig von der Amiodaron-Konzentration, der Stimulationsfrequenz und der Applikationsdauer.

Nach den Ergebnissen experimenteller Untersuchungen wird die Erregungsleitung – in den „fast response"-Zellen von Vorhof, His-Purkinje-System und Kammer – bei akuter Verabreichung und im Sinusrhythmus nicht beeinträchtigt.

Erst bei extrem hohen Konzentrationen[61a], nach sehr langer Therapiedauer und bei hoher Frequenz[62, A 72] wird die Erregungsleitung (als Funktion des schnellen Natrium-Influxes) verzögert.

Entsprechend findet man unter **klinischen Bedingungen**[A 55b] wie in der Abb.$_{1-3}$ von *Morady*[55b] auch im Vergleich zu anderen Antiarrhythmika dargestellt, keine Veränderungen der QRS-Komplexe bei Sinusrhythmus, aber eine mäßige QRS-Verbreiterung bei hochfrequenter Kammerstimulation oder Kammertachykardie und damit eine geringe Senkung der Frequenz schneller Kammertachykardien und bei Dauerbehandlung eine geringe Verlängerung der HV-Zeit, die noch nicht zu einer signifikanten QRS-Verbreiterung führt[A 80a].

Auf Grund der fehlenden Wirkung auf den schnellen Natrium-Kanal im Akutversuch hat Amiodaron auch keine lokalanästhetische Wirkung[A 80a].

Calcium-Kanal (Abb. I_1)[3d nach 3e nach 40 nach 44, 41a, A 80a]

Amiodaron zeigt – wie auf Grund älterer Untersuchungen schon vermutet[A 23] und anhand neuerer Studien eindeutig nachgewiesen – eine deutliche Calcium-antagonistische Wirkung[3d nach 3e nach 40 nach 44, 41a, A 80a].

An den **„slow response"-Zellen** ist dieser Effekt unter anderem verantwortlich für die
- Verlangsamung der Sinusfrequenz und die
- Verzögerung der Erregungsleitung und Refraktärzeit im AV-Knoten.

Auch diese Wirkung ist frequenzabhängig mit einer Erholungskinetik von > 1 sec.[41b]. So erklärt sich, daß z. B.
- **supraventrikuläre Rhythmusstörungen** durch die Verzögerung der Erregungsleitung im AV-Knoten durchbrochen werden, während
- die **AV-Überleitung bei Sinusrhythmus** noch unverzögert erfolgt.

An den **„fast response"-Zellen** führt Amiodaron z. B. im His-Purkinje-Bereich zu einer Unterdrückung der durch hohe Kaliumkonzentration und Isoprenalin-induzierten Aktionspotentiale[41a].

Der Einfluß auf die Frequenzabhängigkeit der Calcium-abhängigen Effekte im Bereich der **„slow response"-Zellen** im Vergleich zu den Natrium-abhängigen Vorgängen in den „fast response"-Zellen ist aus der Abb. I_1 zu ersehen, die zeigt, daß die Erregungsleitung bei einer Frequenz von 60/min. noch unverändert ist, während bei einer Frequenz von 120 eine erhebliche Verzögerung der Erregungsleitung im AV-Knoten beginnt, wobei die Natrium-abhängige Erregungsleitung im Bereich des His-Purkinje-Systems bei diesen Frequenzen noch nicht beeinflußt wird.

Möglicherweise ist die Tatsache, daß die Calcium-antagonistische Wirkung bei normaler Frequenz, d. h. im Sinusrhythmus, kaum nachweisbar ist, der Grund dafür, daß Amiodaron eine erheblich weniger ausgeprägte **negativ inotrope Wirkung** hat als die meisten anderen Antiarrhythmika.

Neben der direkten Wirkung auf die Calcium-Kanäle führt Amiodaron zu einer
- Hemmung der adrenergen kardialen Rezeptoren[3d nach 31] und des
- Calcium-„uptakes" in den intrazellulären Calcium-Speichern[3d nach 3a und 3c].

Ströme der Repolarisation [3d, 41b, A 80c]

Die Amiodaron-induzierte **Verlängerung der Aktionspotentialdauer** ist – wie schon früher auf Grund von Analogieschlüssen zu Chinidin vermutet wurde[63] – auf eine Unterdrückung des **Kaliumausstroms** zurückzuführen[3d nach 3a und 43, A 61 nach 5 und 54, und A 80c nach 43].

Darüber hinaus scheint Amiodaron aber auch einen Einfluß auf verschiedene andere – in ihrer Bedeutung bislang nicht restlos geklärte – **Ströme der Repolarisationsphase** zu haben[65, A 3, A 80c]. Unter anderem wird eine Unterdrückung verschiedener Einwärtsströme und eine Verzögerung der Erholungskinetik des schnellen Natrium-Systems und des langsamen Calcium-Stroms im Zusammenhang mit der günstigen Wirkung von Amiodaron im Vergleich zu Chinidin auf Barium-induzierte **Nachdepolarisationen** (s. u.) diskutiert[65].

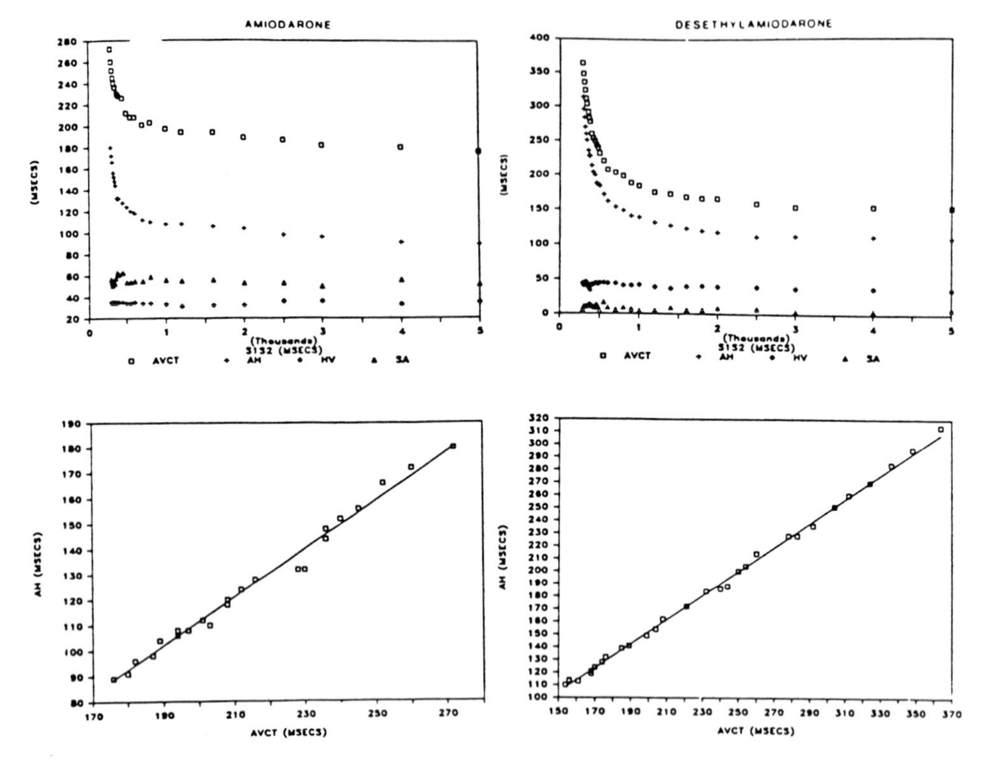

Interval-dependent changes in AV conduction produced by amiodarone *(left)* and desethylamiodarone *(right)* in typical experiments. *Top,* Values for conduction times as a function of coupling interval. The response of AV conduction to changes in diastolic recovery time was evaluated by pacing the atrium at a cycle length just above the Wenckebach cycle length and introducing a pause of varying duration (S_1S_2 interval) after every 20 basic stimuli. In the presence of both amiodarone *(left)* and desethylamiodarone *(right),* decreased recovery time resulted in parallel increases in AVCT and AH interval. Latency to atrial activation (SA interval) and HV interval were unaffected by changes in recovery time. *Bottom,* Relationship between AH interval and AVCT in the presence of amiodarone and desethylamiodarone. In all experiments with His bundle electrograms, AH interval and AVCT were linearly related.

Abb. I_1

Wirkung von **Amiodaron** und **Desäthylamiodaron** auf die **Erregungsleitung in Calcium-abhängingen und Natrium-abhängigen Zentren.**

Man sieht, daß die Erregungsleitung im AV-Knoten (Calcium-abhängig) bei kurzem Kupplungsintervall erheblich zunimmt, während z. B. die HV-Zeit (Natrium-abhängig) über einen weiten Bereich unabhängig bleibt.

(aus *Nattel*[41a])

Wirkung auf die Arrhythmiemodelle (Tab. I_1, Abb. I_{2-26})

Die Wirkung von Amiodaron wurde gegenüber verschiedenen Arrhythmiemodellen geprüft (s. Tab. I_1).

Die sogenannten Arrhythmiemodelle sind auf Grund ihres Wirkungsmechanismus in primäre und sekundäre Arrhythmiemodelle zu unterteilen.

Tabelle I_1

Arrhythmiemodelle

Halogenkohlenwasserstoffe z. B. Chloroform	n. u.
Sympathikomimetika z. B. Adrenalin EAD_s – Kammer-flimmern	Adrenalin-induzierte bigeminusartige u. polymorphe **VES** und **Kammerflimmern** wird durch • Amiodaron verhindert (s. Abb. I_{10} u. I_{11})
Acetylcholin lokal appliziert → Vorhofflimmern	Acetylcholin-induziertes **Vorhofflimmern** wird durch • Amiodaron verhindert (s. Abb. I_{12})[11c]
Digitalisglykoside DAD_s Kammertachykardie Kammerflimmern	Digitalis-induzierte **Kammertachykardien** werden durch • Amiodaron verhindert (s. Abb. I_{13})[A 47b]
Kaliummangel fördert EAD_s u. DAD_s Torsade de pointes oder Digitalis-induzierte Rhythmusstörungen	Kaliummangel-bedingte **Nachdepolarisationen** werden durch • Amiodaron unterdrückt[45]
Aconitin DAD_s Extrasystolen, Vorhofflimmern, Kammerflimmern	Aconitin-induzierte **Kammertachykardien** lassen sich durch • Amiodaron beseitigen (Abb. I_{16})[11c]
Cäsium APD ↑ EAD_s VES, Kammertachykardie, Kammerflattern, Kammerflimmern, Torsade de pointes	Cäsium-induzierte EAD_s **Extrasystolen, Kammertachykardien, Kammerflattern und -flimmern** lassen sich durch • Tetrodotoxin und Magnesium beseitigen ○ Amiodaron wurde nicht untersucht
Barium EAD_s VES Kammerflimmern Torsade de pointes	Barium-induzierte bigeminusartige **polymorphe VES** lassen sich durch • Amiodaron unterdrücken (Abb. I_{23})[11c]

Fortsetzung Tabelle I_1

Experimenteller Infarkt Schutz vor Folgen der Ischämie Rhythmusstörungen Harris-Modell (Hund) Ia[A 10] Ib[A 10] II[A 10, 11c, A 41b] III[1] Schwein[26]	werden weitgehend durch • Amiodaron verhindert oder beseitigt (s. Text)[A 10, 11c, 57]
Reperfusionsarrhythmien werden teilweise durch O_2-Radikalen induziert	**Reperfusionsarrhythmien** werden durch • Amiodaron verhindert[35, A 70, 68] die Wirkung freier **Sauerstoff-Radikale** wird verhindert[68]
„sudden-death"-Modell bei 2. Infarkt Kammerflimmern	**Kammerflimmern** beim „sudden-death"-Modell bei 2. Infarkt wird durch • Amiodaron verhindert[47]
Elektrische Reiz- und Flimmerschwelle diastolische Reizschwelle Flimmerschwelle Occlusion Reperfusion	wird unter Amiodaron angehoben[35, A 70]
Häufigkeit von spontanem Kammerflimmern	nimmt unter Amiodaron ab[A 10, A 70]

n. u. = nicht untersucht

Primäre Arrhythmiemodelle

Sie dienen vorwiegend dazu, krankhafte Zustände wie z. B. einen **Infarkt** zu erzeugen, unter denen klinisch Rhythmusstörungen vorwiegend vom Typ von **Reentry-Tachykardien** auf Grund organischer Strukturveränderungen entstehen.

Sekundäre Arrhythmiemodelle[A 81d]

Sie beinhalten seit Jahren gebräuchliche Arrhythmiemodelle wie Aconitin, Barium – und in neuerer Zeit auch Cäsium – sowie Acetylcholin, Katecholamine, Herzglykoside und andere Substanzen, mit denen sich auch am **gesunden Herzen** Rhythmusstörungen auslösen lassen. Sie beruhen auf **Nachdepolarisationen** der Zelle, **getriggerter Aktivität und abnormer Automatie.** Der Entstehungsmechanismus der frühen und späten Nachdepolarisationen ist komplex[2b, A 81c, A 81d]. Die wesentliche Rolle bei beiden Phänomenen spielen – wie schon nach älteren Untersuchungen bekannt und durch neuere Studien mit dem spezifischen Calcium-Antagonisten „Bay K 8644" erneut bestätigt[28] – Calcium-abhängige Vorgänge. Das klinische Pendant dieser elektrophysiologischen Phänomene sind sekundäre Rhythmusstörungen vom Typ Torsade de pointes, die ebenfalls am gesunden Herzen auftreten. Ihre **Resistenz** gegenüber der Therapie mit den **üblichen Antiarrhythmika** und insbesondere ihre Neigung zur **Aggravation** unter dieser Behandlung sind der Hauptgrund für die Notwendigkeit der Differenzierung primärer und sekundärer Rhythmusstörungen.

Modelle für primäre Rhythmusstörungen (Abb. I_{2-8})

Die Wirksamkeit von Amiodaron bei Rhythmusstörungen in den verschiedenen Phasen des experimentellen Infarkts wurde in zahlreichen älteren und neueren Studien geprüft (s. o. Tab. I_1).

Die Ergebnisse dieser Untersuchungen erlangen in letzter Zeit zunehmendes klinisches Interesse, so z. B. im Zusammenhang mit den klinischen Erfahrungen über die Wirksamkeit von Amiodaron **im Rahmen der Reanimation** und bei anderweitig **therapieresistenten Rhythmusstörungen** in der **akuten Infarktphase** (s. o.) wie auch im Zusammenhang mit den noch laufenden Studien über die Wirkung bei verschiedenen Rhythmusstörungen im **Anschluß an einen überstandenen Infarkt.**

Experimenteller Infarkt (Abb. I_{2-6})[1, 24a, 24b nach 41b, 29, 33b, 41b, 66, 68, A 10, A 52, A 70]

Zur Wirkung von Amiodaron auf die Rhythmusstörungen der verschiedenen Phasen des **klassischen *Harris*-Modells**[24a, 24b] beim Hund ist folgendes bekannt:

I: Frühe Infarktarrhythmien

I a: IVR_s (nach 2–10 min., Peak nach 5–6 min.)[29, A 10]
– „Immediate ventricular arrhythmias" –
beruhen auf
▶ epikardialer Leitungsverzögerung von Sinusschlägen im ischämischen Myokard und bestehen in
VES, Kammertachykardien und -flimmern (s. Abb. I_2 und I_3)
- Amiodaron verstärkt zwar die Fragmentation, unterdrückt aber trotzdem die Rhythmusstörungen, der Wirkungsmechanismus ist noch nicht restlos klar.

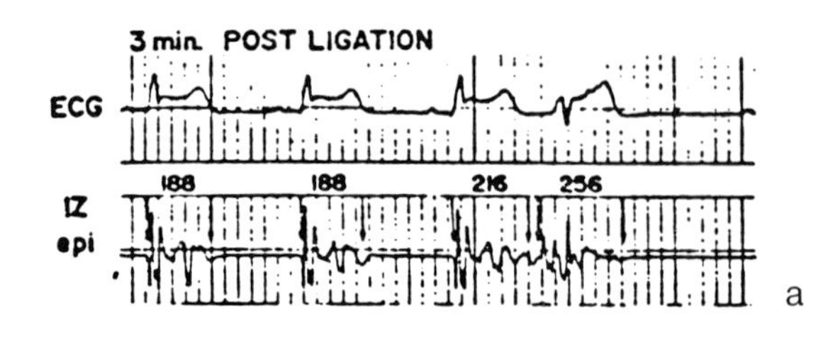

a

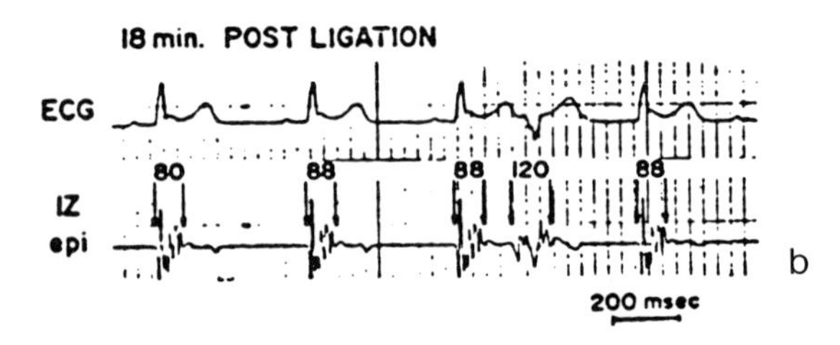

b

Effects of coronary occlusion on epicardial electrograms relative to the development of ventricular arrhythmias during the two early phases of ventricular ectopic activity following coronary occlusion. Upper panel shows marked fragmentation of the epicardial QRS with "diastolic bridging" culminating in the development of a ventricular ectopic beat. **Lower panel:** at 18 min after occlusion there has been considerable improvement in the extent of epicardial conduction delay, but a ventricular ectopic beat that is not preceded by continuous epicardial activity nevertheless develops.

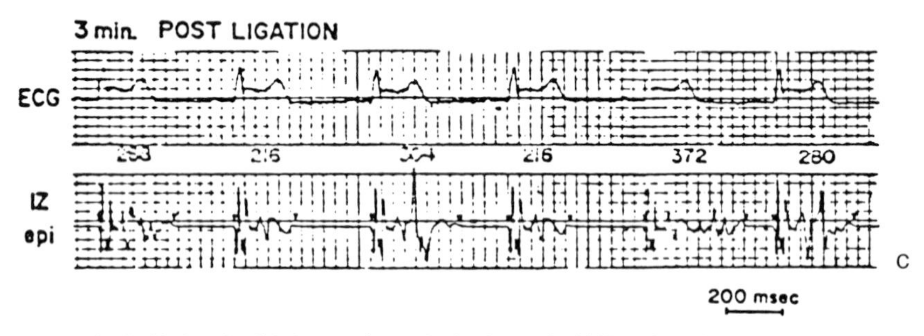

c

An example of a bipolar epicardial electrocardiogram 3 min after proximal LAD occlusion in an amiodarone-treated animal. Despite marked epicardial fractionation (including one of 372 ms well beyond the end of the T wave) no ectopic beats or ventricular fibrillation was observed.

Abb. I_{2a-c}

Rhythmusstörungen der frühen Infarktphase

Man sieht die epikardiale Leitungsverzögerung, die, wenn sie ein gewisses Ausmaß (> 250 msec.) überschreitet, zu ventrikulären Extrasystolen führt.

a: Ausgeprägte epikardiale Leitungsverzögerung mit ventrikulären Extrasystolen in der Phase
Harris I a

b: Spontane Abnahme der epikardialen Leitungsverzögerung, aber noch ventrikuläre Extrasystolen in der Phase
Harris I b

c: Wirkung von

- **Amiodaron**
Trotz Zunahme der epikardialen Leitungsverzögerung treten keine Extrasystolen mehr auf

(aus *Chew*[A 10])

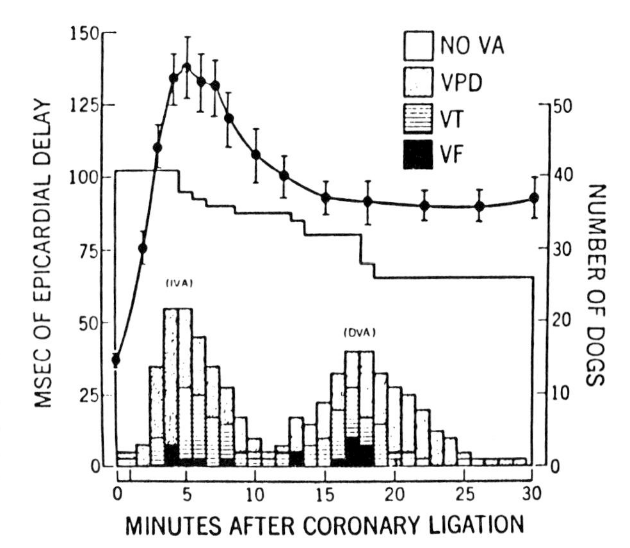

Abb. I_3
Üblicher Ablauf der Rhythmusstörungen in der frühen Infarktphase mit 2 Gipfeln (Phase Ia mit epikardialer Leitungsverzögerung und Ib nach weitgehender Rückbildung der Leitungsverzögerung)
(aus *Kaplinski*[29])

I b: DVR$_s$ (nach 12–30 min.)[29, 33a]

– „Delayed ventricular arrhythmias" –

der Entstehungsmechanismus dieser Rhythmusstörung, die vorwiegend in den tiefen Myokardschichten und am Übergang der Purkinje-Fasern zum Myokard entstehen sollen, ist bisher *unklar*[33a].

Bekannt ist, daß sie durch Senkung der Sinusfrequenz abnehmen[33a].

- **Amiodaron** unterdrückt diese Rhythmusstörungen
  einschließlich dem daraus resultierenden Kammerflimmern bei prophylaktischer Verabreichung
  vollständig (s. Abb. I_{4a} und I_{4b})
  oder beseitigt bei i.v. Verabreichung (10 mg/kg) die
  Extrasystolen in dieser Phase
  (s. Abb. I_4 und I_5)

II: Späte Infarktarrhythmien (nach 5–24 Std.)[29, 41b nach 24b, A 10]

werden auf *spontane Automatie* in überlebenden Purkinjefasern zurückgeführt[41b].

- **Amiodaron** prophylaktisch verabreicht[A 10] oder
- **Amiodaron** oder **Desäthylamiodaron**
  (akut verabreicht)[41b]

führen zu einer

weitgehenden oder völligen Unterdrückung dieser Rhythmusstörung,

einschließlich des in dieser Phase nur selten auftretenden **Kammerflimmerns** (s. Abb. I_6)

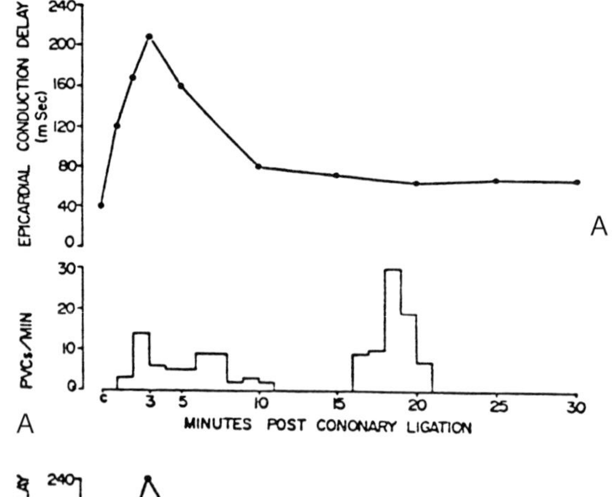

A Frequency and distribution of premature ventricular contractions (PVCs) in an untreated conscious dog during the first 30 min following ligation of the left descending coronary artery at its origin (infarct size = 35 % left ventricular weight). Plotted above is the peak epicardial conduction delay measured by bipolar electrodes in the central ischemic zone. Note the bimodal distribution of ventricular ectopy at 3–5 min and 18–20 min after occlusion, the early peak being associated with maximum conduction delay.

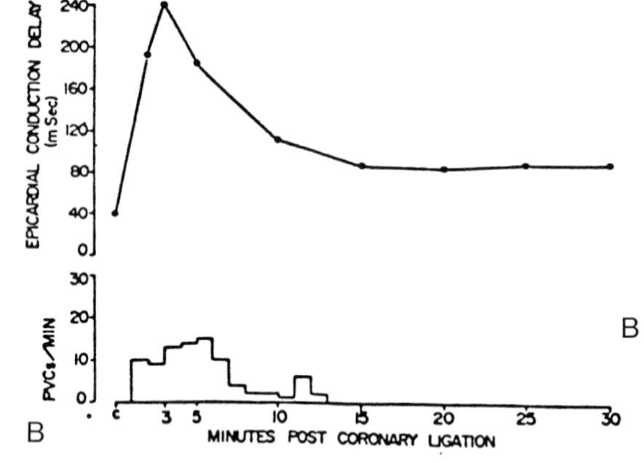

B An example of an amiodarone-treated dog with a comparable infarct size (34 % left ventricular weight). Despite greatly epicardial conduction delay, there was only one early peak of ventricular ectopy. This was observed in all pretreated animals subjected to proximal LAD occlusion.

Abb. I_4 A und B

Wirkung von **Amiodaron** auf die beiden Gipfel der **frühen Infarktarrhythmien**

- **Amiodaron**

  hat keinen Einfluß auf die epikardiale Leitungsverzögerung der Phase Ia, unterdrückt die Rhythmusstörungen aber dennoch teilweise und verhindert den zweiten Gipfel vollständig und reduziert die Häufigkeit von

  ▶ **Kammerflimmern** in beiden Phasen
  (9 % vs 29 %)

(aus *Chew*[A 10])

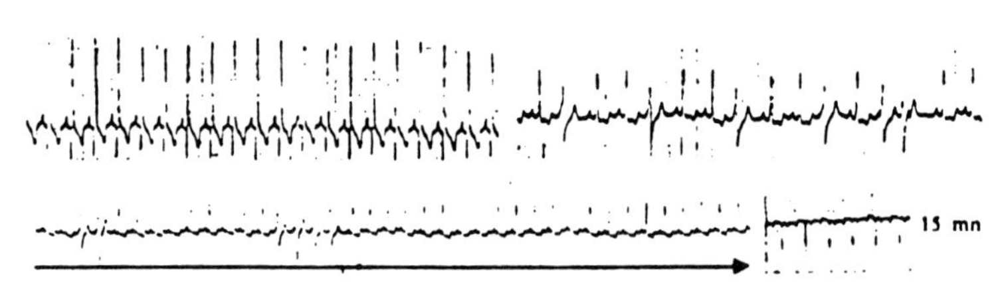

Chien de 15 kg. Tracé 1: rythme sinusal. Tracé 2: extrasystoles ventriculaires 5 h après ligature de l'artère coronaire interventriculaire. Tracé 3: rendant l'injection i.v. de 10m mg kg d'amiodarone. Tracé 4: 15 minutes apres l'injection.

Abb. I_5

Beseitigung ventrikulärer Extrasystolen durch Amiodaron in der Phase Ib im Harris-Infarktmodell beim Hund.
(aus *Charlier*[11c])

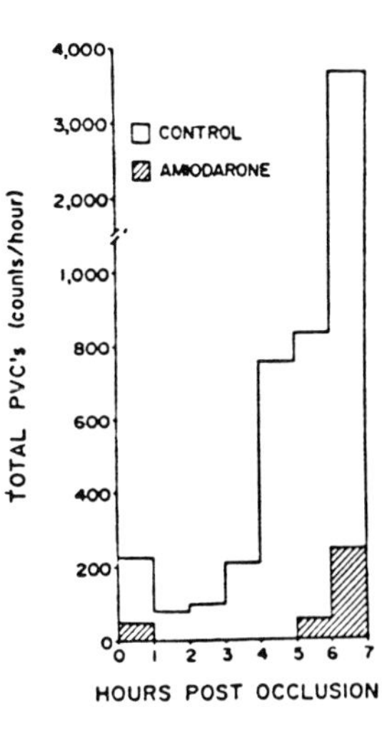

Frequency and distribution of premature ventricular contractions (PVCs) following ligation of the left anterior descending coronary artery at its origin. The mean hourly PVCs (ordinate) are plotted for the first 7 h following coronary ligation. There were no ectopy-free periods in the control dog. In contrast, in an amiodarone-pretreated dog with a comparable infarct size, the frequency of PVC in the early phases of coronary ligation is markedly reduced and there was a 4 h ectopy-free period before the development of late ventricular ectopy, which was also markedly reduced.

Abb. I_6

Wirkung von **Amiodaron** auf die Häufigkeit von **Rhythmusstörungen** in den **weiteren Infarktphasen.**

- **Amiodaron**
  vermindert die Rhythmusstörung in den verschiedenen Infarktphasen

(aus *Chew*[A 10])

(zur Wirkung anderer Medikamente ist bekannt, daß

- Natrium-Antagonisten
  wirksam sind, während
  - Verapamil
    ineffektiv ist[41b]

III: Subakute Phase (3.–10. Tag)[33a] (bis 6 Wochen)[1]

Rhythmusstörungen zu diesem Zeitpunkt beruhen im allgemeinen auf *Reentry-Mechanismen*[33a] und gehen teilweise mit Veränderungen der ERP_V einher[26].

- **Amiodaron** bewirkt in dieser Phase
  - ▶ teilweise eine
    Verhinderung der Induzierbarkeit von Kammertachykardien[1] sowie
  - ▶ den Übergang
    vorher anhaltender in nicht anhaltende Kammertachykardien[1]
  - ▶ Verhinderung des
    Übergangs der Kammertachykardie in Kammerflimmern[26] sowie eine
  - ▶ Erleichterung der
    Durchbrechung der Kammertachykardie durch programmierte Stimulation[26]

IV: Reperfusionsarrhythmien

werden durch Amiodaron ebenfalls
vermindert[35, A 70].

Wahrscheinlich spielt hier die für
- **Amiodaron**[68]

und andere Antiarrhythmika
- **Verapamil** und
- **Propranolol**[68]

nachgewiesene Wirkung auf die **Sauerstoff-Radikale** eine Rolle.

Hinzu kommt wahrscheinlich auch eine Verhinderung der Calcium-Überladung der Zelle.

„Sudden death"-Modell beim Hund nach 2. Infarkt (Abb. I_7)[47, 66]

Der zusätzliche Verschluß der Arteria circumflexa der linken Koronararterie beim Hund mit länger zurückliegendem Vorderwandinfarkt führt praktisch immer zu **Kammerflimmern** (s. Abb. I_7).

Dieses Arrhythmiemodell wird seit langem als „Sudden death"-Modell beim Hund nach 2. Infarkt experimentell verwendet. Aus früheren Untersuchungen ist bekannt, daß
- o Lidocain

  Rhythmusstörungen unter diesen Bedingungen fördert[66], während

Abb. $I_{7\ A–C}$
„Sudden-death"-Modell bei **2. Infarkt** beim Hund.
Beim Hund mit vorausgegangenem Vorderwandinfarkt führt der zusätzliche Verschluß des Ramus circumflexus praktisch immer zu
▶ **Kammerflimmern vom Typ Torsade de pointes** (A).
Dem Kammerflimmern geht eine im Anschluß an den Vorderwandinfarkt auftretende
QT-Verlängerung
voraus, die durch
- ß-Rezeptoren-Blocker oder
- Entfernung des linken Ganglion stelatum

zu antagonisieren ist. Anhebung der Frequenz durch Vorhofstimulation hebt den Effekt der ß-Rezeptoren-Blocker wieder auf.

Nach
- **Amiodaron**-Behandlung
  – als intravenöse Kurzzeitbehandlung oder orale Langzeitbehandlung –
  treten zwar auch
  Rhythmusstörungen (B), aber
  fast **nie Kammerflimmern** (C) auf,
  was auf dessen antiadrenerge Wirkung zurückgeführt wird.

(aus *Patterson*[47])

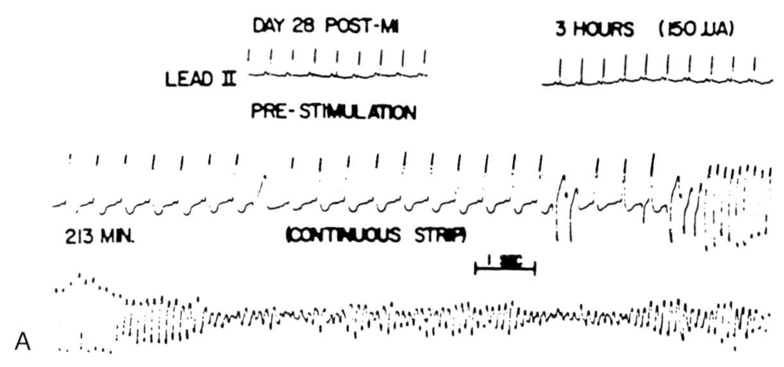

Conscious canine preparation of sudden coronary death. *Upper left.* Lead II electrocardiogram recorded on day 28 after anterior myocardial infarction. Normal sinus rhythm is present. An anodal current of 150 µA is then applied to the intimal surface of the left circumflex coronary artery. At 3 hr *(upper right)* no electrocardiographic signs of myocardial ischemia are present. ST segment depression was present at 213 min and was accompanied by development of premature ventricular beats, ventricular tachycardia, and ventricular fibrillation.

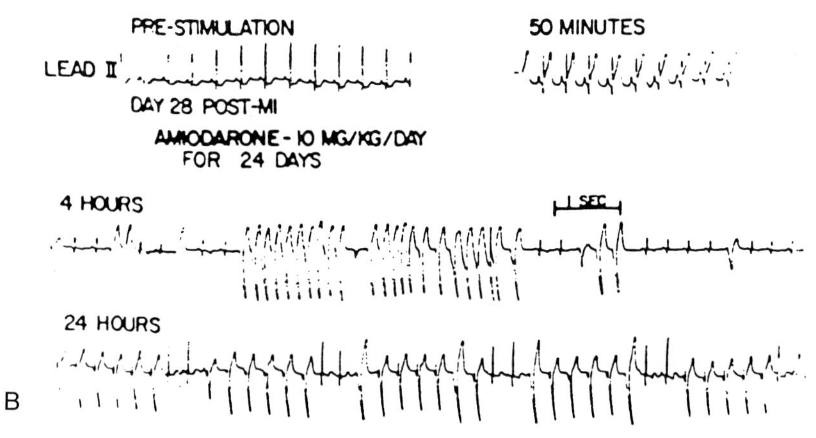

Conscious canine preparation of sudden coronary death in dogs receiving amiodarone. *Upper left.* Lead II electrocardiogram is displayed immediately before electrical stimulation of the intimal surface of the left circumflex coronary artery on day 28 after anterior myocardial infarction. At 50 min, ST segment elevation is present *(upper right).* Center Ventricular tachycardia is present at 4 hr. At 24 hr numerous premature beats are present.

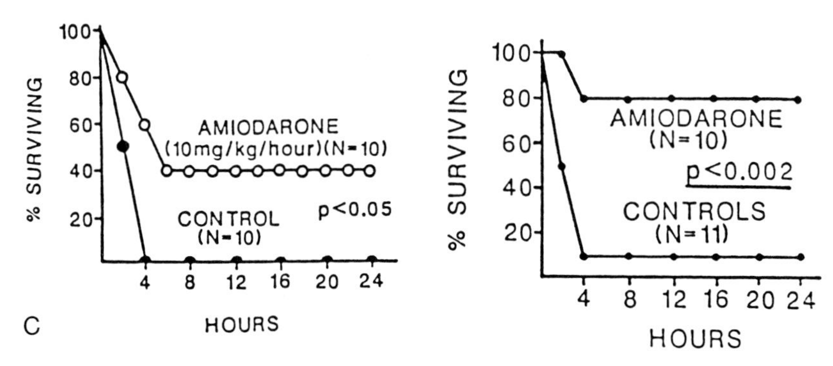

Survival in conscious canine preparation of sudden coronary death after short-term IV amiodarone administration. The cumulative survival curve for control and intravenous amiodarone groups are shown. Survival was significantly increased by IV amiodarone (P < .05).

Survival curves in conscious canine preparation of sudden coronary death after long-term oral administration of amiodarone and in a control series. The cumulative survival was markedly improved by amiodarone.

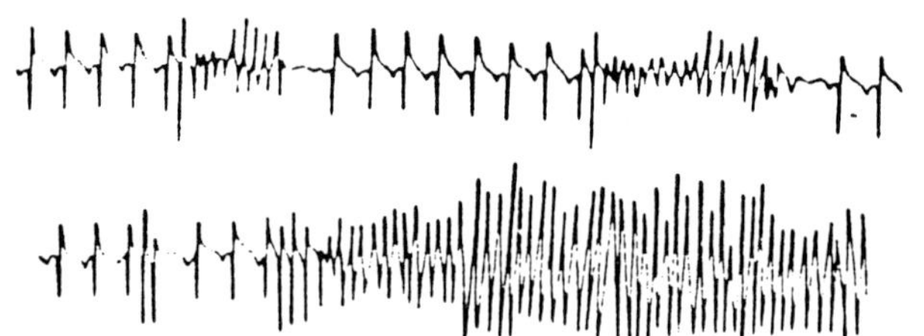

Recurrent and finally persistent VF occurring spontaneously in a rat heart subjected to stimulation with epinephrine (100 nmol/liter) and theophylline (1.0 mmol/liter). The tissue levels of cAMP, ATP and phosphocereatine obtained when the heart was clamped 6 s after the onset of persistent VF are indicated.

Abb. I_8

Kammerflimmern vom Typ Torsade de pointes
bei vermehrtem myokardialem cAMP-Gehalt, in diesem Fall ausgelöst durch Adrenalin und Theophyllin
(aus *Lubbe*[A 52])

- Verapamil
  Rhythmusstörungen vermindert und
  Kammerflimmern auf 0 % senkt[66], und
- Amiodaron
  nach intravenöser Kurzzeittherapie und auch in der Langzeittherapie
  Kammerflimmern verhindert (s. Abb. I_7)

Kammerflimmerschwelle (Abb. I_8)

Die Hauptwirkung von Amiodaron besteht – wie aus allen oben angeführten Untersuchungen zu ersehen ist – im wesentlichen in einer Verhinderung von Kammerflimmern.

Diese Ergebnisse stehen in Einklang mit einer Reihe weiterer experimenteller Untersuchungen, die zeigen, daß

- **Amiodaron** die **Kammerflimmerschwelle**
  bei **Okklusion**[A 35, A 70] und
  bei **Reperfusion**[A 35, A 70]

anhebt. Der Wirkungsmechanismus ist nicht restlos geklärt.

Sicher ist, daß ein erhöhter Gehalt der Myokardzelle an cAMP, wie er unter anderem bei Hypoxie oder hoher Adrenalinkonzentration (s. Abb. I_8) auftritt, zu Kammerflimmern vom Typ Torsade de pointes führt (s. o. Abb. I_8) und daß Amiodaron den cAMP-Gehalt der Myokardzelle reduziert[A 35] (s. a. o.).

Modelle für sekundäre Rhythmusstörungen (s. o. Tab. I_1, Abb. I_{9-26})

Sekundäre Rhythmusstörungen unterscheiden sich von den primären dadurch, daß sie sich **auch an gesundem Herzen** durch verschiedene **Noxen** auslösen lassen und daß sie im Gegensatz zu den primären nicht auf Reentry-Mechanismen, sondern auf abnorme Automatie, meist in Form von getriggerter Aktivität bei frühen oder späten **Nachdepolarisationen** beruhen.

Experimentell werden diese Rhythmusstörungen durch seit Jahrzehnten gebräuchliche Substanzen, wie **Aconitin** und **Barium,** neuerdings auch durch **Cäsium** sowie auch durch **Acetylcholin, Katecholamine, Herzglykoside** und andere Faktoren ausgelöst.

Klinisch kommen meist **mehrere Faktoren,** die Nachdepolarisationen auslösen, zusammen, wie z. B. Ischämie und hohe Katecholaminspiegel oder andere. Ebenso ist aus experimentellen Untersuchungen bekannt, daß diese **multifaktoriellen Rhythmusstörungen** vielfach durch mehrere, sonst unterschwellige, Faktoren ausgelöst wird, so z. B., wie aus der Abb. I_9 zu ersehen, durch die gleichzeitigen niedrigen Kalium-, Magnesium- und Calcium-Konzentrationen.

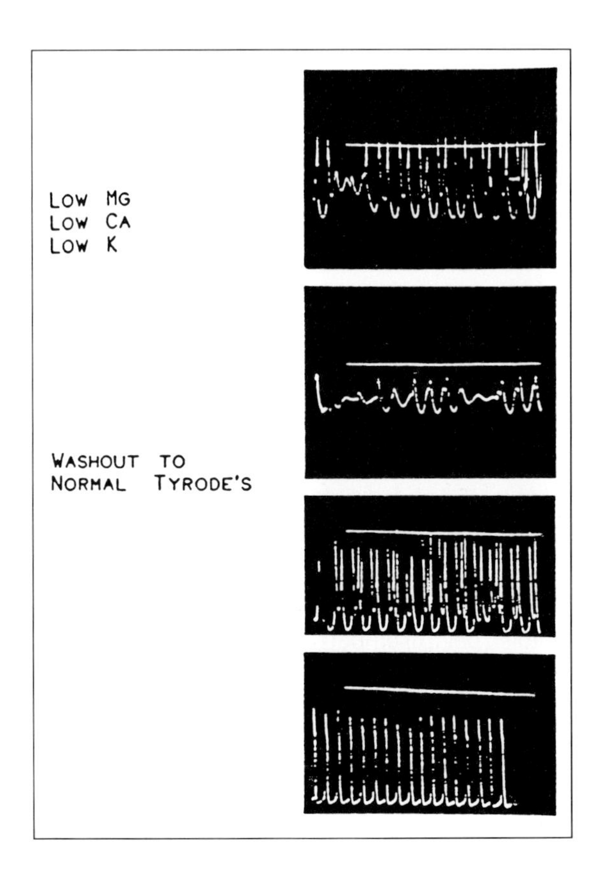

Abb. I_9
Frühe und späte Nachdepolarisationen und **Kammerflimmern vom Typ Torsade de pointes** unter niedriger **Magnesium-, Calcium-** und **Kalium**konzentration
(aus *Roden*[49])

Klinischer Prototyp dieser Rhythmusstörung ist die **Torsade de pointes.** Über dem eindrucksvollen bizarren Bild dieser Rhythmusstörung darf aber nicht vergessen werden, daß die gleichen Mechanismen auch zu **monomorphen Kammertachykardien** (s. Abb. II_{21}), **Kammerflattern** (s. Abb. II_{23}) **oder „Kammerflimmern"** (s. Abb. II_{24}) führen können.

Die klinische Bedeutung dieser Rhythmusstörungen liegt darin, daß sie sich nicht nur häufig durch **Antiarrhythmika** nicht beseitigen lassen, sondern daß diese Behandlung sehr oft zur **Aggravation** führt.

Die Ergebnisse der experimentellen Untersuchungen über die Wirkung von **Amiodaron** an diesen Arrhythmiemodellen interessiert vorwiegend im Zusammenhang mit der Frage nach seiner Wirksamkeit bei Rhythmusstörungen vom Typ Torsade de pointes oder der **polymorphen Kammertachykardie,** insbesondere auch bei Patienten, bei denen unter anderen Antiarrhythmika eine Aggravation dieser Rhythmusstörungen gesehen wurde.

Da die Bedeutung dieser Rhythmusstörungen in der Klinik bisher wenig bekannt ist, wird ihr Entstehungsmechanismus unten am Beispiel des **Cäsiummodells** erläutert und – weil am Cäsiummodell noch keine Erfahrungen mit Amiodaron vorliegen – am Beispiel ähnlicher Arrhythmiemodelle, wie z. B. **Aconitin** und **Barium,** die antiarrhythmische Wirkung von Amiodaron demonstriert.

Details über die Wirksamkeit bei den üblichen Arrhythmiemodellen

Halogenkohlenwasserstoffe (z. B. Chloroform)

nicht untersucht

Adrenalin (Abb. I_{10-11})

EADs–DADs (s. Abb. I_{10})[70]

Bigeminusartige VES – polymorphe VES[11a] *– Kammerflimmern*

Adrenalin induziert ebenso frühe (EAD_S) als auch späte (DADs) Nachdepolarisationen (s. Abb. I_{10}) und die daraus resultierenden charakteristischen Rhythmusstörungen, wie **bigeminusartige** oder **Polymorphe ventrikuläre Extrasystolen** und **Kammerflimmern vom Typ Torsade de pointes.**

Durch Adrenalin hervorgerufene bigeminusartige und polymorphe ventrikuläre Extrasystolen beim (Nembutal-)anästhesierten Hund werden durch prophylaktische (10 min. vorher) Verabreichung von **Amiodaron** (2–5 mg/kg) verhindert[11b, 11c] (Abb. I_{11}).

Acetylcholin (Abb. I_{12})

Acetylcholin – lokal auf die Vorhofwand appliziert – ist ein seit langem gebräuchliches Arrhythmiemodell zur Provokation von **Vorhofflimmern.**

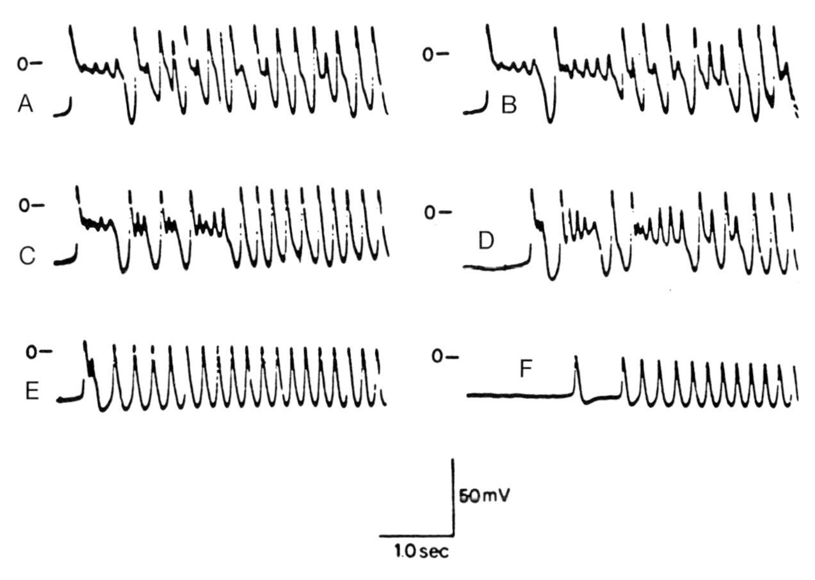

Patterns of initiation of spontaneously occurring sustained irregular rhythmic activity in rat myocardium twenty-four hours following epinephrine injection. The bursts in panel A–F are depicted sequentially and occurred over approximately two hours. They were separated by periods of quiescence. Note regularization of initial action potential with time.

Abb. I_{10}

Frühe (EADs) und **späte** (DADs) **Nachdepolarisationen,** induziert durch **Adrenalin** als Ursache sekundärer Rhythmusstörungen
(aus *Zipes*[70] nach *Gilmour*)

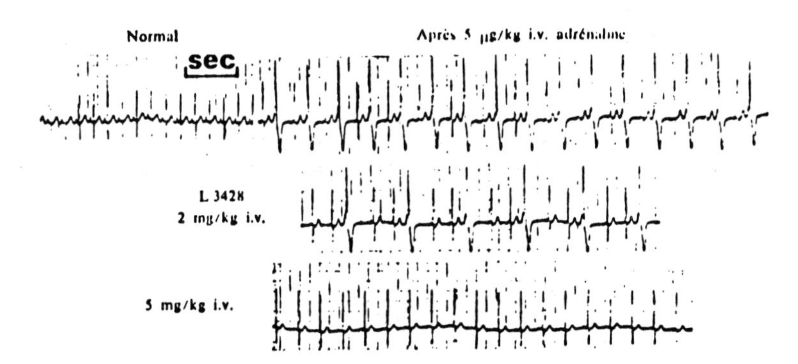

Chien de 9 kg, anesthésié au Nembutal. Tracé supérieur: à gauche, rythme sinusal; à droite, rythme bigéminé après injection i.v. de 5 µ/kg d'adrénaline. Tracé moyen: réduction des extrasystoles ventriculaires provoquées par l'adrénaline après 2 mg/kg i.v. d'amiodarone. Tracé inférieur: absence d'extrasystoles ventriculaires sous adrénaline après injection i.v. de 5 mg/kg d'amiodarone.

Abb. I_{11}

Beseitigung Adrenalin-induzierter bigeminusartiger ventrikulärer Extrasystolen durch Amiodaron
(aus *Charlier*[11c])

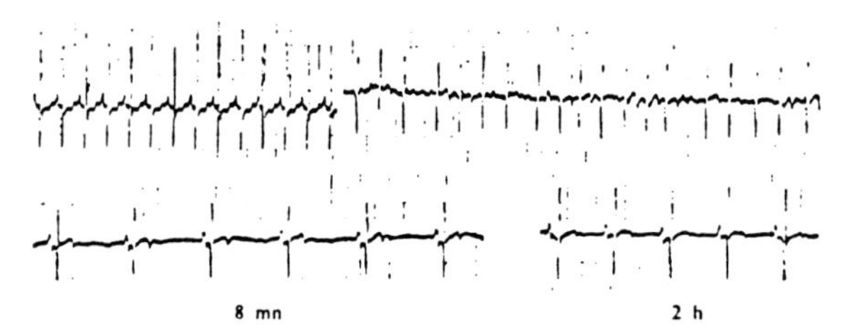

Chien de 18 kg, anesthésié au Nembutal. Tracé 1: rythme sinusal. Tracé 2: fibrillation auriculaire provoquée par acétylcholine. Tracé 3: réapparition du rythme sinusal 8 minutes après l'injection i.v. de 10 mg/kg d'amiodarone. Tracé 4: rythme cardiaque normal capté 2 h après l'injection d'amiodarone.

Abb. I_{12}
Beseitigung von Acetylcholin-induziertem Vorhofflimmern durch Amiodaron
(aus *Charlier*[11c])

Amiodaron (10 mg/kg) beseitigt das **Vorhofflimmern** binnen 7 min.[11b, 11c] (Abb. I_{12}).

Digitalisglykoside (Abb. I_{13})[11c, 50a, 50b, A 47a, A 80b]

DADs[50a, 50b]

Bigeminusartige VES – Kammertachykardie – Kammerflimmern

Auch Digitalisglykoside sind ein seit langem gebräuchliches typisches Modell für sekundäre Rhythmusstörungen, die auf späten Nachdepolarisationen beruhen[11c]. Die Quabain-induzierte **Kammertachykardie** beim Hund läßt sich durch **Amiodaron** (10 mg/kg) innerhalb von 1/2 bis 6 min. in Sinusrhythmus überführen, die Wirkdauer beträgt mehr als 24 Std.[A 47a] (s. Abb. I_{13}). Amiodaron kann jedoch nur gegen Glykosid-bedingte Ektopien, nicht aber gegen den so bedingten Herzstillstand schützen[A 80b].

Die Ergebnisse der Untersuchungen über die Wirkung von **Amiodaron** bei schwersten tachykarden Rhythmusstörungen interessieren im Zusammenhang mit den klinischen Erfahrungen, über dessen Wirksamkeit bei schwerster **Digitalisintoxikation** (s. d.)[36].

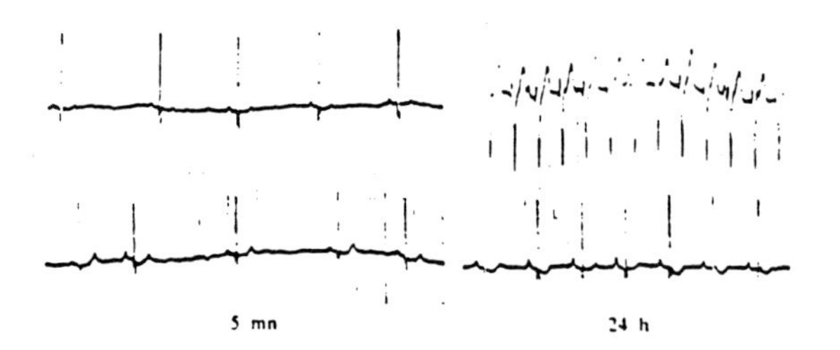

Chien de 8,5 kg morphinè. Tracé 1: rythme sinusal. Tracé 2: tachycardie ventriculaire suite à l'injection i.v. de 0,1 mg/kg de strophantine. Tracé 3: rétablissement du rythme sinusal 5 minutes après l'injection i.v. de 10 mg/kg d'amiodarone. Tracé 4: 24 h après l'episode le rythme est toujours sinusale.

Abb. I_{13}
Beseitigung einer Glykosid-induzierten Kammertachykardie durch Amiodaron
(aus *Charlier*[11c])

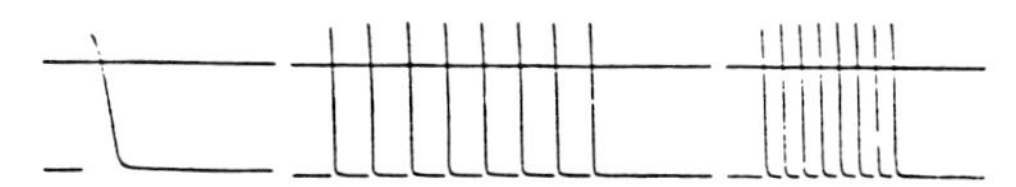

Induction of delayed afterdepolarization by low-potassium *(K = 0.5 mEq/L)* Tyrode's superfusion in control nontreated rabbit ventricular muscle. Upper horizontal tracing refers to zero reference potential. *Left panels* show action potentials recorded at faster sweep speed during regular drive at a basic cycle length *(BCL)* of 800 msec. *Middle and right panels* are at slower sweep speed. Note absence of delayed afterdepolarization during normal Tyrode's superfusion and induction of such potential during low potassium superfusion with 7.5 and 10.0 mV amplitudes at 800 and 400 msec cycle lengths, respectively.

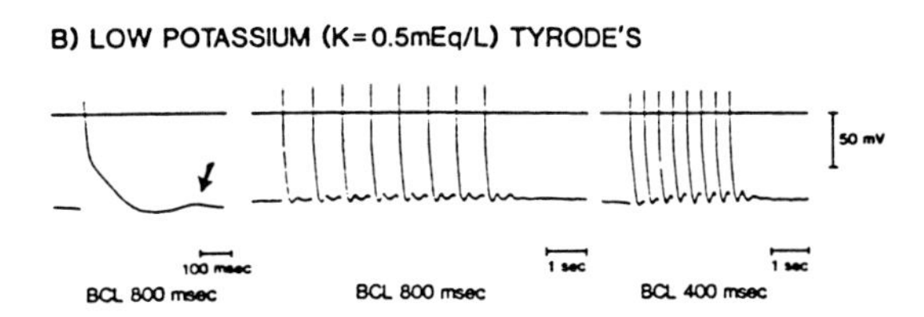

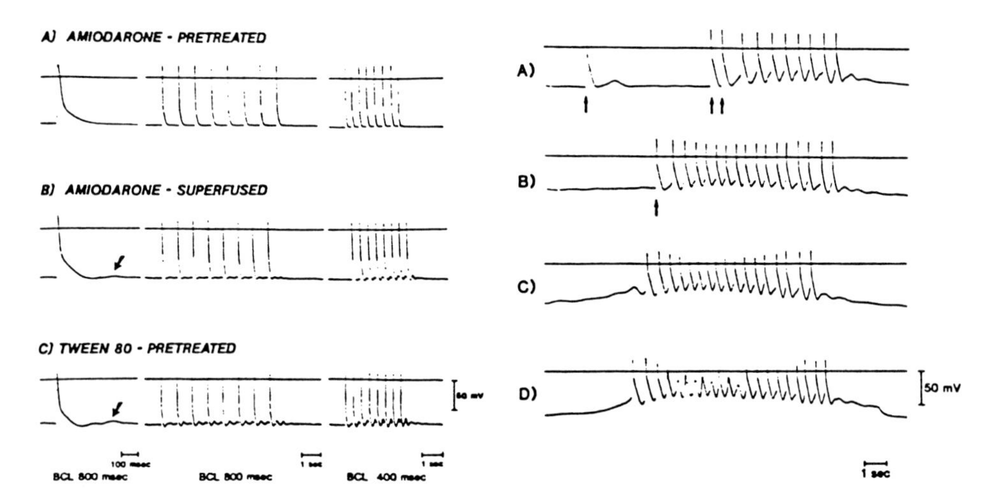

Effects of low potassium (0.5 mEq/L) on amplitude of delayed afterdepolarizations in amiodarone-pretreated, amiodarone-superfused, and Tween 80-pretreated rabbit ventricular muscles. Amplitudes of delayed afterdepolarizations at a basic cycle length of 800 msec are 3.3, 5.5, and 8.7 mV and 2.3, 12.5 and 14.8 mV at cycle length of 400 msec in the three groups, respectively.

Various patterns of induction of triggered automaticity in control rabbit right ventricular muscle. All panels were recorded at 20 to 40 minutes of superfusion with Tyrode's solution containing low potassium (0.5 mEq/L). *A,* a single stimulus *(single arrow)* is followed by subthreshold afterdepolarization. However, when a premature extrastimulus is applied *(double arrows),* triggered automaticity is induced, which then terminates with a subthreshold afterdepolarisation. *B,* a single paced beat *(arrow)* is followed by threshold delayed afterdepolarization, which initiates triggered automaticity in more advanced stage of low potassium intoxication (30 minutes after low-potassium superfusion). *C,* slow background spontaneous phase 4 depolarization with oscillation following a preceding beat (not shown) reaches threshold potential and evokes an action potential, which produces threshold delayed afterdepolarization and triggered automaticity (35 minutes after low-potassium superfusion). *D,* slow background spontaneous phase 4 depolarization initiates triggered automaticity (40 minutes after low-potassium superfusion). In all panels note gradual loss of resting membrane potential during triggered automatic activity, which then gradually returns to baseline levels after termination of automaticity.

Abb. I_{14}

Durch **niedrige Kaliumkonzentration** induzierte späte Nachdepolarisation (a) und **getriggerte Aktivität** (b) als Ursache von Rhythmusstörungen durch

- Amiodaron unterdrückbar
  (nicht dargestellt)

(aus *Ohta*[45])

Kaliummangel (Abb. I_{14})[45]

Daß Hypokaliämie das Auftreten früher und später **Nachdepolarisationen** – sowie deren klinische Äquivalente in Form von **Rhythmusstörungen vom Typ Torsade de pointes oder Digitalis-induzierten Rhythmusstörungen** – fördert, ist seit langem bekannt[A 81c].

Experimentell durch niedrige Kaliumkonzentrationen im Perfusat erzeugte späte Nachdepolarisationen (s. Abb. I_{14a}) und die dadurch induzierte getriggerte Aktivität (s. Abb. I_{14b}) lassen sich durch Amiodaron unterdrücken (s. o. Abb. I_{14})[45].

Dennoch ist zu beachten, daß Hypokaliämie in der Klinik das Auftreten von Amiodaron-induzierten Torsaden fördern (s. Abb. III_4 in Kapitel Nebenwirkungen)!

Aconitin (Abb. I_{15-16})[2a, 25, 39, 48, 55, 56]

> *Erhöhte Natrium-Leitfähigkeit*[2a] *– verzögertes Natrium-Recovery*[2a] *– Zunahme der Aktionspotentialdauer*[48] *– EADs* (Abb. I_{15})[56] – *DADs* (Abb. I_{16})[56]
>
> *Extrasystolen – Vorhofflimmern – Kammerflimmern (experimentell)*[53] *und bei Vergiftungen beim Menschen*[A 81a]

Aconitin ist ebenfalls ein klassisches Arrhythmiemodell, das – jeweils lokal appliziert – vorwiegend zur Provokation von **Vorhof-** oder **Kammerflimmern** verwendet wird.

Die Aconitin-induzierte **Kammertachykardie** beim Hund läßt sich noch während der Injektion (10 mg Amiodaron/kg) in Sinusrhythmus überführen[11c] (s. Abb. I_{16}).

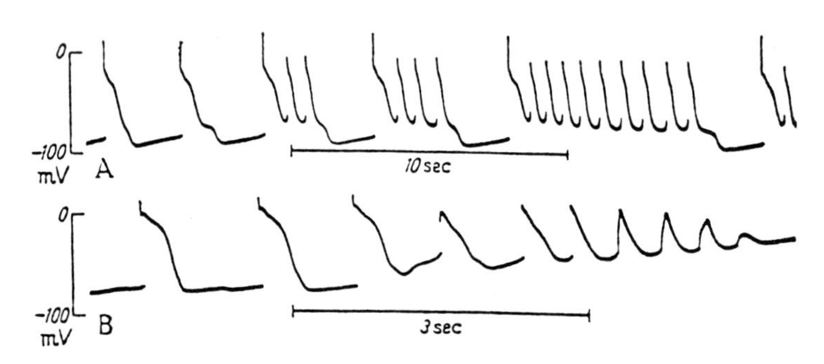

Vergleich zwischen langsamer und schneller Vergiftung eines spontan schlagenden Purkinje-Fadens durch Aconitin. *A* 0,1 ml Aconitin 0,1 %. Typische Salvenbildung auf dem Niveau des negativen Nachpotentials. *B* 0,1 ml Aconitin 1 %. Rascher irreversibler Stillstand des Purkinje-Fadens

Abb. I_{15}
Frühe und späte Nachdepolarisationen als Ursache von Rhythmusstörungen, induziert durch **Aconitin**
(aus *Schmidt*[56])

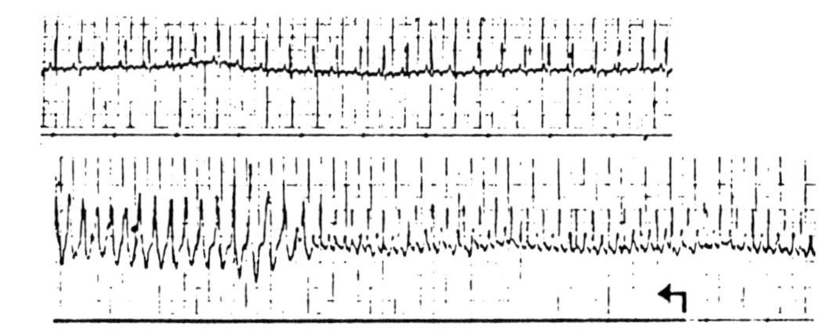

Chien de 24 kg, anesthésié au Nembutal. Tracé supérieur: rythme sinusal. Tracé inférieur: tachycardie ventriculaire par aconitine, avec restauration du rythme sinusal pendant l'injection i.v. de 10 mg/kg d'amiodarone

Abb. I_{16}
Beseitigung einer Aconitin-induzierten Kammertachykardie durch Amiodaron
(aus *Charlier*[11c])

Cäsium (Abb. I_{17-22})[4, 8, 15, 17, 27, 34]

Verminderung des Kaliumausstroms[8, 27] *– Aktionspotentialdauer-Verlängerung*[48] *– EAD (bradykardieverstärkt, „overdrive"-supprimierbar) – bigeminusartige VES – polymorphe VES – Kammertachykardie – Kammerflattern – Kammerflimmern – Torsade de pointes*

Cäsium gilt nicht nur als geeignetes Modell zur Provokation der **Torsade de pointes** als Prototyp einer sekundären Rhythmusstörung, sondern ist auch gleichzeitig das Modell, von dem die eindrucksvollsten, auch für die Klinik wichtigen Untersuchungen über den Entstehungsmechanismus dieser Rhythmusstörung vorliegen (der Ablauf der Dinge wurde an anderer Stelle[A 81c] ausführlich besprochen und sei hier nur stichpunktartig skizziert).

Cäsium führt – im Anschluß an eine Unterdrückung des Kaliumausstroms und eine Verlängerung der Aktionspotentialdauer – zur Provokation früher **Nachdepolarisationen** (EAD) (s. Abb. I_{17}), die im **externen EKG als Repolarisationsstörung** oder **„diastolic waves"** (s. Abb. I_{18}) und, wenn sie die Schwelle erreichen, als **Extrasystolen** (s. Abb. I_{17} und I_{18}) erscheinen und schließlich zu **Kammerflimmern** (s. Abb. I_{20} und I_{21}) und **Kammerflattern und -flimmern** (s. Abb. I_{18} und I_{19}) führen, wobei dieses Phänomen – ebenso in bezug auf den Entstehungsmechanismus als auch das Erscheinungsbild – identisch mit den diesbezüglichen Veränderungen als Vorläufer oder auslösende Ursache der **Chinidinsynkopen** ist (s. Abb. I_{19}).

Untersuchungen über die Wirkung von Amiodaron an diesem Arrhythmiemodell fehlen noch. Aus experimentellen Untersuchungen ist bekannt, daß sich diese Nachdepolarisationen – ebenso wie die damit verbundenen Rhythmusstörungen – durch

- **Tetrodotoxin** (TTX als Prototyp eines Natrium-Antagonisten)[8] oder durch
- **Magnesium**[4] (s. Abb. I_{22})

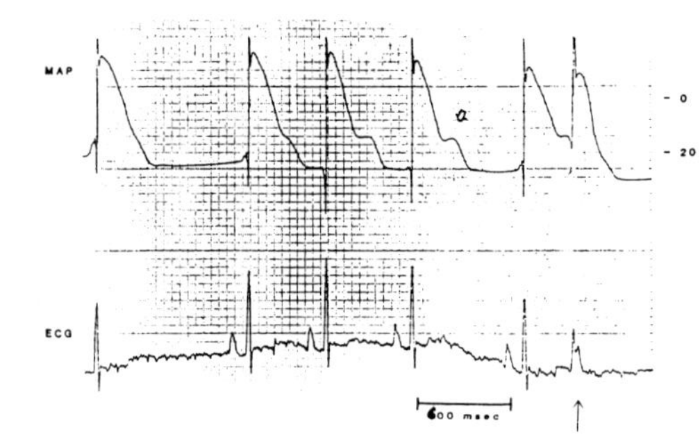

Abb. I_{17}
Cäsium-induzierte Verzögerung der Repolarisation und Provokation von Nachdepolarisationen, die die Schwelle erreichen und zu **Extrasystolen** führen.
(aus *Levine*[34])

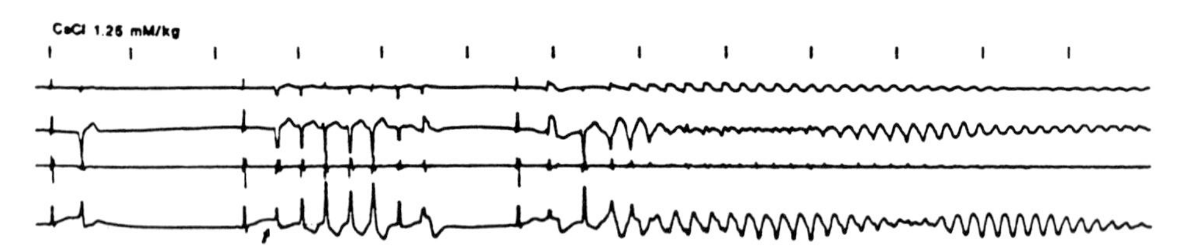

Abb. I_{18}
Verlängerung der QT-Zeit und Provokation von **Torsaden** durch **Cäsium.** Die Nachdepolarisationen führen im externen EKG zu **„diastolic waves".**
(aus *Brachmann*[8])

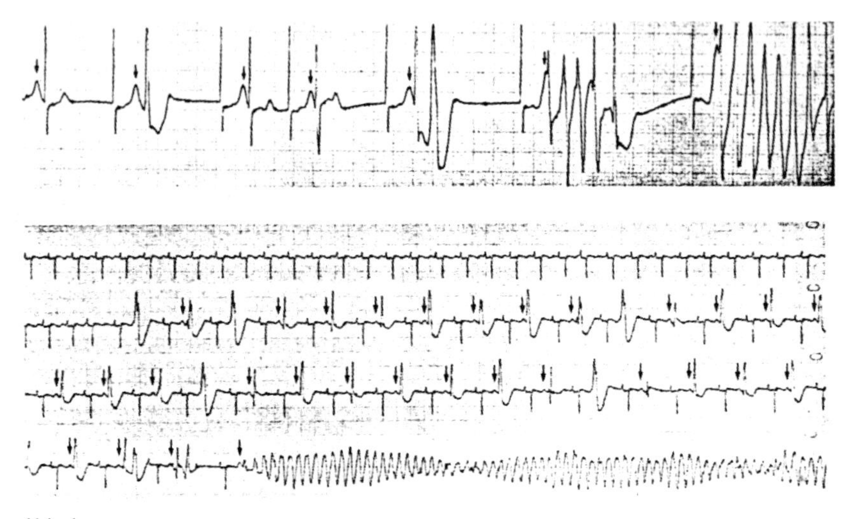

Abb. I_{19}
„Diastolic Waves" als Pendant früher Nachdepolarisationen im EKG bei Patienten mit **Chinidin**-induzierten **Torsaden.**
(aus *Ejvinsson*[18])

beseitigen lassen, wobei für Magnesium gleichzeitig bekannt ist, daß es auch in der Klinik das wirksamste Medikament der Rhythmusstörungen vom Typ Torsade de pointes ist[A 81c].

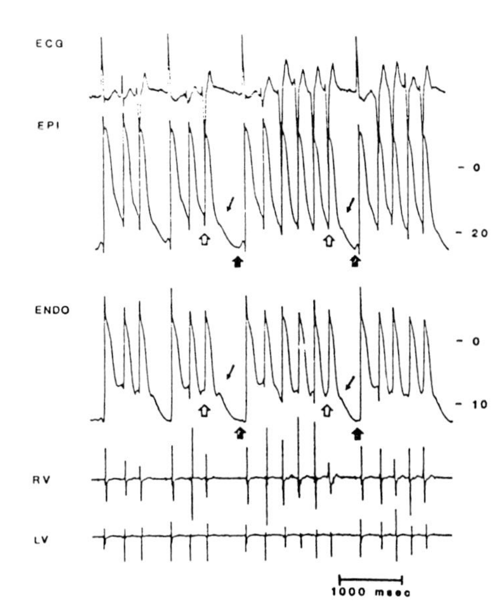

Abb. I_{20}
Synchrone Darstellung von externem EKG und monophasischem Aktionspotential der Herzzellen bei **Cäsium**-induzierten **Nachdepolarisationen.**
Beachte den „Start" der Extrasystolen vor vollständiger Repolarisation, als Ursache des **Null-Linien-Verlustes** bei Torsaden im EKG.
(aus *Levine*[34])

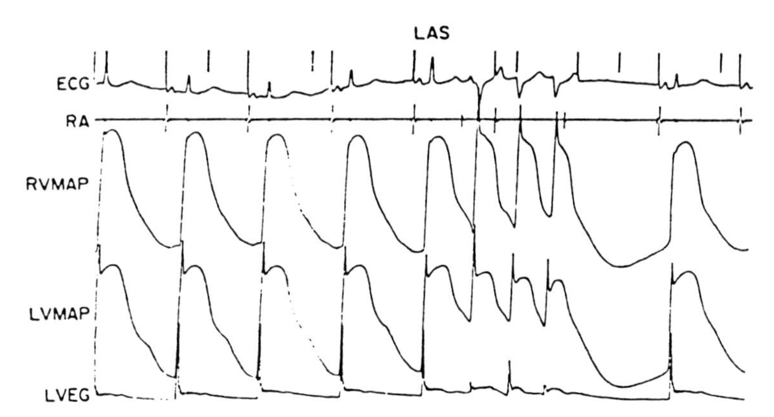

Monophasic action potential recording of development of an *early afterdepolarization* in the *left ventricle preceding the onset of nonsustained ventricular tachycardia.* An early afterdepolarization developed 20 seconds after cesium injection and continued to increase in amplitude until the ventricular tachyarrhythmia was triggered. LAS, left ansae subclaviae stimulation; ECG, lead II during atrial pacing; RA, right atrial electrogram; MAP, monophasic action potential from right (RV) and left (LV) ventricles, LVEG, bipolar electrogram from epicardial left ventricle.

Abb. I_{21}
Synchrone Darstellung **Cäsium-induzierter Nachdepolarisationen,** dargestellt am monophasischen Aktionspotential (MAP) und der dazugehörigen **ventrikulären Salve,** die in dieser Ableitung als monomorphe Salve ohne eindeutig sichtbaren Null-Linien-Verlust zur Darstellung kommt
(aus *Ben-David*[A 4])

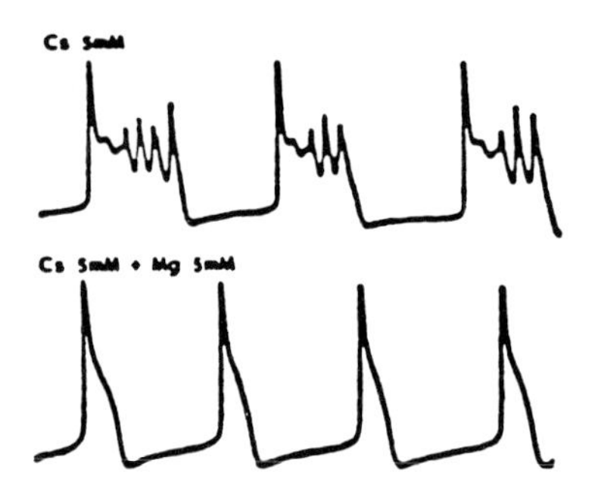

Abb. I_{22}
Unterdrückung von frühen **Cäsium-induzierten Nachdepolarisationen** durch
- Magnesium

(aus *Bailie*[4])

Barium (Abb. I_{23-26})[2a, 3d, 11, 16, 30a, 30b, 30c, 30d, 34, 46, 51, 65]

Verminderung des Kaliumausstroms[2a] – *Aktionspotentialdauer-Verlängerung* (Abb. I_{24}) –
EADs[34] – *abnorme Automatie*[3d] – *DADs*[16] – *abnorme Automatie*[65] –

bigeminusartige VES[11b, 11c] – *polymorphe VES*[11b, 11c] – *Kammerflimmern vom Typ Torsade de pointes*[30a, 30b, A 81c]

Barium ist ein klassisches Arrhythmiemodell, das seit 70 Jahren[51] zur Prüfung der Wirksamkeit verschiedener Antagonisten wie **Magnesium**[51] und später verschiedener **Antiarrhythmika** eingesetzt wurde und das gleichzeitig auch in der Toxikologie eine gewisse Rolle spielt[30a, 30b, A 81a].

Zur Wirksamkeit von **Amiodaron** gegenüber Barium-induzierten, **bigeminusartigen oder polymorphen VES** ist schon aus früheren Untersuchungen bekannt, daß diese Rhythmusstörungen beim Hund nach Amiodaron-Injektion (10 mg/kg) noch während der Injektion verschwinden[11c] (s. Abb. I_{23}).

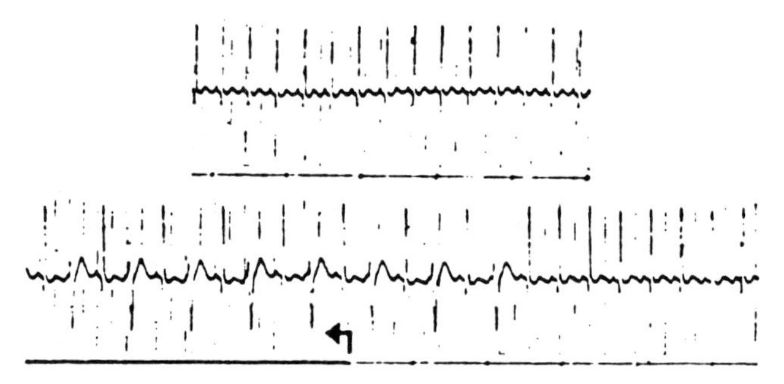

Chien de 12 kg, anesthésié au Nembutal. Tracé supérieur: rythme sinusal. Tracé inférieur: rythme extrasystolique provoqué par $BaCl_2$, et rétablissement du rythme: sinusal 2 secondes après la fin de l'injection i.v. de 10 mg/kg d'amiodarone

Abb. I_{23}
Beseitigung Barium-induzierter ventrikulärer Extrasystolen durch
- **Amiodaron**

(aus *Charlier*[11c])

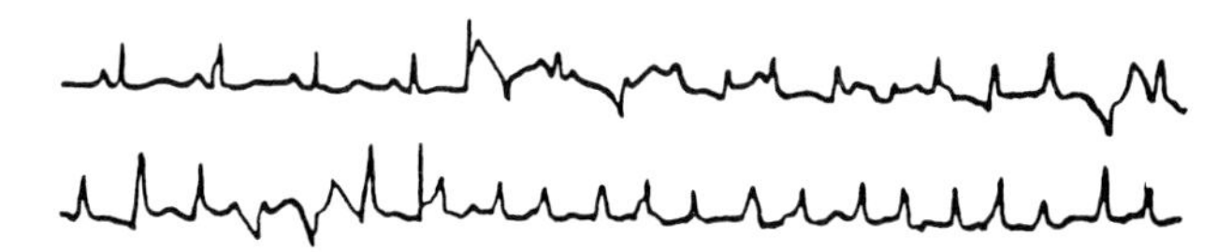

After the sinus beats, multiform ventricular activity is seen first with ST-elevation, then with ST-depression (lead II). The strips with different rhythm and repolarisation were recorded at different intervals during verapamil administration (5 µg/kg/min. infusion) in dogs intoxicated with $BaCl_2$ (1 mg/kg/min. infusion).

Abb. I_{24}

Polymorphe Kammertachykardie beim Hund mit **Bariumvergiftung,** die sich nach den Erfahrungen des gleichen Autors[30a, 30b] auch bei

◆ **Patienten mit Bariumvergiftung**

durch Magnesium beseitigen ließ, ebenso verschwand unter dieser Therapie die begleitende,

durch Kaliumumverteilung entstandene

Paraplegie[30b]

(aus *Kiss*[30a])

Neuere detailliertere Untersuchungen – durchgeführt unter dem Aspekt die Frage nach dem Wirkungsmechanismus von Amiodaron bei der Torsade de pointes (s. a. S. 173) zu klären[3d, 65] – haben inzwischen gezeigt, daß Amiodaron

▶ **frühe Nachdepolarisationen** unterdrückt

(s. Abb. I_{24})

im Gegensatz zu Chinidin,

das diese Nachdepolarisationen fördert (s. Abb. $I_{25\,E}$)

▶ Bedeutung für die Klinik siehe

- **polymorphe Kammertachykardie** (s. Abb. I_{25}) und Torsade de pointes (S. 173) und

▶ abnorme Automatie

unterdrückt (s. Abb. I_{26})[3d].

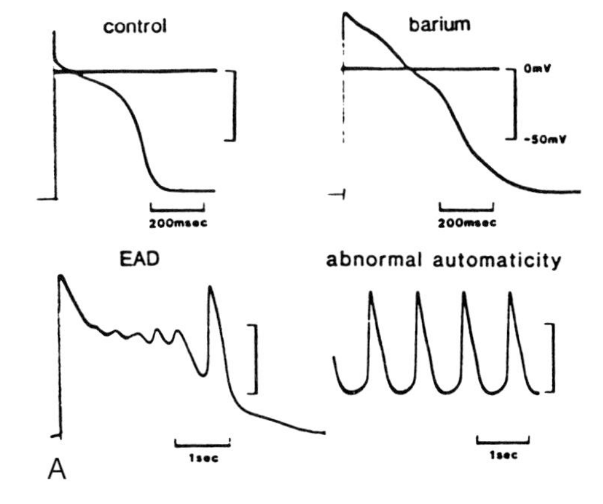

Characteristics of barium-induced nondriven action potentials. *Control:* An action potential in normal Tyrode's solution driven at 1.0 Hz. *Barium:* Early phase of a superfusion with "control solution" (i.e., Tyrode's solution containing 5 m*M* barium). The preparation was still driven at 1.0 Hz. *EAD:* Triggered activity due to early afterdepolarizations (EAD) developed by reducing the stimulation frequency. Note the development of triggered potentials at a low membrane potential as well as at a high membrane potential. *Abnormal automaticity:* Action potentials due to abnormal automaticity. All action potentials were recorded from the same preparation.

Abb. I_{25}

Barium-induzierte abnorme Automatie und getriggerte Aktivität

– als Modell sekundärer Rhythmusstörungen –

A:

a: Kontrolle
b: Barium-induzierte Verlängerung der Aktionspotential-Dauer
c: Barium-induzierte EADs
♦ als Ursache **bigeminusartiger VES**
z. B. im Rahmen der Torsade de pointes
d: Barium-induzierte abnorme Automatie
♦ als Ursache anderer sekundärer Rhythmusstörungen

B:

a: Barium-induzierte abnorme Automatie mit zusätzlichen EADs
b: Barium-induzierte EADs die zu
vorwiegend **bigeminusartigen** VES führen
c: EADs
d: zunehmende EADs bei unterschiedlichem Ausgangspotential, die klinisch zu
♦ polymorphen Salven führen

C:

a: Unterdrückung der abnormen Automatie durch
• Verapamil
b: Förderung der abnormen Automatie durch
▶ Isoproterenol

D:

a: Wirkung calciumfreier Lösung:
die Aktionspotentiale verebben
b: Wirkung von Hypercalcämie
EADs werden – durch Verkürzung der Aktionspotential-Dauer –
unterdrückt

E: Förderung der Barium-induzierten EADs durch
▶ Chinidin

F: Unterdrückung der Barium-induzierten EADs durch
• Amiodaron

(aus *Takanaka*[65])

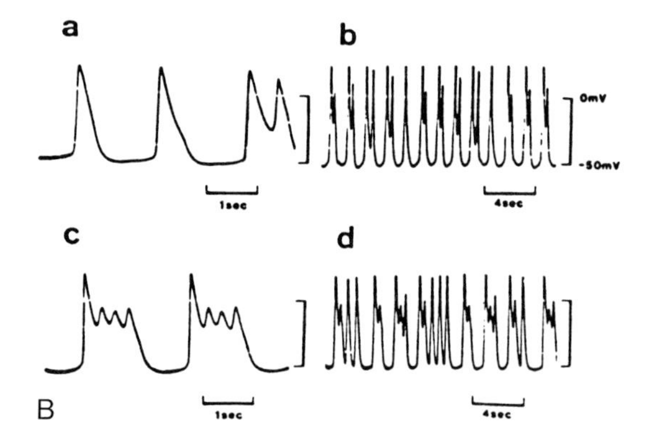

Additional depolarizations developing over the repolarization phase (early afterdepolarizations from low membrane potential). **a,** Action potentials due to abnormal automaticity in control solution. Note the development of an additional depolarization in the third action potential preceded by transient prolongation of the repolarization phase in the second action potential. **b,** Additional depolarizations with various takeoff potentials. The more negative the takeoff potential, the higher the amplitude of additional depolarization. **c,** Additional depolarizations from a lower membrane potential exhibiting an oscillatory nature. **d,** Frequent appearance of multiple additional depolarizations in a preparation categorized into the "irregular group".

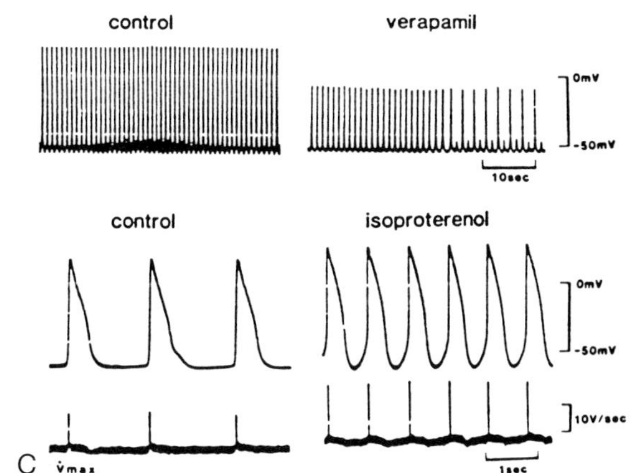

Effects of verapamil and isoproterenol on action potentials. **a,** *Control:* Action potentials due to abnormal automaticity in control solution. *Verapamil:* Effects of verapamil at 1.0×10^{-5} *M*. Note the marked decrease in action potential amplitude and the 2:1 block in the later phase. Action potentials totally disappeared soon after this recording. **b,** *Control:* Action potentials due to abnormal automaticity and their V_{max} in control solution. *Isoproterenol:* Effects of isoproterenol at 2.0×10^{-6} *M*. Note the marked enhancement of amplitude and V_{max} of the action potential as well as of the firing frequency.

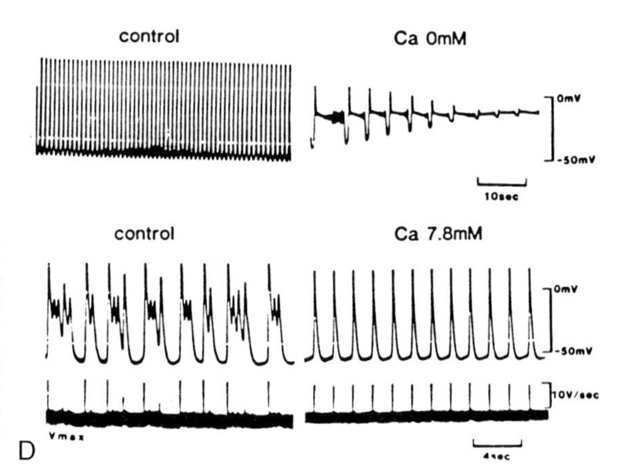

Effects of calcium-free and high calcium solutions. **a,** *Control:* Action potentials due to abnormal automaticity in control solution. *Ca O m*M: effects of calcium-free solution. Action potentials gradually slow in frequency and tend to disappear. **b,** *Control:* Action potentials and V_{max} in which multiple additional depolarizations constantly appeared in control solution (a preparation belonging to the "irregular group"). *Ca 7.8 m*M: effects of high calcium (7.8 m*M*) solution. In high calcium solution all additional depolarizations promptly disappeared.

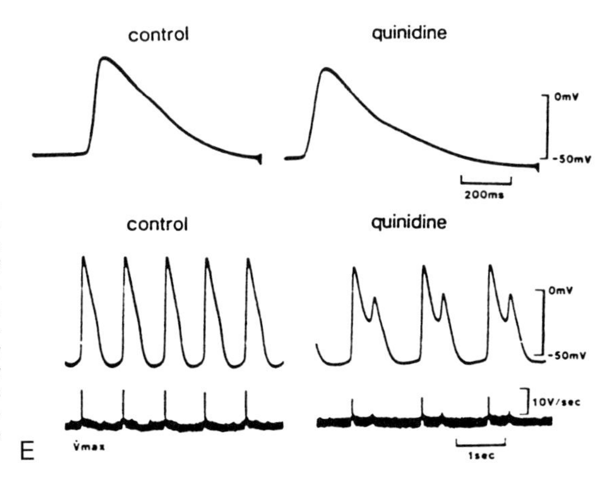

Effects of quinidine on nondriven potentials. **a,** *Control:* An action potential due to abnormal automaticity is recorded in control solution. *Quinidine:* An action potential recorded 90 min after the initiation of quinidine at 1.0×10^{-5} *M*. Note the marked prolongation in the later phase of repolarization. **b,** *Control:* Action potentials and V_{max} in control solution recorded from a preparation (belonging to the "regular group" (different preparation). *Quinidine:* 90 min after the initiation of quinidine at 1.0×10^{-5} *M*. In this preparation, a single additional depolarization developed consistently on all action potentials giving the action potential a biphasic configuration.

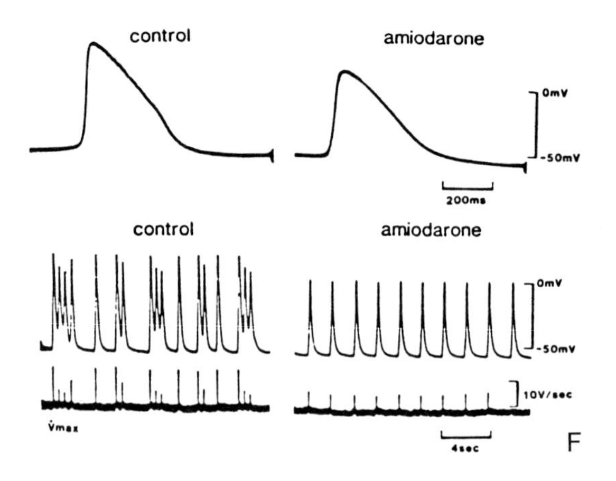

Effects of amiodarone on nondriven potentials. **a,** *Control:* An action potential due to abnormal automaticity recorded in control solution. *Amiodarone:* An action potential recorded 90 min after the initiation of amiodarone at 5.0×10^{-5} *M.* There was no significant change in the action potential duration, although its amplitude decreased considerably. **b,** *Control:* Action potentials and V_{max} in control solution recorded from a preparation belonging to the "irregular group". *Amiodarone:* 90 min after the initiation of amiodarone at 5.0×10^{-5} *M.* Amiodarone totally precluded the development of additional depolarizations.

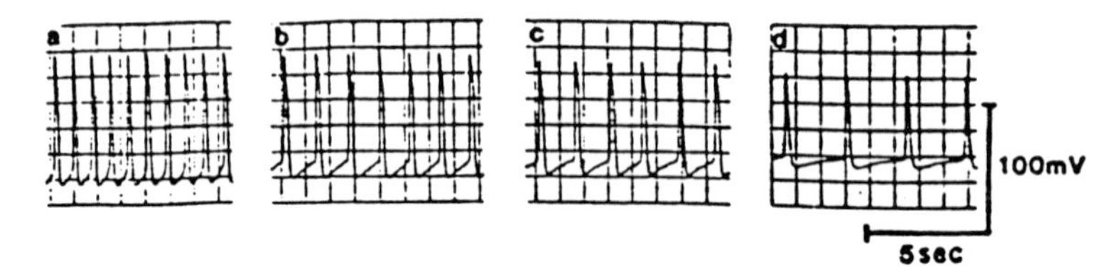

Cumulative effects of amiodarone (AM) on $BaCl_2$-induced spontaneous activity of guinea pig ventricular papillary muscle. Panel (a) shows spontaneous activity induced by 5×10^{-4} M $BaCl_2$ (control) and panels (b), (c) and (d) show the spontaneous activities of 30 min after addition of 4.4×10^{-5} M AM. 30 min after addition of 1.1×10^{-4} M AM and of 30 min after addition of 1.1×10^{-5} M AM, respectively.

Abb. I_{26}
Barium-induzierte abnorme Automatie und deren Unterdrückung durch Amiodaron
(aus *Aomine*[3d])

Die Tatsache, daß Amiodaron Barium-induzierte frühe Nachdepolarisationen unterdrückt, während Chinidin sie fördert, gilt als wesentliche Ursache dafür, daß Patienten, die auf andere repolarisationsverlängernde Antiarrhythmika mit Torsaden reagieren, mit Amiodaron oft ohne erneute Komplikationen dieser Art behandelt werden können. Dabei wird heute angenommen, daß die durch beide Substanzen bewirkte Verlängerung der Aktionspotentialdauer nicht der einzige Gesichtspunkt bei der Entstehung dieser Rhythmusstörung ist, sondern daß Amiodaron durch seine gleichzeitige Wirkung auf andere Ströme der Repolarisation weniger zum Auftreten der Torsade de pointes prädisponiert[45, 65].

Wirkung auf die einzelnen Herzzelltypen (Tab. I_2, Abb. I_{27-30})

Die Effekte von Amiodaron auf die einzelnen Herzzelltypen sind der Abb. I_{27} und der Tab. I_2 zu entnehmen.

Die ersten elektrophysiologisch faßbaren Effekte von Amiodaron findet man in den

„Slow response"-Zellen (Abb. I_{28-29})
des Sinus- und AV-Knotens
Amiodaron bewirkt – nach experimentellen Untersuchungen[z. B. 23] – am **Sinusknoten** (Abb. I_{28}) eine

- ▶ Verminderung der diastolischen Depolarisationsgeschwindigkeit[23]
- ▶ Verminderung der Aktionspotentialhöhe
- ▶ Verlängerung der Aktionspotentialdauer.

Analoge Veränderungen finden sich im Bereich des **AV-Knotens,** wenn auch etwas weniger ausgeprägt[A 23] (s. Abb. I_{29}).

Zum Entstehungsmechanismus der Bradykardie wird angenommen, daß es sich um direkte Effekte handelt. Sie lassen sich durch

- Atropin nicht beeinflussen
- durch Sympathikomimetika (Adrenalin und Noradrenalin) abschwächen, aber nicht aufheben[23].

Aus weiteren experimentellen Untersuchungen[A 23] ist bekannt, daß die Sinusbradykardie und die Verzögerung der AV-Überleitung bei verminderter Calcium-Konzentration stärker in Erscheinung tritt, was für eine Interferenz mit den oben angeführten Calcium-abhängigen Vorgängen spricht.

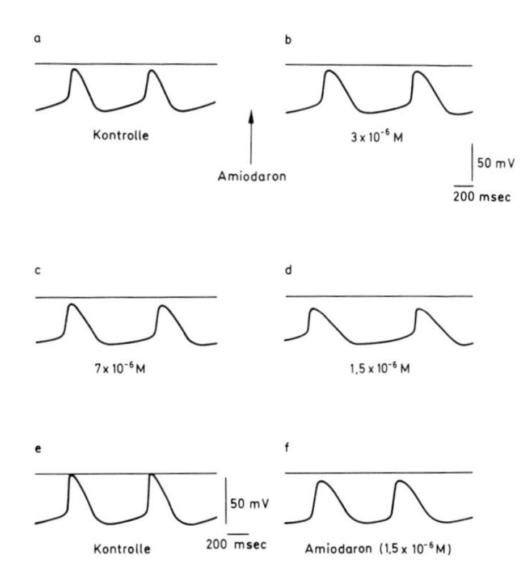

Abb. I_{28}
Wirkungen von Amiodaron auf die Sinusknotenzelle;
a) Kontrolle; b, c, d) steigende Amiodaron-Konzentration; e) elektrisch stimulierte Sinusknotenzelle (Kontrolle); f) elektrisch stimulierte Sinusknotenzelle unter Amiodaron
(aus *Goupil*[23])

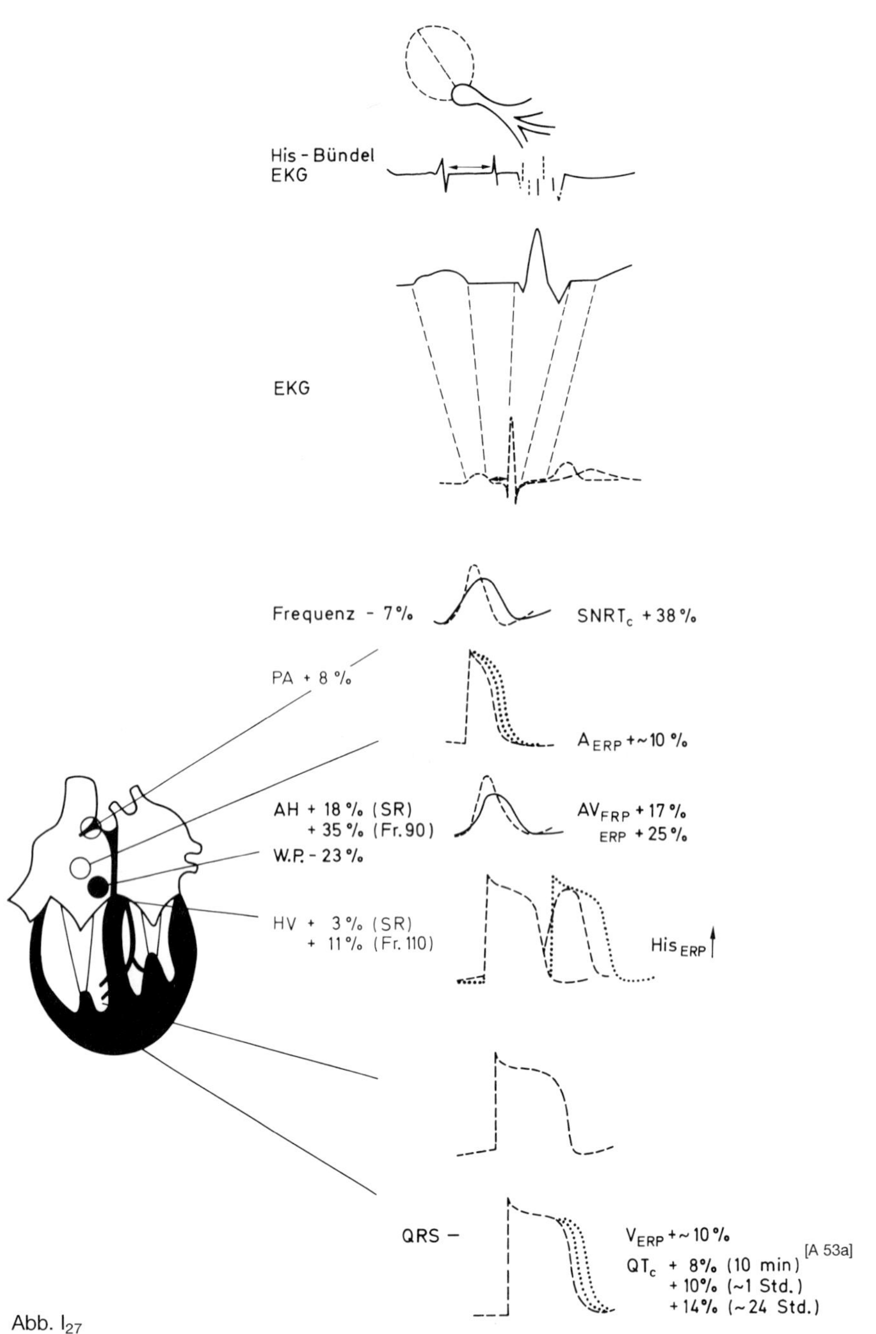

Abb. I_{27}

Synoptische Darstellung des Amiodaron-Effekts auf das **Aktionspotential** der Einzelzelle mit der Wirkung auf die Erregungsbildung und -leitung im entsprechenden Bereich nach **EKG**- und **His-Bündel-EKG**-Untersuchungen.

Die Angaben beziehen sich auf die Akutwirkung beim Menschen und sofern nicht anders angegeben[A 53a] auf die Untersuchungen von *Rostock*[A 158].

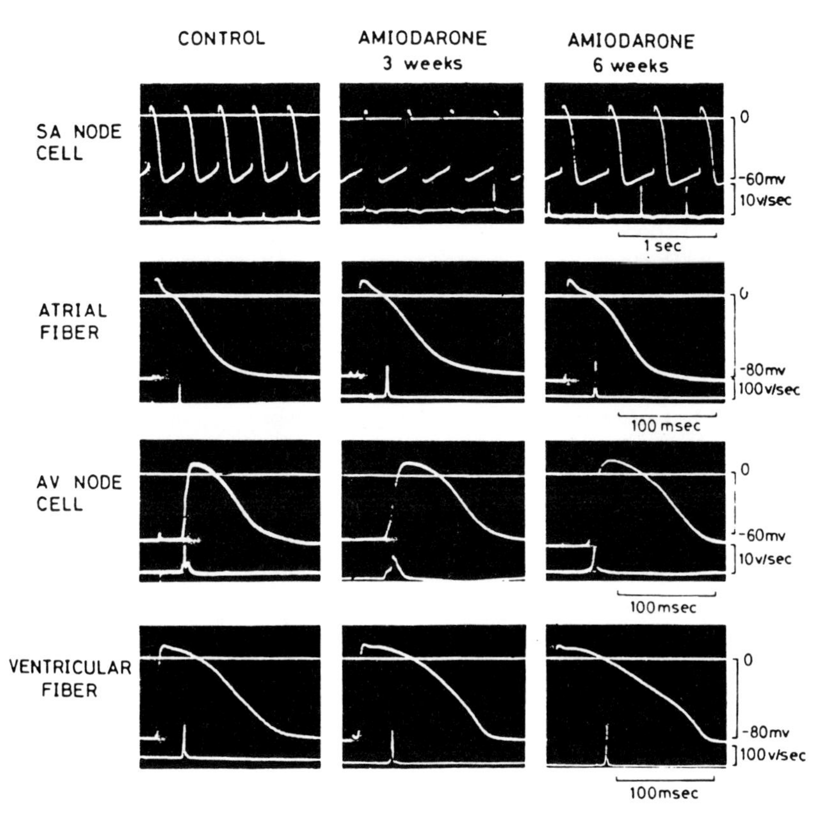

Effects of chronic administration of amiodarone on various types of cardiac action potentials in the rabbit heart compared to representative control recordings. Note the stepwise increase in repolarization time as a function of time on a constant daily dose. (From Ikeda N, Nademanee K, Kannan R, et al: Electrophysiologic effects of amiodarone: Experimental and clinical observations relative to serum and tissue concentrations. *Am Heart J* 108:890, 1984. By permission of the authors and of the American Heart Association.)

Abb. I_{29}
Wirkung von Amiodaron auf die einzelnen Herzzelltypen.

Man sieht eine Verlängerung der Aktionspotentialdauer von
Sinus,
Vorhof,
AV-Knoten und
Ventrikelmyokardzellen.
(aus *Singh*[61b])

„Fast response"-Zellen (Abb. I_{30})

In bezug auf die Wirkung an den „fast response"-Zellen ergeben sich aus den verschiedenen experimentellen Untersuchungen[19, A 61a, A 71b] bei

- unverändertem **Ruhemembranpotential** und
- unveränderter maximaler Anstiegsgeschwindigkeit (V_{max}) eine
- deutliche Zunahme der **Aktionspotentialdauer,** die

- sich bei einzelnen Versuchen mit intraperitonealer Anwendung erst im Laufe von Wochen entwickelt[A 80b]
- bei anderen Studien bei intravenöser Verabreichung, aber auch schon unmittelbar nach der Injektion nachweisbar war.

Die Verlängerung der **Aktionspotentialdauer** ist in

- ▶ Vorhof und Kammer (Vorhof > Kammer) am deutlichsten ausgeprägt, in den
- ▶ Purkinje-Zellen in geringerem Ausmaß aber auch nachweisbar[A 71b].

  (Die Wirkung an den Purkinje-Fasern ist stark speziesabhängig[3c, 14, 67a, 67b]. Teilweise wurde auch eine Verkürzung der Aktionspotentialdauer und Refraktärzeit gefunden[A 80c]. Die Befunde sind nur von untergeordnetem klinischem Interesse, nachdem beim Menschen (s. u.) inzwischen nachgewiesen ist, daß es hier zu einer Verlängerung der Refraktärzeit kommt).

Darüber hinaus fand sich jedoch, daß es in den **Purkinje-Fasern** außerdem bei

- ▶ unveränderter Konfiguration des *rechtzeitigen* Komplexes (Phase-0-Geschwindigkeit, Aktionspotentialdauer, Phase-4-Depolarisation)
- ▶ schon ausgeprägte Veränderungen der Wiedererregbarkeit bei
- ▶ deutlicher Änderung der Aktionspotential-Konfiguration *vorzeitiger Komplexe* auftreten[19],

entsprechend waren vorzeitig induzierte Impulse erst bei stärker negativen (d. h. dem Ruhemembranpotential näheren) Potential auslösbar und zeigten dann eine bessere Fortleitung und sogar ein überhöhtes Überschußpotential (s. Abb. I_{30})[19].

Das bedeutet, daß bereits bei noch unverändertem Aktionspotential des Normalschlages Extrasystolen unterdrückt oder durch bessere Leitung ein bidirektionaler Block in einen unidirektionalen verwandelt werden kann, so daß **Reentry-Mechanismen** unterdrückt werden.

a) 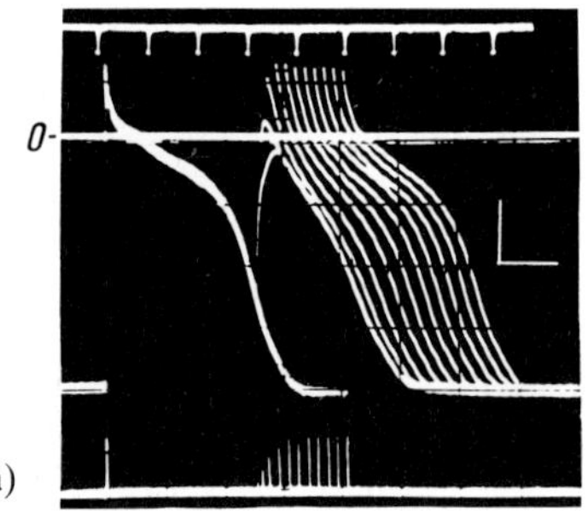

b) 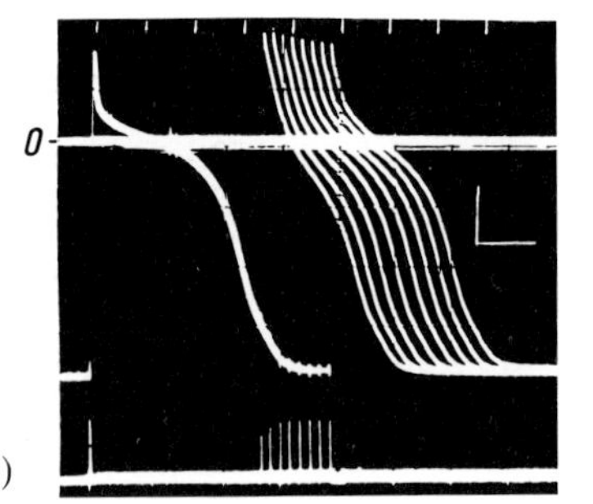

Abb. I_{30}
Effekte von Amiodaron auf Folgepotentiale
a) Kontrolle, b) Amiodaron
(aus *Elizari*[19])

Tabelle I_2

Effekte an den einzelnen Herzzelltypen [3c, 10, 14, 19, 23, 67a, 67b, A 13a, A 23, A 61a, A 71b, A 80b, A 80c]

Parameter	Effekt
„Slow-response"-Zellen	
Sinusknoten	
Spontanfrequenz	↓
Amplitude	↓
Aktionspotential-Dauer	↑
AV-Knoten	
Spontanfrequenz	
Amplitude	↓
Aktionspotential-Dauer	↑
„Fast-response"-Zellen	
Ruhemembranpotential (mV)	–
Membranresponsesiveness	
Verschiebung nach	
V_{max}	
Amplitude	(↓)
Overshoot	(↓)
Aktionspotential-Dauer (msec)	
APD	↑
30 %	
50 %	↑
90 %	↑
„Refraktärzeit"	
ERP	↑
RPR	
ERP : AP-Dauer	
maximale Folgefrequenz	
Anstiegsteilheit der Phase-4-Depolarisation	↓
Schwellenpotential	

Sonstige Wirkungen

Geschädigtes Gewebe

In geschädigten Purkinje-Zellen wird die Phase-4-Depolarisation schon unterdrückt, während sie bei normalen Fasern noch erhalten ist (s. o.)[A 23], ebenso sind einige andere Effekte im geschädigten Gewebe stärker ausgeprägt als im gesunden[A 13a].

Untersuchungen am intakten Versuchstier (Tab. I_2)

Hierbei wurden im wesentlichen die oben genannten Befunde bestätigt[10]. Nach intravenöser Verabreichung von 10 mg Amiodaron/kg KG ohne Stabilisator wurde das Wirkungsmaximum nach 5–10 Minuten erreicht. Neben der zu erwartenden Sinusbradykardie fand sich eine grenzwertige Verlängerung der Aktionspotentialdauer bei schon erheblich verlängerter Refraktärzeit im Vorhofbereich und eine deutlichere Verlängerung der Aktionspotentialdauer bei etwas weniger ausgeprägter Verlängerung der Refraktärzeit im Ventrikelbereich.

Einen **Überblick** über die Wirkungen an den einzelnen Herzzelltypen zeigt die Tab. I_2.

Wirkungen des Stabilisators und des Hauptmetaboliten

(Abb. I_{31-32})

Für Amiodaron ist seit langem bekannt, daß man nach akuter intravenöser Verabreichung und nach mehr oder weniger langer oraler Gabe recht unterschiedliche Wirkungen und Nebenwirkungen findet (s. S. 52 „Unterschiede zwischen Soforteffekten und verzögerter Wirkung").
So zeigt sich zum Beispiel nach akuter **intravenöser Injektion** oft ein relativ stärkerer Blutdruckabfall und ein Anstieg der Sinusfrequenz. Die Wirkung auf den AV-Knoten (und damit die auf supraventrikuläre Rhythmusstörungen) ist schon fast maximal. Hingegen ist der Effekt auf die Refraktärzeit von Vorhof und Kammer noch gering.
Im Laufe der **Langzeittherapie** nehmen dann unter anderem die Parameter der Refraktärzeit von Vorhof und Kammer zu und Kammertachykardien werden mit zunehmender Behandlungsdauer immer seltener auslösbar.
Die **Unterschiede** zwischen der Wirkung in der Frühphase und im Rahmen der Dauerbehandlung sind so erheblich, daß zum Beispiel die Ergebnisse der programmierten Stimulation in der Frühphase und Spätphase keine vergleichbaren Ergebnisse bringen, weil ein Teil der Patienten mit akut nicht mehr auslösbarer Tachykardie später wieder auslösbare Tachykardien zeigt, während man bei einem weiteren – größeren – Anteil der Patienten ein gegenteiliges Verhalten findet.
Die Ursachen für die verschiedenen genannten Diskrepanzen liegen zum Teil in der Wirkung des **Stabilisators** begründet, der vorwiegend die Akutwirkung von Amiodaron modifiziert. Darüber hinaus spielt im Rahmen der Langzeittherapie die Wirkung von **Desäthylamiodaron,** dem antiarrhythmisch wirkenden Hauptmetaboliten von Amiodaron, eine Rolle.
Da die Kenntnis dieser Effekte Voraussetzung für das Verständnis unterschiedlicher Früh- und Spätwirkungen von Amiodaron auf die in den nächsten Kapiteln zu besprechende Erregungsbildung und -leitung und Hämodynamik sind, seien die wichtigsten Effekte des Stabilisators und des Hauptmetaboliten hier kurz vorweggenommen.

Stabilisator [A 58, A 69, A 79] (Abb. I_{31-32})

Polysorbat 80 Tween 80

Der Stabilisator ist nur in der intravenösen Applikationsform vorhanden und hat eine Halbwertszeit von wenigen Minuten. Er modifiziert die Wirkung von Amiodaron daher nur kurz (in den ersten 4 Minuten)[A 69] nach Bolusinjektion (s. Abb. I_{31-32}).

Der Stabilisator bewirkt über eine gefäßdilatierende Wirkung – und wahrscheinlich einen damit verbundenen Katecholaminanstieg – eine

- ▶ **Verstärkung der Amiodaron-induzierten Effekte** (s. Abb. I_{31-32})

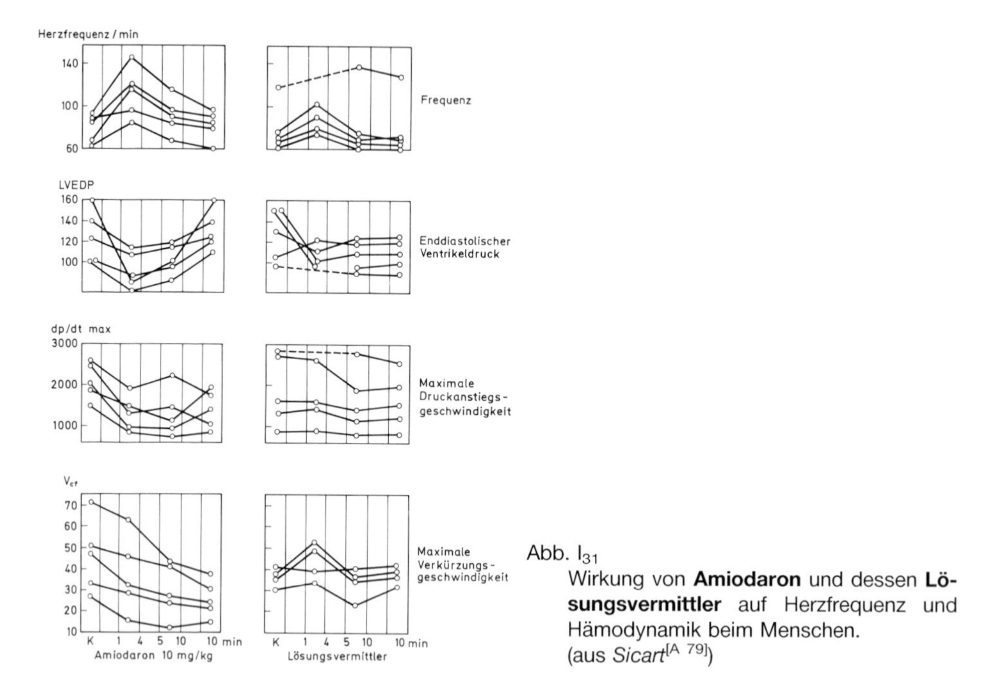

Abb. I_{31}
Wirkung von **Amiodaron** und dessen **Lösungsvermittler** auf Herzfrequenz und Hämodynamik beim Menschen.
(aus *Sicart*[A 79])

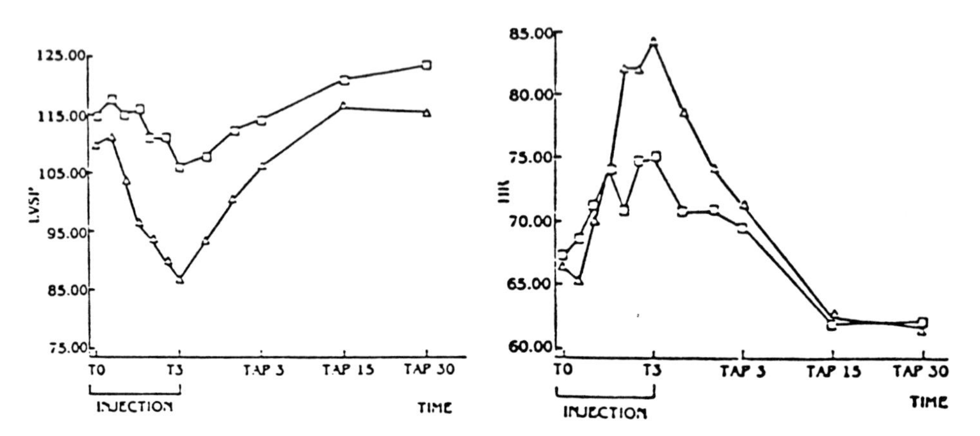

Evolution of left ventricular systolic pressure (LVSP mmHg) in patients who received amiodarone with (A) or without Tween 80 (N) (TAP 3, 15, 30 = 3, 15, 30 min after end of injection) △. A: □. N.

Evolution of heart rate (HR beats min^{-1}) in patients who received amiodarone with (A) or without Tween 80 (N) (TAP 3, 15, 30 = 3, 15, 30 min after end of injection). △. A: □. N.

Abb. I_{32}
Wirkung von **Amiodaron** – mit (A) und ohne (N) **Lösungsvermittler – auf Herzfrequenz** und **Hämodynamik** beim Menschen.
(aus *Munoz*[A 58])

wie Abnahme des linksventrikulären Drucks und
Anstieg der Herzfrequenz

und

- **antagonisiert** durch seine
  positive Wirkung auf die Kontraktilität, die
  Amiodaron-bedingte kardiodepressive Wirkung.

Während früher erwogen wurde, ob eine andere Amiodaron-Zubereitung ohne diesen Lösungsvermittler die hämodynamische Verträglichkeit verbessern würde, herrscht heute mehr die Ansicht, daß sich die vasodilatierende Wirkung von Tween 80 – abgesehen von Patienten mit vorbestehender Hypotonie – eher günstig auswirkt[A 58, A 69].

Hauptmetabolit – Desäthylamiodaron [1a, 1b, 2, 3, A 80c]

(Lit. s. S. 389; *L2*)

Desäthylamiodaron, der einzige beim Menschen in klinisch relevanter Konzentration nachweisbare Metabolit[A 80c], hat in den letzten Jahren zunehmendes Interesse insbesondere im Hinblick auf die verzögerte Wirkung von Amiodaron erweckt.

Die **Pharmakokinetik** (s. a. dort) von Desäthylamiodaron ähnelt – außer einer gering anderen Gewebsverteilung (s. Abb. IV_3) und einer noch längeren Halbwertszeit – weitgehend der von Amiodaron. Dabei wird allerdings in letzter Zeit zunehmend darauf hingewiesen, daß Desäthylamiodaron auf Grund seiner geringen Eiweißbindung (freie Fraktion bei Amiodaron 0,5 vs 1,8 % bei Desäthylamiodaron)[2] bei gleichem Serumspiegel beider Substanzen etwa dreimal stärker wirksam ist[2].

In bezug auf die **elektrophysiologischen Effekte**
zeigt
Desäthylamiodaron im Vergleich zu Amiodaron

- eine etwas geringere Wirkung auf die
  „slow response"-Zellen und
- eine etwas stärkere Wirkung auf die
  „fast response"-Zellen[2 nach 3]

und somit – bei akuter intravenöser Injektion –

- eine relativ *geringe* Wirkung auf die
  AV-Überleitung bei
- einer relativ *stärkeren*
  Verzögerung der frequenzabhängigen
  Erregungsleitungs- und Repolarisationsverzögerung in
  Vorhof und Kammer[2 nach 3, A 80c].

In bezug auf die **übrigen Effekte** ist nachgewiesen, daß
Desäthylamiodaron ähnlich wie Amiodaron wirkt in bezug auf die

- die verzögerte Wirkung
  (auch wenn der Metabolit nicht erst allmählich zu entstehen braucht, sondern akut intravenös gespritzt wird)[A 80c]
- die antiadrenerge Wirkung[A 80c]

- die Suppression von
  pathologischen (Kalium ↑, Adrenalin ↑) „slow response“-Potentialen in Purkinje-Zellen[A 80c nach 2]
- *Verkürzung* der APD und ERP im
  His-Purkinje-System bei gleichzeitiger
- *Verlängerung* der APD und ERP im
  ventrikulären Bereich[A 80c]
- Verhinderung von
  getriggerter Aktivität[A 80c]
- Interaktion mit
  Schilddrüsenhormon[A 80c]
  Glykosiden[A 80c]

Einfluß auf Erregungsbildung und -leitung (Tab. I_{3-4}, Abb. I_{33-36})

– His-Bündel-EKG – programmierte Stimulation – MAP[1, 2, 3, 4, 5, 6, 7, 8, 9, A 6, A 9, A 10, A 12, A 18, A 21, A 23, A 25, A 28, A 29c, A 35a, A 35b, A 35c, A 36, A 38, A 47a, A 47b, A 50, A 52, A 53a, A 54, A 55b, A 60a, A 60b, A 60e, A 62, A 68, A 70, A 71a, A 71b, 72, A 73a, A 73b, A 76, A 77, A 78, A 79, A 80b, A 85, A 86, A 88a, A 88b]

(Literatur s. S. 389; *L 3*)

Die Effekte von Amiodaron wurden von verschiedenen Autoren
teils im Anschluß an die
- **intravenöse Bolusinjektion**
  manchmal mit anschließender Kurzinfusion[A 62]

teils nach mehr oder weniger langer
- **oraler Applikation**

in einzelnen Studien auch beim gleichen Patienten-Kollektiv
im Anschluß an die
- **Bolusinjektion** und unter
- **oraler Dauertherapie**[A 88b]

und in mehreren großen Studien
- **unter oraler Behandlung**
  zu unterschiedlichen Zeitpunkten
  meist nach Abschluß der oralen Aufsättigungsphase und
  einige Monate später

untersucht.

Dabei ergaben sich recht unterschiedliche Effekte. Die klinisch wichtigsten Gesichtspunkte sind, daß die Wirkungen im Bereich des **AV-Knotens** schon unmittelbar nach intravenöser Injektion voll ausgeprägt ist, während die Wirkung auf die Refraktärzeit von **Vorhof** und **Kammer** erst allmählich zunimmt.

Intravenöse Akutbehandlung

Die intravenöse Amiodaron-Therapie – meist als Bolus von 5 mg/kg appliziert[A 72, A 85], in einzelnen Untersuchungen aber auch als Kurzinfusion[A 35c, A 55b] verabreicht – bewirkt folgende Effekte:

Sinusknoten[A 72]
die Sinusfrequenz
nimmt – abgesehen von einem initialen, teils dem Lösungsvermittler und teils der vasodilatatorischen Wirkung von Amiodaron anzulastenden kurzzeitigen Anstieg[A 79] – deutlich ab.
Dieser Effekt ist um so stärker, je höher die Ausgangsfrequenz ist[A 18, A 77].

Tabelle I_3

Wirkung von Amiodaron auf die Erregungsbildung und -leitung

- bei **intravenöser** Anwendung
  - bei Patienten **ohne spezielle Störungen der Erregungsbildung und -leitung** (1. Spalte)
  - bei Patienten **mit** speziellen Störungen (2. Spalte)
    SSS (Sick-Sinus-Syndrom)
    AV-Block I. Grades und
    WPW-Syndrom
- bei **hochdosierter oraler** Anwendung
  über längere Zeit als üblich (3. Spalte)
  gemessen nach durchschnittlich 28 Tagen

Patientenkollektiv:	gemischtes Kollektiv von Patienten mit koronarer Herzkrankheit, Synkopen, Vitien[A 72]	spezielle Störungen von Erregungsbildung und -leitung (s. u.)[A 72]	gemischtes Kollektiv von Patienten mit malignen ventrikulären Rhythmusstörungen[A 60c]
Dosierung:	• 5 mg/kg in 5 Minuten i.v. 10 Minuten nach Injektion		• 1000–1800 mg/Tag **oral** ∅ 28 Tage nach Therapiebeginn
Sinus	− 7 %		− 18 %
-frequenz	+ 15 %	+ 22 %	
$SNRT_{(max)}$	+ 36 %	+ 44 %	
$SNRT_c$	+ 7 %	+ 6 %	
SAZ			
Vorhof			
PA	+ 8 %		
A_{ERP}	SR + 8 %		+ 31 %
	St_{90} + 14 %		
A_{FRP}	St_{110} + 10 %		
	+ 8 %		
AV-Knoten		**AV-Block I. Grades**	
AH	SR + 18 %	SR + 18 %	+ 20 %
	St_{90} + 35 %	St_{90} + 35 %	
	St_{110} + 33 %		
Wenckebach-Punkt	− 23 % (157→120)		− 20 % (150→117 min.)
AV_{FRP}	+ 17 %	+ 18 %	meist wegen langer A_{ERP} nicht bestimmbar
AV_{ERP}	+ 25 %	+ 28 %	
His-Purkinje-System			
HV	SR + 3 %		
	St_{90} + 4 %		
	St_{110} + 11 %		

Fortsetzung Tab. I_3

Patientenkollektiv:	gemischtes Kollektiv von Patienten mit koronarer Herzkrankheit, Synkopen, Vitien[A 72]	spezielle Störungen von Erregungsbildung und -leitung (s. u.)[A 72]	gemischtes Kollektiv von Patienten mit malignen ventrikulären Rhythmusstörungen[A 60c]
Dosierung:	• 5 mg/kg in 5 Minuten i.v. 10 Minuten nach Injektion		• 1000–1800 mg/Tag **oral** ∅ 28 Tage nach Therapiebeginn
Ventrikel V_{ERP}	St_{90} + 8 % St_{110} + 7 %		+ 23 %
acc. PW acc. PW_{ERP} vorwärts acc. PW_{ERP} rückwärts		**WPW** + 14 % + 36 % (bei etwa der Hälfte der Patienten)	
PQ **QRS** **QT_c** **VES_{KI}**	 + 3 %		+ 15 % + 13 % ↑ [A 40, A 60] zeit- u. dosisabhängig. s. Abb. I_{27} ↑ s. auch Abb. I_{35}

Abkürzungen:

A_{ERP}:	atriale effektive Refraktärzeit
V_{ERP}:	ventrikuläre effektive Refraktärzeit
acc. PW:	akzessorischer Pathway bei WPW
VES_{KI}:	Kupplungsintervall von Extrasystolen
$SNRT_{(max)}$:	maximale Sinusknotenerholungszeit
$SNRT_c$:	korrigierte Sinusknotenerholungszeit
St:	Stimulationsfrequenz (Schläge/min.)
Wenckebach-Punkt:	Vorhoffrequenz, bei der keine 1:1-Überleitung auf die Kammer mehr möglich ist

Außerdem ist er bei Patienten mit **Sick-Sinus-Syndrom,** wie aus der Tab. I_3 zu ersehen, stärker ausgeprägt.
Noch stärker als die Sinusfrequenz werden die Parameter der Refraktärzeit des Sinusknotens verzögert (s. Tab. I_3)

Vorhof[A 72]
die **Erregungsleitung** im Vorhof wird praktisch nicht,
die **Refrakträrzeit** nur geringfügig verzögert

AV-Knoten[A 72]
die **AH-Zeit**
nimmt deutlich zu, insbesonders bei höherer Frequenz
(dieser Effekt kann jedoch gelegentlich durch die frequenzsenkende Wirkung kaschiert werden)
die **Refraktärzeiten** werden wesentlich stärker verlängert als die AH-Zeit
die **Wenckebach-Frequenz** nimmt um etwa 25 % ab
Die Werte bei Patienten mit **vorbestehendem AV-Block** sind praktisch identisch mit denen bei normaler Überleitung[A 72].

akzessorische Verbindungsbahn (s. a. Tab. I_3; AV-Region)
Die **Refraktärzeit** wird
in Vorwärtsrichtung praktisch bei allen,
in Rückwärtsrichtung bei etwa der Hälfte der Patienten erheblich verlängert[A 72, A 88a].

His-Purkinje-System[A 85]
die **HV-Zeit**
bleibt unverändert
die **ERP_{His}**
nimmt zu

Kammer
die **QRS-Breite**[A 55b]
(Dosierung 10 mg/kg bei einer Injektionsgeschwindigkeit von 50 mg/Min.)
- bleibt normalerweise unverändert
- bei Kammerstimulation
  nimmt sie jedoch bei steigender Frequenz zu

(Das Ausmaß der QRS-Verbreiterung bei Stimulation ist aber relativ gering und entspricht eher der Größenordnung von Lidocain als der der Klasse Ia-Antiarrhythmika)
Die Verbreiterung des QRS-Komplexes bei hoher Frequenz gilt als Ursache der bei Akuttherapie ebenfalls relativ geringen
◆ frequenzsenkenden Wirkung bei Kammertachykardie
Zum Entstehungsmechanismus dieser QRS-Verbreiterung wird heute angenommen, daß nicht nur die frequenzabhängige Verminderung der Verfügbarkeit des Natrium-Systems (s. o.), sondern auch eine verzö-

gerte *myokardiale* Zell-zu-Zell-Leitung durch unspezifische Membraneffekte von Amiodaron (s. a. o.) eine Rolle spielen[A 50]

die **QT-Dauer**[A 35a] und die Refraktärzeit
(Dosierung 5 mg/kg als 10-Minuteninfusion)
nimmt bis zum Infusionsende
gering (+ 6 %) zu.

Orale Behandlung

Mit **zunehmender Behandlungsdauer** finden sich folgende Effekte (s. Tab. I_3)

Sinusknoten
weitere Zunahme der Bradykardie und der Parameter der Refraktärzeit

Vorhof
zunehmende Verlängerung der AP-Dauer
(bei Vorhofflattern s. Abb. I_{34})
zunehmende Verlängerung der Refraktärzeiten[A 60c, A 28, A 88b]

AV-Knoten
die PQ-Zeit, AH-Zeit und Refraktärparameter
können weiter zunehmen[A 28, A 60a, A 60e]

His-Purkinje-System[A 68]
die HV-Zeit
nimmt bei den meisten Patienten zu,
bei Einzelnen bleibt sie unverändert
die ERP, RPR und FRP
nehmen zu
(♦ die Bedeutung dieser Befunde wird unter anderem im Hinblick auf die allerdings recht seltene His-Reentry-Tachykardie diskutiert[A 78])

Kammer[A 35b, A 60a, A 72, A 80c]
die **QRS-Dauer**
wird nach den Ergebnissen der meisten Studien
selbst bei Patienten mit malignen ventrikulären Rhythmusstörungen nicht oder nur grenzwertig verlängert[A 60a]
nach den Ergebnissen einer Studie[A 9] bei Patienten mit
Zustand nach **vorausgegangenem Infarkt und schwerer koronarer Herzkrankheit** und bereits leicht verlängertem Ausgangswert findet sich jedoch eine deutliche
Zunahme der QRS-Breite
– die um so deutlicher ausgeprägt war
je länger der Ausgangswert war

– die mit dem Frequenzanstieg bei Belastung noch zunahm, dabei fand sich
– vorwiegend eine Verbreitung der terminalen QRS-Komplexe im Sinne einer
myokardialen Ausbreitungsstörung (s. o.)

die **QT-Zeit und die ERP_V** (s. a. Tab. I_3)
nehmen im Laufe der Behandlungsdauer zu und liegen in der Größenordnung von
+ 10 %[A 9, A 60a]
gelegentlich auch bei
+ 20 %[A 60a, A 60c, A 80c]

Akzessorische Verbindungsbahnen (s. a. Tab. I_3)[A 36, A 72, A 88b]
die ERP akzessorischer Bahnen nimmt ebenfalls mit zunehmender Behandlungsdauer
weiter zu.
Die Refraktärzeit
in Vorwärtsrichtung wird praktisch bei allen,
in Rückwärtsrichtung bei etwa der Hälfte der Patienten erheblich verlängert[A 72, A 88a]

Unterschiede zwischen Soforteffekten und verzögerter Wirkung
(Abb. I_{33})

(Lit. s. S. 389; *L 4*)[1, 7, 8, 9, 15, A 27b, A 28, A 35c, A 53a nach 14, A 60c, A 61, A 66b, A 72, A 80c, A 84]

Die Ansichten der Experten zur Frage nach dem **„Geheimnis des verzögerten Wirkungseintritts"** von Amiodaron oder besser die nach der Ursache der unterschiedlichen elektrophysiologischen und antiarrhythmischen Effekte in verschiedenen Behandlungsphasen sind immer noch kontrovers[A 61, A 80c].

Die Probleme beginnen bereits bei der **Pharmakokinetik** (s. S. 309 ff.), denn selbst bei späten Kontrolluntersuchungen nach einigen Monaten, wenn der Amiodaron-Spiegel seinen „steady state" erreicht hat, muß damit gerechnet werden, daß der Desäthylamiodaron-Spiegel auch nach einem Jahr weiter steigen kann[A 66b], so daß praktisch nie „steady state"-Bedingungen eintreten[A 56a].

Selbst wenn man nur die Untersuchungen beim Menschen[1, 7, 8, 9, 15, A 27a, A 28, A 35c, A 53a nach 14, A 60c, A 61, A 66b, A 72, A 80c, A 84] herausgreift, zeigen die **elektrophysiologischen Parameter** bei Verlaufskontrollen zum Teil in Abhängigkeit von der relativen Dosierung in der Früh- und Spätphase recht **unterschiedliche Verläufe** und unterschiedliche Korrelationen zu anderen Parametern wie Serum- und Myokardkonzentration, rT_3-Werten, QT_c-Zeiten und anderen[5, 9, A 61, A 66b, A 84].

Aus diesem Grund scheint es sinnvoll, hier nur den zeitlichen Ablauf der **klinisch wichtigsten antiarrhythmischen Effekte** kurz zu skizzieren:

Die Wirkung in
AV-Knoten
ist ein Soforteffekt der Muttersubstanz, der schon unmittelbar nach Injektion ausgeprägt ist und
die Sofortwirkung im AV-Knoten ist das Therapieprinzip, das bei
- **supraventrikulären Tachykardien** zur
  Unterbrechung oder Frequenzsenkung und bei
- **Vorhofflimmern und -flattern** zur
  Senkung der Kammerfrequenz führt.

Dabei ist auffallend, daß die Wirkung von Amiodaron
bei Patienten mit **supraventrikulären Rhythmusstörungen**
bei **Herzinsuffizienz**
geringer ist[12],
während bei den
übrigen Patienten **supraventrikuläre Rhythmusstörungen** auf die Akutbehandlung besser reagieren als ventrikuläre[8, A 5, A 37].
Diese Tatsache weist auf die mögliche Wirkung der Katecholamine als Antagonisten hin, die bei Herzinsuffizienz bekanntermaßen erheblich erhöht sind.

Im Gegensatz zu den Wirkungen im AV-Knoten entwickelt sich der Effekt von Amiodaron auf die
Aktionspotentialdauer und Refraktärzeit von
Vorhof- und Kammer protrahierter[14, A 60c, A 72].

Die **sogenannte Klasse III-Wirkung** scheint eine wesentliche Rolle im Rahmen der Langzeitbehandlung von Rhythmusstörungen im Vorhof- und Kammerbereich zu spielen:
Dafür sprechen klinische Untersuchungen die zeigen, daß
- Patienten mit **Vorhofflimmern**
  eine kürzere **MAP_A-Dauer**[A 64] haben, oder
  daß die **ERP_A** bei effektiv behandelten Patienten deutlich zunimmt[2],

im Gegensatz zu den Patienten bei denen Rezidive auftreten.
Das gleiche gilt für
- Patienten mit **malignen ventrikulären Rhythmusstörungen,**
  für die sich gezeigt hat, daß
  die **QT-Zeit** und die **QT_C-Zeit** unter Amiodaron-Behandlung
  - bei den **Überlebenden**
    um ~ 10 % zunimmt[A 84],
  - bei den Patienten, die später einen **plötzlichen Herztod** erleiden aber unverändert bleibt[A 84]
    „Marker für plötzlichen Herztod“[A 84].

Ähnliche Beobachtungen liegen auch für andere Klasse III-Antiarrhythmika, wie beispielsweise für Beperidil vor[13].

Analoge Befunde wie für die QT_c-Zeit wurden auch für
die ERP_V gefunden, die
bei
- **rezidivfreien Patienten** zunimmt (+ 39 msec.)[6 nach A 39], + 20 %[7]

bei
- **Patienten mit Rezidiven** unverändert bleibt[6 nach A 39] oder nur minimal (+ 8 %) zunimmt[7]

Zum **Verlauf der Klasse III-Wirkung** ist bekannt, daß er **dosisabhängig** (s. u.) und **zeitabhängig** ist und daß er teilweise auch durch die Applikationsform beeinflußt wird:

Nach
- **i.v.-Injektion von 5 mg/kg**
  sind
  QT[4, A 36, A 88b]
  QT_c[4, A 36, A 88b]
  ERP_V[A 36 nach 31, A 55c]
  im allgemeinen nicht verlängert.

Nach
- **i.v.-Injektion von 10 mg/kg**
  ist der Effekt auf die
  QT
  QT_c
  ERP_V ↑ [A 55c]
  im allgemeinen tendenzmäßig deutlich nachweisbar.

Unter
- **Kurzinfusion von 5 mg/kg über 10 Minuten** (s. u. Abb. IV_5)
  nimmt die
  QT-Zeit
  mit dem Amiodaron-Serum-Spiegel bei Infusionsende deutlich zu, um dann rasch wieder abzuklingen.

Unter
- **hochdosierter oraler Aufsättigung**
  ist die
  QT-Zeit
  nach 24 Std. bereits leicht verlängert[1].

Im Rahmen der **oralen Dauertherapie** nach akuter Aufsättigung wird
die Plateauphase
je nach relativer Dosierung in der Früh- und Spätphase zu sehr unterschiedlichen Zeitpunkten erreicht[1, 9, A 66b].

In der einzigen – über mehr als einige Monate gehenden – Langzeitstudie[3, A 66b] wurde

noch nach 9–12 Monaten

ein erneuter Anstieg der

QT_c-Zeit

beobachtet (wahrscheinlich im Zusammenhang mit dem immer noch steigenden Desäthylamiodaron-Spiegel).

Folge unterschiedlicher **Applikationsformen** ist wahrscheinlich die Tatsache, daß die

- **Bolusinjektion**
  häufiger keine QT_c-Zeit-Verlängerung bewirkt[A 36, A 88b] während die
- **Dauerinfusion**
  eine QT-Verlängerung nach sich zieht[A 35c] (s. o.),

wahrscheinlich weil die Katecholaminausschüttung bei Bolusinjektion die Amiodaron-Wirkung auf die QT-Zeit aufhebt.

Zur Bedeutung der **Dosisabhängigkeit** im Rahmen der **Dauerinfusion** wurde festgestellt, daß

- unter **100–400 mg/Tag**
  eine QT-Verlängerung von ∅ **9 %** und
- unter **600 mg/Tag**
  eine QT-Verlängerung von ∅ **23 %**

zu beobachten ist[A 66b nach A 60a].

Der **Entstehungsmechanismus** der verzögert zunehmenden Klasse III-Wirkung gilt als immer noch unklar[A 61, A 80c].
Neben der Rolle der **Akkumulation** von Desäthylamiodaron und Amiodaron (deren Bedeutung in Frage gestellt wurde weil sich keine ausreichende Korrelation zu Serum und Myokardspiegeln finden ließ[A 80c]) wird immer noch oder wieder die Wirkung auf den **myokardialen Schilddrüsenstoffwechsel** diskutiert[A 80c] (wobei unklar bleibt wieso die Applikation von Schilddrüsenhormon bei Menschen die Verlängerung der QT-Zeit aufhebt, während die Wirkung auf Extrasystolen – allerdings bei Patienten ohne wesentliche organische Herzkrankheiten – bestehen bleibt[A 80c nach 11]).
Darüber hinaus wird die Bedeutung der – unter Amiodaron-Therapie ebenso wie unter verminderter Schilddrüsenhormonkonzentration – nachgewiesenen **Verminderung der** β-Rezeptorendichte diskutiert[A 80c]. Auf den antagonistischen Effekt der Katecholamine gegenüber der Amiodaron-Wirkung[A 7, A 88b] und die dadurch gegebene Indikation zur Kombination mit β-Rezeptorenblockern wird an anderer Stelle (Rhythmusstörung der AV-Region) hingewiesen. Möglicherweise wirkt Amiodaron im Rahmen der Langzeittherapie quasi als sein eigener β-rezeptorenblockender Kombinationspartner.

Außer der oben angeführten Klasse III-Wirkung spielt bei der antiarrhythmischen Wirkung von Amiodaron offensichtlich die – experimentell – schon lange nachgewiesene[A 55b]

▶ **extrem frequenzabhängige Klasse I-Wirkung**

eine Rolle[9, A 55c]. Dieser Effekt, der rasch nach intravenöser Injektion – zu einem Zeitpunkt, zu dem hohe Amiodaron-Konzentrationen (∅ 3,8 µg/ml) aber noch kein Desäthylamiodaron nachweisbar ist – auftritt, gilt als wahrscheinlicher Wirkungsmechanismus bei der Akuttherapie ventrikulärer Tachykardien[9, A 55c] zu einem Zeitpunkt mit noch relativ gering ausgeprägter QT-Verlängerung. Mit Abklingen des hohen Amiodaron-Spiegels nach Injektion nimmt die Klasse I-Wirkung dann zunächst wieder ab um später im Rahmen der Dauertherapie ganz allmählich wieder anzusteigen. Die Klasse I-Wirkung spielt wahrscheinlich auch bei der mit zunehmender Therapiedauer deutlicher werdenden Wirkung auf die **Frequenz der Tachykardie** eine Rolle[9, A 28] und ist vermutlich auch der Grund dafür, daß Amiodaron bei hochfrequenten Tachykardien stärker wirksam ist als bei langsamen[10].

Der **unterschiedliche zeitliche Verlauf der Klasse I- und -III-Wirkung** ist wahrscheinlich der Grund dafür, daß bei manchen Patienten unter intravenöser Initialtherapie **Kammertachykardien** auslösbar sind, die sich später unter oraler Therapie nicht mehr provozieren lassen oder umgekehrt[9, A 55c].

Ältere Untersuchungen[A 35b], die ergaben, daß eine Testinfusion die Langzeitwirkung voraussagt, bezogen sich wahrscheinlich nur auf die **Extrasystolenunterdrückung.**

Zum zeitlichen Verlauf der Amiodaron-Wirkung im Sinne einer Unterdrückung von ventrikulären Extrasystolen wurde gefunden, daß die maximale Wirkung
schon nach
2–3 Wochen[9, A 60c, A 67b]
zu beobachten ist und daß der Effekt
über Monate weiter zunimmt.

Allerdings ist die
VES-Supression bei
später günstigem Verlauf
oder plötzlichem Herztod
gleich[A 84].

Obwohl aus experimentellen Untersuchungen schon lange bekannt ist, daß Amiodaron auch eine deutliche **Klasse II- oder antiadrenerge Wirkung** hat, ist deren klinische Bedeutung bisher schlecht untersucht. Erst in einer neueren Untersuchung[A 39] wurde gezeigt, daß Amiodaron selbst bei oraler Aufsättigung schon am 2. Tag eine weitgehende Unterdrückung des Isoprenalin-induzierten Anstiegs der Sinusfrequenz bewirkt und daß Isoprenalin-induzierte Extrasystolen bei Patienten mit ventrikulären Rhythmusstörungen schon am 2. Tag erheblich vermindert und in der Folgezeit völlig supprimiert werden (s. Abb. I_{33}). Die Frage inwieweit dieser Effekt auch an der relativ früh einsetzenden Wirkung der intravenösen Therapie bei Kammertachykardien beteiligt ist, bleibt weiter zu klären[A 39].

Sonstige elektrophysiologische Effekte (Tab. I_4, Abb. I_{34-36})

(Literatur s. S. 390; *L 5*)

Die wichtigsten übrigen beim Menschen wesentlichen Effekte sind in der Tab. I_4 zusammengestellt.

Ventricular ectopic activity. The mean number of premature ventricular complexes (PVCs) is shown on each day of amiodarone therapy. The legend indicates different shading for each dose of isoproterenol (Iso). Note that isoproterenol produced a marked increase in premature ventricular complex frequency on day 0. These arrhythmias are essentially abolished after 4 days of amiodarone therapy. The decreases in premature ventricular complexes from days 0 to 2 and days 2 to 4 were significant.

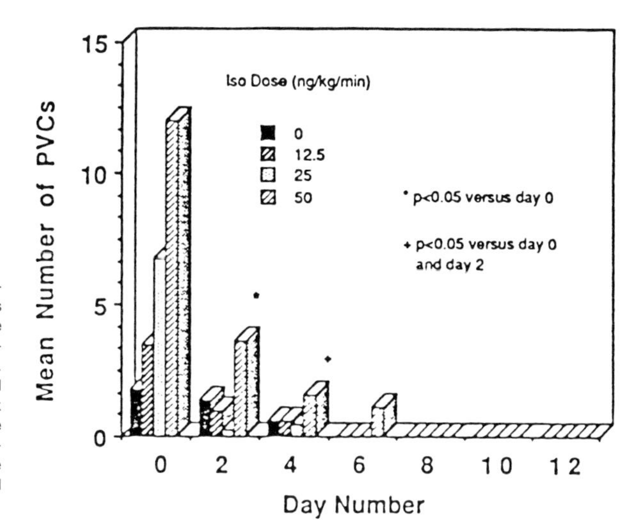

Abb. I_{33}
Einfluß von Amiodaron auf **Isoprenalin-induzierte VES.**

Man sieht, daß Amiodaron selbst bei oraler Aufsättigung (mit 1200 mg/Tag) sehr rasch (nach 2 Tagen) zu einer weitgehenden Unterdrückung der Rhythmusstörung führt.
(aus *Kadisch*[A 39])

Klinisch bedeutsam sind unter anderem die

- Zunahme der **Aktionspotentialdauer und der ERP,**
  die beim Menschen nachgewiesen ist,
  (s. Abb. I_{34})[A 64] und u. a. für die Verlängerung der Vorhofwellen bei
  - Vorhofflattern (s. Abb. II_7)[A 74] verantwortlich ist, auch wenn tierexperimentell keine Verlängerung der Wellenlänge gefunden wurde[5]

- der Einfluß auf **ventrikuläre Extrasystolen und Tachykardien.**
  Man findet[2, A 60a, A 71c] eine
  - Verlängerung des Extrasystolenkupplungsintervalls (VES_{KI}) (s. Abb. I_{32}) (∅ 411 → 435 msec.)[2]
  - Unterdrückung der „R on T“-Phänomene (15/17)[2]
  - bei unveränderter Zahl der Typen multiformer VES[2]

  und
  - in der Reihenfolge zunehmender Dosen und Konzentrationen –
    - eine Unterdrückung von (s. Abb. I_{36})[2, A 71c]
      Kammertachykardien und „runs“
      Couplets
      VES
      multiformen VES (am resistentesten)

Tabelle I_4

Sonstige elektrophysiologische Effekte

Einfluß auf

$MAP_{rA\ u.V}$ Mensch (Monophasisches Aktionspotential des rechten Vorhofs und Ventrikels)	• Amiodaron verlängert das MAP_{rA} (s. Abb. I_{33})[A 64] MAP_{rV}
Nachdepolarisationen frühe späte	• Amiodaron unterdrückt frühe und späte Nachdepolarisationen s. Tab. IV_3
ES-KI (Extrasystolen-Kupplungsintervall)	• Amiodaron „verlängert das Extrasystolenkupplungsintervall nicht“[A 29c] verlängert das Extrasystolenkupplungsintervall bis zum Verschwinden der Extrasystolen [2, A 40, A 60a, A 71c] (s. Abb. I_{35})
Frequenz von Kammertachykardien	• Amiodaron führt zu einer leichteren Senkung der Kammerfrequenz besonders bei hohem Ausgangswert[A 55b, 4] und nach längerer Behandlungsdauer
RVR (repetitive ventricular response)	• Amiodaron unterdrückt RVR[A 59]
Supernormale Phase	n. u.
Dispersion der Repolarisation	n. u.
Fragmentation oder Spätpotentiale (s. a. d.; Kap. maligne ventrikuläre Rhythmusstörungen)	• Amiodaron kann Spätpotentiale unterdrücken oder fördern, der Effekt ist nicht aussagefähig in bezug auf die antiarrhythmische Wirkung[1]
Schrittmacher-Reizschwelle (s. a. d.; Kap. Interaktionen)	• Amiodaronlangzeittherapie die Wirkung auf die Schrittmacherreizschwelle ist nicht ausreichend untersucht
Defibrillationsschwelle s. a. d. im Kap. Interaktionen	• Amiodaron kann die Defibrillationsschwelle bei Akuttherapie senken bei Dauertherapie erhöhen

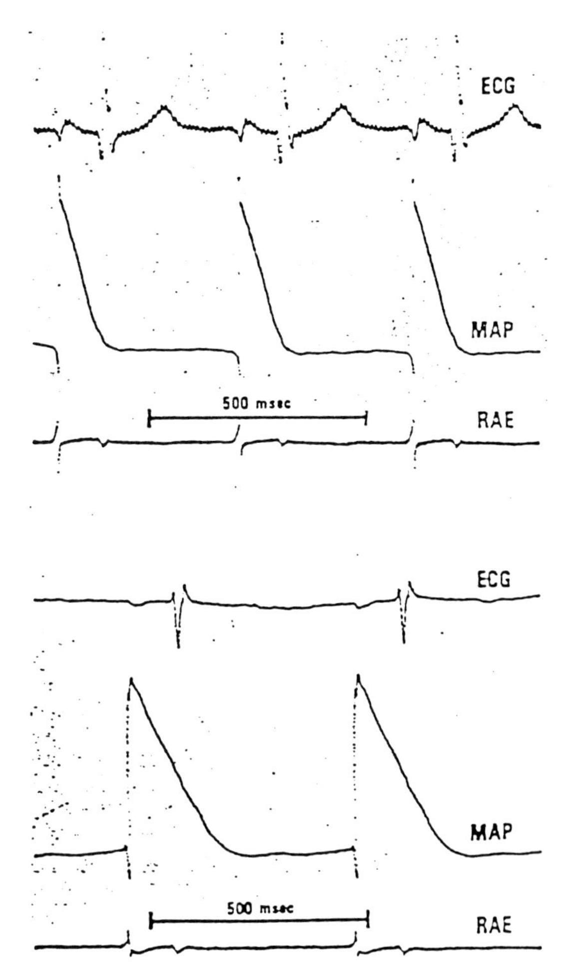

Electrocardiogram (ECG), right atrial monophasic action potential *(MAP)*, and unipolar right atrial electrogram *(RAE)* before (upper) and 4 weeks after (lower) treatment with amiodarone (Case 3). The second recording shows a lower heart rate and a pronounced prolongation of the atrial monophasic action potential.

Abb. I_{34}

Einfluß von Amiodaron auf das monophasische Aktionspotential (MAP) des Vorhofs, bei Patienten mit **Vorhofrhythmusstörungen** nach 4wöchiger Amiodaron-Behandlung.

Man sieht eine erhebliche Zunahme (234 → 308 msec.) des monophasischen Aktionspotentials.

(aus *Olssen*[A 64])

mit *Ausnahme einzelner Patienten* bei denen
alle VES verschwinden,
die repetetiven Formen aber persistieren.

Der Einfluß auf die Extrasystolen wird teils als Folge der Wirkung auf die Refraktärzeit gesehen, wobei die absolute auf Kosten der relativen zunimmt, so daß Extrasystolen entweder gar nicht oder besser geleitet werden[2].

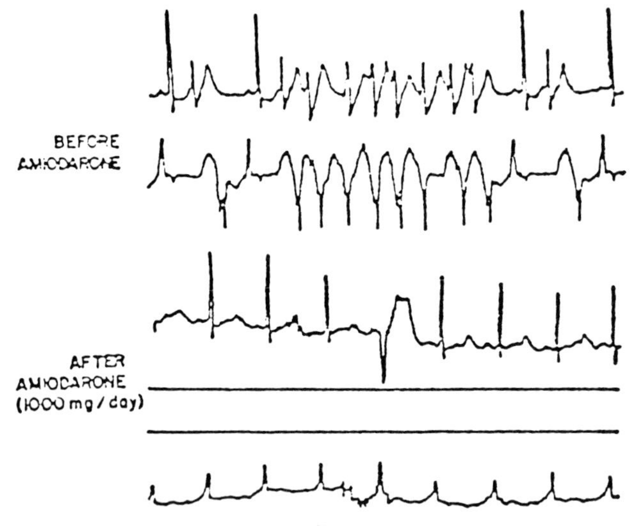

Representative recordings from Holter monitoring before and after amiodarone therapy in the patient whose data are shown in Fig. 2. Note the short coupling intervals of PVCs initiating runs of VT before amiodarone was given *(upper two-strip panel).* In the *lower two-strip panel* (4 weeks after amiodarone therapy) the runs of VT have been eliminated; only rare isolated PVCs with long coupling intervals persist. Also note the prolonged QT_c interval and the typical change in repolarisation induced by the drug with slight prolongation of the PR interval but no change in QRS duration.

Abb. I_{35}

Einfluß von Amiodaron auf das **Kupplungsintervall** ventrikulärer Extrasystolen und **Salven.**

Man sieht, daß das Kupplungsintervall ständig abnimmt, bis die Extrasystolen verschwinden. (aus *Nademanee*[A 60a])

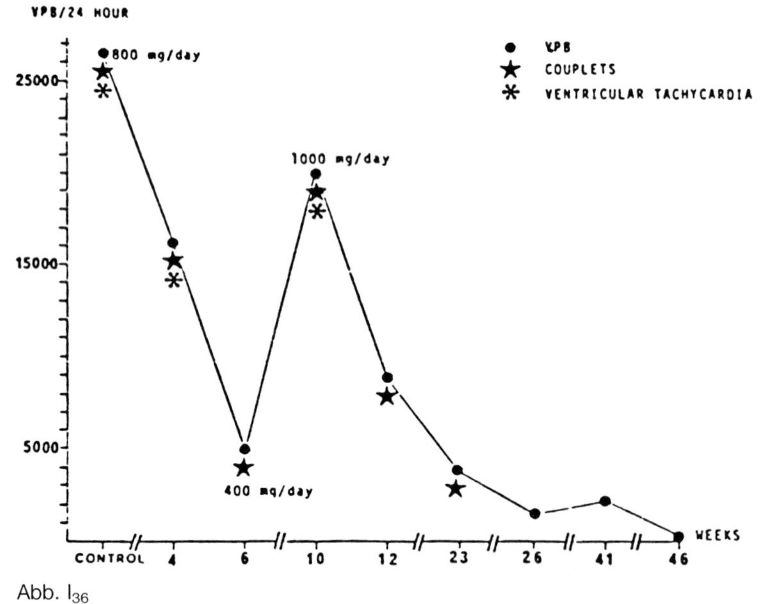

Case No. 8. Effects of different doses of amiodarone on the frequency of VPBs and the presence of ventricular couplets and VT.

Abb. I_{36}

Einfluß von Amiodaron auf die Häufigkeit **ventrikulärer Extrasystolen, Couplets und Tachykardien.**

Man sieht eine deutliche dosis- und spiegelabhängige Unterdrückung der Rhythmusstörungen, wobei – wie auch von anderen Antiarrhythmika her bekannt – zunächst die höhergradigen Rhythmusstörungen verschwinden.
(aus *Chiale*[2])

Einfluß auf die Hämodynamik (s. a. o. Abb. I_{31-32})

(Literatur s. S. 391; *L 6*)

Die meisten Patienten mit malignen Rhythmusstörungen haben eine **schlechte linksventrikuläre Funktion,** die ihrerseits einen erheblichen Einfluß auf die weitere Prognose hat.

Antiarrhythmika zeigen – unter anderem auf Grund der durch ihren Wirkungsmechanismus bedingten Natrium- und Calcium-antagonistischen Effekte – häufig eine **kontraktilitätsverminderte** oder negativ inotrope **Wirkung.**

Die Frage nach dem Einfluß auf die Hämodynamik ist daher beim Einsatz jedes Antiarrhythmikums entscheidend, wobei heute allerdings feststeht, daß die sogenannte negativ inotrope Wirkung nur einer von **vielen Faktoren** ist, über die die Antiarrhythmika Einfluß auf die **Gesamthämodynamik** nehmen.

Zu den Wirkungen, über die **Amiodaron** die Hämodynamik beeinflußt, gehören – neben den Effekten des Lösungsvermittlers – zahlreiche Mechanismen. Die wichtigsten sind

- ▶ direkte über die Ionenkanäle (s. o.)
  vermittelte Verminderung der Kontraktilität
- ▶ indirekte Effekte wie
  Gefäßdilatation,
  antisympathikotone Effekte,
  auf zellulärer und
  extrazellulärer Ebene und viele andere (s. o.)

Der **Lösungsvermittler** (s. o.) hat eine im Vergleich zu Amiodaron extrem kurze Halbwertszeit. Er ist daher praktisch nur für die

- ▶ **Initialeffekte intravenöser Injektion**[A 58, A 79]
  verantwortlich und wirkt kurzfristig
  - ▶ gefäßdilatierend mit konsekutivem
  - ▶ Anstieg von Katecholaminen
    Frequenz ↑ und
    Kontraktilität ↑.

Zur Wirkung von Amiodaron auf die Hämodynamik liegen umfangreiche Untersuchungen ebenso aus dem **experimentellen** wie auch aus dem **klinischen Bereich** vor, die – wie man es auch von anderen Antiarrhythmika her kennt – recht unterschiedliche Ergebnisse zeigen. Selbst am isolierten Organ wurden ebenso **„positiv inotrope“**[15] als auch **„negativ inotrope“**[A 2] Wirkungen nachgewiesen.

Auch wenn man sich auf die klinischen **Studien** beschränkt, wirken die Ergebnisse der Untersuchungen, die in letzter Zeit wiederholt im **Detail besprochen**[6, A 81b] und auch tabellarisch aufgelistet[12b] wurden, auf den ersten Blick recht widersprüchlich.

Aus diesem Grund scheint es sinnvoll, sich auf die klinisch wichtigen Fakten zu beschränken. Hier bestehen wesentliche Unterschiede zwischen Patienten **mit und ohne Herzinsuffizienz,** zwischen verschiedenen Dosierungen und zwischen verschiedenen **Meßzeitpunkten.**

Patienten ohne Herzinsuffizienz

Bei Patienten ohne Herzinsuffizienz ist die Frage nach hämodynamischen Nebenwirkungen – abgesehen von möglichen Zwischenfällen (s. S. 244) bei unsachgemäßer Anwendung – irrelevant. Hier wurde selbst unter Bolusinjektion eine eher **günstige Wirkung auf die Hämodynamik** gesehen.

Sicart[A 79] fand bei 20 Patienten mit Vitien (Injektionszeit nicht angegeben)
nach 5 mg/kg i. v.
- ▶ eine deutliche Senkung des peripheren Widerstands und des Blutdrucks und
- ▶ einen deutlichen Frequenzanstieg

nach 10 mg/kg i. v.
- ▶ kurzzeitigen Anstieg des Herzminutenvolumens und
- ▶ Senkung des peripheren Widerstands in der 4. Minute
  - Anstieg des enddiastolischen linken Ventrikeldrucks
  - Abnahme der Kontraktilität
  - kurzer Frequenzanstieg, der sich bis zur 6. Minute normalisierte.

Getrennte Untersuchungen mit dem
Lösungsvermittler (Tween 80) ergaben, daß
- ▶ initialer Blutdruckabfall und Abfall des enddiastolischen linken Ventrikeldrucks und
- ▶ Zunahme der Frequenz und Kontraktilität unmittelbar nach Injektion dem Lösungsvermittler zuzuschreiben sind.

Effekte jenseits der 4. Minute (auch die Abnahme des peripheren Widerstands) sind Amiodaron selbst zuzuschreiben.

Ähnlich fand auch
Kosinski[7]
bei Patienten ohne eingeschränkte linksventrikuläre Funktion (EF > 35 %)
nach
- 300 mg als Bolus und
- 1000 mg in 24 Stunden eine
  - ▶ Zunahme des Schlagvolumens und eine
  - ▶ Abnahme des peripheren Widerstands.

Patienten mit Herzinsuffizienz

Bei Patienten mit Herzinsuffizienz ist die hämodynamische Verträglichkeit von Amiodaron im allgemeinen auch **recht gut** (s. S. 125, Erfahrungen mit der intravenösen Anwendung).
Sie ist jedoch abhängig von der **Dosierung** und der **Applikationsgeschwindigkeit.**

Unterschiedliche Befunde in Abhängigkeit vom **Meßzeitpunkt** können sich nach Bolusinjektion dadurch ergeben, daß unmittelbar nach Injektion die gefäßdilatierende Wirkung, die teilweise durch den Stabilisator mit seiner kurzen Halbwertszeit mitbedingt wird, überwiegt, so daß **kurzfristig eine Zunahme** der Auswurfleistung resultiert, der dann etwas später die – insbesondere nach Bolusinjektion oder Kurzinfusion in der ersten Stunde nachweisbare – **„kardiodepressive Wirkung"** von Amiodaron folgt, an der auch ein in dieser Phase bei Patienten mit Herzinsuffizienz – im Gegensatz zu Herzgesunden – beobachteter leichter **Anstieg des peripheren Widerstands** beteiligt ist.

Bolusinjektion

Die Bolusinjektion führt – abgesehen von Zwischenfällen (s. d.) bei rascher Injektion bei Patienten **mit eingeschränkter linksventrikulärer Funktion** oder mit Herzinsuffizienz[3a, 3b] zu einer deutlichen Abnahme des Herzzeitvolumens[1, 7], bei Anstieg des peripheren Widerstands[1, 7], die überwiegend in der ersten Stunde[1, A 43] zu einer deutlichen kardiodepressiven Wirkung und selbst bei Einhaltung der Dosierung (von 2,5 mg/kg bei Herzinsuffizienz) zu hämodynamischen Komplikationen führen kann.

Installe[A 37] verabreichte in der **postoperativen Phase bei Patienten nach Herzoperationen**

- 2,5 mg/kg als Bolus i. v. bei Cardiac Index > 2,5 l/min./m²
- 5 mg/kg bei Cardiac Index < 2,5 l/min./m².

An hämodynamischen Nebenwirkungen wurde bei 18 % der Patienten ein Blutdruckabfall von durchschnittlich 15 mmHg bei Abnahme des peripheren Widerstands und eine wesentliche Verminderung des Cardiac Index gesehen. Bei weiteren 5 Patienten (~ 5 %) entwickelte sich ein kardiogener Schock mit einem mittleren RR < 60 mmHg und einem durchschnittlichen Cardiac Index von 1,76 l/min./m². Bei allen diesen Patienten bestand vorher eine schlechte Myokardfunktion oder eine Kardiomegalie.
Der kardiogene Schock ließ sich bei 4 Patienten mit Katecholaminen, bei einem aber erst durch Einsatz der intraaortalen Ballonpumpe (IAP) beheben.

Benaim[A 5] fand ähnliche Befunde bei einem **internistischen Krankengut** mit
Rhythmusstörungen, wobei bei etwa der Hälfte der Patienten vorher eine Herzinsuffizienz bestand. Der Hauptblutdruckabfall fand sich 1–15 Minuten nach Injektion. Nach 15 Minuten waren gewöhnlich die Ausgangswerte wieder erreicht.

Eine mäßige kardiodepressive Wirkung nach Bolusinjektion wurde auch in anderen Studien festgestellt[2].

Aus den genannten Gründen ist die **Indikation zur Bolusinjektion** (s. a. S. 244 u. 331) – zumal mit der Kurzinfusion für die meisten Indikationen nicht nur weniger Nebenwirkungen, sondern auch eine ausreichend schnelle Wirkung erreicht wird[A 35c] – weitgehend auf den Einsatz im Rahmen der

▶ **Reanimation** (s. S. 126)
beschränkt, wobei aber auch hier anschließend wiederholt
- **Katecholamine** zur Stabilisierung erforderlich wurden.

Kurzinfusion (s. a. S. 125, „intravenöse Applikation", und S. 332, „Dosierung")

Aus den oben und weiter unten im Kapitel Therapie noch genauer angegebenen Gründen hat sich klinisch die Kurzinfusion von

- 2,5 mg/kg bei Patienten **mit Herzinsuffizienz** und
- 5 mg/kg bei Patienten **ohne Herzinsuffizienz**

durchgesetzt, die in

10 oder besser **20 Minuten** infundiert wird.

Dabei ist für diese Applikationsform auch für Patienten mit relativ schlechter kardialer Ausgangssituation (s. S. 132) nachgewiesen, daß sie

- ▶ zu relativ hohen Amiodaron-Serum-Spiegeln führt (s. Abb. IV_5)[A 35c]
- ▶ ausreichend schnell wirksam ist und
- ▶ keine klinisch faßbaren hämodynamischen Nebenwirkungen oder Blutdruckabfälle bewirkt[A 35c, A 49a, A 55a].

Ausführliche hämodynamische Studien für die verschieden gestaffelten Dosierungen und Infusionszeiten fehlen aber bisher.

Dauerinfusion [1, A 6, A 49a] (s. a. S. 132, „intravenöse Applikation“)

Für die Dauerinfusion von 10–20 mg/kg in 24 Std. ist einerseits nachgewiesen, daß sie auch von Patienten mit malignen ventrikulären Rhythmusstörungen und schwerer kardialer Insuffizienz klinisch gut toleriert wird.

Andererseits ist auch durch hämodynamische Studien bewiesen, daß es hier auch bei Patienten mit erheblich eingeschränkter linksventrikulärer Funktion[7, A 43] oder mit klinischer manifester Herzinsuffizienz[1] bei leichter Senkung des peripheren Widerstands entweder sogar zu einem geringen Anstieg des Herzzeitvolumens[7] oder jedenfalls zu keiner Abnahme[1] kommt.

Höhere Dosierungen (s. S. 136) führen mindestens bei diesem Patientenkollektiv zu keiner Steigerung der Effektivität, wohl aber zu einer Zunahme der Nebenwirkungen.

Orale Dauertherapie

Für die orale Dauerbehandlung mit Amiodaron ist seit langem bekannt, daß die Verträglichkeit von seiten der **Hämodynamik** auch bei Patienten mit **malignen ventrikulären Rhythmusstörungen und eingeschränkter linksventrikulärer Funktion** sehr gut ist.

So wurden – abgesehen von einzelnen Berichten[3] – in umfangreichen Studien über solche Kollektive entweder über keine[A 33a] oder nur bei einem extrem kleinen Prozentsatz (1,8 % in USA und 0,2 % in den anderen Ländern)[A 38, A 86] der Patienten kardiale Verschlechterungen beobachtet.

Ebenso ergaben spezielle **hämodynamische Untersuchungen** eine geringe Abnahme des peripheren Widerstands und entweder keine Änderung der Ejektionsfraktion[A 27b] oder sogar eine Tendenz zum Anstieg der Ejektionsfraktion[11, A 29a, A 69, A 75] oder des Herzzeitvolumens[4, 9].

Die **gute hämodynamische Verträglichkeit im Rahmen der Langzeittherapie** gilt auch für Patienten, die auf die initiale Bolusbehandlung mit einer eindeutigen Beeinträchtigung der Hämodynamik reagieren[9, 13]. Außerdem wurde auch speziell für Patienten, die wegen Rhythmusstörungen bei Herzinsuffizienz mit Amiodaron behandelt wurden gezeigt, daß es entweder zu keiner Änderung der Hämodynamik[4, A 11] oder sogar zu einem Anstieg der Ejektionsfraktion[A 30] im Vergleich zu Placebo kommt (s. Abb. II_{63} in Kapitel „Dilatative Kardiomyopathie").

Bei Patienten mit trotz Amiodaron rezidivierenden Kammertachykardien kommt es unter der Behandlung **während der Kammertachykardie** häufig zu einer Verlangsamung der Tachykardie und damit zu einer Besserung der Hämodynamik (s. Abb. II_{24} im Kap. „Indikationen").

Die **wesentlich bessere hämodynamische Verträglichkeit von Amiodaron im Vergleich zu den meisten übrigen Antiarrhythmika** ist einer der wesentlichen Vorteile bei der Behandlung von Patienten mit schlechter linksventrikulärer Funktion oder manifester Herzinsuffizienz.

Therapeutische Breite

(Literatur s. S. 392; *L 7*)

Die therapeutische Breite von Amiodaron ist wesentlich **größer als die der anderen Antiarrhythmika.**

Die LD_{50} i.v.
wird mit 135 mg/kg für die Maus[A 47a] oder
als bei Amiodaron 10mal höher als die therapeutische Breite
im Vergleich beispielsweise zu 2,5mal höher
als bei Chinidin und Disopyramid angegeben[1, A 72].

Die LD_{50} oral beträgt für
Ratte $>$ 3 g/kg und
Hund $>$ 1 g/kg[A 24],

die LD_{50} intraperitoneal
Maus: 150 mg/kg,
die LD_{50} i.v.
Ratte: 135 mg/kg[3].

Die Letaldosis für den **Menschen** wird auf 35 g, entsprechend 1750 Tabletten à 200 mg für einen 70 kg schweren Patienten geschätzt[2]. Entsprechend wurden unter den mancherorts applizierten extrem therapeutischen Überdosen (s. S. 241) und bei Intoxikationen – abgesehen von einzelnen proarrhythmogenen Effekten und provozierten Kammertachykardien – keine schwerwiegenden Komplikationen und keine Todesfälle in diesem Zusammenhang beobachtet.

Kapitel II

Indikationen und Erfolgsaussichten

(Tab. II_{1-32}, Abb. II_{1-70})

Übersicht (Tab. II_1)

Amiodaron ist – wie aus der Tab. II_1 zu ersehen – bei fast allen Formen tachykarder Rhythmusstörungen wirksam.

Dabei sind die **Erfolgsquoten** bei Dauertherapie im allgemeinen **wesentlich höher als bei den anderen Antiarrhythmika.** Das gilt ebenso für die Unterdrückung schwerwiegender Rhythmusstörungen, als auch für die Beeinflussung von Extrasystolen (als deren Auslöser), die mit Amiodaron fast völlig (Suppressionsraten über 90 %) verschwinden, während die Suppressionsraten bei den meisten anderen Antiarrhythmika im allgemeinen wesentlich niedriger liegen (s. u. Tab. II_8).

Als **unbestrittene Indikation** für Amiodaron gelten eine Reihe von

gefährlichen Rhythmusstörungen, insbesondere wenn sie sich gegenüber anderen Antiarrhythmika als therapieresistent erwiesen haben.

Die wichtigsten sind:

- *für die Akuttherapie*
  - ▶ **therapieresistentes Kammerflimmern bei Reanimation** (s. d.)
  - ▶ **akut rezidivierende Kammertachykardien oder Kammerflimmern** (s. d.)
    bei anderweitiger Therapieresistenz oder
    bei schlechter Hämodynamik
  - ▶ **Vorhofflimmern mit schneller Überleitung** (s. d.)
    bei anderweitiger Therapieresistenz oder
    bei schlechter Hämodynamik

- *für die Dauertherapie*
  - ▶ **rezidivierende Kammertachykardien und Kammerflimmern**
    besonders therapeutisch schlecht beeinflußbare bei
    – Überlebenden nach **extrahospitalem Herz-Kreislauf-Stillstand**
    – koronarer Herzkrankheit mit **Aneurysma**[A 71b]

- **Kardiomyopathie**[A 71b]
- Chagas-Myokarditis[A 71b]

▶ **Vorhoftachykardie, -flattern, -flimmern,** besonders
- bei schwerer kardialer Vorschädigung im Rahmen der
- koronaren Herzkrankheit mit Neigung zu rezidivierender
- **Linksinsuffizienz**

▶ **Vorhofflimmern bei WPW-Syndrom**
- mit hohen Kammerfrequenzen.

Tabelle II_1

Wirkung von Amiodaron bei verschiedenen Rhythmusstörungen

	Indikationen	Wirksamkeit	Abbildung
1 Sinus			
a Sinus-Tachykardie	n.k.I.	•	
b Sinusknoten-Reentry-Tachykardie	n.k.I.	E	
c Sinusknotendysfunktion			
d Sick-Sinus-Syndrom	r.k.I.		
e Bradykardie-Tachykardie-Syndrom			
1 Bradykardie + Sinusknoten-Reentry-Tachykardie			}
2 Bradykardie + Vorhoftachykardie			
3 Bradykardie + Vorhofflattern			
4 Bradykardie + Vorhofflimmern			
5 Bradykardie + CMT			
6 Bradykardie + INT			
e Tachykardie-Bradykardie-Syndrom		•	

Abkürzungen:

k.I.	**k**eine **I**ndikation	E	**E**rfahrungen in Einzelfällen und mitgeteilt
n.k.I.	**n**ormalerweise **k**eine **I**ndikation	kE	**k**eine **E**rfahrung
KI	**K**ontraind**i**kation	●	wesentliches Therapieprinzip für anderweitig therapieresistente Fälle
r.KI	**r**elative **K**ontra**i**ndikation		

Verschiedene therapeutisch schlecht beeinflußbare Rhythmusstörungen bei **Kindern** (s. a. S. 363)
wie
- Unaufhörliche supraventrikuläre Tachykardie
- His-Tachykardie
- Katecholamin-induzierte polymorphe Kammertachykardie
- eventuell: Rhythmusstörungen bei langem QT-Syndrom.

Indikationen in der Diskussion sind

verschiedene
- **semimaligne Rhythmusstörungen** (s. d.)
bei Risikopatienten.

Bemerkungen		Literatur
s. S. 79 „Sinustachykardie“	normalerweise nicht indiziert	
s. S. 190 „Infarkt“	Ausnahme: Infarkt (s. d.) mit Kontraindikationen gegen β-Rezeptoren-Blocker	[A 46]
s. S. 79 „Sinusknoten-Reentry-Tachykardie“	normalerweise nicht indiziert Erfolge in Einzelfällen beschrieben	[A 20, A 44]
s. S. 80 „Sick-Sinus-Syndrom“	Verschlechterungen prinzipiell möglich, aber relativ selten bei schwerem Pacemaker-bedürftigem Sick-Sinus-Syndrom bei ~ der Hälfte der Patienten wesentliche Verschlechterung	
s. S. 80 „Bradykardie-Tachykardie-Syndrom“	vorliegende Erfahrungen [1a, 1b] wegen schlechter Definition kaum zu verwerten	*[L 8]*
s. S. 80 „Tachykardie-Bradykardie-Syndrom“	nach bisherigen Erfahrungen [A 57] wirksam	

• wirksam
(•) wirksam, aber primär keine Indikation
○ ineffektiv
RH Rhythmogene Herzinsuffizienz
⚠ therapieresistente Rhythmusstörung

Tabelle II_1 Fortsetzung

	Indikationen	Wirksamkeit	Abbildung
2 Vorhof			
a -Extrasystolen		●	
b Vorhofparasystolie		•	Abb. II_1
c -Tachykardien			
1 Fokale-(oder ektope)-tachykardie ⚠H		•	Abb. II_2
2 - mit Block	k.I.		
3 Polymorphe – (o. chaotische o. multiforme) – („MAT“)		• }	
4 Polymorphe Vorhoftachykardie „Neugeborener“ ⚠H	IH	• }	Abb. II_{3-5}
5 Intraatriale Reentry-Tachykardie		E	
d -flattern		●	
paroxysmale Form		● }	Abb II_7
chronische Form		● }	
e -flimmern			
paroxysmale Form		●	Abb. II_{6-13}
chronische Form		●	
f Vagal-induzierte Vorhofrhythmusstörungen ⚠		●	Abb. I_{14}
g Katecholamin-abhängige Vorhofrhythmusstörungen ⚠		●	Abb II_{15-16}
3 AV-Region		(•)	Abb. II_{17}
a Rhythmusstörungen bei			
1 WPW-Syndrom			
CMT_{WPW}		(•)	
Vorhofflimmern		●	
2 LGL-Syndrom			
AV-Tachykardie		E	
Vorhofflimmern			
Kammertachykardie			
3 Mahaim-Syndrom		k.E.	
Kammertachykardie			
b CMT			
WPW (s.a.o.)			
$WPW_{concealed}$			
$LGL_{concealed}$			

Bemerkungen		Literatur
s. S. 81 „Vorhof-Extrasystolen“	auch bei therapieresistenten Formen [1] sehr wirksam nur indiziert, wenn diese höhergradige symptomatische Rhythmusstörungen auslöst	[A 71, A 83, *L 9*]
s. S. 81 „Vorhofparasystolie“	sehr selten Erfahrungen in Einzelfällen liegen vor [1]	*[L 10]*
s. S. 83 „Fokale Vorhoftachykardie“	therapieresistente Rhythmusstörungen Amiodaron vielfach wirksam [1, 2, 3, 6]	[A 22b, *L 11*]
s. S. 83 „Polymorphe Vorhoftachykardie“	spricht gewöhnlich auf Verapamil an Amiodaron bei anderweitig therapieresistenten Fällen wirksam (s. Text)	*[L 12]*
s. S. 87 „Intratriale Reentry-Tachykardie“	Erfahrungen in Einzelfällen [1]	[A 16, A 44, *L 13]* *[L 14]*
s. S. 87 „Vorhofflattern“	bei Erwachsenen seltene Rhythmusstörungen bei Kindern häufig mit schlechter Prognose Amiodaron bei anderweitiger Therapieresistenz häufig wirksam (s. Text) oft gleichzeitige Schrittmacherversorgung nötig	*[L 15]*
s. S. 87 „Vorhofflimmern“	bei anderweitig therapieresistenter Form Amiodaron häufig wirksam (s. Text)	
s. S. 105 „Vagal-induzierte Vorhofrhythmusstörungen“	bei anderweitig therapieresistenten Fällen Amiodaron häufig wirksam [1, 2a, b, c, 3]	*[L 16]*
s. S. 107 „Katecholamin-induzierte Vorhofrhythmusstörungen“	bei anderweitig therapieresistenten Fällen Amiodaron häufig wirksam [1b, c]	*[L 17]*
s. S. 109 „Rhythmusstörungen der AV-Region“	bei praktisch allen anderweitig therapieresistenten Formen meist wirksam	*[L 18]*
s. S. 114 „CMT“ s. S. 112 „Vorhofflimmern bei WPW-Syndrom“	als Akuttherapie wenig wirksam als Dauertherapie sehr wirksam (s. Text)	
s. S. 115 „LGL-Syndrom“	Erfahrungen in Einzelfällen [A 71a] liegen vor	
s. S. 115 „Mahaim-Syndrom“	keine Erfahrungen vorhanden	
s. S. 114 „CMT“	kaum Erfahrungen vorhanden	

Tabelle II_1 Fortsetzung

	Indikationen	Wirksamkeit	Abbildung
c INT			
d Extrem seltene			
1 Nicht-paroxysmale-junktionale Tachykardie bei Erwachsenen oder (Akzelerierter Idiojunktional-Rhythmus) ⚠	k.I.		
2 Intraoperative Nicht-paroxysmale-junktionale Tachykardie bei Erwachsenen	k.I.		
3 Nicht-paroxysmale-junktionale Tachykardie beim Kind oder (Ekopte junktionale oder) His-Tachykardie H		●	
4 His-Purkinje-Reentry-Tachykardie			
e Unaufhörliche supraventrikuläre Tachykardien ⚠H		●	
1 Fokale Vorhoftachykardie		●	
2 Chronisches Vorhofflattern und -flimmern		●	
3 Nicht-paroxysmale-junktionale Tachykardie beim Erwachsenen	k.I.		
4 Nicht-paroxysmale-junktionale Tachykardie beim Kind (His-Tachykardie) ⚠H			
5 CMT_{incess}		●	
6 INT_{incess}		●	
4 Kammer			
a VES			Abb. $I_{33\ u.\ 36}$ Abb. $II_{26\ u.\ 30}$ Tab. II_8
„große VES"			
Faszikel-VES			
„verkrüppelte VES"			
„Infarkt-VES"			
monomorphe			
polymorphe		● [6]	
bigeminusartige			
Lown I			
II			
III			
IV			
V		● [4]	
ventrikuläre Parasystolie			

Bemerkungen		**Literatur**
s. S. 115 „INT“	meist anderweitig gut zu beeinflussende Rhythmusstörung Amiodaron in seltenen therapieresistenten Fällen wirksam [A 25]	[A 25]
	wirksamstes Medikament bei dieser seltenen häufig letal endenden Rhythmusstörung (s. Text)	
s. S. 118 „His-Tachykardie“		
s. S. 120 „His-Purkinje-Reentry-Tachykardie“	klinische Bedeutung unklar	
s. S. 120 „Unaufhörliche supraventrikuläre Tachykardie“		
s.o.		
s.o.		
s.o.		
s. S. 116 „Unaufhörliche supraventrikuläre Reentry-Tachykardie“		*[L 22, L 23]*
VES s. S. 125 „Akutbehandlung“		*[L 22]*
s. S. 138 „Dauerbehandlung“		*[L 23]*
sind nur wenn sie die nachgewiesene auslösende Ursache schwerwiegender ventrikulärer Rhythmusstörungen sind, als Indikation zur Amiodaron-Behandlung anzusehen		
für solche Fälle ist von Bedeutung, daß nachgewiesen ist, daß sich auch		*[L 23]*
die anderweitig therapieresistenten Formen einschließlich polymorphen und frühen VES beeinflussen lassen		
(die Amiodaronwirkung ist unabhängig vom VES_{kl}[4])		*[L 23]*

Tabelle II_1 Fortsetzung

	Indikationen	**Wirksamkeit**	**Abbildung**
b Kammertachykardien und andere repetitive oder maligne Rhythmusstörungen			
besondere – meist seltenere – Formen			
1 Akzelerierter idioventrikulärer Rhythmus („AIVR")	k.I.		
2 „Langsame Kammertachykardie"	k.I.		
3 Repetetive monomorphe idiopathische Kammertachykardie (sog. Verapamil-sensitive Kammertachykardie)		(•)	
4 Sogenannte Rechtsventrikuläre Ausschlußtrakttachykardie			
5 Faszikeltachykardie	k.I.	k.E.	
6 Verapamilsensitive monomorphe Kammertachykardie bei Zustand nach Infarkt	k.I.	k.E.	
7 Parasystolische Kammertachykardie		k.E.	
8 Bidirektionale Kammertachykardie		●	Abb. II_{39}
9 Eskalierende Kammertachykardie		●	Tab. II_{21} u. 22
10 Pleomorphe Kammertachykardie (s. Tab. II_{20} in Kapitel „Kammertachykardie")		●	Abb. II_{38}
die häufigsten und gefährlichsten oder malignen ventrikulären Rhythmusstörungen			
Kammertachykardie (übliche monomorphe Form)		●	}
Kammerflattern		●	
Kammerflimmern		●	
Torsade de pointes			

Bemerkungen		Literatur
	die Rhythmusstörung spricht im allgemeinen gut auf Verapamil an über einzelne Behandlungserfahrungen mit Amiodaron wurde berichtet [14]	*[L 63]*
s. S. 172 „Bidirektionale Kammertachykardie“	sehr seltene Rhythmusstörung einzelne Behandlungserfahrungen mit Amiodaron [7] liegen vor	*[L 31]*
s. S. 176 „Katecholamin und belastungs-induzierte Torsade de pointes“	therapieresistente Rhythmusstörung Amiodaron sehr wirksam (s. Text)	*[L 32]*
s. S. 171 „Pleomorphe Kammertachykardie“	therapeutisch häufig schwer beeinflußbare Rhythmusstörung begrenzte Erfahrungen mit Amiodaron liegen vor [2]	*[L 30]*
Akuttherapie s. S. 125 ff. Dauertherapie s. S. 145 ff.	bei anderweitig therapieresistenten Formen ist Amiodaron das wirksamste Medikament	*[L 28]*
nicht geeignet zur Behandlung üblicher Torsaden provoziert teilweise selbst Torsaden (s. S. 248 ff. „Paradoxe Rhythmusstörungen“) aber teilweise wirksam bei Patienten die auf andere Antiarrhythmika mit Torsaden reagieren (s. S. 182) teilweise auch bei anderen polymorphen Kammertachykardien wirksam (s. S. 173)		*[L 32]*

Tabelle II_1 Fortsetzung

	Indikationen	Wirksamkeit	Abbildung
Sonderformen:			
Torsade de pointes			Abb. II_{41-43}
idiopathische Form			
bei angeborenem langem QT-Syndrom		•	
mit normaler QT-Zeit und extrem kurzem KI (< 300 msec.)		k.E.	
Polymorphe Kammertachykardie			
mit normaler QT-Zeit und extrem kurzem KI (< 300 msec.)			
Klasse-Ic-Antiarrhythmika-induzierte Rhythmusstörungen ⚠		E	
die sogenannte Unaufhörliche Kammertachykardie		E	Abb. $II_{39 \text{ u. } 44}$
Eskalierende Tachykardien			
s.o.		•	Tab. II_{21-22}
Sogenannte semimaligne Rhythmusstörungen		•	

Bemerkungen		**Literatur**
s. S. 180 „Idiopathische Torsade de pointes“		
s. S. 176 „angeborenes langes QT-Syndrom“		
	seltene Rhythmusstörung mit begrenzten Behandlungserfahrungen ● Verapamil wirksam [10] ○ Magnesium unwirksam [10] ○ Amiodaron keine Behandlungserfahrungen bekannt	*[L 32]*
○ Amiodaron ineffektiv [2c]		*[L 32]*
s. S. 239 „Klasse-Ic-Antiarrhythmika-induzierte Rhythmusstörungen“	einzelne Behandlungserfahrungen liegen vor (s. Text)	*[L 42]*
s. S. 172, 173 „Unaufhörliche bidirektionale Tachykardie und Unaufhörliche Kammertachykardie“		
s. o. S. 176 „Katecholamin- und belastungsinduzierte Torsade de pointes“		*[L 24]*
s. S. 141 „Semimaligne Rhythmusstörungen“	bisher keine gesicherten Indikationen nach den Erfahrungen verschiedener Pilotstudien läßt sich mit Amiodaron in manchen Kollektiven eine Besserung der Überlebensaussichten erreichen	

Erfahrungen bei den einzelnen Rhythmusstörungen
– geordnet nach dem Ursprungsort –

Sinusknoten

(Lit. s. S. 392; *L 8*)

Sinustachykardie[A 46]

Die Sinustachykardie ist im allgemeinen keine behandlungsbedürftige „Rhythmusstörung“, auch wenn in der akuten Infarktphase – sofern keine Herzinsuffizienz besteht – die Behandlung mit β-Rezeptorenblockern angezeigt sein kann, um einen unnötig hohen Sauerstoffverbrauch zu verhindern. Nur für Sonderfälle sei erwähnt, daß sich Sinustachykardien bei Infarkt notfalls auch durch Amiodaron beseitigen lassen[A 46].

Sinusknoten-Reentry-Tachykardie[A 44 nach A 20]

Die Sinusknoten-Reentry-Tachykardie[A 44 nach A 20] ist eine seltene Rhythmusstörung, die sich ohne elektrophysiologische Untersuchungen schlecht diagnostizieren läßt. Sie spricht gewöhnlich auf Verapamil an. Über einzelne Behandlungserfolge mit Amiodaron wurde berichtet[A 44 nach A 20].

Sinusknotendysfunktion[1a, 1b, 2, A 57]

Die Frage nach der Wirksamkeit und vor allem der Verträglichkeit von Amiodaron bei Patienten mit Störungen der Sinusknotenfunktion interessiert aus verschiedenen Gründen. Zum einen im Hinblick auf die Behandlung von Patienten die z. B. wegen **ventrikulärer Rhythmusstörung** mit Amiodaron behandelt werden sollen und **gleichzeitig** Hinweise auf eine **Störung der Sinusknotenfunktion** haben, zum anderen aber auch im Hinblick auf einige Mitteilungen über die Wirksamkeit bei „Tachykardie-Bradykardie“- oder „Bradykardie-Tachykardie“-Syndrom.
Die klinisch wichtige Frage, **bei welchen Patienten** mit Hinweisen auf Sinusknotenstörungen Amiodaron ohne Probleme gegeben werden kann und bei welchen Komplikationen zu erwarten sind, ist – um das hier schon vorwegzunehmen – bis heute nicht ausreichend geklärt, zumal in den vorliegenden Untersuchungen nicht immer exakt zwischen **Tachykardie-Bradykardie-Syndrom** und **Bradykardie-Tachykardie-Syndrom** unterschieden wurde (s. u.). Nach elektrophysiologischen Untersuchungen (s. u.) ist eine Verschlechterung der Sinusknotenfunktion prinzipiell möglich, nach den klinischen Erfahrungen sind Komplikationen in Form von Sinusknotenstill-

ständen offenbar relativ selten (s. 246 „Nebenwirkungen von Seiten der Erregungsbildung und -leitung").
Weitere Untersuchungen zu dieser Frage sind erforderlich.

Sick-Sinus-Syndrom[2]

Die Wirkung von Amiodaron bei Patienten mit ausgeprägtem schrittmacherbedürftigem Sick-Sinus-Syndrom (Frequenzen < 40/min. und Pausen > 2 sec.) wurden kürzlich bei 9 Patienten nach Schrittmacherimplantation geprüft. Dabei fand sich bei je etwa der **Hälfte** der Patienten keine weitere Verschlechterung oder eine erhebliche Depression der Sinusknotenfunktion.

Tachy-Bradykardie-Syndrom[A 57]

Unter Tachy-Bradykardie-Syndrom versteht man eine Sonderform des Sick-Sinus-Syndroms, bei der bradykarde Phasen nur im Anschluß an tachykarde auftreten. Bei dieser speziellen Form führt Amiodaron – nach den bisher vorliegenden Erfahrungen an einem relativ kleinen Patientenkollektiv – sowohl zu einer Unterdrückung der tachykarden Phasen als auch zu einer Abnahme der bradykarden Episoden.

Brady-Tachykardie-Syndrom[1a, 1b]

Neben den oben angeführten Erfahrungen beim Tachy-Bradykardie-Syndrom wurde auch über Erfolge mit Amiodaron beim „Brady-Tachykardie-Syndrom" berichtet, wobei den Studien jedoch nicht zu entnehmen ist, welche Relation zwischen den bradykarden und tachykarden Phasen bestand. Nach Angaben der Autoren kam es bei solchen Patienten, bei denen im Zusammenhang mit den tachykarden Episoden Palpationen, Angina pectoris und vorübergehende Bewußtseinsstörungen auftraten[1a], zu einer Besserung der klinischen Symptome durch Unterdrückung der tachykarden Episoden bei Fortbestehen der vorher schon nachweisbaren asymptomatischen Phasen von Sinusbradykardie zwischen 30 und 40/min. Bei den meisten Patienten waren vorher Versuche mit verschiedenen anderen Antiarrhythmika vorausgegangen, die wegen zunehmender Bradykardie abgesetzt werden mußten.

Vorhof

Vorhofextrasystolen

(Lit. s. S. 392; *L 9*)

Obwohl in einer Reihe von Untersuchungen gezeigt wurde, daß Amiodaron bei Vorhofextrasystolen[2, A 71, A 83] – einschließlich den therapieresistenten Formen[1] – sehr wirksam ist, sind Vorhofextrasystolen *allein* nie eine Indikation zur Amiodaron-Therapie.

Bei Patienten mit **rezidivierendem Vorhofflattern, -flimmern oder AV-Reentry-Tachykardien** sind Vorhofextrasystolen jedoch häufig der auslösende Trigger-Mechanismus und deren Unterdrückung wahrscheinlich einer der *Haupteffekte* von Amiodaron in der Rezidivprophylaxe.

Vorhofparasystolie (Abb. II₁)

(Lit. s. S. 393; *L 10*)

Die Vorhofparasystolie ist eine Rhythmusstörung, die noch seltener vorkommt als Parasystolien aus anderen Zentren und die in den meisten Fällen nicht behandlungs-

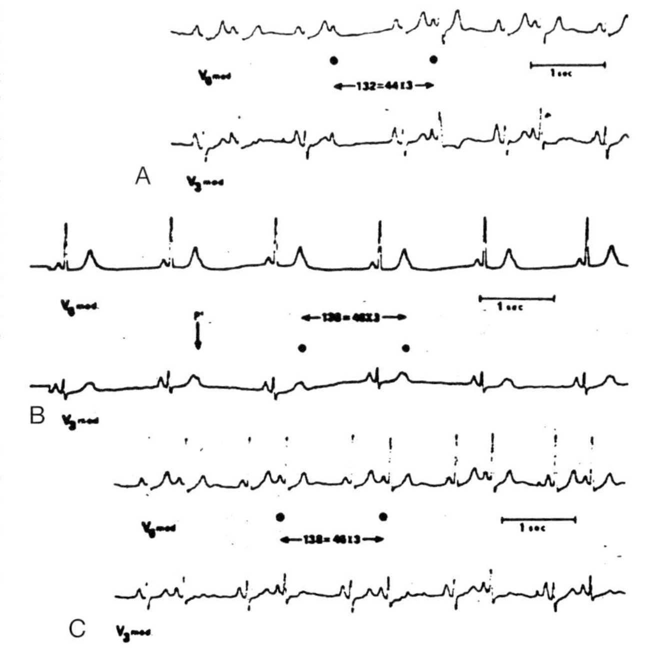

A, Ambulatory ECG recordings (modified leads V_6 and V_3). Atrial complexes occur in the form of bigeminy. Some of the atrial complexes (parasystolic P' waves) are not conducted to ventricles, while others are conducted with aberrant ventricular conduction. *B,* A period of marked sinus bradycardia (42 bpm); the basic sinus rhythm is punctuated by very frequent atrial complexes that often tend to disappear within the T waves of the preceding sinus beat. *C,* Atrial parasystole with nearly-constant coupling intervals (0.38 to 0.40 second) from the preceding sinus beat results in parasystolic bigeminy, simulating the common extrasystolic atrial bigeminy. The interectopic intervals are simple multiples to 0.44 to 0.46 second.

Abb. II₁
Atriale Parasystolie, therapieresistent gegenüber anderen Antiarrhythmika, die zu bradykarden und tachykarden Rhythmusstörungen führte und durch

- Amiodaron zu beseitigen war

(aus *Santinelli*[11])

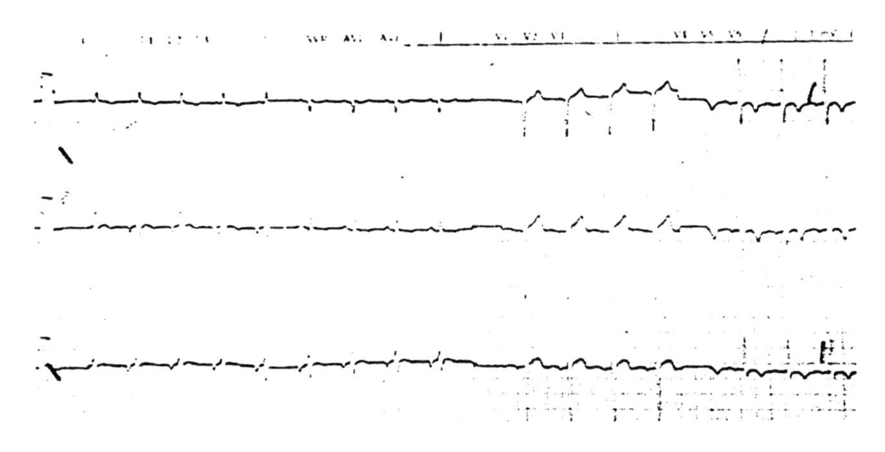

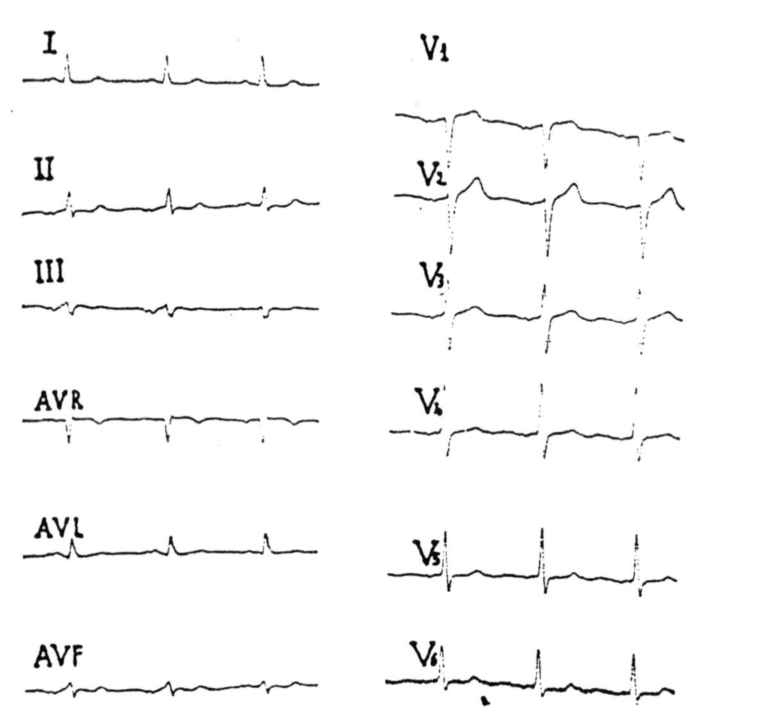

After 27 days of amiodarone therapy, the coronary sinus rhythm slowed from 103 bpm to 75 bpm. Sinus P are occasionally recorded (3rd beat). Changes in QRS and ST-T morphology are probably consistent with both decreased heart volume and improved myocardial blood supply after slowing of the heart rate.

Abb. II_2

Fokale Vorhoftachykardie, therapieresistent gegenüber anderen Antiarrhythmika, die zu schwerer Herzinsuffizienz führte, unter

- Amiodaron
  Verlangsamung des Ektopiezentrums und
  Rückbildung der Herzinsuffizienz

(aus *Antonelli*[1])

bedürftig ist. Nur in Ausnahmefällen führt die Vorhofparasystolie zu klinisch relevanten bradykarden (bei Blockierung der Überleitung) oder tachykarden Rhythmusstörungen, die sich durch Amiodaron beeinflussen lassen[1] (s. Abb. II_1).

Fokale Vorhoftachykardie (Abb. II_2)

Synonym: ektope Vorhoftachykardie

(Lit. s. S. 393; *L 11*)[1, 3, 6, A 22b]

Die fokale Vorhoftachykardie ist eine relativ seltene Rhythmusstörung, deren besondere klinische Bedeutung darin besteht, daß sie häufig zur rhythmogenen Herzinsuffizienz führt. Die Details wurden daher im Kapitel **„Rhythmogene Herzinsuffizienz"** besprochen.
Die fokale Vorhoftachykardie ist charakterisiert durch **monomorphe P-Wellen,** die auch bei hohen Frequenzen fast immer eine 1 : 1-**Überleitung** zeigen.
Das morphologische Substrat sind fibrotische Herde im Vorhofmyokard von denen wahrscheinlich **getriggerte Aktivität** ausgeht, entsprechend ist die Rhythmusstörung durch Kardioversion nicht zu beseitigen.
Die fokale Vorhoftachykardie gehört zu den **therapeutisch schwer beeinflußbaren Rhythmusstörungen.** Als wirksamste Gruppe der konventionellen Antiarrhythmika haben sich bei dieser Rhythmusstörung die Klasse Ic-Antiarrhythmika erwiesen. Außerdem wurde in letzter Zeit zunehmend zu aggressiven Behandlungsmethoden wie Vereisung, Verschorfung mittels Katheter oder operative Entfernung des Herdes gegriffen, die meist zum therapeutischen Erfolg führten. Gelegentlich wurden aber auch nach Ausschalten eines Herdes erneute Tachykardien aus anderen Vorhofherden beobachtet.
In bezug auf die Wirksamkeit von Amiodaron bei anderweitig therapieresistenten Fällen ist bekannt, daß es gelegentlich auch wirkungslos sein kann[4, 5], in anderen Fällen aber ist es ebenso bei Kindern[2, A 22b] wie bei Erwachsenen[1, 3, 6] wirksam (s. Abb. II_2). Der Effekt beruht auf einer Verlangsamung des Ektopiezentrums[6].

Polymorphe Vorhoftachykardie (Abb. II_{3-5})

Synonym: multifokale atriale Tachykardie (MAT)

(Lit. s. S. 393; *L 12*)[1, 2, 3, 5, 6, A 16, A 57]

Die polymorphe Vorhoftachykardie – früher als multifokale atriale Tachykardie (MAT) bezeichnet – ist eine relativ häufige Rhythmusstörung, die jedoch meistens als **„absolute Arrhythmie" fehldiagnostiziert** wird.
Sie ist *charakterisiert*[5] (s. Abb. II_3) durch mindestens 3 unterschiedliche P-Konfigurationen (d. h. neben einem Sinus-P, vom „sympathikotonen" oder „pulmonalen" Typ, 2 weitere unterschiedlich konfigurierte und als P'-Wellen bezeichnete Vorhofaktionen), unterschiedliche **PP-Abstände** sowie unterschiedliche **PQ-Zeiten** (teilweise mit fehlender AV-Überleitung) und unterschiedliche **RR-Abstände.** Die einzelnen P-Wellen sind – im Gegensatz zum Vorhofflattern – durch isoelektrische Strecken getrennt. Die

typische **Vorhoffrequenz** liegt bei 150–200/min., die typische **Kammerfrequenz** bei 100–180/min.[5]. Der Polymorphen Vorhoftachykardie gehen gewöhnlich polymorphe Vorhofextrasystolen voraus. Definitionsgemäß wird von Polymorpher Vorhoftachykardie gesprochen, sobald mehr als 50 % abnorme oder ektope P-Wellen vorliegen[4b].

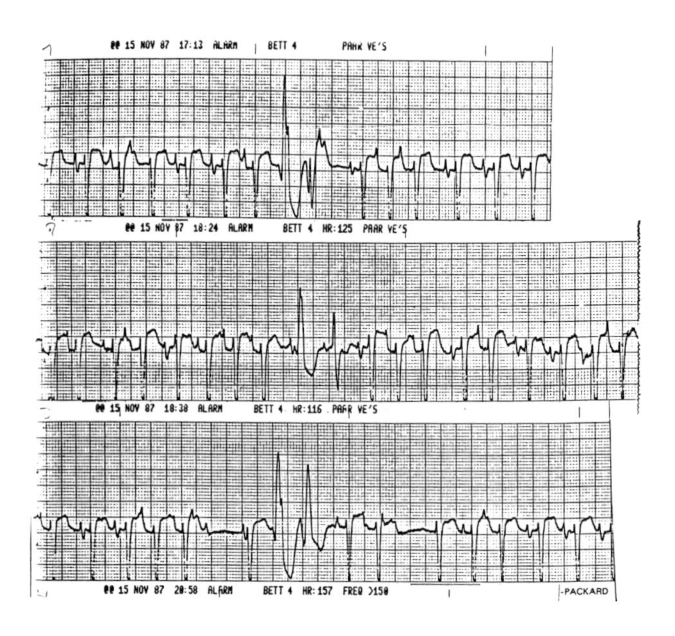

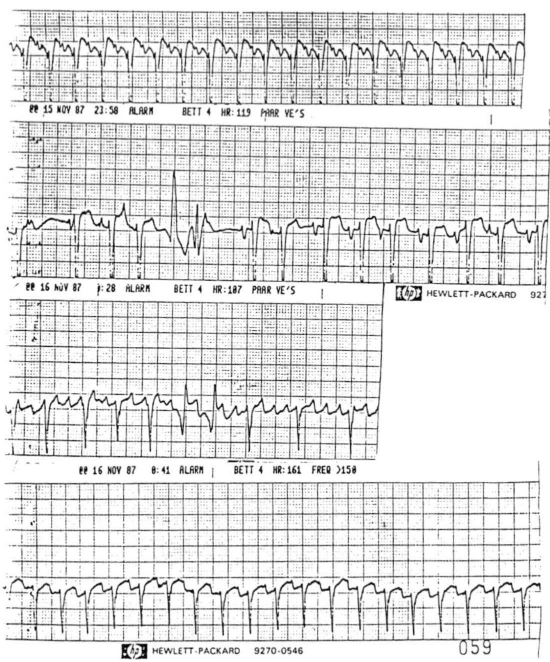

Abb. II_3
Polymorphe Vorhoftachykardie bei einer Patientin mit respiratorischer Insuffizienz bei **akutem Schub einer chronisch obstruktiven Lungenerkrankung**
Beginn mit **Sinustachykardie** und **polymorphen Vorhofextrasystolen,** dann Übergang in **Polymorphe Vorhoftachykardie** und später in **Vorhofflattern.**
Streifen der Ableitung V_1 bei 5adriger Monitorausrüstung
(Patientin Paracelsuskrankenhaus)

Sie kommt bei Erwachsenen vorwiegend im **akuten Schub chronisch rezidivierender Emphysembronchitiden** vor und selten auch in der **Akutphase anderer schwerer Erkrankungen.**
Sie beruht auf getriggerter Aktivität und ist unter anderem durch Theophillin provozierbar und durch Verapamil unterdrückbar. Andere Antiarrhythmika wie z. B. Chinidin sind praktisch immer wirkungslos.
Da Verapamil fast immer wirksam ist, stellt sich bei den oben angeführten Formen kaum je die Indikation für eine Behandlung mit Amiodaron.
In Ausnahmefällen – z. B. Kontraindikationen gegen Verapamil bei schwerer Lungenstauung – ist aber von Bedeutung, daß Amiodaron in relativ niedriger Dosierung, i.v. oder oral verabreicht, auch in dieser Situation regelmäßig (9/9) wirksam ist[3] (s. Abb. II_4).

Darüber hinaus ist aber bekannt, daß diese Rhythmusstörung gelegentlich auch bei Neugeborenen und Kindern und selten auch bei Erwachsenen als **chronische Form** vorkommt. Systematische Untersuchungen über die Beeinflußbarkeit dieser Formen durch Verapamil liegen nicht vor. Hingegen gibt es einzelne Berichte, die zeigen, daß Amiodaron auch hier sowohl bei Neugeborenen[6] als auch bei Kindern[A 16] und Erwachsenen[3, A 16] wirksam ist. Eine Ausnahme von der Regel, daß sich die akute

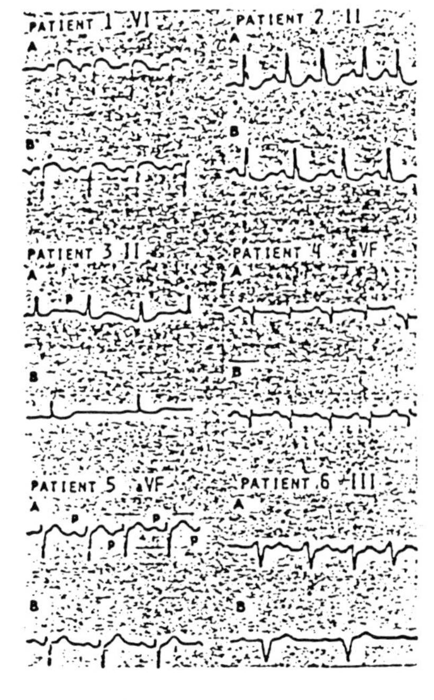

Abb. II_4
Wirkung von **Amiodaron** bei Patienten mit **Polymorpher Vorhoftachykardie,** bei denen Verapamil – vorwiegend wegen schwerer Herzinsuffizienz – nicht gegeben werden konnte.
- Amiodaron
  führt in unterschiedlicher, insgesamt relativ niedriger Dosierung
  i.v. verabreicht nach durchschnittlich 30 min. und
  oral nach durchschnittlich 3–5 Tagen
  bei allen Patienten (9/9) zum Übergang in
  → Sinusrhythmus
  der auch unter Langzeittherapie erhalten blieb
  (dargestellt am EKG-Verlauf von 6 Patienten)

(aus *Kouvaras*[3])

ECGs of the first 6 patients with A: MAT and B: after restoration of sinus rhythm.

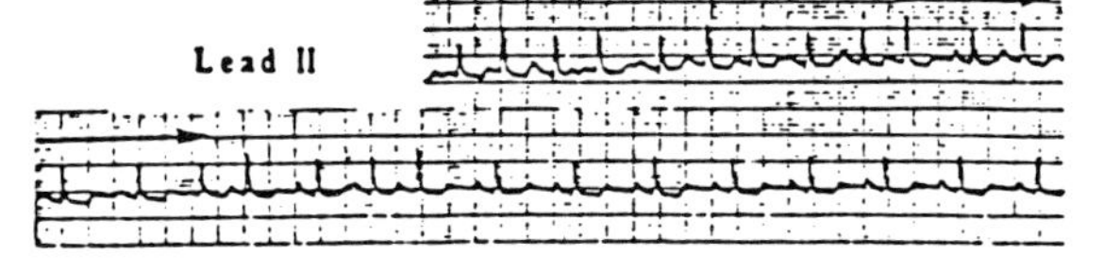

Continuous ECG strip of patient 2 showing MAT converted to sinus rhythm after intravenous administration of 450 mg amiodarone.

Polymorphe Vorhoftachykardie praktisch immer durch Verapamil beseitigen läßt, machen auch Patienten mit **schwerster subchronischer Theophyllin-Intoxikation.** Das Nichtansprechen dieser Rhythmusstörung auf Verapamil ist nach unseren Erfahrungen so typisch, daß sich daraus bereits der Verdacht auf eine zugrundeliegende Theophyllin-Überdosierung ergibt, auch für diese Fälle ist nachgewiesen, daß sie nach ineffektiver Behandlung mit Verapamil gut auf Amiodaron ansprechen (s. Abb. II_5).

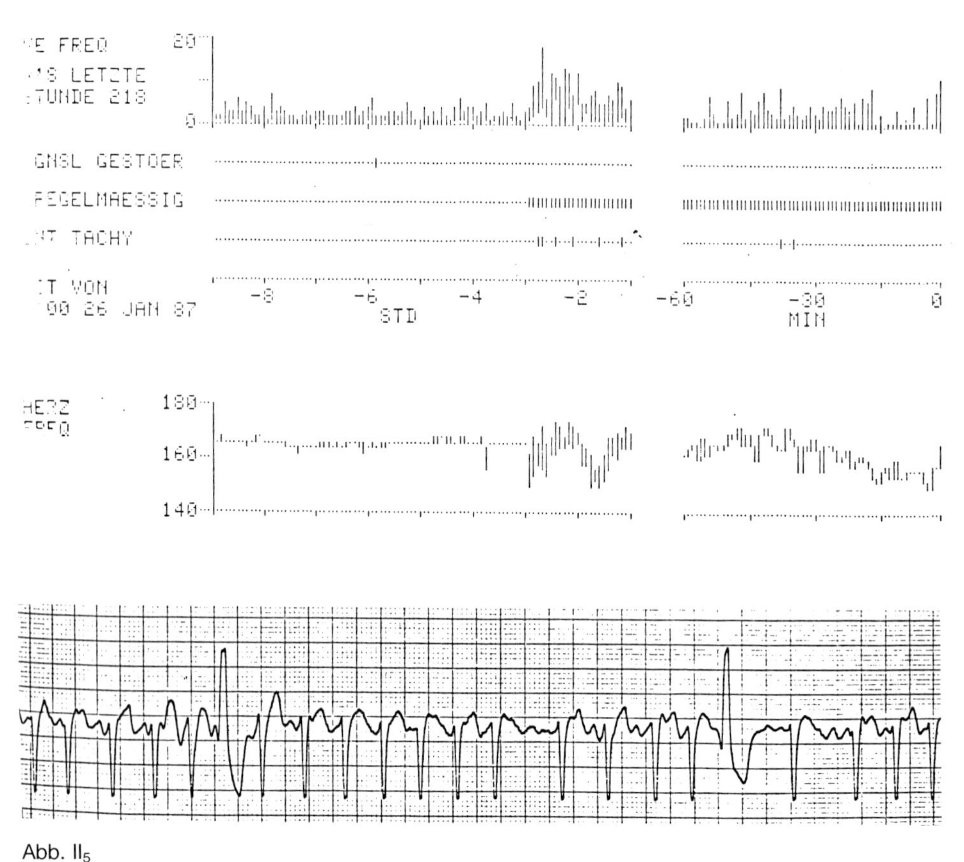

Abb. II_5

Polymorphe Vorhoftachkyardie bei einer 85jährigen Patientin mit schwerer chronischer **Theophyllinintoxikation** nach häuslicher Einnahme von 2–4 Tabl. Euphyllin (à 100 mg) pro Tag bei einem Theophyllin-Serum-Spiegel von 40 ng/ml 24 Std. nach Absetzen der Therapie.

Die Behandlung mit **Verapamil** (Bolus und Dauerinfusion bis zu 3 Ampullen/Std.) brachte keinen ausreichenden Effekt, ebensowenig die vorsichtig dosierte Magnesiumapplikation.

Die Anwendung von **Amiodaron** – wegen zunehmend schlechterer hämodynamischer Situation – führte zu einem raschen Frequenzrückgang mit Übergang in Sinusrhythmus. Die Patientin verstarb jedoch am 2. Tag nach Normalisierung des Rhythmus.

(Patientin Paracelsuskrankenhaus)

Intraatriale Reentry-Tachykardie[1, A 16, A 44]

(Lit. s. S. 394; *L 13*)

Die intraatriale Reentry-Tachykardie ist eine seltene Rhythmusstörung, die sich nur durch elektrophysiologische Untersuchungen von anderen supraventrikulären Reentry-Tachykardien unterscheiden läßt[A 16].
Über Behandlungserfolge mit Amiodaron wurde berichtet[1, 2, A 20, A 44].

Vorhofflattern (s. a. Abb. II_7 im nächsten Kapitel)[1, 2, A 22b]

(Lit. s. S. 394; *L 14*)

Vorhofflattern ist eine Rhythmusstörung, die bei **Erwachsenen** sehr viel seltener auftritt als Vorhofflimmern.

Bei **Kindern** kommt sie aber wesentlich öfter vor als Vorhofflimmern[A 22b] und ist für 40 % der schweren, anderweitig therapieresistenten Rhythmusstörungen verantwortlich[A 22b]. Vorhofflattern beim Kind findet sich besonders bei schweren **kongenitalen Vitien** und die zunehmenden Überlebenszeiten nach operativer Korrektur solcher angeborener Herzfehler sind der Grund dafür, daß Vorhofflattern bei Kindern eine ständig zunehmende Bedeutung erlangt hat. Hinzu kommt, daß sich gezeigt hat, daß der **plötzliche Herztod** bei Kindern mit persistierendem Vorhofflattern viermal häufiger (20 % vs 5 %) ist, als bei Patienten, bei denen es sich durch therapeutische Maßnahmen beseitigen läßt[1].
Die **Behandlung** von Vorhofflattern und -flimmern ist sehr ähnlich, in den meisten Studien wurden beide Rhythmusstörungen gemeinsam untersucht. Die Erfahrungen werden daher im folgenden Kapitel für beide Rhythmusstörungen gemeinsam besprochen.
Einige **Besonderheiten** in bezug auf die **Behandlung des Vorhofflatterns** seien jedoch hier schon vorweggenommen. Vorhofflattern läßt sich im Gegensatz zu Vorhofflimmern durch „overdrive"-Stimulation beseitigen und bedarf bei der elektrischen Kardioversion nur relativ geringer Energie. Medikamentös läßt es sich nur relativ schlecht beseitigen, außerdem besteht bei der Behandlung mit allen Antiarrhythmika, die die Flatterwellen verlangsamen aber die AV-Überleitung nicht erheblich verzögern, die Gefahr, daß die Kammerfrequenz – durch einen Übergang der 2 : 1-Überleitung in die 1 : 1-Überleitung – ansteigt.

Über die **therapeutische Beeinflußbarkeit** von Vorhofflattern bei **Kindern** ist bekannt[1], daß es sich häufig durch Digoxin (44 % der Fälle) und teilweise auch durch Propranolol (21 % der Fälle) beseitigen läßt.

Bei **anderweitig therapieresistentem Vorhofflattern bei Kindern** wurden unter Amiodaron hohe Erfolgsraten im Sinne einer Rezidivprophylaxe (15/16) gesehen, wobei allerdings in einigen Fällen (3/16) wegen Bradykardie eine Schrittmacherversorgung nötig wurde[A 22b]. Ähnliche Ergebnisse wurden auch in weiteren Studien[2] festgestellt, nach denen bei Kindern mit Vorhofflattern durch Amiodaron initial praktisch immer (32/33) eine Beseitigung der Rhythmusstörung gelingt, nach einigen Monaten wurden jedoch bei einem Teil der Patienten (7/33) Rezidive beobachtet, die aber mit niedrigerer Frequenz einhergingen und besser toleriert wurden und teilweise nach Dosiserhöhung verschwanden. Bei Kindern mit Vorhofflattern bei Operation wegen Transposition der großen Gefäße wurde allerdings häufig eine Schrittmacherversorgung nötig.

Vorhofflattern und -flimmern (s. a. S. 87) (Tab.II_{2-4}, Abb. II_{6-13})[1, 14, 15, 18, 19a, 19b, 32, 34, 38b, 41, A 37]

(Lit. s. S. 394; *L 15*)

Vorhofflimmern ist – neben dem erheblich selteneren **Vorhofflattern** (s. a. vorhergehendes Kapitel) – unter den supraventrikulären Rhythmusstörungen die mit der weitaus **größten klinischen und praktischen Bedeutung.**

Der Grund dafür ist nicht nur die **Häufigkeit,** sondern auch die Tatsache, daß die Rhythmusstörung vorwiegend bei Patienten mit organischen Herzkrankheiten auftritt. Vorhofflimmern findet sich bei rund der Hälfte der Patienten mit schwerer Herzinsuffizienz und führt häufig zu einer **weiteren Verschlechterung der Hämodynamik** mit einer durchschnittlichen Abnahme des Herzzeitvolumens von 20–30 %[1] und einem Blutdruckabfall um 10–15 %[18] sowie einem Anstieg der Katecholamin-Serum-Spiegel[32], die bekanntermaßen ein entscheidendes Kriterium für die Prognose von Patienten mit Herzinsuffizienz sind! Neben dem Verlust der Vorhofkontraktion spielen die häufig hohen Kammerfrequenzen unter Belastung bei absoluter Arrhythmie eine Rolle für die klinischen Symptome, wie Belastungsdyspnoe und gelegentlich auch Angina pectoris. Vorhofflimmern ist nicht nur die *Folge* einer Vorhofüberlastung und -erweiterung, sondern es führt, wenn es lange besteht, auch bei Herzgesunden zu einer **sekundären Vorhoferweiterung.** Ebenso ist nachgewiesen, daß Vorhofflimmern allein, selbst bei Herzgesunden, zur **rhythmogenen Herzinsuffizienz** oder **rhythmogenen Kardiomyopathie** (s. d.) führen kann, die sich nach Regularisierung wieder zurückbildet[34, 41]. Ein eindrucksvolles Beispiel dieser Art zeigt die Abb. II_6. Man sieht die Thoraxaufnahme eines Patienten ohne nachweisbare organische Herzkrankheit, der über 10 Jahre, trotz Behandlung mit Digitalis und Diuretika, eine absolute Arrhythmie mit hohen Frequenzen zeigte, die zu erheblicher Dyspnoe und Herzvergrößerung führte. Unter Amiodaron-Behandlung gelang es schließlich, den Sinusrhythmus wieder herzustellen, woraufhin sich im Laufe eines halben Jahres eine völlige Normalisierung der Herzgröße und der Herzleistung fand (s. Abb.II_6).
Die Wiederherstellung des Sinusrhythmus ist daher – abgesehen von der **Thromboemboliegefahr** – aus hämodynamischen Gründen ein dringliches Therapieziel.

Nachdem kürzlich drei große Studien gezeigt haben, daß auch Patienten mit Vorhofflimmern nicht rheumatischer Genese ein sehr hohes **Risiko für zerebrale Embolien** haben, und daß sich diese Gefahr durch Behandlung mit oralen Antikoagulantien erheblich und mit Acetylsalicylsäure deutlich verringern läßt, gilt heute die Regel,

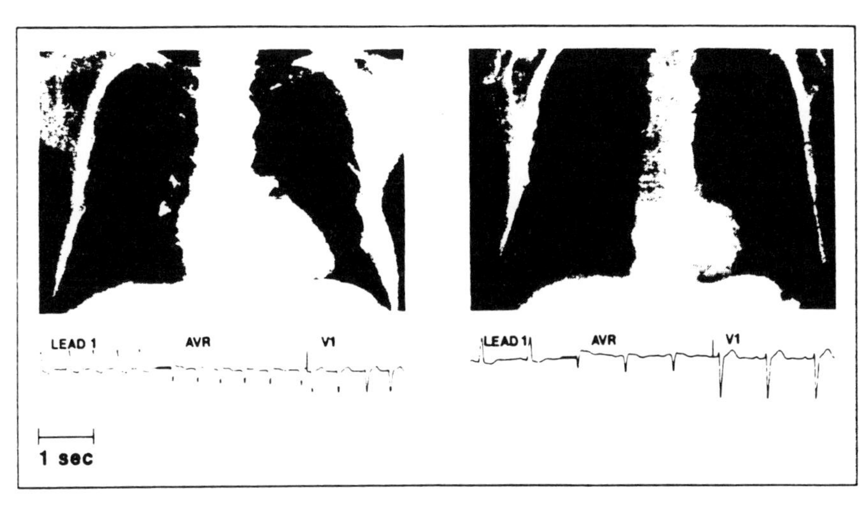

Chest radiographic and electrocardiographic findings. **Left,** posteroanterior chest radiograph and recordings of electrocardiograph leads 1, AVR, and V_1 obtained on admission. Radionuclide left ventricular ejection fraction measured at this time was 0.18. **Right,** chest radiographic and electrographic findings after six months of amiodarone therapy. Repeat left ventricular ejection fraction was 0.54.

Abb. II_6

Rhythmogene dilatative Kardiomyopathie bei einem 56jährigen Diabetiker mit seit 10 Jahren bestehendem **Vorhofflimmern** mit Herzinsuffizienz

▶ trotz Behandlung mit

○ Digitalis, verschiedenen Antiarrhythmika und Diuretika
absolute Arrhythmie mit Frequenzen
~ 110 in Ruhe und
150(–200)/min. bei Belastung
mit erheblicher Belastungsdyspnoe und Herzvergrößerung unter

• **Amiodaron**
– trotz seit 10 Jahren bestehendem Vorhofflimmern –
→ in Sinusrhythmus
„dramatische Besserung“
keine Dyspnoe mehr
binnen 6 Monaten Rückbildung der Herzvergrößerung und Anstieg der EF von 19 auf 54 %

(aus *Peters*[34])

daß Patienten mit Vorhofflimmern **entweder effektiv antiarrhythmisch behandelt** oder auf **orale Antikoagulantien** – bzw. bei Kontraindikationen auf Acetylsalicylsäure – eingestellt werden müssen.

Die **Wahl der optimalen antiarrhythmischen Behandlung** beim individuellen Patienten setzt umfangreiche Erfahrungen und Kenntnisse der unterschiedlichen **Formen** von Vorhofflimmern (1. neu aufgetretenes, 2. paroxysmales oder 3. chronisches bzw. 4. persistierendes Vorhofflimmern) sowie deren **auslösenden Ursachen** und **Prognose** aber auch der **therapeutischen Beeinflußbarkeit** und der Vor- und Nachteile der einzelnen Behandlungsmethoden voraus, die kürzlich ausführlich besprochen wurden[A 81d], und die in diesem Rahmen aus Platzgründen nicht wiederholt werden können.

Für den **Wirkungsmechanismus von Amiodaron** bei Vorhofflattern und -flimmern sind mehrere Effekte von Bedeutung:

- ▶ die schon nach **akuter Injektion**
  relativ ausgeprägte Wirkung im **AV-Knoten** (s. o.)[A 88b]
  ist die Ursache für das rasche Einsetzen der
  ◆ Senkung der Kammerfrequenz (s. u.)
- ▶ die Unterdrückung von **Extrasystolen**
  als Trigger von Vorhofflimmern[20 nach 7, 20 nach 25]
  gilt als ein Wirkungsmechanismus im Sinne der Rezidivprophylaxe[20]
- ▶ die Verlängerung des **MAP_A** oder der **ERP_A**[64]
  – bei weitgehend fehlendem Effekt auf die Erregungsausbreitung – ist ein weiterer und wahrscheinlich noch wichtigerer Effekt:
  bei Kranken mit **paroxysmalem Vorhofflimmern**[15]
  konnte gezeigt werden, daß es
  – bei Patienten, die später **keine Rezidive** zeigen,
  zu einer Verlängerung der
  ERP_A 223 → 269 msec.
  – bei **Patienten mit späteren Rezidiven**
  zu keiner Änderung
  ERP_A 226 → 223 msec. kam
  – bei **Spätrezidiven nach Dosisreduktion**
  war die ERP_A wieder zum Ausgangswert zurückgekehrt um bei effektiver Weiterbehandlung mit höheren Dosen erneut zuzunehmen
- ▶ die Bedeutung der Verlängerung der **ERP_A**
  ist ein Beispiel des **Vorhofflatterns** besser zu demonstrieren (s. Abb. II_7)
- ▶ **paradoxe Anstiege der Kammerfrequenz**, wie sie von anderen Antiarrhythmika her bei Vorhofflattern bekannt sind, scheinen unter Amiodaron wegen der relativ starken Wirkung im AV-Knoten nicht vorzukommen.

Die wesentliche **Indikation für Amiodaron** – teilweise als Mittel 1. Wahl und teilweise als Reserveantiarrhythmikum – bei Vorhofflimmern sind:

- **Akuttherapie bei Intensivpatienten** mit
  hoher Kammerfrequenz und schlechter Hämodynamik
  – häufig als Mittel 1. Wahl (s. u.) –
- Rezidivprophylaxe bei **paroxysmalem Vorhofflattern und -flimmern**
  – Reserveantiarrhythmikum für symptomatische und anderweitig therapieresistente Patienten –
- Therapie und Rezidivprophylaxe bei **chronischem Vorhofflimmern**
  – Reserveantiarrhythmikum für anderweitig therapieresistente Patienten –
  – Mittel 1. Wahl für bestimmte Risikopatienten (s. u.) –
- **Persistierendes „nicht kontrolliertes Vorhofflimmern"**
  d. h. Vorhofflimmern, das sich nicht mehr beseitigen läßt und mit anderweitig nicht kontrollierbaren hohen Kammerfrequenzen einhergeht.

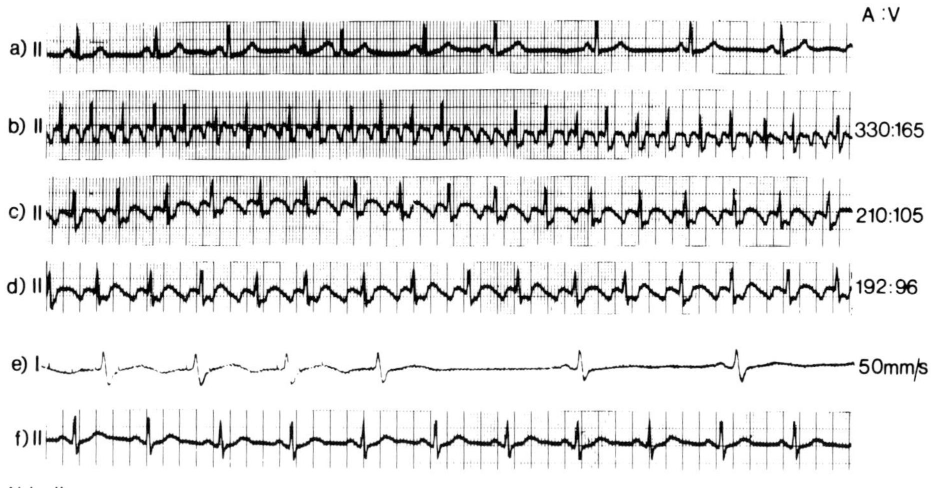

Abb. II_7

Wirkung von Amiodaron auf die Vorhof- und Kammerfrequenz bei Vorhofflattern.

Beachte die allmähliche Frequenzabnahme und Verbreitung der P-Welle und die zunehmende Verlangsamung der Kammerfrequenz.

a) Sinusrhythmus
b) Vorhofflattern
c) Nach 2 Wochen oraler Amiodaron-Behandlung
d) Nach 4 Wochen oraler Amiodaron-Behandlung
e) Beendigung der Arrhythmie mittels schneller Vorhofstimulation
f) Anhaltender Sinusrhythmus nach 3 Wochen unter Amiodaron-Behandlung

(aus *Rowland*[A 74])

Formen von Vorhofflimmern (Tab. II_2)

Da die divergierenden Angaben über die Wirksamkeit von Antiarrhythmika bei Vorhofflimmern nur vor dem Hintergrund der Definition der verschiedenen Unterformen dieser Rhythmusstörung zu verstehen sind, sei kurz darauf hingewiesen, daß in der Literatur diesbezüglich ein völliges Chaos herrscht (s. Tab. II_2, linke Spalte). Klinisch wichtig ist besonders die Definition des chronischen Vorhofflimmerns, das früher mit einer Dauer von mehr als 1 Jahr, in neueren Studien mit der noch akzeptablen Definition von einer Dauer von ungefähr 1/2 Jahr angegeben wird. In einer Reihe weiterer Untersuchungen zum Nachweis der hohen Wirksamkeit verschiedener Antiarrhythmika wurden dann jedoch schließlich Patienten mit viel kürzer bestehendem Vorhofflimmern (teilweise nur mehr als 24 Std.) mit einbezogen und entsprechend verwirrende Ergebnisse vorgelegt.

Eine exakte Definition von offizieller Seite zu dieser Frage wäre dringend wünschenswert. Einstweilen wurden im vorliegenden Buch die in der rechten Spalte angegebenen Definitionen zugrunde gelegt.

Tab. II_2

Definition verschiedener Formen von Vorhofflimmern (und -flattern)
– nach der Dauer des Bestehens –

entsprechend den Angaben der Literatur	*im hiesigen Werk gebrauchte Definitionen*
„new onset"-fibrillation[62] keine exakte Definition[62]	**„new onset"-fibrillation** – 24 Std.
„recent onset"-fibrillation 30 min. – 72 Std.[57] < 24 Std.[56] < 7 Tage[59] < 2 Wochen[27]	**„recent onset"-fibrillation** 24 Std. – 1 Woche
„stabiles Vorhofflimmern" 12 Std. – 2 Jahre[40]	**„stabiles Vorhofflimmern"** schlechte Bezeichnung – entfällt
„altes Vorhofflimmern" > 1 Monat[17]	**„altes Vorhofflimmern"** schlechte Bezeichnung – entfällt
„anhaltendes (sustained) Vorhofflimmern" > 2 Wochen[10]	**„anhaltendes (sustained) Vorhofflimmern"** schlechte Bezeichnung – entfällt
„chronisches Vorhofflimmern" > 24 Std.[56] > 2 Wochen[60] > 3 Wochen[53b] > 1 Monat[58] > 2 Monate[8] > 6 Monate[63]	**„chronisches Vorhofflimmern*** von den Original-Autoren als chronisch bezeichnetes Vorhofflimmern, das kürzer besteht als der üblichen Definition entspricht **chronisches Vorhofflimmern**** einige Monate ∅ 1/2 Jahr bestehend wie in vielen neueren Studien definiert[53b]
chronisches Vorhofflimmern > 1 Jahr **übliche Definition**[61]!	**chronisches Vorhofflimmern***** > 1 Jahr bestehendes Vorhofflimmern i. S. der alten harten Definition, die auch manchen neueren Untersuchungen[12b] noch zugrunde gelegt wurde
„persistierendes Vorhofflimmern" > 1 Std. nach akutem Infarkt[16a] > 1 Monat[38c] > 3 Monate[23, 64]	**persistierendes Vorhofflimmern** Vorhofflimmern, das sich therapeutisch nicht mehr beseitigen läßt und bei dem andere Therapiemaßnahmen wie • Frequenzoptimierung und • Embolieprophylaxe im Vordergrund stehen

Akut aufgetretenes Vorhofflimmern (Abb. II_8)[6, 9, 16, 19a, 19b, 44, 45, 50, A 5, A 14, A 37]

– Intravenöse Akuttherapie –

Die Frage nach der Bedeutung der intravenösen Akuttherapie mit Amiodaron stellt sich bei Vorhofflimmern besonders bei **Intensivpatienten mit hoher Kammerfrequenz und schlechter Hämodynamik** – sofern die Situation nicht so dramatisch ist, daß schon primär zur elektrischen Kardioversion gegriffen werden muß –, weil Amiodaron im Vergleich zu Digitalisglykosiden wesentlich schneller wirksam und im Vergleich zu Verapamil hämodynamisch besser verträglich ist.

Ergänzend zu früheren französischen Studien[6, A 5] gibt es inzwischen spezielle Erfahrungen für Patienten mit **Vorhofflimmern bei akutem Infarkt**[9, 16, A 14] und für **Vorhofflimmern bei Intensivpatienten**[19a, b] oder bei **Vorhofflattern oder -flimmern in der postoperativen Phase** nach aortokoronarem Bypass[A 37]. Die gewählten Dosierungen lagen bei

- 2,5–7,5 mg/kg[6, 16, A 5, A 14]
  bzw. 300–450 mg[6, 9, A 5] als **Kurzinfusion** und
- 10–15 mg/kg[19a, 19b]
  oder 600–1500 mg[6, A 5, A 37] pro 24 Std. als Dauerinfusion.

Dabei wurde in allen Studien **schon initial ein rascher Rückgang der Kammerfrequenz** (s. Abb. II_8) **gesehen** (der im Vergleich zu Digoxin in der ersten Stunde wesentlich stärker ausgeprägt war[16, A 14]). Dieser Effekt geht auf die früh einsetzende Wirkung von Amiodaron im AV-Knoten zurück. Darüber hinaus kam es anschließend bei den **meisten Patienten zur Wiederherstellung des Sinusrhythmus** (80 % nach ~ ∅ 3 Std.)[19a], (69 % nach ~ ∅ 1,6 Std. vs. 64 % nach ~ ∅ 6,5 Std. (!) unter Digoxin[16, A 14]). Bei den postoperativen Patienten[A 37] waren die Erfolgsquoten bezüglich der Wiederherstellung des Sinusrhythmus (bei Vorhofflimmern 57 %, bei Vorhofflattern 55 %) etwas geringer.

Teilweise noch höhere Erfolgsquoten im bezug auf die medikamentöse Kardioversion und auch hohe Erfolgsraten im Hinblick auf die Rezidivprophylaxe wurden in einer Reihe von Studien gesehen, in denen Amiodaron bei Patienten mit **relativ kurz bestehendem Vorhofflimmern**[2, 3, 39, 40, 44, 50] – teilweise ohne zwingende Notwendigkeit – in weniger dramatischen Situationen i. v. oder oral eingesetzt wurde. Die Anwendung in dieser Situation ist jedoch auf Grund der hohen Spontanremissionsrate und der Verfügbarkeit anderer Maßnahmen höchstens in Sonderfällen gerechtfertigt.

Paroxysmales Vorhofflimmern (Tab. II_3)[11, 20, 23, 29, 31, 38c, 46, 48, 49b, 51, 52, A 26b, A 29b, A 49, A 59b, A 65, A 71a, A 71b]

Das paroxysmale Vorhofflimmern kommt gelegentlich durch **bestimmte auslösende Ursachen,** z. B. Alkoholabusus oder als **idiopathische Form,** oft über Jahre rezidivierend, vielfach bei Herzgesunden – sogenanntes „lone fibrillation"- oder auch – vorwiegend bei Herzkranken – als **Vorläufer des chronischen Vorhofflimmerns** vor.

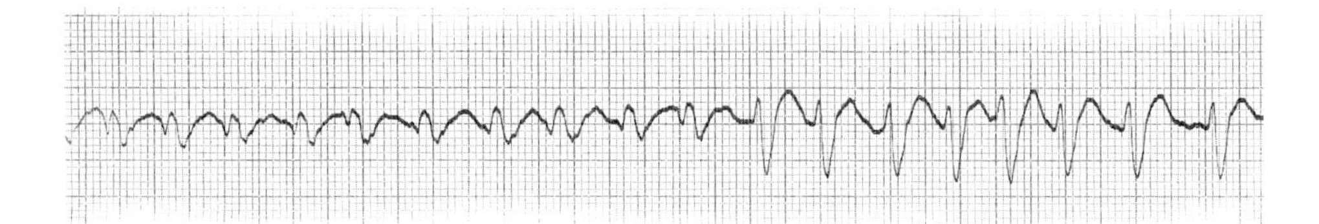

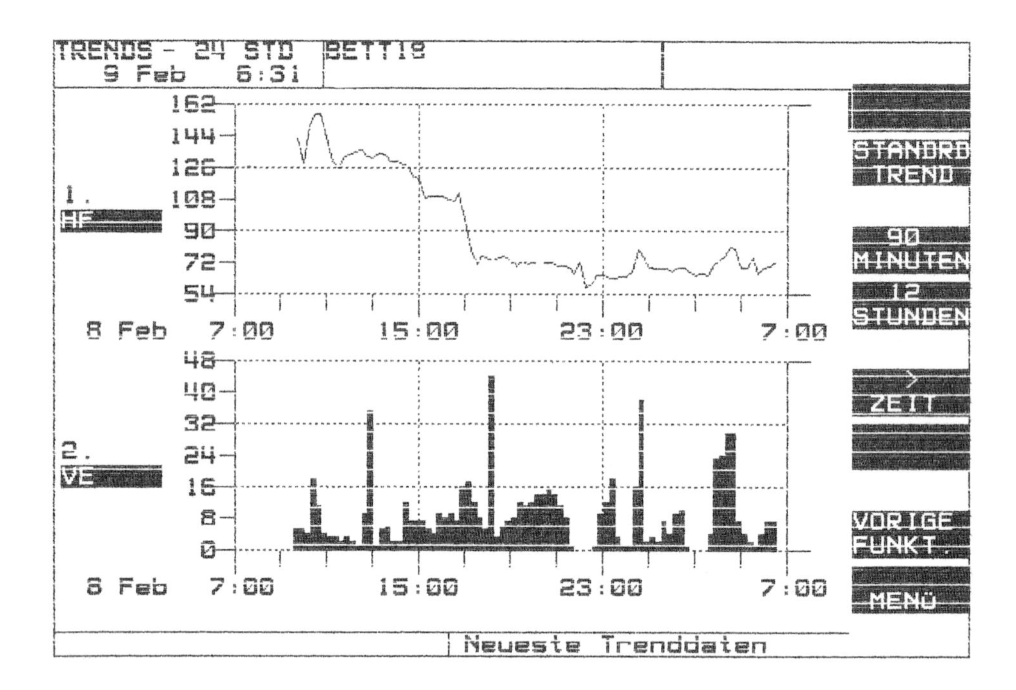

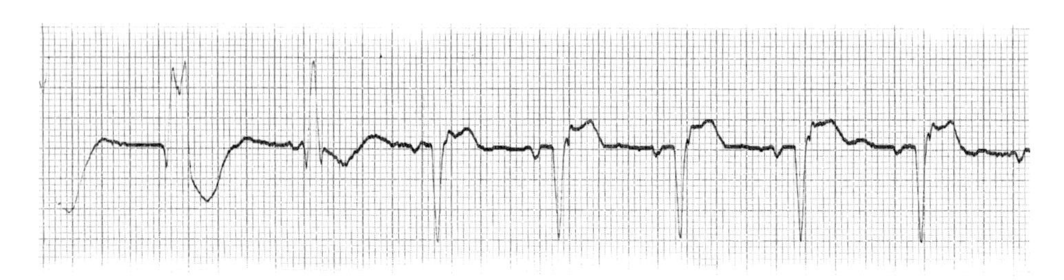

Abb. II_8
Wirkung von **Amiodaron** bei **Tachyarrhythmie bei Vorhofflimmern,** bei einem Patienten mit Zustand nach Infarkt und schlechter hämodynamischer Situation.

Bei dem Patienten fanden sich rezidivierende Tachyarrhythmien nach Infarkt, die sich trotz Glykosid, Chinidin und Verapamil nicht verhindern ließen. Nach Defibrillation wegen Kammerflattern bestand eine erneute Tachyarrhythmie mit maximalen Frequenzen um 180/min. bei schlechten Kreislaufverhältnissen. Nach einer Cordarex-Bolusinjektion rascher Frequenzrückgang und unter Dauerinfusion nach einigen Stunden Übergang in Sinusrhythmus.
(Patient Paracelsuskrankenhaus)

Die paroxysmale Form zeigt im Anfall eine **hohe Spontankonversionsrate** und ist daher nur bedingt geeignet um die Wirksamkeit von Antiarrhythmika unter Beweis zu stellen. Sie geht aber vielfach mit **häufigen** und klinisch oft von **erheblicher Symptomatik begleiteten Rezidiven** einher, die sich oft durch konventionelle Antiarrhythmika nicht beherrschen lassen. Für diese Fälle ist die Frage nach der Wirksamkeit von Amiodaron von Bedeutung.

Eine **vergleichende Untersuchung** bei paroxysmalem Vorhofflimmern wurde für Amiodaron und **Disopyramid** durchgeführt: Nach 1 1/4 Jahren Überwachungszeit[29] ergab sich für Amiodaron (88 % vs. 59 %) die wesentlich höhere Effektivität im Sinne einer wirksamen Rezidivprophylaxe.

In einer weiteren vergleichenden Untersuchung wurde speziell bei der idiopathischen Form des paroxysmalen Vorhofflimmerns die **Wirksamkeit von Amiodaron und Flecainid** gegenübergestellt und für beide eine etwa gleiche Effektivität (Verhinderung von Rezidiven binnen 1 Jahres in 82 % der Fälle unter Flecainid und in 88 % der Fälle unter Amiodaron) nachgewiesen. Für diese Patienten – bei denen laut Definition keine organischen Herzkrankheiten zugrunde liegen – gilt Flecainid auf Grund der geringeren Nebenwirkungsrate[51 nach *Massacci*] wahrscheinlich als das geeignetere Medikament.

Die umfangreichsten Untersuchungen über die Wirksamkeit von **Amiodaron** liegen für Patienten mit **anderweitig therapieresistenten Formen** von paroxysmalem Vorhofflimmern aus den verschiedensten Zentren (s. Tab. II_2) vor. Sie zeigen, daß es bei den weitaus meisten dieser Patienten mit der Amiodaron-Dauertherapie gelingt, die Anfälle völlig zu unterdrücken oder wenigsten eine weitgehende Besserung zu erreichen.

Tabelle II_3

Übersicht über die Erfahrungen verschiedener Zentren mit der **Wirksamkeit von Amiodaron bei paroxysmalem und anhaltendem Vorhofflimmern**

nach ***Stevensen***[54]

Chronic Amiodarone Therapy for Preventing Recurrences of Atrial Fibrillation

	Paroxysmal AF		**Chronic AF**	
Study	N	Success	N	Success
Rowland et al. 1986[38]	–	–	34	35%
McCarthy et al. 1986[31]	–	–	14	29%
Gold et al. 1986[20]	54	58%	14	57%
Horowitz et al. 1985[23]	27	55%	11	45%
Blomstrom et al. 1984[11]	8	50%	13	77%
Wheeler et al. 1979[52]	5	60%	8	50%
Podrid &Lown 1981[A 65]	20	80%	–	–
Martin et al. 1986[29]	43	88%	–	–
Ward et al. 1980[49]	15	53%	–	–
Rosenbaum et al. 1976[A 71b]	30	97%	–	–

Tabelle II_3 Fortsetzung

	Paroxysmal AF		Chronic AF	
Study	N	Success	N	Success
Naccarelli et al. 1985[A 59]	29	62%	(Duration not specified)	
Haffaje et al. 1983[A 29]	48	85%	(Duration not specified)	
Graboys et al. 1983[A 26b]	95	78%	(Duration not specified)	
Vitolo et al. 1981[48]	28	79%	(Duration not specified)	

nach ***Tuzcu***[46]

Response To Amiodarone In **Paroxysmal Atrial Fibrillation and Flutter**

Study	Pts (%)	Excellent (n)	Improved (%)	Total (%)
Rosenbaum et al.[A 71]	30	97	–	97
Wheeler et al.[52]	7	57	43	100
Ward et al.[49]	15	53	27	80
Graboys et al.[A 26]	95	78	6	84
Heger et al.[A 33]	56	78	–	73
Horowitz et al.[23]	27	55	26	81
Gold et al.[20]	68	79	–	79
Haffajee et al.[A 29]	48	85	–	85
Blomström et al.[11]	8	50	50	100
Leak and Eydt et al.[49]	18	83	–	83
Blevins et al.[10]	13	54	23	77
TOTAL	385	76	16	83
Tuzcu et al.[46]	52	42	42	84

Response To Amiodarone In **Chronic Atrial Fibrillation**

Study	Pts (%)	Excellent (n)	Improved (%)	Total (%)
Wheeler[52]	8	50	50	100
Horowitz et al.[23]	11	45	–	45
Blomström et al.[11]	22	50	36	86
Leak and Eydt[A 49]	5	100	–	100
Blevins et al.[10]	25	40	40	80
TOTAL	71	50	40	80
Tuzcu et al.[46]	13	30	54	85

Chronisches Vorhofflimmern (Tab. II_4, Abb. II_{9-10}, s. a. Tab. II_2 S. 92 und Tab. II_3 S. 95)[11, 20, 23, 24, 29, 38c, 31, 49, 52, A 26b, A 29b, A 48, A 59b, A 65, A 89]

Das klinisch zweifelsohne **bedeutendste Problem** sind Patienten mit chronischem Vorhofflimmern. Sie haben in den weitaus meisten Fällen **organische Herzkrankheiten** und sind daher am stärksten von den oben angeführten **hämodynamischen Auswirkungen** betroffen.

Die wesentliche Indikation für Amiodaron bei chronischem Vorhofflimmern ist die **Rezidivprophylaxe** nach elektrischer Kardioversion, bei einem Teil der Patienten kommt es jedoch auch ohne Kardioversion unter Amiodaron zum **Übergang in Sinusrhythmus** (medikamentöse Kardioversion) (s. Abb. II_9).

Vorhofflimmern läßt sich **um so schlechter beseitigen** bzw. sein **Wiederauftreten verhindern** je länger es besteht (s. o.; s. a. Tab. II_2).

Medikamentöse Kardioversion (Abb. II_9)

Obwohl Amiodaron bei chronischem Vorhofflimmern vorwiegend für die Rezidivprophylaxe von Bedeutung ist, interessiert die Frage bei welchem Anteil der Patienten und zu welchem Zeitpunkt unter Amiodaron allein mit dem Übergang in Sinus-

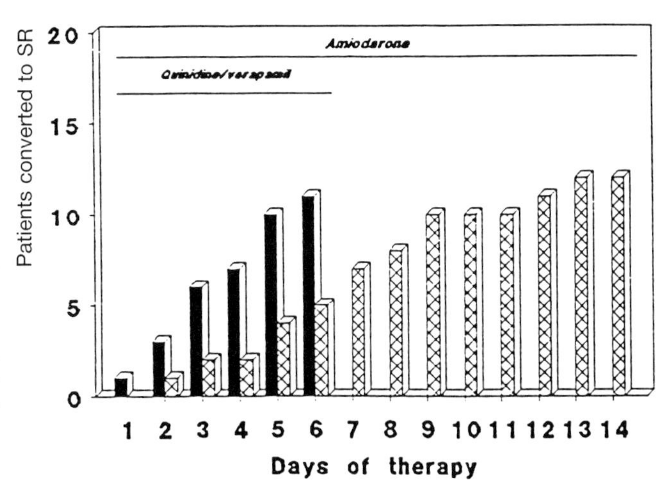

Abb. II_9
Konversionsraten bei Patienten mit – nicht speziell therapieresistentem – **chronischem Vorhofflimmern** (nach Ausschluß der Patienten der NYHA Klasse-IV)

Man sieht, daß der Sinusrhythmus unter Chinidin-Verapamil rascher wieder hergestellt wird, als unter Amiodaron.

je 20 Patienten

1.–3. Tag 3 × 500 mg Chinidin	5/20 → SR (–3.Tag)
4.–6. Tag 3 × 500 mg Chinidin + 3 × 80 g Verapamil	11/20 → SR (–6.Tag)
1.–3. Tag 1200 mg Amiodaron i.v.	
4.–14. Tag 800 mg Amiodaron oral	12/20 → SR (–14. Tag) von 8 Nonresponder später nur noch 1/8 → SR

(aus *Zehender*[53])

rhythmus zu rechnen ist, u. a. im Hinblick auf die **Wahl des optimalen Zeitpunktes für die elektrische Kardioversion.**

Aus einer vergleichenden Untersuchung wird die Wirksamkeit von Chinidin plus Verapamil gegenüber Amiodaron[53b] bei **Patienten mit nicht-spezifisch therapieresistentem Vorhofflimmern** (nach Ausschluß der NYHA-IV-Patienten) deutlich (s. Abb. II_9), daß der Umschlag unter konventionellen Antiarrhythmika – wie auf Grund des verzögerten Klasse III-Effekts von Amiodaron nicht anders zu erwarten – unter Chinidin plus Verapamil wesentlich früher erfolgt (s. Abb. II_9).

Bei den Patienten, die bis zum 14. Tag nicht in den Sinusrhythmus zurückschlugen, gelang es in dieser Studie in den nächsten 3 Monaten nur noch selten (1/7) eine medikamentöse Konversion zu erreichen.

Der frequenzsenkende Effekt in der Frühphase des Vorhofflimmerns ist jedoch unter Amiodaron wesentlich stärker ausgeprägt, so daß die primäre Amiodaron-Behandlung, wie auch oben schon erwähnt, vorwiegend für Patienten mit hoher Frequenz, schlechter Hämodynamik oder mit Vorhofflimmern im Stadium der akuten Ischämie empfohlen wird[53b].

Nach älteren Erfahrungen gelten die Chancen bei **anderweitig therapieresistentem chronischem Vorhofflimmern** durch Amiodaron den Sinusrhythmus wieder herzustellen als gering[24, A 65, A 89], auch wenn die Aussichten den Sinusrhythmus in diesen Fällen nach elektrischer Konversion zu erhalten gut sind. Die Aussichten der medikamentösen Kardioversion sind unter anderem abhängig von der Dosierung und der Zeit, die zugewartet wird. So ergab eine detaillierte Studie[38c] bei Patienten mit chronischem Vorhofflimmern (1 Monat – 5 Jahre, bei 18 von 34 Patienten > 1 Jahr) unter hohen Aufsättigungsdosen (600–1200 mg für 1–4 Wochen) bei fast der Hälfte der Patienten den spontanen Übergang in Sinusrhythmus (15/33), der Umschlag erfolgte aber nur bei einem Patienten in der Aufsättigungsphase, bei den meisten (10/15) im Laufe der ersten drei Monate und bei einzelnen noch viel später (bis 9 Monate). In einer anderen Untersuchung wurde bei 43 % der Patienten mit chronischem Vorhofflimmern in den ersten vier Wochen ein spontaner Umschlag beobachtet und bei den übrigen nach Ablauf von 4 Wochen kardiovertiert[13]. Die Frage nach dem optimalen Zeitpunkt der elektrischen Kardioversion ist somit nicht endgültig zu beantworten, mit Rücksicht auf die Notwendigkeit der Antikoagulantienbehandlung und die Bedeutung der Vorhofüberdehnung für die Prognose (s. o.) scheint es sinnvoll sie vor Entlassung der Patienten durchzuführen.

Rezidivprophylaxe[5, 13, 17, 21, 23, 48, 51 nach *Gosselink*, 53a, b] (Abb. II_{10})

Ein **direkter Vergleich** bei chronischem Vorhofflimmern (meist allerdings weniger als 1 Jahr bestehend) liegt für Amiodaron in Relation zu **Chinidin** vor[48] und zeigt für **Amiodaron** (mit 79 vs. 46 % Sinusrhythmus nach 1/2 Jahr) die weitaus bessere Wirkung, die sich auch auf alle Untergruppen erstreckt.

Die meisten Untersuchungen mit Amiodaron wurden bei **anderweitig therapieresistenten Patienten** mit **chronischem Vorhofflimmern unterschiedlicher und nicht immer exakt definierter Dauer** durchgeführt, die Ergebnisse (s. o. Tab. II_3) zeigen, daß auch bei diesen Patienten in den weitaus meisten Fällen mit Amiodaron noch eine erfolgreiche Behandlung möglich ist.

Als härtestes Prüfkriterium und klinisch wesentlichstes Problem gelten Patienten mit **chronischem**

Vorhofflimmern im engeren Sinn, d. h.

mit einer **Dauer von > 1 Jahr** und

deutlicher **Vorhofvergrößerung.**

Zwar lassen sich auch diese Formen durch elektrische Kardioversion fast immer beseitigen, die **Chancen den Sinusrhythmus** zu halten sind aber relativ schlecht:

Für Patienten mit Vorhofflimmern seit > **1 Jahr** wurden bisher – nach elektrischer Kardioversion –

nach Ablauf eines Jahres

- **ohne Medikamente**[23]
  nur bei **20–25 %** noch Sinusrhythmus und
- **unter Chinidin**[23]
  in **40–60 %** noch Sinusrhythmus beobachtet.

(Eindeutig bessere Ergebnisse wurden bei chronischem Vorhofflimmern auch für kein **anderes Antiarrhythmikum** nachgewiesen. Einige einschlägige Untersuchungen beziehen sich auf nicht streng definierte Kollektive).

Ebenso wie die Dauer des Vorhofflimmerns spielt die **Vorhofgröße** prognostisch eine Rolle:
Mit gewissen Unterschieden – je nach Grundkrankheit – findet man **ohne Behandlung**

bei einer Vorhofgröße von

> 4 cm

nach 6 Monaten noch bei **20–30 %** Sinusrhythmus und

> 5 cm

nach 6 Monaten noch bei **10 %** Sinusrhythmus[21]

Inzwischen haben sich die Verhältnisse im Vergleich zu älteren Interventionsstudien deutlich gebessert, wobei möglicherweise neben der antiarrhythmischen Therapie auch die erweiterten Möglichkeiten der Behandlung der Herzinsuffizienz unter anderem mit ACE-Hemmern, eine Rolle spielen.

Nach neueren Untersuchungen[13b] gelingt es auch bei

▶ **lange vorbestehendem** (∅ 3,75 Jahre) **anderweitig therapieresistentem Vorhofflimmern**

bei einer Vorhofgröße von

4,5–6 cm

bei konsequenter Einstellung mit **verschiedenen Antiarrhythmika** einschließlich Amiodaron häufig den Sinusrhythmus wieder herzustellen oder nach elektrischer Regularisation

nach 6 Monaten in **81 %**

nach 12 Monaten in **79 %**

nach 24 Monaten in **60 %** zu erhalten,

bei einer Vorhofgröße von

> **6 cm**

hingegen läßt sich nur noch **sehr selten** länger andauernder Sinusrhythmus erzielen.

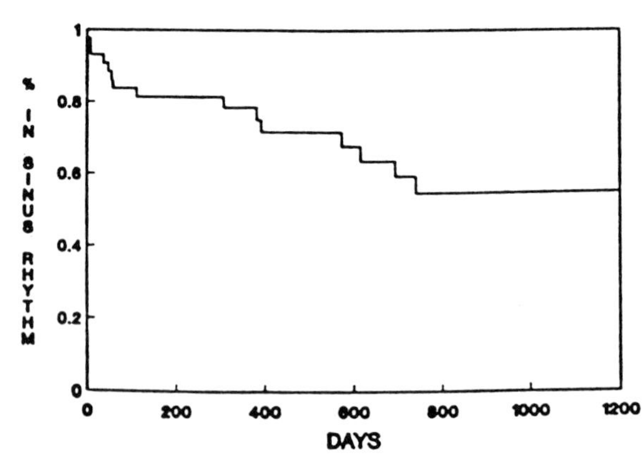

Abb. II_{10}

Chancen, den Sinusrhythmus bei Patienten **bei chronischem Vorhofflimmern** über längere Zeit **zu erhalten.**

Man sieht, daß 60 % der Patienten nach 3 1/2 Jahren noch im Sinusrhythmus sind.

(aus *Brodsky*[13b])

Ability to maintain sinus rhythm in all 43 patients.

Tabelle II_4

Wirksamkeit verschiedener Antiarrhythmika im Sinne der Rezidivprophylaxe bei chronischem therapieresistentem Vorhofflimmern

(aus *Brodsky*[13])

Six-Month Individual Drug Efficacy

Drug	Total	Success	Percent Success
Class IA			
Quinidine	39	7	18
Procainamide	15	2	13
Disopyramide	15	2	13
Class IC (combined)	8	4	50
Amiodarone			
Solitary	29	16	55
Plus IA (combined)	6	4	67

Vergleichbare Erfahrungen bei Patienten mit **nicht anderweitig therapieresistenten Formen mit konventionellen Antiarrhythmika** zeigen, daß der Umschlag unter diesen Medikamenten im allgemeinen früher erfolgt[5, 53a, 53b] und die Erfolgsquoten bei Cordichin® (6×1 Tabl.) mit 50 % besser sind als bei den übrigen Antiarrhythmika auch in sehr hohen Dosen (41 % Umschlagraten bei 1800 mg Propafenon/Tag und 37 % bei 1200 mg Disopyramid/Tag)[5].

Zusammenfassend
bestätigen die vorliegenden neueren Untersuchungen daß **Amiodaron** – wie auch in älteren, zum Teil methodisch unzureichenden Untersuchungen[17] oder für Patienten mit „chronischem Vorhofflimmern" von weniger als einem Jahr schon berichtet – recht wirksam ist, wenn es darum geht, den durch elektrische Kardioversion erzielten Sinusrhythmus längere Zeit zu erhalten.

Persistierendes Vorhofflimmern (Abb. II_{11-13})[26, 31, 35, 36, 37, 42, 43a, 43b, 47]
– Frequenzkontrolle –

Unter persistierendem Vorhofflimmern versteht man im allgemeinen (und im Gegensatz zu mancher in der Tab. II_2 zitierten Definition) **Vorhofflimmern, das sich therapeutisch nicht beseitigen läßt.**

Das wesentliche Problem bei diesen Patienten ist der unter Belastung auftretende **inadäquat hohe Anstieg der Kammerfrequenz** (s. Abb. II_{11}), der häufig zu klinischen Symptomen wie **Belastungs-Angina pectoris** und **Dyspnoe** und gelegentlich auch zu belastungs-induzierter **schwerer Linksinsuffizienz** führt[35].

Daneben zeigen die meisten dieser Patienten zeitweise – vorwiegend in Ruhe – große RR-Abstände oder **„Pausen"**, die häufig asymptomatisch sind, aber dem Behandler Kopfzerbrechen bezüglich der Risiken einer einzuleitenden antiarrhythmischen Therapie verursachen (Pausen bis 4 sec. ohne klinische Symptome gelten heute als ein bei Patienten mit absoluter Arrhythmie häufiges Phänomen, das noch keine Schrittmacherindikation darstellt[28, 35, 47], andere Autoren[4 nach 33] sind jedoch der Ansicht, daß Pausen von $< 2{,}5$ sec. nicht überschritten werden sollten).

Der **inadäquate Anstieg der Kammerfrequenz unter Belastung** (s. o. Abb. II_{11}) läßt sich durch Digitalisbehandlung nur geringfügig abschwächen, aber keineswegs verhindern. Die Frage welches Ausmaß des Frequenzanstiegs unter Belastung beim einzelnen Patienten tolerabel ist, läßt sich schwer beantworten. Nach Angaben mancher Autoren[37] gilt 120/min., nach anderen 140/min.[31, 55] als grober Richtwert für das obere Limit, wobei bekannt ist, daß hohe Frequenzen besonders schlecht von Patienten vertragen werden, die auf eine lange diastolische Füllungszeit angewiesen sind. Das gilt z. B. für Mitralstenosen und alle Zustände mit gestörter diastolischer Compliance.
Bandspeicher-EKG-Untersuchungen unter Belastung sollten heute bei allen Patienten mit anhaltendem Vorhofflimmern durchgeführt werden.

Bei Patienten mit **persistierendem Vorhofflimmern und zu hoher Belastungsfrequenz** (sogenanntes „nicht kontrolliertes" Vorhofflimmern) **unter Digitalisbehandlung** erhebt sich die Frage nach den therapeutischen Alternativen.

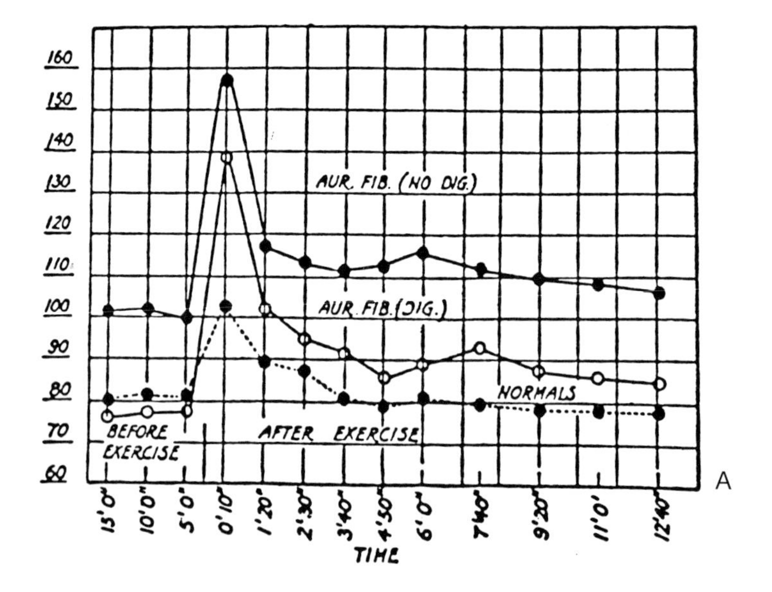

A

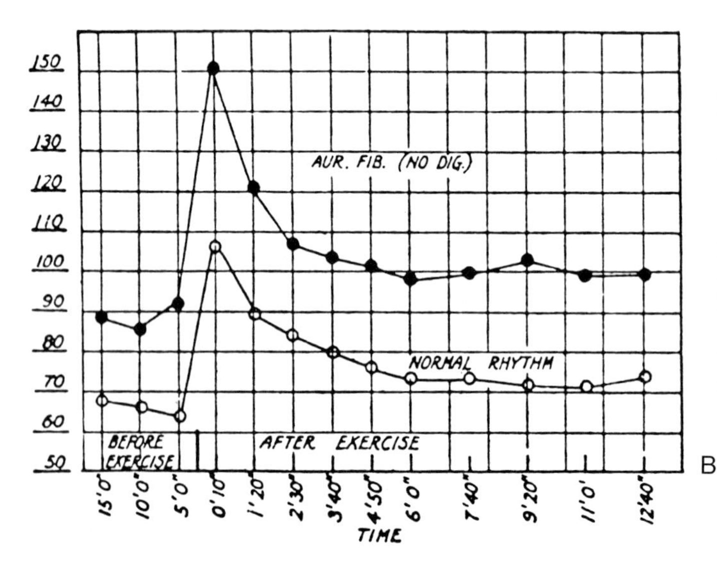

B

Early observations (1924) on the minimal effect of digoxin on heart rate control during exercise (repeatedly stepping on a chair). *A:* Comparison of six normal subjects in sinus rhythm with nine patients with atrial fibrillation (AUR. FIB.) receiving digitals (DIG.) or on no therapy (NO DIG.). Digoxin controls resting rate, but peak heart rate exceeds that of subjects in sinus rhythm by 40 beats per minute. *B:* Heart rate with exercise in five undigitalized patients before (AUR. FIB., NO DIG.) and after (normal rhythm) conversion to sinus rhythm to show that it is the arrhythmia and not the underlying heart disease that produces the disproportionate tachycardia.

Abb. II_{11}

Anstieg der **Kammerfrequenz unter Belastung** bei Patienten mit Vorhofflimmern und Sinusrhythmus.

Der obere Teil der Abbildung zeigt, daß es bei Vorhofflimmern zu einem unphysiologisch hohen Anstieg der Kammerfrequenz (155 vs. 100/min.) kommt, die sich auch durch Digitalisbehandlung nur geringfügig senken läßt

Der untere Teil der Abbildung demonstriert, daß es bei den gleichen Patienten während der absoluten Arrhythmie zu einem wesentlich stärkeren Frequenzanstieg kommt, als nach Wiederherstellung des Sinusrhythmus.

(aus *Falk*[59b] und *Morris*[32] nach *Blumgart 1924)*

Steigerung der Digitalisdosis

Eine weitere Steigerung der Digitalisdosis über die üblichen therapeutischen Dosen (bzw. Spiegel) hinaus bringt – entgegen einer weit verbreiteten Meinung – keine Senkung der Belastungsfrequenz[26].

Magnesium[43a, 43b] (Abb. II_{12-13})

Bei einem Teil der Patienten mit unter Digitalisglykosiden weiterhin anhaltend hoher Frequenz liegt ein Magnesiummangel zugrunde. Bei diesen Patienten führt die Magnesiumsubstitution teils zu einer Frequenzsenkung, teils auch zum Übergang in Sinusrhythmus (s. Abb. II_{12-13}).

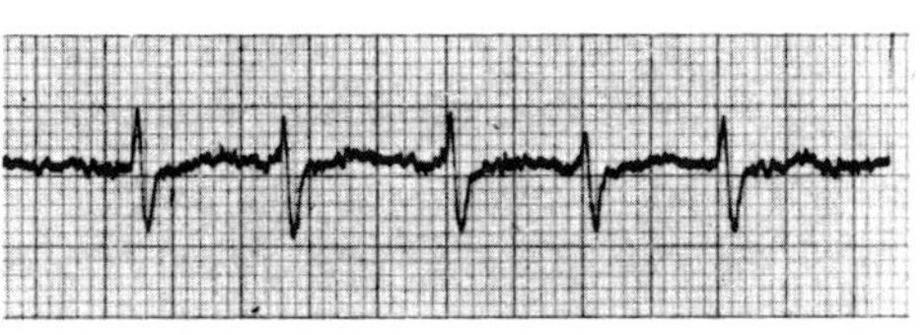

vor Magnesium

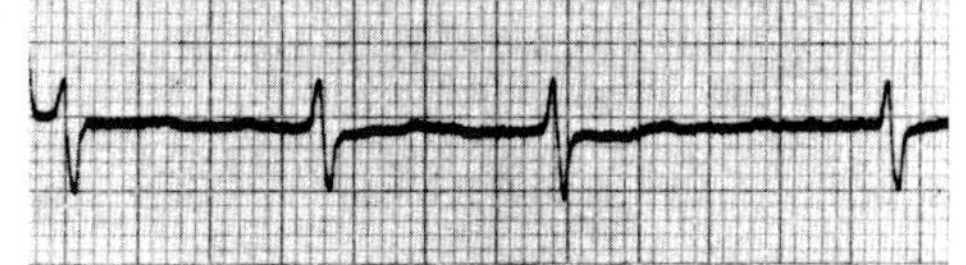

nach Magnesium

(a) 70-year-old male with uncontrolled atrial fibrillation with therapeutic levels of digoxin. Serum Mg^{++} 0.20, serum K^{+} 3.1 mEq/l. (b) Control of atrial fibrillation following intramuscular magnesium sulfate

Abb. II_{12}
Verlangsamung der **Kammerfrequenz bei Vorhofflimmern** nach Magnesiuminjektion (aus *Sheehan*[43])

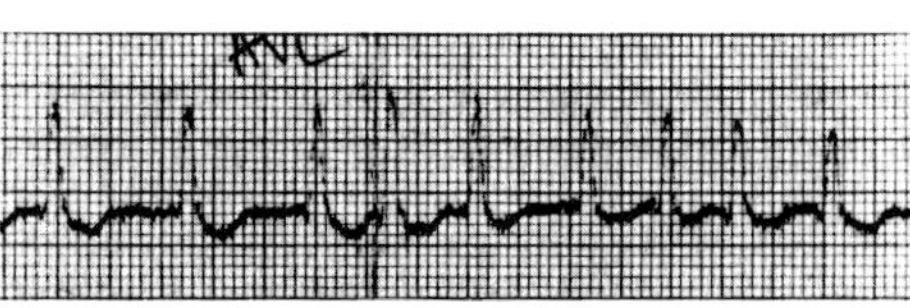

vor Magnesium

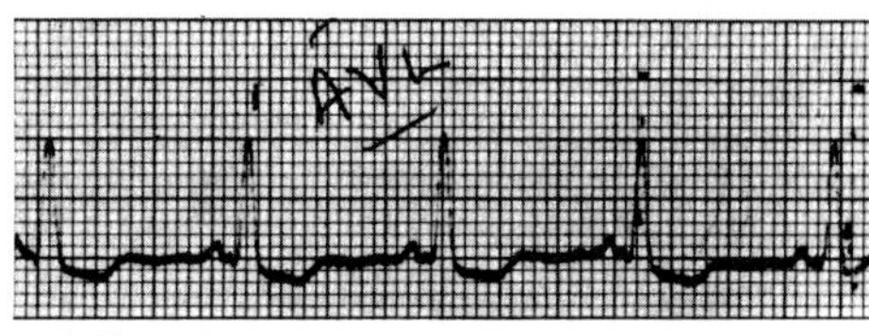

nach Magnesium

(a) Uncontrolled atrial fibrillation associated with cardiogenic shock in a 66-year-old woman, 7 days after MI. Serum Mg^{++} 0.66, serum K^{+} 3.2 mEq/l. Nontoxic digoxin levels. (b) Reversion to sinus rhythm within 2 h of intramuscular magnesium sulfate, correction of hypotension and hypokalemia with decreasing diuretic requirements

Abb. II_{13}
Übergang von **Vorhofflimmern in Sinusrhythmus** nach **Magnesiuminjektion** (aus *Sheehan*[43])

Verapamil

Die Kombination von Verapamil mit Digitalis führt zu einer wesentlich besseren Kontrolle der Belastungsfrequenz[26, 36] und außerdem weniger zu einer Verstärkung der verlängerten nächtlichen RR-Intervalle als die Erhöhung der Glykosiddosis. Die Frage, ob die Verapamil-induzierte Verlangsamung der Belastungsfrequenz auch mit einer Besserung der Belastungstoleranz und der Hämodynamik einhergeht, ist offensichtlich abhängig vom Patientenkollektiv, teilweise wurden – vorwiegend bei Patienten mit günstiger Ausgangssituation – eine deutliche Besserung gefunden[26], teilweise ließ sich jedoch trotz Senkung der Herzfrequenz keine Besserung der Hämodynamik erreichen[28].

β-Rezeptorenblocker[42]
β-Rezeptorenblocker führen bei Patienten mit Vorhofflimmern im Vergleich zu Verapamil – bei äquieffektiver Frequenzsenkung – zu weniger günstigen hämodynamischen Effekten.

Xamotorol
Eine gewisse frequenzausgleichende Wirkung im Sinne einer Verminderung hoher Belastungsfrequenzen bei gleichzeitiger Verkürzung langer Pausen unter Ruhebedingungen ist auch mit dem β-Rezeptoren-Agonisten/Antagonisten Xamotorol zu erreichen[4], dessen therapeutische Anwendung sich jedoch dadurch relativiert, daß bei Patienten mit Herzinsuffizienz, trotz Besserung der Symptome, eine Verkürzung der Überlebenszeit nachgewiesen wurde[59b].

Amiodaron[11, 26, 31, A 38c, A 57, A 83]

Daß es mit Amiodaron meist gelingt, auch bei anderweitig therapieresistenten Patienten mit persistierendem Vorhofflimmern eine Frequenzsenkung zu erreichen, ist aus verschiedenen Studien bekannt.
Kandidaten für die Amiodaron-Therapie sind – neben den sonst **therapieresistenten Patienten** – Kranke mit **schlechter hämodynamischer Situation.**
Interessant in diesem Zusammenhang sind auch die Ergebnisse einer Studie bei Patienten mit therapieresistentem persistierendem Vorhofflimmern mit **gleichzeitig** relativ ausgeprägten **bradykarden Phasen** (Frequenzen unter 40/min. und Pausen über 6 sec.)[31], die zeigt, daß es unter Amiodaron-Behandlung nicht nur gelegentlich (4/14) noch unerwartet zum Übergang in den Sinusrhythmus und bei den meisten (8/14) zur Unterdrückung der tachykarden Phasen kam, sondern daß anscheinend auch keine Zunahme der bradykarden Phasen zu verzeichnen war.

Postoperatives Vorhofflattern und -flimmern[22, 30, A 37]

Für Patienten mit postoperativem Vorhofflimmern im Rahmen **verschiedener Herzoperationen** ist aus einer direkten Vergleichsuntersuchung bekannt, daß unter **Chinidin** – im Vergleich zu **Amiodaron** – höhere Konversionsraten, wenn auch mehr Nebenwirkungen zu beobachten sind.

Speziell für Patienten mit **schlechter Hämodynamik** sei aber erwähnt, daß sich Amiodaron auch in dieser Situation[22, A 37] als günstig erweist.

Vagal-induzierte Vorhofrhythmusstörungen (Abb. II_{14})

– späte SES – Vorhofflimmern – Vorhofflattern –[1, 2a, 2b, 2c, 3]

(Lit. s. S. 398; *L 16*)

Unter Vagal-induzierten Vorhofrhythmusstörungen versteht man atriale Arrhythmien, die sich meist bei **Männern im mittleren Lebensalter ohne organische Herzkrankheiten** finden.
Charakteristisch ist das Auftreten in Phasen erhöhter vagaler Aktivität. Nach zunehmend **bradykarder** werdendem **Grundrhythmus** finden sich **spät-** und vielfach **bigeminusartig** – einfallende **Vorhofextrasystolen,** die die Rhythmusstörung induzieren. Dabei kommt es gewöhnlich zuerst zum Auftreten von Vorhofflimmern, das sich dann später zu Vorhofflattern reorganisiert (s. Abb. II_{14}).

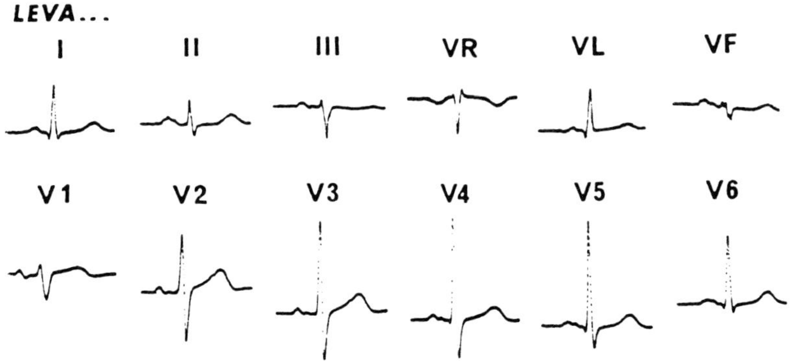

Basic tracing in a case of vagal arrhythmia. An intra-atrial conduction disturbance is frequently seen. Note the bifid P waves in leads II, III, VF and V2 to V6.

Abb. II_{14}
Vagal-induzierte Vorhofrhythmusstörungen
A: Standard-EKG
Die **gespaltene P-Welle** ist ein häufig nachweisbares Charakteristikum bei Patienten mit dieser Rhythmusstörung.
B: Trenddarstellung
Man sieht eine ständig **zunehmende Frequenzverlangsamung** im Laufe der Nacht, der schließlich die Tachyarrhythmie folgt.
C: Langzeit-EKG
Man sieht, daß einem immer länger werdenden PP-Intervall schließlich **bigeminusartige Vorhofextrasystolen mit langem Kupplungsintervall** folgen, die das **Vorhofflimmern** induzieren, das sich dann rasch zu **Vorhofflattern** reorganisiert.
- **Amiodaron**
ist eine der wenigen effektiven Behandlungsmöglichkeiten bei dieser Rhythmusstörung.

(A aus *Coumel*[2c], B aus *Coumel*[2b])

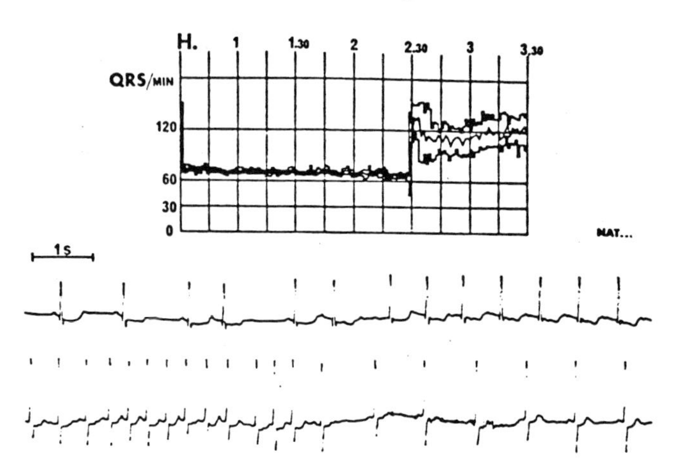

Vagal atrial arrhythmia. The diagram is computerized analysis of 3-hour Holter recording, during which onset of arrhythmia is observed.

Abb. II_{14b}

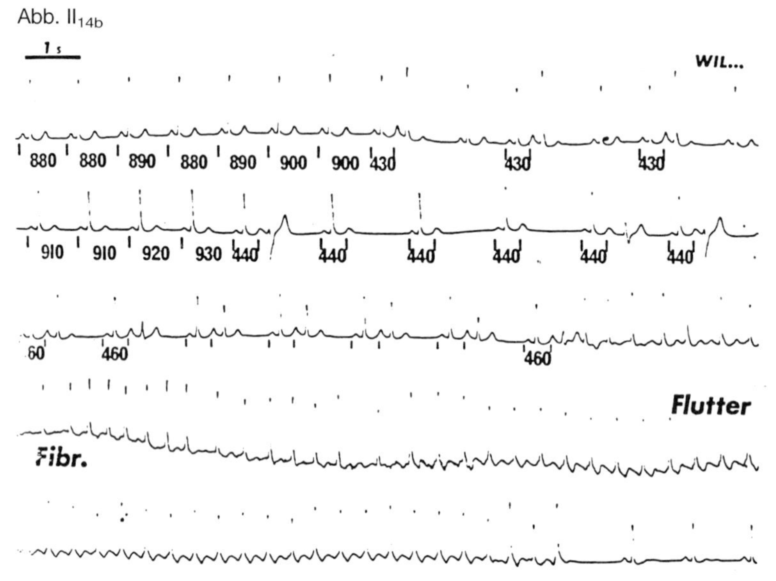

Typical sequence of events in vagally induced atrial arrhythmia. A. The sinus cycle length progressively increases up to its "critical" value of 900 msec. and an atrial trigeminy appears. B. Again, the prolongation of the sinus cycle precedes the atrial bigeminy. Note the constant and long coupling interval. Premature P waves are either blocked or conducted with a functional bundle branche block. C. Atrial bigeminy converts to atrial fibrillation. D. Patterns of atrial fibrillation and typical atrial flutter alternate during the attack. E. Termination of tachycardia without any pause suggests the absence of sinoatrial disease.

Abb. II_{14c}

Obwohl diese Rhythmusstörung kaum je in bleibendes Vorhofflimmern übergeht, ist sie bekannt für ihre **Therapieresistenz** gegenüber der üblichen antiarrhythmischen Therapie. Von den konventionellen Antiarrhythmika sind nur Chinidin und Disopyramid auf Grund ihrer anticholinergischen Wirkung gelegentlich in der Initialphase effektiv. Die Dauerbehandlung ist häufig nur mit Flecainid oder Amiodaron möglich. Oft ist die Anwendung beider Substanzen[1] und gelegentlich gleichzeitig noch die schnelle Vorhofstimulation[2b] erforderlich.

Katecholamin-abhängige Vorhofrhythmusstörungen (Abb. II_{15-16})

– frühe SES – Vorhofextrasystolen in Salven – Vorhoftachykardien – Vorhofflimmern –

(Lit. s. S. 398; *L 17*)

Katecholamin-abhängige Rhythmusstörungen sind selten.
Sie finden sich meist bei **herzgesunden Frauen,** ausgelöst durch Anstrengung und Aufregung und lassen sich durch Isoprenalin provozieren.
Sie führen häufig zu einer deutlichen Kreislaufbeeinträchtigung.

Circonstances d'apparition caractéristiques d'une arythmie auriculaire catécholergique (patiente n° 8, tableau II). L'arythmie apparait au réveil du patient. à 6 h 45, et elle est clairement annoncée par une accélération sinusale progressive dans les deux heures qui précédent. Une accélération supplémentaire annonce immédiatement l'arythmie. Le diagramme inférieur montre l'effet incomplet de l'oxprénolol: la fréquence sinusale seuil de déclenchement est moins élevée, mais à 7 h puis à 7 h 45 la tendance à l'accélération précédant la crise reste la même.

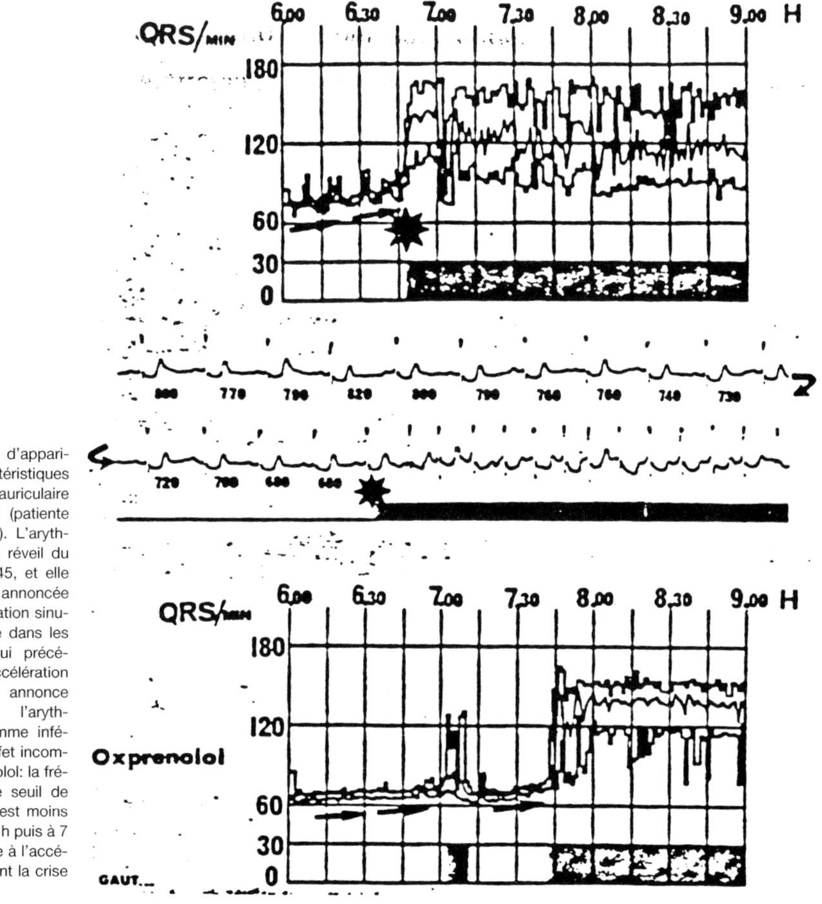

Abb. II_{15}
Katecholamin-abhängige Vorhofrhythmusstörungen
Man sieht das Auftreten der Arrhythmie nach zunehmend schneller werdendem Sinusrhythmus.
(aus *Coumel*[1a])

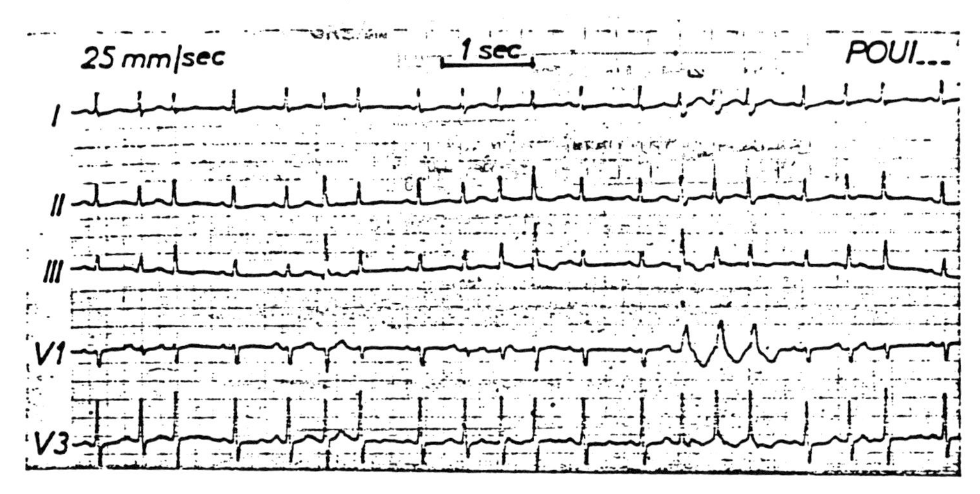

Tachycardie atriale en salves, d'origine catécholergique. Les salves de tachycardie sont entrecoupées de quelques battements d'origine sinusale. L'aspect électrique de l'activité auriculaire est clairement différent de celui d'un flutter auriculaire typique.

Abb. II_{16}
Katecholamin-abhängige Vorhofrhythmusstörungen
Man sieht eingeblendet zwischen Sinusschlägen Salven von supraventrikulären Extrasystolen mit meist normaler, teilweise aber auch aberrierender Leitung.
(aus *Coumel*[1b])

Das EKG ist gekennzeichnet durch einen immer **schneller werdenden Sinusrhythmus,** der bei einer bestimmten Schwelle, meist bei 90/min., durch **Vorhofextrasystolen, häufig in Salven** und vielfach mit aberrierender Leitung mit gelegentlichem Übergang in Vorhoftachykardie und üblicherweise mit Übergang in **Vorhofflimmern** gekennzeichnet ist (s. Abb. II_{15} u. II_{16}). Auch diese Rhythmusstörung gehört zu den **therapeutisch schwer beeinflußbaren.**
Obwohl auf Grund des Entstehungsmechanismus anzunehmen wäre, daß β-Rezeptorenblocker wirksam sein müßten, trifft das in den meisten Fällen nicht zu. Ebenso sind die Klasse I-Antiarrhythmika im allgemeinen unwirksam[1b]. Gelegentlich führt die Kombination von β-Blockern und Klasse I-Antiarrhythmika zum Erfolg[1c], Propafenon gilt noch als am ehesten wirksames Medikament[1c], teils als Monotherapie und teils, bei therapieresistenten Fällen, in Kombination mit β-Rezeptorenblockern[1b].
Für **anderweitig therapieresistente Fälle** liegen auch bei dieser Rhythmusstörung positive Behandlungserfahrungen mit Amiodaron vor. Das gilt ebenso für die Monotherapie[1b] als auch gelegentlich in Kombination mit Klasse I-Antiarrhythmika[1c].

AV-Region (Abb. II_{17})

Zu den Rhythmusstörungen der AV-Region gehören recht unterschiedliche Formen wie die

relativ häufigen

AV-Reentry-Tachykardien z. B.

- die intranodale AV-Tachykardie (INT),
- verschiedene sogenannte „circus movement"-Tachykardien (CMT), die auf kreisender Erregung in verschiedenen abnormen Bahnen beruhen und unter anderem beim WPW-Syndrom, LGL-Syndrom, Mahaim-Syndrom vorkommen,
- die relativ seltenen Nicht-paroxysmalen-junktionalen Tachykardien, wie
  Nicht-paroxysmale Tachykardie beim Erwachsenen
  Nicht-paroxysmale Tachykardie beim Kind (His-Tachykardie) und die
- Unaufhörlichen supraventrikulären Tachykardien,
  die verschiedene Formen, wie
  unaufhörliche Reentry-Tachykardien und
  Nicht-paroxysmale-junktionale Tachykardien beinhalten.

AV-Reentry-Tachykardien (Abb. II_{17})

(Lit. s. S. 398; *L 18*)

Bedeutung und Angriffspunkte von Amiodaron

Die meisten Rhythmusstörungen der AV-Region treten bei Patienten mit **gesundem Herzen** auf und werden hämodynamisch relativ gut toleriert.

Bei manchen Patienten gehen jedoch auch diese Rhythmusstörungen mit **schwersten Symptomen** einher und lassen sich durch die **konventionellen Antiarrhythmika nicht beherrschen.**

Für diese Patienten interessieren – neben den zunehmenden Möglichkeiten **invasiver Intervention**[9], die von manchen Zentren bei diesen Rhythmusstörungen bevorzugt werden[A 22b, A 34a, A 34b] – die inzwischen recht umfangreichen Erfahrungen verschiedenster kardiologischer Zentren mit **Amiodaron** bei dieser Indikation.

Die Angaben über den Wirkungsmechanismus und die klinische Bedeutung von Amiodaron bei dieser Indikation erscheinen auf den ersten Blick etwas verwirrend.

So findet man in manchen Arbeiten den Hinweis, daß der **Hauptangriffspunkt** im AV-Knoten läge, in anderen aber wieder, daß er vorwiegend die akzessorische Bahn betrifft. Ebenso erfährt man einerseits, daß eine solche Rhythmusstörung – z. B. die „circus movement"-Tachykardie (CMT) – „meist induzierbar bleibt," dann aber auch wieder, daß ihre „Induzierbarkeit praktisch immer verhindert wird," oder daß Amiodaron – z. B. bei Vorhofflimmern bei WPW-Syndrom – „keine besondere Bedeutung" hätte, oder aber, daß es „das wirksamste Medikament" sei.

Bei genauerem Hinsehen klären sich die meisten vermeintlichen Widersprüche.

Die erste Besonderheit von Amiodaron besteht darin, daß es – im Gegensatz zu den meisten anderen Antiarrhythmika – bei der **Akuttherapie** wie oben (s. S. 47) schon erwähnt, ganz andere Effekte zeigt, als bei der **Langzeitbehandlung.**

Diese Unterschiede sind im Bereich der AV-Region besonders stark ausgeprägt:[88a, 88b, 23e]

- bei der **Akutbehandlung** (s. o. Tab. I_3) steht
  die Verzögerung der
  AV-Überleitung im Vordergrund
  die Wirkung auf die
  $ERP_{aPW\ ante}$ ist noch relativ gering ausgeprägt

- bei der **Dauertherapie** nimmt
  die ERP der verschiedenen Herzabschnitte
  besonders in der akzessorischen Bahn
  aber auch im Vorhof und in der Kammer zu
  $ERP_{APW} \uparrow > ERP_A \uparrow > ERP_V \uparrow$

  und schließlich nimmt auch die
  HV-Zeit (geringfügig) zu.

Somit werden Reentry-Tachykardien akut vorwiegend durch eine Verapamil-ähnliche Verzögerung der Erregungsleitung im **AV-Knoten** durchbrochen, während unter Dauerbehandlung praktisch **alle Kompartimente** der Kreisbahn betroffen werden[23e].

Der für die Dauerbehandlung entscheidende Effekt bei Patienten mit WPW-Syndrom ist – wie oben schon angedeutet – die sich allmählich entwickelnde Verlängerung der Refraktärzeit der akzessorischen Bahn.

Neben unterschiedlichen Effekten im Rahmen der Dauertherapie gegenüber der Akutbehandlung sind andere Faktoren wie **Dosierung, Meßzeitpunkt** und auch die behandelten **Patientenkollektive** Ursachen für die oben erwähnten scheinbaren Widersprüche. So erklärt sich nicht nur, daß in manchen Untersuchungen vorwiegend die Parameter des AV-Knotens[23e], in anderen aber auch die $ERP_{aPW\ ante}$ bei nur geringfügiger Beeinflussung der $ERP_{aPW\ retro}$[23a] oder – in höherer Dosierung – schließlich auch die ERP_{retro} mehr als die ERP_{ante}[4] zunimmt.

Ebenfalls vorwiegend durch unterschiedliche Dosierung erklärt sich, daß **Reentry-Tachykardien** in manchen Studien nur selten[23e] und in anderen fast immer [8] zu durchbrechen waren oder daß sie meistens auslösbar blieben[23e], bzw. fast nie mehr auslösbar waren[7, 12]. Es sei aber schon hier vorweggenommen, daß unter Amiodaron-Behandlung vielfach auch Patienten mit weiter induzierbaren Rhythmusstörungen anfallsfrei bleiben, was auf eine Unterdrückung der auslösenden Extrasystolen zurückzuführen ist, so daß nach den Erfahrungen großer Zentren[23c] durchaus nicht immer so hohe Dosierungen erforderlich sind, daß eine Verhinderung der Induzierbarkeit eintritt. Daraus erklärt sich auch, daß in Kollektiven, in denen nur bei 30 % der Patienten eine Verhinderung der Induzierbarkeit erreicht wurde, in 90 % der Fälle klinische Anfallsfreiheit zu erzielen war[23c].

Bei der Behandlung von Patienten mit **Vorhofflimmern** bei WPW-Syndrom spielen verschiedene Effekte, so die Unterdrückung der **auslösenden Extrasystolen,** wie auch die Verhinderung des Auftretens von **Vorhofflimmern** und gleichzeitig die Verlangsamung der Kammerfrequenz durch Zunahme der **effektiven Refraktärzeit der akzessorischen Bahn** eine Rolle.

Außerdem sind die **Ausgangswerte** der Refraktärzeit der akzessorischen Bahn von Bedeutung. Amiodaron ist zwar auch bei den Risikopatienten mit kurzen Ausgangswerten noch wirksamer, als die meisten übrigen Medikamente[23a], dennoch ist seine Wirkung bei den „high risk"-Patienten geringer als bei den übrigen[23e, A 88a], so daß gerade bei den „high risk"-Patienten exakte Nachkontrollen und gelegentlich weitere Maßnahmen (s. u.) erforderlich sind.

Ein weiterer Grund für vermeintlich widersprüchliche Angaben über den Effekt von Amiodaron, ist seine **frequenz-abhängige Wirkung:** Amiodaron verhindert die bei steigenden Frequenzen auftretende Verkürzung der Refraktärzeit[A 7], so daß Untersuchungen im Sinusrhythmus zu einer deutlichen Unterschätzung seiner Effektivität führen können.

Ein weiteres klinisch besonders bedeutsames Phänomen, das sich erst in letzter Zeit zunehmend herauskristallisiert hat, ist die Tatsache, daß die Wirkung von Amiodaron – genauso wie die zahlreicher anderer Antiarrhythmika – teilweise durch **sympathikotone Effekte oder Isoprenalin aufgehoben wird.**

Isoprenalin

bewirkt – bei Patienten mit und ohne Amiodaron-Vorbehandlung –

eine

- ▶ Verkürzung der $ERP_{aPW\ ante}$ (besonders bei langem Ausgangswert) und damit eine
- ▶ Verminderung des kürzesten RR-Intervalls bei Vorhofflimmern[23b] und damit eine
  - ◆ Zunahme der Kammerfrequenz bei **Vorhofflimmern,**

außerdem eine

Begünstigung der Auslösbarkeit und Beschleunigung der

- ◆ CMT.

Diese Effekte sind der Grund dafür, daß gelegentlich bei Patienten, die unter Ruhebedingungen unter Amiodaron gut eingestellt erscheinen, unter Belastung Rezidive auftreten. Dabei hat sich gezeigt, daß gerade die akzessorische Bahn, häufiger als früher angenommen, stark Katecholamin-empfindlich ist[23b, A 7]. Hier liegt die Begründung für die neuerdings bei solchen Patienten empfohlene **Kombination** von Amiodaron mit β-**Rezeptoren-Blockern.**

Rhythmusstörungen bei WPW-Syndrom

Einfluß auf die Delta-Welle

Im Rahmen der Akutbehandlung mit Amiodaron ist keine wesentliche Wirkung auf die Delta-Welle zu erwarten (s. o.).
Unter Dauertherapie wurde bei Erwachsenen bei ~ 2/3 der Patienten ein Verschwinden der Delta-Welle beschrieben[A 71b]. Hingegen wurde bei Kindern meist ein Persistieren der Delta-Welle beobachtet[17].

Vorhofflattern und -flimmern bei WPW-Syndrom

Vorhofflimmern – und das wesentlich seltenere Vorhofflattern – sind die gefährlichsten Rhythmusstörungen bei WPW-Syndrom (s. d.). Vorhofflimmern tritt bevorzugt bei Patienten mit kurzer $ERP_{aPW\ ante}$ auf[18], und diese Patienten sind wiederum durch hohe Kammerfrequenzen und das gelegentliche Auftreten von **Kammerflimmern** gefährdet.

Als **„high risk"-Gruppe** gelten Patienten mit einem kürzesten Delta-RR-Intervall von < 250 msec. und einer entsprechend kurzen ERP_{ante} von < 250 msec.

Bei diesen Patienten sind die konventionellen Antiarrhythmika gewöhnlich ineffektiv[23a], so daß die Frage nach der Wirksamkeit von Amiodaron von besonderer klinischer Bedeutung ist.

Wie auf Grund der oben geschilderten zeitversetzten elektrophysiologischen Effekte – sofort Wirkung im AV-Knoten, der bei Vorhofflimmern bei WPW-Syndrom umgangen wird, und protrahierter Wirkungseintritt in bezug auf die Refraktärzeit von Vorhof und akzessorischer Bahn – nicht anders zu erwarten, bestehen beträchtliche Unterschiede zwischen der Wirksamkeit bei Akutbehandlung und Dauerbehandlung. Das gilt ebenso für die Wirkung auf das Vorhofflimmern als solches, als auch für das zweite Behandlungsziel, die Verlangsamung der Kammerfrequenz.

Akutbehandlung[6, 21, 22, A 62]

Bei der Akutbehandlung von Vorhofflimmern bei WPW-Syndrom gehört Amiodaron *nicht* zu den Mitteln der ersten Wahl[23e]. Es stellt den Sinusrhythmus nur selten wieder her und hat nur eine begrenzte Wirkung auf die Kammerfrequenz. Auch wenn diese in Einzelfällen durch akute Amiodaron-Injektion (150 mg in 15 min.) aus dem kritischen Bereich (250/min. → 200/min.) geholt werden konnte [21], zeigen andere Erfahrungen, daß ebenso unter intravenöser Injektion[16] als auch unter Dauerinfusion[15], genauso ein Anstieg der Kammerfrequenz auftreten kann.

Entsprechend liegen bei dieser Indikation nur begrenzte Erfahrungen vor.

Bei spontan aufgetretenem Vorhofflimmern bei WPW-Syndrom fand sich nach Bolusinjektion von 5 mg/kg Amiodaron in 5 min. nur ein geringer und kurzzeitiger Effekt auf die Kammerfrequenz[6]. Ebenso wurde bei elektrophysiologisch ausgelöstem Vorhofflimmern bei WPW-Syndrom nach akuter Injektion nur ein geringer Rückgang der Kammerfrequenz (165 → 155/min.) gesehen[A 62].

Bei Patienten mit rezidivierendem Vorhofflimmern bei WPW-Syndrom, bei denen es im Rahmen der programmierten Stimulation schon nach mechanischer Berührung zum Auftreten von Vorhofflimmern kam, wurde in einer älteren Untersuchung nach Amiodaron-Injektion bei 2 von 3 Patienten Übergang in Sinusrhythmus beobachtet[22].

Dauerbehandlung[7, 12, 14, 22, 23e, A 62, A 71a, A 74, A 88a]

Zur Dauerbehandlung von Patienten mit Vorhofflattern und -flimmern bei WPW-Syndrom gilt Amiodaron seit den ersten Untersuchungen von *Rosenbaum 1974,* der bei 4 schwer symptomatischen Patienten – einer davon mit vorausgegangenem Kammerflimmern – die auf alle anderen Medikamente nicht angesprochen hatten, in allen Fällen Rezidivfreiheit erreichte, als wirksamstes Antiarrhythmikum.

Weitere Untersuchungen an einem größeren Patientenkollektiv von *Wellens*[23c] bestätigten, daß bei den meisten (13/17) Patienten **Rezidivfreiheit** zu erzielen war.

Zusätzliche Erfahrungen[A 74] zeigten, daß es auch bei eindeutigen „high risk"-Patienten im Rahmen der Dauertherapie nicht nur dazu kommt, daß Vorhofflimmern meistens nur noch in rasch selbst terminierender Form auftritt[14], sondern daß auch die vorher extrem kurzen minimalen RR-Intervalle von Ausgangswerten zwischen 160 und 210 msec. auf Werte von 220–500 msec. zunehmen, so daß die Kammerfrequenz nicht mehr über den kritischen Wert von 200/min. steigen kann. Jüngste Untersuchungen[7] bei schweren Fällen – fast ausschließlich Patienten mit bereits vorausgegangenem Kammerflimmern und Zustand nach Reanimation – ergaben dann allerdings nach einem relativ kurzen Zeitraum viele Rezidive mit bedrohlicher Symptomatik. Als wahrscheinlicher Grund gilt die oben erwähnte Abschwächung der Wirkung von Amiodaron in der akzessorischen Bahn unter dem Einfluß erhöhter sympathikotoner Aktivität[23e]. Die Frage, inwieweit sich hier durch Kombination mit β-Rezeptoren-Blockern eine noch höhere Effektivität erzielen läßt, bleibt zu klären[23e].

Einstweilen gilt, daß **jüngere Patienten[18] oder solche deren $ERP_{aPW\ ante}$ trotz Amiodaron**
< 280 msec. bleibt[7]

- **einer operativen Behandlung zugeführt werden sollen.**

Von klinischer Bedeutung ist noch die Erfahrung, daß die **erforderlichen Erhaltungsdosen** für Amiodaron bei Vorhofflimmern mit

- 200–400 mg/Tag[23e] bzw.
- 300–400 mg/Tag[7] oder
- 400 mg/Tag[A 71a]

deutlich höher sind, als beispielsweise bei der CMT_{WPW}[23e].

„Circus movement"-Tachykardie bei WPW-Syndrom (CMT)[4a, 12, 23e]

Die CMT bei WPW-Syndrom (s. d.) ist wesentlich weniger gefährlich als Vorhofflimmern, obwohl sie gelegentlich – insbesondere bei Patienten mit kurzer effektiver Refraktärzeit – in Vorhofflimmern entarten kann.

Sie läßt sich meist durch konventionelle Antiarrhythmika erfolgreich behandeln. Für Patienten mit schwerer klinischer Symptomatik und **anderweitiger Therapieresistenz** gilt Amiodaron weiterhin als Alternative. Die Erfolgsraten in bezug auf die Rezidivprophylaxe liegen bei 50–100 %[A 71a, A 71b, A 74, A 87], meist bei ~ 90 %[23d, A 13a, A 13b]. Dabei ist – wie oben schon angedeutet – seit langem bekannt, daß auch bei Patientenkollektiven, in denen in 90 % der Fälle Rezidivfreiheit erreicht wird, nur selten (30 %) eine Verhinderung der Induzierbarkeit nachweisbar ist[23c]. Der wesentliche Grund dafür, daß der größte Teil der Patienten mit weiter auslösbarer Tachykardie rezidivfrei bleibt, wird in der Unterdrückung der auslösenden Extrasystolen gesehen[23c]. Die Unterbrechung des Reentry-Kreises bei Patienten mit nicht mehr auslösbaren Rhythmusstörungen erfolgt in je der Hälfte der Fälle in antegrader und retrograder Richtung[23c]. In Studien mit sehr hoher Dosierung wurde schließlich auch eine Unterdrückung der Auslösbarkeit[4, 12] und eine zunehmende Verlangsamung der antegraden und schließlich – allerdings bei einem Patientenkollektiv mit relativ langen Ausgangswerten – selbst der retrograden effektiven ERP_{aPW}[4] erreicht. Auf Grund der bekannten – teilweise deutlich dosis-abhängigen – Nebenwirkungen, scheint es jedoch sinnvoll, sich auf die minimal erforderlichen Dosen zu beschränken, die bei der CMT relativ niedrig liegen.

Als **erforderliche Dosierung,** um eine erfolgreiche Rezidivprophylaxe zu gewährleisten, ermittelte *Wellens*[23a] bei einem relativ großen Patientenkollektiv

- für das **Gros** der Patienten Dosen von 100–200 mg/Tag,
- bei einzelnen reichten $<$ 100 mg/Tag (500 mg/Woche),
- bei einzelnen waren höhere Dosen von $>$ 200 mg/Tag nötig.

Im Hinblick auf die **Akutbehandlung** wurde gezeigt, daß sich die CMT_{WPW} durch intravenöse Amiodaron-Injektion – durch Blockierung im AV-Knoten – praktisch immer beseitigen läßt (70 % der Fälle nach der ersten Bolusinjektion von 3–5 mg/kg in 4–5 min., die restlichen 30 % nach weiteren 3–5 mg/kg nach 8–10 min.). Dabei handelt es sich allerdings um nicht anderweitig therapieresistente Patienten[8], bei denen diese Behandlung im allgemeinen nicht indiziert ist.

Kinder[17]

Auch bei Kindern mit anderweitig therapieresistenter CMT_{WPW} wurde unter Amiodaron-Dauertherapie Anfallsfreiheit erreicht.

LGL-Syndrom[A 71a]

Die Erfahrungen mit Amiodaron bei eindeutigem LGL-Syndrom sind begrenzt. In Einzelfällen wurde über positive Behandlungserfahrungen bei AV-Reentry-Tachykardien im Rahmen des LGL-Syndroms berichtet[A 71a].

Mahaim-Syndrom

Erfahrungen mit dieser extrem seltenen Rhythmusstörung liegen anscheinend nicht vor.

„Circus movement"-Tachykardie[1, 2a]

ohne nachweisbare abnorme antegrade Leitung ($CMT_{conc,\ WPW\ und\ LGL}$)

„Circus movement"-Tachykardien können, wie oben schon erwähnt, nicht nur bei manifestem WPW-Syndrom auftreten. Man findet sie auch bei der sogenannten „primär" oder „sekundär" verborgenen Variante des WPW-Syndroms ($CMT_{WPW\ conc}$). Außerdem können sie auch bei anderen nur rückwärts leitenden abnormen Bahnen, z. B. bei LGL-Syndrom, vorkommen. Die differentialdiagnostische Abgrenzung der letztgenannten Form gegenüber anderen Rhythmusstörungen, wie z. B. der INT, gilt als ein auch mit invasiven Methoden immer noch nicht restlos geklärtes Problem[2a]. Vor diesem Hintergrund sind die Untersuchungen von *Albioni*[1] zu sehen, der 1984 zeigte, daß Amiodaron auch bei diesen Rhythmusstörungen sehr wirksam ist.

Intranodale AV-Tachykardie (INT)[1, 7 nach A 20, 20, 22, 23c, 23e, A 25]

Die Intranodale AV-Tachykardie gehört zu den Rhythmusstörungen, die selten therapieresistent sind. Aus diesem Grund gibt es nur begrenzte Erfahrungen mit Amiodaron.

Einzelfälle von Unterbrechungen der Tachykardie oder einer Verhinderung ihrer Auslösbarkeit wurden verschiedentlich mitgeteilt[6, 22].

Nach den Untersuchungen von *Gomes*[A 25] – bei nicht anderweitig therapieresistenten Patienten – wurde

nach
intravenöser Amiodaron-Injektion
- 5 mg/kg KG als Bolus
in allen (9/9) Fällen eine

▶ Unterbrechung und
▶ Verhinderung der Auslösbarkeit der Tachykardie

festgestellt.

Nach den Erfahrungen großer Zentren[23c] wird davon ausgegangen, daß die Wirksamkeit in der gleichen Größenordnung liegt wie bei der CMT, und daß der Effekt auf eine Verlängerung der ERP_{AV} beruht[23c]. Dabei sind im allgemeinen relativ niedrige Dosierungen ausreichend[19 Diskussionsbemerkung in 23c].

Unaufhörliche supraventrikuläre Reentry-Tachykardien (Abb. II_{17})[2a, 2b, 3a, 5a, 5b, 11, 13, A 16, A 23d, A 87]

Unaufhörliche supraventrikuläre Reentry-Tachykardien gehören beim Erwachsenen zu den seltenen Rhythmusstörungen, bei **Kindern** gelten sie jedoch als Ursache für **1/3–1/2 der Fälle aller supraventrikulären Rhythmusstörungen**[3b, A 16].

Im Gegensatz zu den meisten übrigen Formen, die durch Extrasystolen ausgelöst werden, kommen diese Rhythmusstörungen schon durch eine **Beschleunigung der Sinusfrequenz** zustande. Das ist der Grund für ihre „Unaufhörlichkeit".

Die Hauptprobleme dieser Rhythmusstörungen bestehen darin, daß sie nicht selten zur **rhythmogenen Herzinsuffizienz** (s. d.) führen[5a]. Bis vor kurzem[5a] führten sie auch bei Kindern nicht selten zum Tod.

Darüber hinaus sind sie praktisch **immer therapieresistent gegenüber allen konventionellen Antiarrhythmika**[3a, 3b, 23d, A 87]. (Inzwischen wurden allerdings einzelne günstige Behandlungserfolge mit dem in Deutschland nicht im Handel befindlichen Antiarrhythmikum Encainid mitgeteilt[2b].)

Amiodaron gilt seit langem als einzig wirksames Antiarrhythmikum bei dieser Rhythmusstörung (s. Abb. II_{17})[3a, 16, 23d].

Das trifft nach verschiedenen neueren Kasuistiken auch für die verschiedenen Unterformen dieser Rhythmusstörung (s. d.), wie z. B. die **$CMT_{conc\ incess}$**[13, 23d] sowie – mit allen Vorbehalten in bezug auf die differentialdiagnostischen Probleme dieser Rhythmusstörung[2a] – auch für die **INT_{incess}** (s. d.)[11] zu.

Als wirksamste Medikation gilt die **Kombination** von Amiodaron mit Digitalisglykosiden[23d], die häufig schon wegen der begleitenden Herzinsuffizienz erforderlich ist. Der wesentliche Wirkungsmechanismus besteht in einer Verlangsamung der Sinusfrequenz[23d].

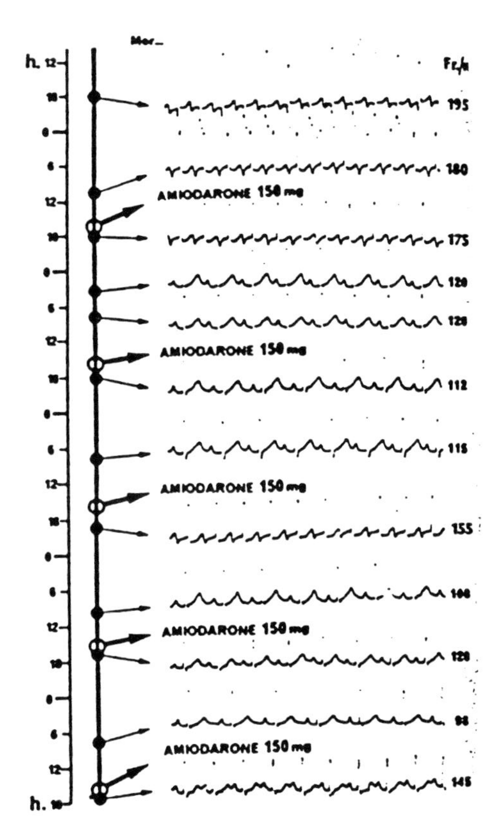

Action de l'amiodarone sur une tachycardie réciproque permanente de l'enfant. Avant traitement, le rythme réciproque est permanent et supérieur à 180/min. 10 h après la premiere prise, un rythme sinusal (120/min) apparait. Au 3e jour de traitement, les salves de rythme réciproque sont plus lentes (155/min). Au 5e jour de traitement, le rythme sinusal est permanent et peut atteindre une fréquence de 145/min. Dans ce cas particulier, la rapidité d'action de l'amiodarone laisse présager une évolution favorable à long terme.

Abb. II_{17}
Wirkung von **Amiodaron** bei einer **unaufhörlichen AV-Reentry-Tachykardie** (aus *Lucet*[10])

Von besonderer klinischer Bedeutung ist noch, daß es bei dieser Rhythmusstörung bei **Neugeborenen** durch Amiodaron gelegentlich gelingt, die Zeit zu überbrücken, bis die Rhythmusstörung von selbst ausheilt und so eine risikoreiche Operation zu umgehen.

Seltene AV-Tachykardien

Nicht-paroxysmale-junktionale Tachykardie bei Erwachsenen

Die Nicht-paroxysmale-junktionale Tachykardie bei Erwachsenen ist eine seltene, meist flüchtige Form, die nach Korrektur der auslösenden Ursachen meist verschwindet.

Nicht-paroxysmale-junktionale Tachykardie beim Kind – sogenannte His-Tachykardie – (Abb. II_{18-19})

– schmale QRS-Tachykardie, QRS > P –

(Lit. s. S. 400; *L 19*)

Unter His-Tachykardie versteht man die permanente – meist angeborene und häufig familiäre Form – einer nicht-paroxysmalen-junktionalen Tachykardie, die ihren Ursprungsort in nekrotischen oder fibrotischen **Herden im His-Purkinje-System** hat, und die – auf Grund ihrer elektrophysiologischen Kriterien – wahrscheinlich als Folge getriggerter Aktivität anzusehen ist.
Die Rhythmusstörung ist charakterisiert durch **hohe Kammerfrequenzen** (160–260 gelegentlich bis 340/min.)[A 16], in den meisten Fällen sind die **QRS-Abstände** bei AV-Dissoziation **regelmäßig,** gelegentlich findet sich jedoch auch eine unregelmäßige Schlagfolge. Typisch für die Rhythmusstörung ist, daß die **Kammerfrequenz höher liegt als die Vorhoffrequenz** (s. Abb. II_{18} und II_{19}), und daß die **Kammerkomplexe** – entsprechend dem Ursprungsort oberhalb der Teilungsstelle des His-Bündels – schmal (supraventrikulär konfiguriert) sind.
Diese Rhythmusstörung ist die seltenste aber auch **prognostisch ungünstigste Form einer supraventrikulären Rhythmusstörung.** Die **Letalität** lag noch bis vor kurzem bei 50 %[2, 3] und beträgt auch nach einer aktuellen Übersicht[6] **heute noch 35 %.**
Sie tritt vorwiegend bei Kindern, gelegentlich aber auch bei Erwachsenen[4, 5] auf und führt häufig (16/26)[6] zu einer rhythmogenen Herzinsuffizienz (s. d.).
Die Rhythmusstörung gilt seit ihrer Erstbeschreibung durch *Coumel*[1] bis heute[6] als **therapeutisch schwer beeinflußbar.** Digitalisglykoside führen nur zu einer Besserung der Herzinsuffizienz, aber zu keiner Senkung der Frequenz[1, 2], die übrigen Antiarrhythmika sind nur selten wirksam[1, 2, 3, 6].

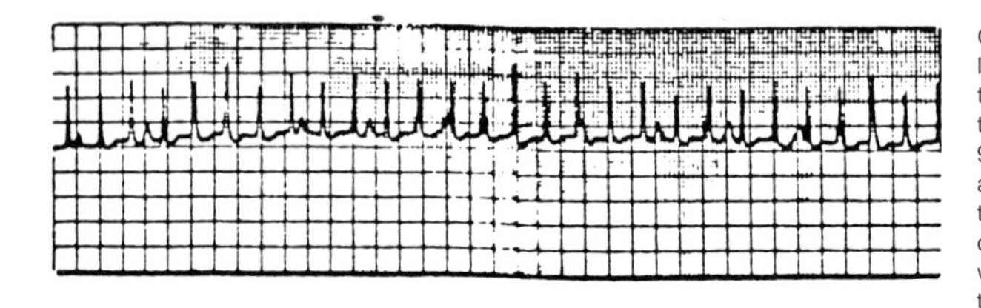

Case 3. Surface electrocardiogram (limb leads) at age 18 months showing junctional tachycardia with atrioventricular dissociation. The QRS rate is 215 and the atrial rate 95 beats/min. There is no evidence of an atrial depolarization conducting to the ventricles nor of a ventricular depolarization conducting retrograde to the atria. The P wave axis is normal, indicating an origin of the atrial depolarization near the sinus node.

Abb. II_{18}
„His-Tachykardie" bei einem Kind

Bei genauem Durchzirkeln findet man eine **supraventrikuläre Tachykardie** mit **gleichmäßigen RR-Abständen** und **P-Wellen,** die **langsamer sind als die QRS-Komplexe.**

Die Überlagerung der QRS-Komplexe durch P-Wellen führt zu einem unruhigen Bild, das nicht zur **Fehldiagnose „absolute Arrhythmie"** verleiten sollte.

Durch die langsameren P-Wellen läßt sich die Rhythmusstörung bei genauer Betrachtung deutlich von verschiedenen Vorhofrhythmusstörungen unterscheiden.
(aus *Garson*[2])

Amiodaron ist ebenso nach den französischen wie auch nach den amerikanischen Erfahrungen[1, 3, 6] mit Abstand das wirksamste Medikament. Invasivere Maßnahmen wie Operation oder Katheterablation wurden wegen der schlechten Prognose in den letzten Jahren verstärkt eingesetzt, inzwischen aber wegen der hohen Komplikationsraten nur noch auf anderweitig therapieresistente Patienten beschränkt[6].

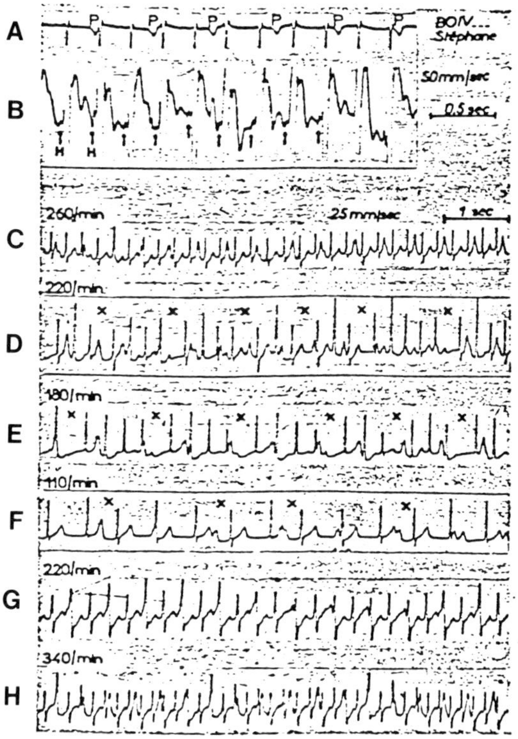

Observation 1. Trace endocavitaire *et évolution.* Le tracé supérieur confirme la dissociation auriculoventriculare, et surtout l'origine supraventriculaire de la tachycardie : une onde H précéde chaque onde R (flèches).
Les traces successifs montrent divers aspects observés au cours de l'évolution, spontanement ou sous l'effet des divers traitements de toute façon inefficaces à terme. La fréquence initiale de 260/mn se ralentit à 220 puis 180/mn : sur ces ceux derniers tracés la tachycardie devient irréguliere, des pauses courses (marquées par une croix) se produisent tous les trois ou quatre cattements et suggerent un bloc de sortie du foyer avec phenomene de Wenckebach. Puis la tachycardic ralentit encore a 110/mn, et des *captures sinusales* son alors visibles (marquees par des croix) prouvant que la conduction A-V anterograde est conservee. Puis la tachycardie s'accélére à nouveau malgre le traitement atteignant la fréquence record de 340/mn responsable ce l'evolution *lethale*.

Abb. II_{19}
„His-Tachykardie“ bei einem Kind

A) intraatriale Ableitung
man sieht, daß die **P-Wellen langsamer** sind **als** die **Kammer** und daß eine **AV-Dissoziation** besteht

B) intraventrikuläre Ableitung
man findet regelmäßige His-Spikes, die mit normaler HV-Zeit dem QRS-Komplex vorausgehen

C) vom Autor nicht definierte Ableitung, wahrscheinlich vom Monitor
hochfrequente regelmäßige supraventrikuläre Tachykardie mit langsameren P-Wellen

D–E) Verlangsamung der Kammerfrequenz durch **Exitblock des Tachykardiezentrums** mit dadurch gelegentlich auftretenden Pausen (x), bei weiterer Verlangsamung des Tachykardiezentrums treten gelegentlich wieder übergeleitete Schläge vom Sinusknoten auf.

G–H) Allmählich **trotz antiarrhythmischer Therapie erneut auftretende zunehmende Beschleunigung der Tachykardie** bis 340/min., die schließlich für den **letalen Ausgang** verantwortlich war

(aus *Coumel*[1])

His-Purkinje-System-Makro-Reentry-Tachykardie[1, 2, A31, A 68, A 78, A 85]
(Lit. s. S. 400; *L 20*)

Makro-Reentry-Tachykardien im His-Purkinje-System lassen sich zwar im Rahmen der programmierten Stimulation häufig auslösen, es wird jedoch davon ausgegangen, daß sie kaum spontan auftreten und daher keine größere klinische Bedeutung haben. Für Amiodaron ist nachgewiesen, daß es bei akuter intravenöser Applikation die HV-Zeit nicht verändert, aber die RPR_{His} verlängert[A 85] und bei oraler Dauertherapie die HV-Zeit[A 68, A 78] und die Refraktärzeit (ERP, RPR, FRP) des His-Purkinje-Systems[A 68] verlängert und die Induzierbarkeit vorher auslösbarer His-Reentry-Tachykardien verhindert (6/9)[A 78].
Die Bedeutung dieser Effekte im Zusammenhang mit üblichen Kammertachykardien wird diskutiert, weil bisher nicht geklärt ist, welche Rolle das periphere His-Purkinje-System in diesem Rahmen spielt[A 78].

Unaufhörliche supraventrikuläre Tachykardien

Zu den sogenannten unauffälligen supraventrikulären Tachykardien gehören die folgenden Formen:

- Fokale Vorhoftachykardie
- Chronisches Vorhofflattern und -flimmern
- Unaufhörliche Formen der Reentry-Tachykardien (s. o.)
- Nicht-paroxysmale-junktionale Tachykardie bei Erwachsenen
- Nicht-paroxysmale-junktionale Tachykardie beim Kind (His-Tachykardie)

Diese Rhythmusstörungen können zur **rhythmogenen Herzinsuffizienz** führen, auf die einzelnen Formen wird dort noch im Detail eingegangen. Für alle Varianten ist nachgewiesen, daß Amiodaron bei anderweitig therapieresistenten Fällen wirksam ist.

Kammer (Tab. II_{5-22}, Abb. II_{20-46})

Überblick (Abb. II_{20-25})

(Lit. s. S. 401; *L 21*)

Ventrikuläre Rhythmusstörungen sind die häufigste Indikation für die Amiodaron-Behandlung.
Zu den umfangreichen Erfahrungen mit der **Langzeittherapie anderweitig therapieresistenter Rhythmusstörungen** kamen in den letzten Jahren wesentlich neue Erfahrungen mit der **intravenösen Akutbehandlung in Notfallsituationen.**
Auch wenn fließende Übergänge zwischen der intravenösen Akuttherapie und der oralen Dauerbehandlung bestehen, z. B. weil die Dauerbehandlung maligner ventrikulärer Rhythmusstörungen oft durch eine initiale intravenöse Therapie eingeleitet wird, scheint es im folgenden aus didaktischen Gründen sinnvoll, zunächst auf die vorwiegend den Kliniker interessierende **Akuttherapie** (s. S. 125) und dann auf die **Dauertherapie** (s. S. 138) einzugehen.
Während die Indikation für die Akuttherapie relativ klar ist, gab es zur Dauertherapie wesentliche neue Aspekte.
Die Frage nach der Behandlungsbedürftigkeit und vor allem der Behandlungsfähigkeit der **semimalignen Rhythmusstörungen** (s. S. 141) ist ins Wanken geraten und inzwischen beginnen sich neue Wege abzuzeichnen.
Für die **malignen Rhythmusstörungen** (s. S. 145) hat sich in der Frage der Behandlungsbedürftigkeit nichts geändert. Die Erfahrungen der letzten Jahre brachten aber bessere Unterscheidungsmöglichkeiten zwischen Respondern und Nichtrespondern und manche Alternativen für die letzteren.
Ehe im folgenden die Akut- und Dauerbehandlung bei den verschiedenen Unterformen besprochen wird, sei aber noch ein wichtiger Punkt vorausgenommen, nämlich die Notwendigkeit der **Differentialdiagnose** zwischen Rhythmusstörungen, die einer Therapie mit Antiarrhythmika bedürfen, und den sogenannten **sekundären Rhythmusstörungen**[A 81d]. Bei dieser Art von Rhythmusstörungen – der Prototyp ist die Torsade de pointes[A 81c] – handelt es sich um ein multifaktorielles Geschehen, an dessen Entstehung viele Faktoren wie Elektrolyt- und Hormonstörungen beteiligt sind. Sie beruhen auf Nachdepolarisationen der Zelle. In bezug auf die Therapie steht fest, daß die Korrektur der auslösenden Ursachen (einschließlich der Behandlung mit ACE-Hemmern bei Herzinsuffizienz) sowie die Magnesiumtherapie im Vordergrund stehen. Die sekundären Rhythmusstörungen sind nicht nur vielfach antiarrhythmikaresistent sondern auch häufig die Ursache für deren **arrhythmogene** Wirkung. Nachdem es inzwischen umfangreiche Erfahrungen über Patienten gibt, die akut mit verschiedenen Antiarrhythmika behandelt und **unzählige Male erfolglos defibrilliert** (Abb. II_{20}) wurden, bis endlich nach einer einzigen Magnesiuminjektion keine weiteren Rezidive mehr auftraten und außerdem bekannt ist, daß sich unter den Patienten, die wegen **antiarrhythmikaresistenter Rhythmusstörungen mit**

antitachykarden Schrittmachern oder internen Defibrillatoren (Abb. II_{21}) versehen wurden, **polymorphe Kammertachykardien** befinden, sei jeweils ein solches Beispiel angeführt. Dabei ist aber zu beachten, daß sich die sekundären Rhythmusstörungen durchaus nicht immer als **typische Torsade de pointes** (Abb. II_{22}) oder **polymorphe Kammertachykardien** (s. o. Abb. II_{21}) manifestieren, sondern daß nicht selten auch **„übliches Kammerflattern"** (Abb. II_{23}) und **„übliches Kammerflimmern"** (Abb. II_{24}) auf diesem Mechanismus beruhen. Klinisch wichtig ist auch, daß nicht erst atypische höhergradige ventrikuläre Rhythmusstörungen an die oben genannte Ätiologie denken lassen sollten, sondern daß auch schon bestimmte Arten von **Extrasystolen** (Abb. II_{25}) – insbesondere die polymorphen Formen – und bestimmte Kriterien im EKG – besonders **verlängerte QT-Zeit und Repolarisationsanomalien** (Abb. II_{25}, 1. Streifen) – Anlaß sein sollten, sekundäre Rhythmusstörungen auszuschließen, ehe mit einer antiarrhythmischen Behandlung begonnen wird.

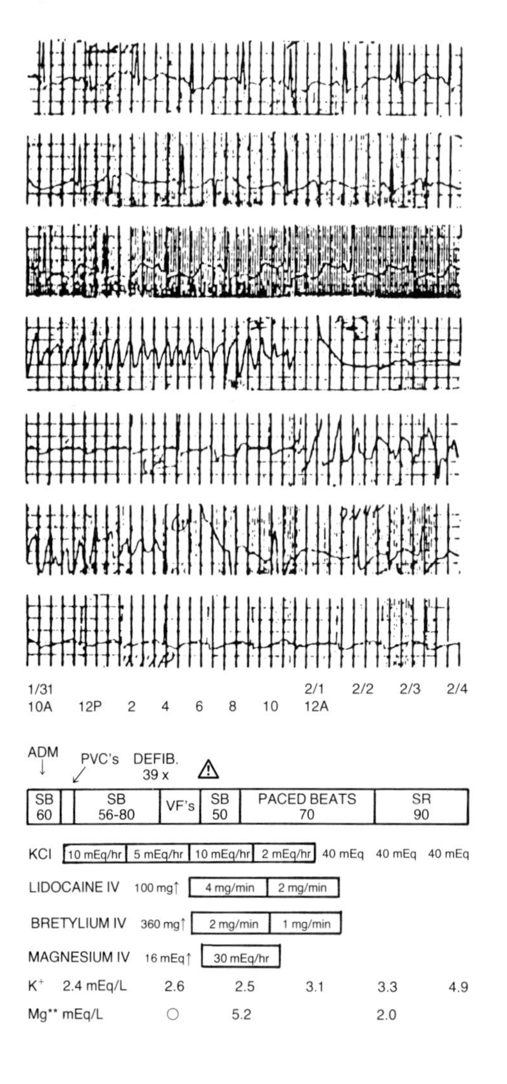

Abb. II_{20}

Torsade bei Hypokaliämie und unklarem Magnesium-Spiegel

- durch Magnesium – nach ineffektiven Behandlungsversuchen mit verschiedensten anderen Maßnahmen – prompt zu beseitigen

(aus *Iseri*[11])

Beendigung einer *ventrikulären Tachykardie* durch eine kurze ventrikuläre Impulssalve (6er „Burst", rechte Bildhälfte) bei einem 16jährigen Patienten mit operiertem Morbus Fallot und häufigen Kammertachykardien nach Implantation eines antitachykarden ventrikelstimulierenden Schrittmachers (Cyber-Tach 60, Intermedics).
I, II, III: Standardableitungen nach Einthoven; Pfeile: Auslösung der ventrikulären Tachykardie durch Vierersalve auf Ventrikelebene, Beendigung durch den Schrittmacher in Form einer Sechsersalve

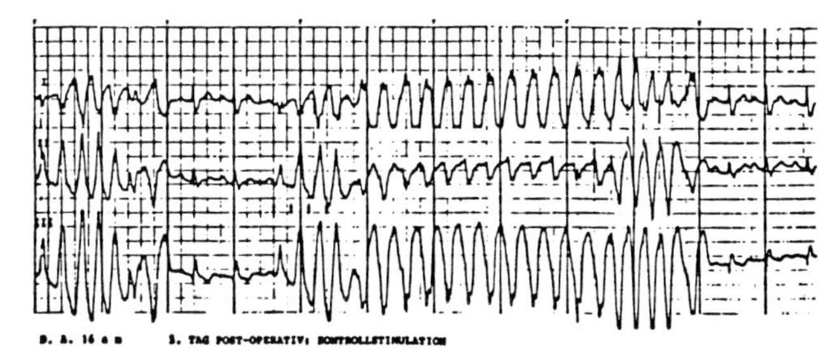

Abb. II_{21}
Polymorphe Kammertachykardie bei einer Patientin, die wegen therapieresistenten Rhythmusstörungen einen **antitachykarden Schrittmacher** bekam.

Polymorphe Kammertachykardien sind häufig Varianten der Torsade de pointes und daher eine Indikation zum Ausschluß aller möglichen Ursachen dieser Rhythmusstörungen vor jeder anderen Behandlungsmaßnahme.
(aus *Kochs*[2])

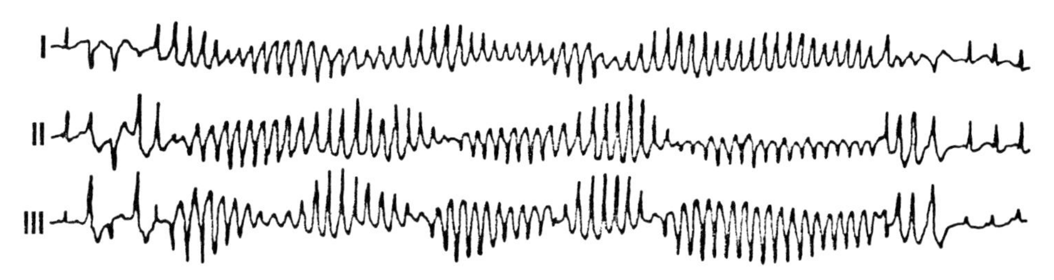

Abb. II_{22}
Torsade de pointes
als Prototyp einer sekundären Rhythmusstörung, hier induziert durch primären Hyperaldosteronismus (Conn-Syndrom), klinisch wesentlich häufiger gefördert durch sekundären Hyperaldosteronismus, z. B. bei Herzinsuffizienz.
(aus *Krikler*[6])

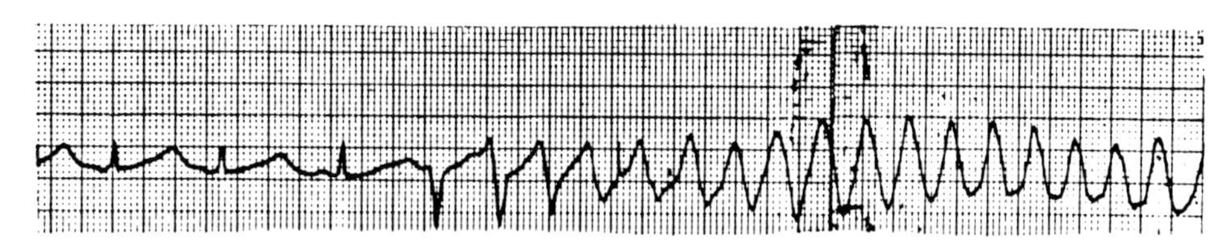

Abb. II_{23}
Kammerflattern bei Magnesiummangel
– Variante der Torsade de pointes als Prototyp einer sekundären Rhythmusstörung –
(aus *Loeb*[4])

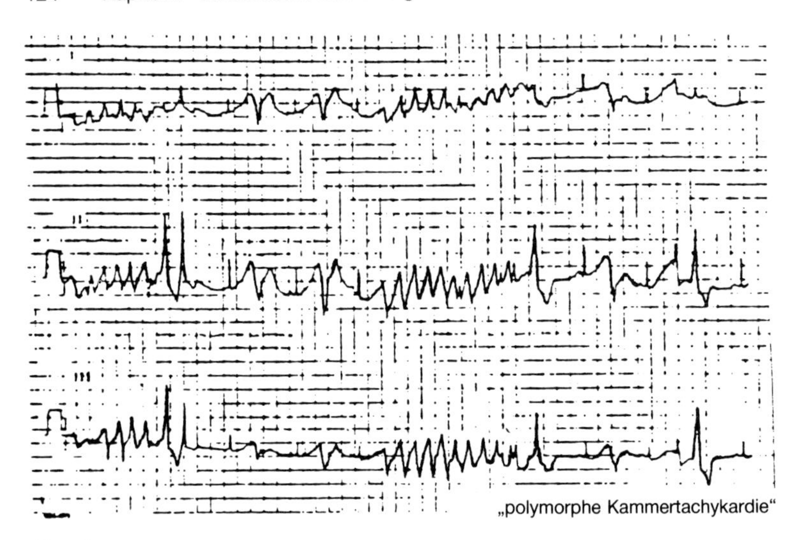

Abb. II_{24}

Kammerflimmern bei Magnesiummangel

– Variante der Torsade de pointes als Protoyp einer sekundären Rhythmusstörung –
(aus *Rameé*[5])

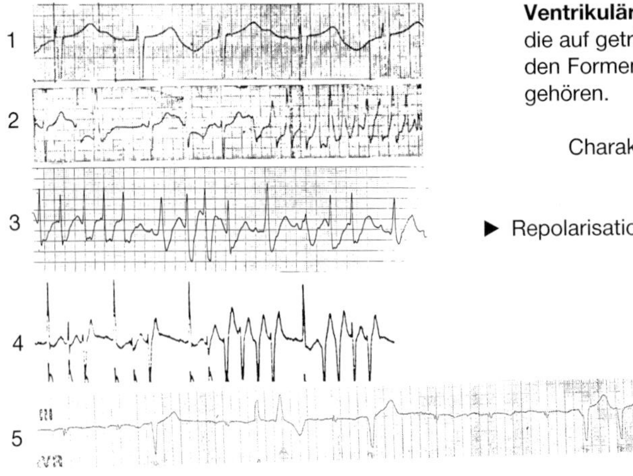

Abb. II_{25}

Ventrikuläre Extrasystolen (VES)

die auf getriggerter Aktivität beruhen und daher in den Formenkreis sekundärer Rhythmusstörungen gehören.

Charakteristisch sind

- ▶ verlängerte QT-Zeit (Streifen 1 und 2)
- ▶ Repolarisationsanomalien (Streifen 1 und 2)
- ▶ Einfall der Extrasystolen in die nicht beendete T-Welle (Streifen 2 und 3
- ▶ Polymorphe ventrikuläre Extrasystolen (Streifen 2 und 3)
- ▶ Nullinienverlust (Streifen 4)
- ▶ gelegentlich Faszikelextrasystolen (Streifen 5).

Streifen 1 und 2
(aus Abb. 19 in Torsade de pointes[A 81c])
Repolarisationsanomalien und Torsaden
bei Zustand nach Gastrektomie
wahrscheinlich bedingt durch Magnesiummangel.

Streifen 3
(aus Abb. 27 in Torsade de pointes[A 81c]
Pat. Paracelsuskrankenhaus)
Polymorphe VES als Vorläufer einer Rhythmusstörung vom Typ
Torsade de pointes (Ursache unbekannt)

Streifen 4
(aus Abb. 8 in Torsade de pointes[A 81c])
Ventrikuläre Extrasystolen mit Nullinienverlust ausgelöst durch Cäsium-induzierte Nachdepolarisationen

Streifen 5
(aus Abb. 242 in Torsade de pointes [A 81c], Pat. Paracelsuskrankenhaus)
Extrasystolen vom bifaszikulären Typ als Vorläufer einer
Torsade de pointes

Akutbehandlung (Tab. II_{5-7}, Abb. II_{26-29})[1, 2, 4, 5, 8, 12, 14, 16, 17, 18, 25, 26, 27, 28, 29, 30, 33, 36, A 31, A 49a, A 55a, A 55c]

(Lit. s. S. 401; *L 22*)

Die intravenöse Amiodaron-Behandlung hat sich – teilweise auf Grund unzutreffender Vorstellungen über die Pharmakokinetik – zögernder durchgesetzt als die orale Anwendung.
Trotz der bekannt trägen Kinetik im Rahmen der Dauerbehandlung zeigt Amiodaron nach intravenöser Injektion eine **rasche Aufnahme ins Myokard** und nach Bolusinjektion, durch die schnelle Verteilung ins Gewebe, auch nur eine **kurze Wirkungsdauer.**

Erste umfangreiche Erfahrungen mit der intravenösen Anwendungsform gab es schon aus den 70er Jahren vorwiegend aus Frankreich[4, 9a, 9b, 24, 34, A 5a]. Sie zeigten bereits die gute Verträglichkeit – ebenso in bezug auf die Hämodynamik als auch auf die Erregungsbildung und -leitung – selbst bei **Patienten mit schweren kardialen Grundkrankheiten**[4, A 5].

Weitere Untersuchungen brachten klarere Vorstellungen über die **Erfolgsquoten** bei den einzelnen Indikationen und zeigten neuerlich, wie wichtig es ist, in jeder Situation so niedrig wie möglich und so hoch wie nötig zu dosieren.

Die **wichtigsten Indikationen** für die **Akutbehandlung** sind – geordnet nach der Dringlichkeit –

- rezidivierendes anderweitig therapieresistentes **Kammerflimmern** im Rahmen der **Reanimation** (S. 126)
- **akut rezidivierende** lebensbedrohliche **Kammertachykardien oder Kammerflattern oder Kammerflimmern** (S. 132)
- die Initialbehandlung **bei chronisch rezidiverenden anderweitig therapieresistenten** lebensbedrohlichen **Kammertachykardien oder Kammerflattern oder Kammerflimmern** (S. 136).

Ventrikuläre Extrasystolen (VES) (Abb. II_{26})[9a, 27, A 80b]

(Lit. s. S. 403; *L 23*)

Obwohl ventrikuläre Extrasystolen allein kaum je die Indikation zur Behandlung mit Amiodaron darstellen, sind häufige VES ein wesentlich besseres **Modell,** um die **Wirkungskinetik** von Amiodaron zu demonstrieren als die relativ seltener auftretenden Kammertachykardien.
Dabei ist für Amiodaron – ebenso wie für viele andere Antiarrhythmika – nachgewiesen[A 56a], daß die **Serum-Spiegel** ($>$ 2 µg/ml), die erforderlich sind um eine signifikante Verringerung der **Gesamtextrasystolen** zu erreichen, deutlich höher liegen als die ($>$ 1,5 µg/ml), die zur Suppression **ventrikulärer Tachykardien** führen.

Die Abb. II_{26} zeigt, daß prinzipiell bereits mit der ersten ausreichend hoch dosierten Bolusinjektion (oder besser Kurzinfusion) eine weitgehende Unterdrückung der Extrasystolen gelingt. Im weiteren Verlauf findet sich aber unter den früher üblichen relativ niedrigen Infusionsdosen in den ersten beiden Tagen noch keine volle Wirkung. Ab dem 3. Tag ist dann unter dieser Dosierung eine weitgehende Suppression nachweisbar. Bei frühem Umsetzen auf die orale Behandlung kann es aber durch die geringere Bioverfügbarkeit nochmal zu einer Zunahme der Rhythmusstörungen kommen.

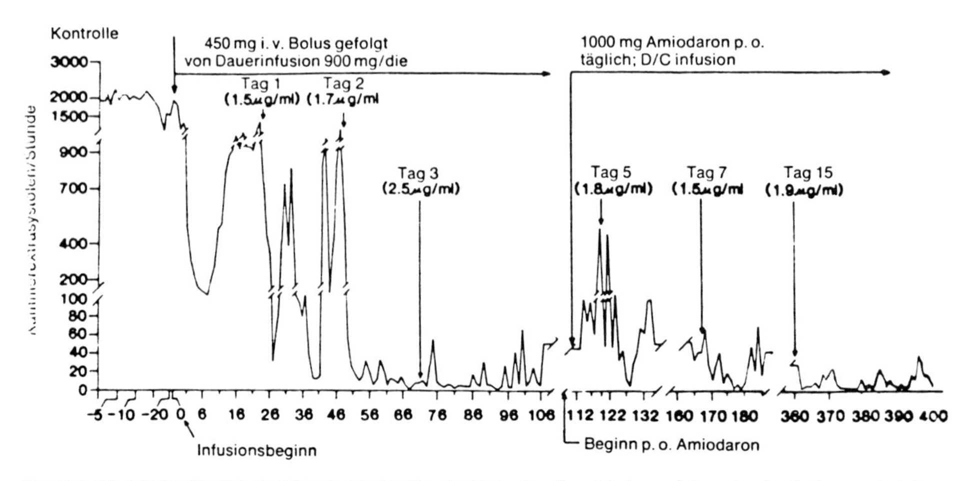

Vergleich des zeitlichen Verlaufs der Wirkung einer i. v. Bolusinjektion, einer Dauerinfusion und der oralen Applikation von Amiodaron auf dicht aufeinanderfolgende und stabile Kammerextrasystolen bei einem Patienten mit ventrikulären Tachyarrhythmien. Die VES wurden mit Hilfe eines 24 Stunden täglich registrierenden Bandspeicher-EKG quantitativ erfaßt. Die Amiodaron-Blutspiegel wurden regelmäßig bestimmt, und das Präparat wurde zu den angegebenen Zeiten verabfolgt. Man beachte die vorübergehende Abnahme der VES nach i.v. Bolusinjektion von Amiodaron (5 mg/kg); die Wirkung der Dauerinfusion zeigte sich erst ab dem dritten Tag. Nach Abbruch der i.v. Infusion verschlimmerte sich die Arrhythmie wieder, doch wurde nach 3- bis 4tägiger oraler Therapie eine Verringerung der VES-Zahl um mehr als 80 % erreicht. Ähnliche Daten wurden auch bei anderen Patienten festgestellt (K. Nademanee, G. Feld, J. Hendrickson, V. Intarachot, R. Kannan und B. N. Singh, unveröffentlichte Beobachtungen).

Abb. II_{26}

Wirkung der **intravenösen Amiodaron-Therapie auf ventrikuläre Extrasystolen**

Man sieht, daß die Extrasystolen unter Bolusdosen verschwinden, nach deren Abklingen aber rasch wieder zunehmen, bis schließlich unter der Dauerinfusion eine Unterdrückung möglich ist. Nach Umstellen der Infusion auf die orale Therapie kommt es nochmal zu einem erneuten Anstieg.

(aus *Singh*[A 80b])

Therapieresistentes Kammerflimmern im Rahmen der Reanimation (Tab. II_{5-6}, Abb. II_{27})

(Lit. s. S. 401; *L 22*)[3, 6, 7, 10, 11, 12, 13, 17, 20, 22, 32, 33, 35, 37, 38, A 64]

Patienten mit reanimationsbedürftigem Kammerflimmern haben immer noch eine sehr schlechte Prognose. Das gilt selbst nach den Studien, die bis heute die besten Ergebnisse aufweisen.

Das ist nachgewiesen für den **extrahospitalen Herzkreislaufstillstand**[11], bei dem

60 % lebend die Klinik erreichen und
30 % entlassen werden[11],
bei 10 % gelingt es nicht das Kammerflimmern zu durchbrechen und
bei 50 % treten schon vor Klinikaufnahme Rezidive auf.

Ähnlich liegen die Verhältnisse beim **intrahospitalen Herz-Kreislaufstillstand**[3, 35, 37]:

45 % überleben den Herz-Kreislaufstillstand kurzfristig,
11 % werden entlassen,
bei 8 % gelingt es mit den Standardmaßnahmen nicht das Kammerflimmern zu durchbrechen[13].

Patienten mit **therapieresistentem Kammerflimmern und prolongierter Reanimation** zeigen eine noch viel schlechtere Prognose, von den Patienten mit einer Reanimationsdauer von

> 30 min. **überlebte** unter konventioneller Therapie **keiner**[3, 35, 37].

Für die Reanimationsmaßnahmen bei **Kammerflimmern** gibt es heute verbindliche Richtlinien (s. Tab. II_5).

Tabelle II_5

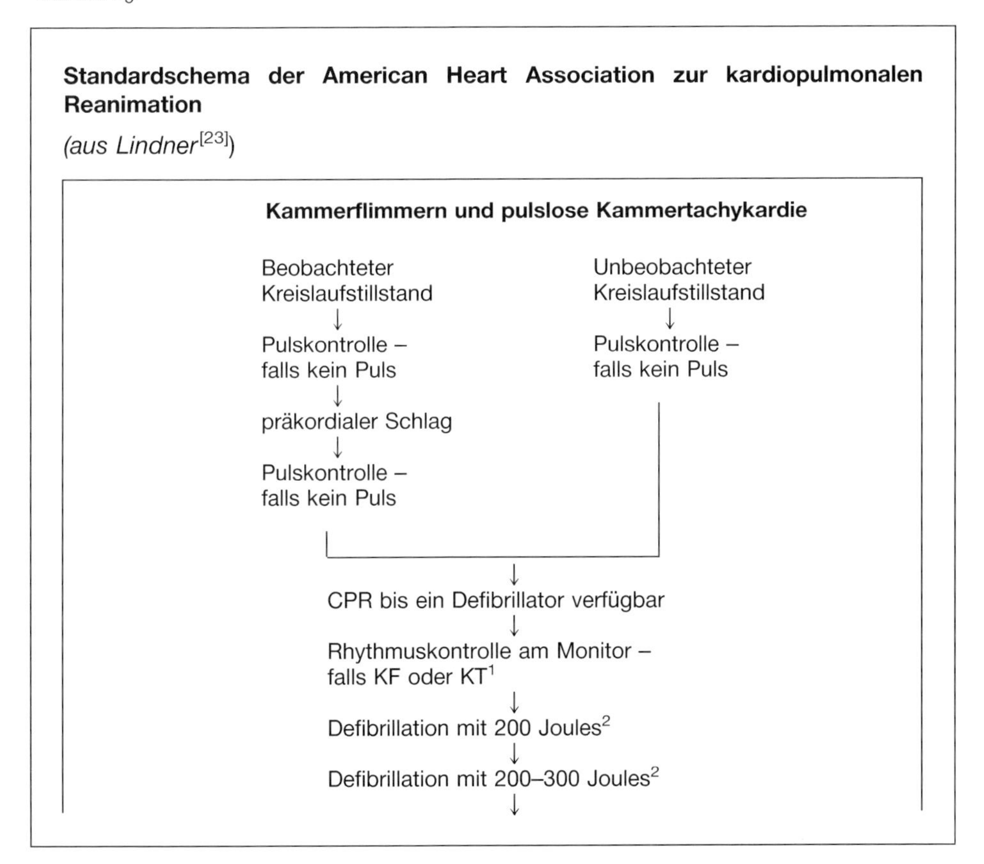

Tabelle II_5 Fortsetzung

Defibrillation mit bis zu 360 Joules[2]
↓
CPR falls kein Puls tastbar
↓
Intravenöser Zugang
↓
Adrenalin 0,5–1,0 mg i.v. (1 : 10 000)[3]
↓
Endotracheale Intubation falls möglich[4]
↓
Defibrillation mit bis zu 360 Joules[2]
↓
Lidocain 1 mg/kg KG i.v.
↓
Defibrillation mit bis zu 360 Joules[2]
↓
Bretylium 5 mg/kg KG i.v.
↓
(evtl. Einsatz von Bikarbonat)[5]
↓
Defibrillation mit bis zu 360 Joules[2]
↓
Bretylium 10 mg/kg KG i.v.
↓
Defibrillation mit bis zu 360 Joules[2]
↓
Wiederhole Lidocain oder Bretylium
↓
Defibrillation mit bis zu 360 Joules[2]

* entspricht bei Erwachsenen
~ 3 Amp. à 100 mg (alte Ampullen) oder
~ 3/5 Amp. à 500 mg (neue Ampullen)

Anmerkungen zum Algorithmus Kammerflimmern und pulslose Kammertachykardie

CPR = kardiopulmonale Reanimation
KF = Kammerflimmern
KT = pulslose Kammertachykardie

In dem Algorithmus wird davon ausgegangen, daß das Kammerflimmern weiterbesteht.

Index 1: Eine Kammertachykardie ohne tastbaren Carotis-Puls wird wie Kammerflimmern behandelt.

Index 2: Puls- und Rhythmuskontrolle nach jeder Defibrillation. Falls Kammerflimmern wiederholt auftritt, wird zur Defibrillation die Energie gewählt, die zunächst zu einer erfolgreichen Defibrillation führte.

Index 3: Adrenalin in der angegebenen Dosis sollte alle 5 Minuten wiederholt werden.

Index 4: Die endotracheale Intubation sollte so früh wie möglich parallel zu den anderen Maßnahmen erfolgen. Wenn der Patient jedoch auch ohne Intubation ausreichend beatmet werden kann, sollte die Defibrillation und die Adrenalininjektion zunächst nicht durch möglicherweise frustrane Intubationsversuche verzögert werden.

Index 5: Natriumbikarbonat ist kein Routinemedikament im Rahmen der CPR. Wenn überhaupt, sollte es in einer Dosierung von 1 mmol/kg KG erst an dieser Stelle infundiert werden.

Therapieresistentes Kammerflimmern

Hingegen fehlen bisher für therapieresistentes Kammerflimmern ausreichende Erfahrungen und Richtlinien.
Zunächst sei auch hier nochmal daran erinnert, daß es zahllose Beispiele gibt, die demonstrieren, daß anderweitig therapieresistentes Kammerflimmern auf Torsaden beruht, wie aus der angefügten Kasuistik zu ersehen ist, die zeigt, daß **Magnesium** bei dieser Patientin nach ineffektiver Therapie mit Antiarrhythmika und neunmaliger Defibrillation schließlich zur Stabilisierung der Situation führte (Abb. II_{27}).

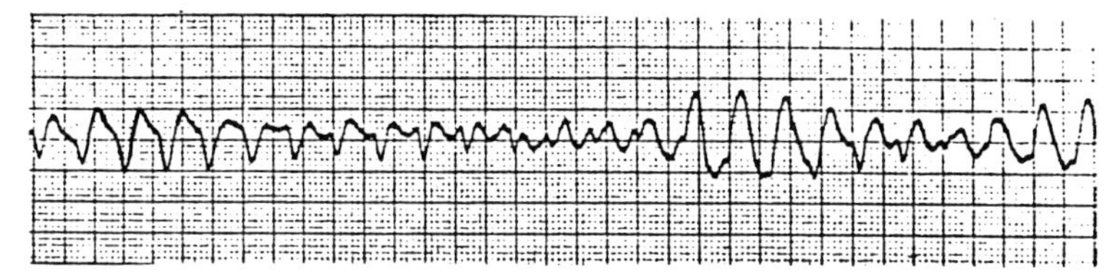

a vor Magnesium

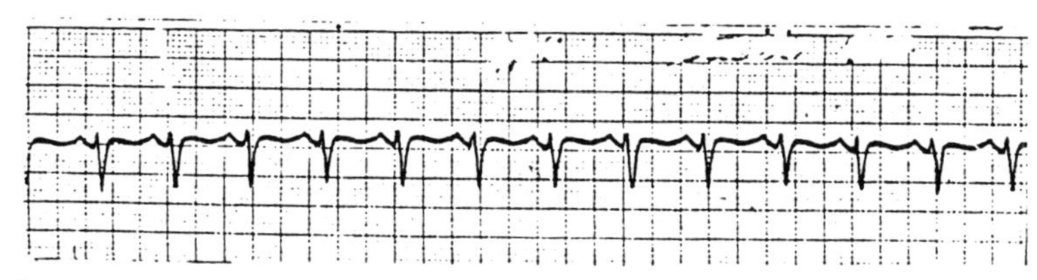

b nach Magnesium

Abb. II_{27}
Torsade als Ursache für Kammerflimmern bei einer Patientin mit Zustand nach länger zurückliegendem Infarkt und beginnendem Entzugsdelir (Kalium: 4,3 mval/l (vor Magnesium-Therapie), 3,7 mval/l (nach Magnesium-Therapie); Magnesium: 0,695 mmol/l (vor Magnesium-Therapie), 1,07 mmol/l (nach Magnesium-Therapie)).
EKG
a) vor Magnesium-Therapie
b) nach Magnesium-Therapie
Nach ineffektiver Therapie mit Lidocain, Procainamid und neunmaliger Defibrillation kommt es schließlich unter Magnesium-Therapie zur Stabilisierung der Situation
(aus *Iseri*[15])

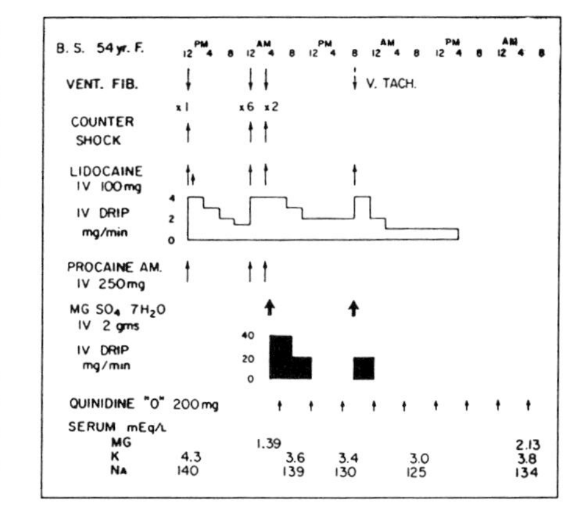

Zu den **Antiarrhythmika** und sonstigen Maßnahmen, mit denen bei **therapieresistentem** Kammerflimmern Erfahrungen vorliegen, gehören

- Bretylium[11, 13, 38, 32]
- Ajmalin[20]
- Amiodaron (s. u.) und die
- Fibrinolyse[6, 10, 33]

Die Erfahrungen mit **Ajmalin** sind noch begrenzt (zwar überlebten in der Behandlungsgruppe 4/10 vs. 0/10 in der Vergleichsgruppe, bei vier Patienten trat jedoch eine vorübergehende Asystolie auf, die allerdings durch Adrenalin zu beheben war).

Für **Bretylium** wurden speziell für Lidocain-resistente Fälle hervorragende Ergebnisse mitgeteilt (nach 30minütiger Reanimation 74 % primäre Erfolge und 44 % der Patienten entlassen)[13], auch wenn für nicht selektionierte Patientenkollektive im Vergleich zu Lidocain keine besseren Ergebnisse gefunden wurden[11, 38, 32]. Bretylium ist aber in Deutschland nicht zugelassen und nur in wenigen Kliniken vorrätig.

Für **Amiodaron** gibt es inzwischen neben sporadischen Erfahrungen bei Kammerflimmern[22] einige systematische Untersuchungen[7], sowohl aus dem extrahospitalen[17] als auch aus dem intrahospitalen Bereich[37].

Erste systematische Untersuchungen aus dem **extrahospitalen Milieu** wurden kürzlich im Rahmen der NAW-Versorgung durchgeführt[17] (s. Abb. II_6:)

In dieser Studie wurden **20 Patienten, bei denen die üblichen initialen Reanimationsmaßnahmen** (nach dem Vorläufer des oben angeführten Schemas ohne Adrenalin) einschließlich erneuter Defibrillation nach Lidocain **nicht zum Erfolg führten,** in 2 Gruppen geteilt, von denen
die eine
- nochmal 100 mg Lidocain

die andere
- 300 mg Amiodaron

als Bolus erhielt.
Die Ergebnisse waren in der Amiodaron-Gruppe mit 8/10 vs. 2/10 Überlebenden und durchschnittlich 4,6 vs. 6,7 erforderlichen Defibrillationen deutlich besser (s. Tab. II_6), auch wenn anschließend an die Reanimation wegen Hypotonie und teilweise auch wegen Bradykardie oder Asystolie „größere Dosen" von Dopamin oder Katecholaminen gebraucht wurden[17].

Für **hospitalisierte Patienten** gibt es inzwischen außer kasuistischen Mitteilungen[7, 22, 33] auch eine größere Studie.

Zwei kasuistische Mitteilungen stammen von *Chapman*[7]:

Das eine Mal handelte es sich um einen Patienten, der im Rahmen eines **Herzinfarktes** Kammerflimmern entwickelte; nachdem Lidocain, Bretylium, Procainamid und Mexiletin zwischen zahlreichen Defibrillationen ineffektiv blieben, wurden nach der 41. Defibrillation (!) 200 mg Amiodaron i.v. injiziert. Daraufhin kam es – nach einem kurzen Blutdruckabfall auf 50 mmHg systolisch, der im Laufe von 10 Minuten wieder auf 90 mm Hg anstieg – zu anhaltend stabilem Sinusrhythmus.
Beim zweiten Patienten trat im Anschluß an eine **Herzoperation** rezidivierendes Kammerflimmern auf, das trotz Lidocain und Disopyramid und zahlreichen Defibrillationen nicht zu beseitigen war, während es nach 200 mg Amiodaron nicht mehr auftrat.

Die erste größere Studie von *Williams*[37] ergab
▶ bei 14 Patienten
– **mit > 30 min. trotz üblicher Therapie einschließlich konventioneller Antiarrhythmika** anhaltendem Kammerflimmern – nach

Tabelle II_6

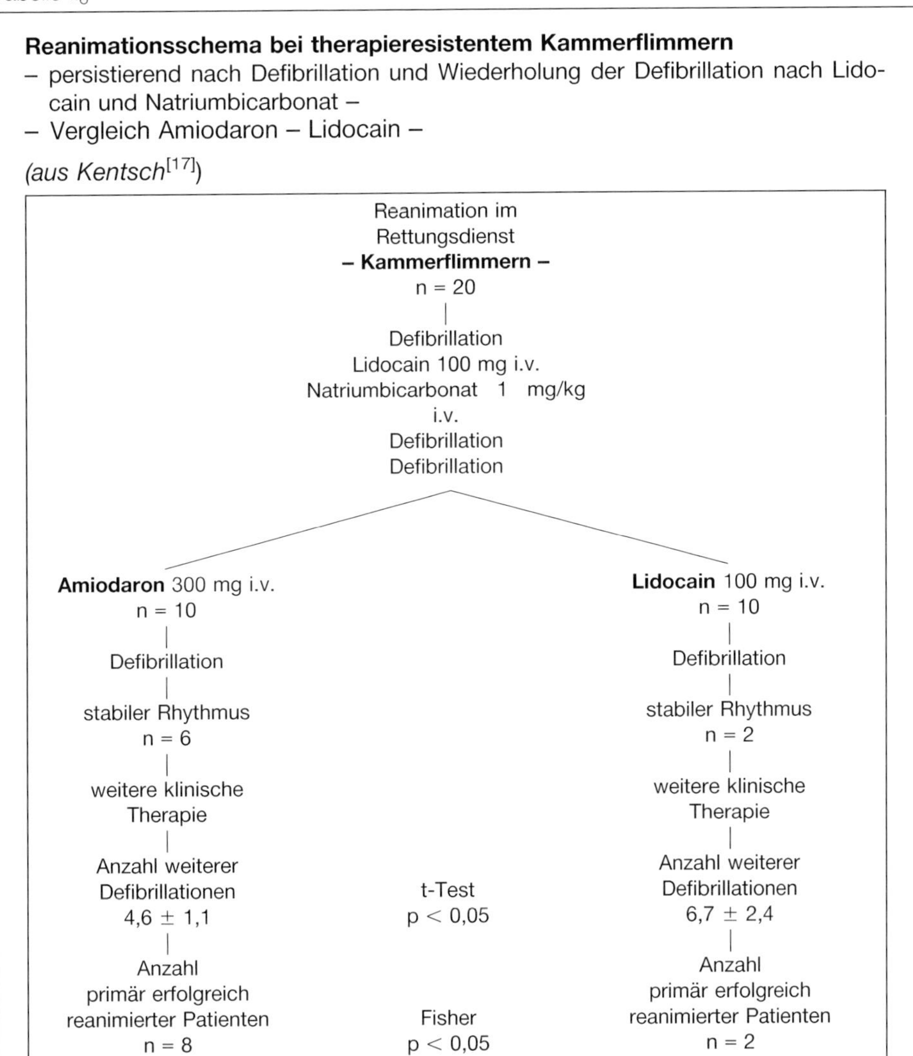

- **150–600 mg** Amiodaron in 5–15 min.
  – obwohl auch hier anschließend (nicht klar ob durch die Reanimation oder durch Amiodaron bedingt) Dopamin gebraucht wurde –, daß
    79 % (11/14) der Patienten überlebten und
    57 % (8/14) letztlich entlassen werden konnten.

Dabei handelte es sich teilweise auch um **Bretylium-resistente Patienten.** Ebenso ist auch aus anderen Untersuchungen[12] bekannt, daß von 10 Patienten mit Bretylium-resistenten malignen ventrikulären Rhythmusstörungen 8 durch Amiodaron erfolgreich behandelt werden konnten.

Anhaltende oder kurzfristig rezidivierende Kammertachykardien oder Kammerflimmern (Tab. II_7, Abb. II_{28})[12, 19, 25, 28, A 55a]

Bei den meisten vorliegenden Untersuchungen über die Wirkung von intravenös verabreichtem Amiodaron handelt es sich um Dosisfindungsstudien, in denen die oben schon angeführten Zusammenhänge zwischen Dosierung, Medikamentspiegeln, elektrolytphysiologischen Parametern und Wirkungseintritt ermittelt wurden.

Von besonderer klinischer Bedeutung sind die Ergebnisse einiger neuerer Studien, in denen mehr die **therapeutische** als die prophylaktische **Wirkung** von intravenös verabreichtem Amiodaron bei **anderweitig therapieresistenten anhaltenden**[14] **oder kurzfristig rezidivierenden Kammertachykardien oder Kammerflimmern bei Intensivpatienten** geprüft wurden.

Alle Studien ergaben **beachtliche Erfolgsquoten,** obwohl bei diesen anderweitig therapieresistenten Intensivpatienten teilweise mit Rücksicht auf die Hämodynamik verhältnismäßig **niedrige Dosierungen** gewählt wurden.

In einer Untersuchung von *Horowitz 1982*[14] wurde gezeigt, daß

▶ **bei 5 Patienten mit anhaltenden Kammertachykardien**
mit
- 5–10 mg Amiodaron/kg als Bolus
in **allen Fällen** binnen 20 min.
eine **Unterdrückung** der Tachykardie gelang.

Ein Beispiel einer Beseitigung einer Kammertachykardie aus einer anderen Untersuchung[31] ist aus der Abb. II_{28} zu ersehen.

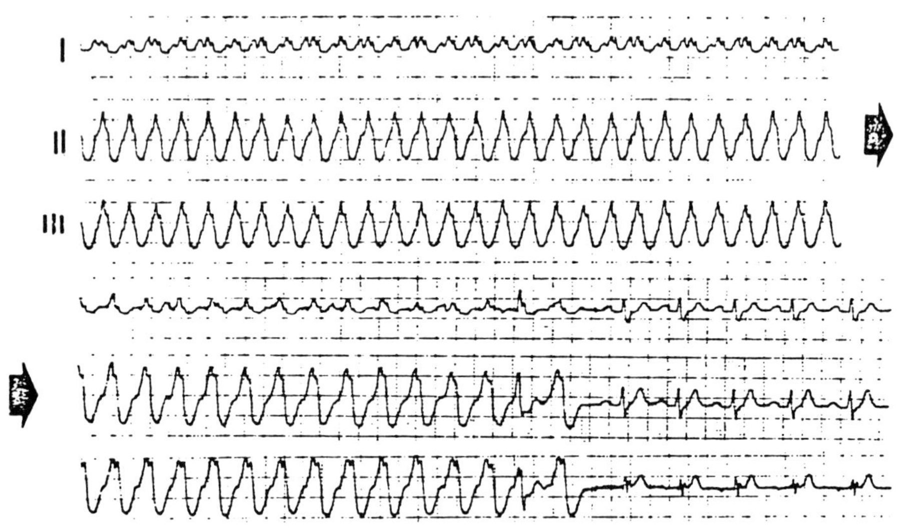

Recording of electrocardiogram leads I, II and III in a patient with ventricular tachycardia before (upper panel) and 3 min after (lower panel) intravenous amiodarone.

Abb. II_{28}
Beendigung einer **anhaltenden Kammertachykardie** durch Amiodaron-Injektion (aus *Slama*[31])

In einer weiteren Studie von *Kutalek 1985*[21] ließ sich

▶ **bei 21 Patienten mit anderweitig therapieresistenten rezidivierenden Kammertachykardien und Kammerflimmern**

(3,7fach antiarrhythmikaresistent; 4,6 vorausgegangene Kardioversionen oder Defibrillationen, 19 Infarktpatienten, durchschnittliche EF 25 %) mit

- 150–500 mg Amiodaron als Bolus (nur 12 % der Patienten) und
- 10 mg/kg in 24 Std. Dauerinfusion (alle Patienten) in

76 % der Fälle Rezidivfreiheit erreichen.

In einer früheren Untersuchung von *Morady 1983*[A 55a] wurde nachgewiesen, daß

▶ **bei 15 Patienten mit kurzfristig rezidivierenden Kammertachykardien**

(durchschnittlich 6–40 Episoden in 1–8 Tagen, 13 davon mit 2–25 vorausgegangenen Kardioversionen oder Defibrillationen; 4 mit akuter Herzinsuffizienz und 12 mit manifester chronischer Herzinsuffizienz; 5 mit Schenkelblöcken; durchschnittliche EF 30 %; therapieresistent gegenüber praktisch allen Antiarrhythmika, meist einschließlich Bretylium) mit

- 5 mg Amiodaron/kg in 15 min., gefolgt von erneuten Einzeldosen bei Bedarf und
- 600–1000 mg in 12–24 Std.

in **80 %** der Fälle
binnen spätestens 24 Std. eine **Stabilisierung** erreicht.

Die **Verträglichkeit** von Seiten der Erregungsbildung und -leitung und Hämodynamik war sehr gut trotz der schlechten Ausgangssituation und teilweise vorbestehender Katecholamin-Bedürftigkeit.

Eine weitere Untersuchung von *Leak 1986*[A 49a] zeigte, daß

▶ **bei 7 Patienten mit rezidivierenden Kammertachykardien oder Kammerflimmern**

(nach ineffektiver Therapie mit anderen Antiarrhythmika und teilweise zahlreichen engmaschig erforderlichen Defibrillationen) nach

- 150 mg Amiodaron in 5 min. und
- 600 mg Amiodaron in 24 Std.

keine Rezidive mehr auftraten.

Die **Verträglichkeit** in bezug auf Hämodynamik und Erregungsbildung und -leitung war gut.

Bei den Patienten mit sehr schlechter linksventrikulärer Funktion (EF < 25 %) trat keine weitere hämodynamische Verschlechterung auf, obwohl eine solche unter vorhergehender Therapie mit anderen Antiarrhythmika zu beobachten war.

Bei den bereits Katecholamin-pflichtigen Patienten wurden keine erhöhten Katecholamin-Dosen erforderlich, vielmehr konnte bei manchen (3/5) nach Besserung der Rhythmusstörung die Katecholamin-Gabe eingestellt werden.

Die Studie von *Drexel 1986*[8] erstreckte sich auf

▶ **14 Intensivpatienten mit akut rezidivierenden Kammertachykardien**

(trotz therapeutischem Lidocain-Serum-Spiegel; bei akutem Infarkt (6/14), Zustand nach aortokoronarem Bypass (3/14) und Aneurysma oder Kardiomyopathie; vielfach bei gleichzeitiger Herzinsuffizienz (11/14)), unter der Gabe von

- 300 mg Amiodaron in 2 Std. und anschließend
- 1200 mg Amiodaron in 24 Std.

ergab sich bei

70 % (10/14) innerhalb 8 Std. eine **Beseitigung der Rhythmusstörung.**

Außerdem fanden sich nach 24 Std. folgende Effekte

Sinusfrequenz: 106 → 92/min.

QTc: 0,44 → 0,47 msec.

Der Amiodaron-Serum-Spiegel lag nach 48 Std. durchschnittlich bei 2,5 µg/ml (E 1,2–3,4 µg/ml).

An **Nebenwirkungen** ergab sich bei zwei Patienten eine QRS-Verbreiterung von mehr als 25 %, die sich nach Pausieren der Infusion wieder zurückbildete.

Die Untersuchung von *Schmidt 1988*[30] (Tab. II_7) bezog sich auf

▶ **36 Patienten mit akut rezidivierenden Kammertachykardien oder Kammerflimmern vorwiegend bei Herzinsuffizienz**

(therapieresistent gegenüber verschiedenen Antiarrhythmika) unter

- 300 mg Amiodaron in 20 min.
- 900–1200 mg Amiodaron in 24 Std.

ergab sich bei

81 % der Patienten eine **komplette Unterdrückung** der Rhythmusstörungen.

Die **Erfolgsraten** zeigten *erhebliche* Unterschiede bei den verschiedenen Unterkollektiven (s. Tab. II_7), sowohl in Abhängigkeit von der Art der Rhythmusstörung als auch der Grundkrankheit. So zeigten sich z. B. für die Patienten mit **Herzinsuffizienz** sehr gute Ergebnisse bei **Kammertachykardien,** aber sehr schlechte bei **Kammerflimmern** und **Vorhofrhythmusstörungen** und abnehmende Erfolgsquoten mit zunehmendem Schweregrad der Herzinsuffizienz. Im Zusammenhang mit den schlechten Ergebnissen bei Kammerflimmern bei Herzinsuffizienz erhebt sich die Frage, ob es sich hier einfach um ein terminales Geschehen handelt oder ob sekundäre (und damit reversible) Faktoren eine entscheidende Rolle spielen, zumal bekannt ist, daß bei der chronischen Amiodaron-Therapie keine wesentlichen Unterschiede bezüglich der Erfolgsquoten zwischen Patienten mit Kammertachykardien und Kammerflimmern bestehen.

Eine weitere neuere Untersuchung von *Mooss 1990*[25] ergab

▶ **bei 35 Patienten mit kurzfristig rezidivierend symptomatischen Kammertachykardien**

Tabelle II_7

Erfolgsquoten der intravenösen Amiodarontherapie

- 300 mg in 30 Minuten und
- 900–1200 mg in 24 Std.

▶ **bei Infarktpatienten mit therapieresistenten akut rezidivierenden Kammertachykardien oder Kammerflimmern**
(nach *Schmidt*[30])

„Erfolge"		
folgendermaßen definiert		
bei		
▶ **supraventrikulären Tachykardien**		
als Sinusrhythmus innerhalb von 48 Std.	64 %	76 %
bei		
▶ **ventrikulären Tachykardien Kammerflattern und -flimmern**		
als komplette Suppression	81 %	
je nach Grundkrankheit		
akuter Infarkt	89 %	(24/27)
chronische KHK	71 %	(10/14)
Kardiomyopathie		(3/ 6)
Klappenfehler		(1/ 3)
Herzinsuffizienz		
Killip Klasse I und II	96 %	(22/23)
Killip Klasse III und IV	59 %	(16/27)
Herzinsuffizienz und Kammertachykardie	100 %	
Herzinsuffizienz und Kammerflimmern	25 %	
Herzinsuffizienz und Vorhofrhythmusstörungen	37 %	
wirkungslos bei	24 %	(12/50)
– ausnahmslos infeffektiv bei schwerster Herzinsuffizienz –		
ventrikuläre Rhythmusstörungen		
6 † an therapieresistentem Kammerflimmern nach Reanimation		
1 † an therapieresistenter Kammertachykardie nach Reanimation		
supraventrikuläre Rhythmusstörung		
4/5 † an Herzinsuffizienz		

(durchschnittlich ~ 10 Kammertachykardien und durchschnittlich ~ 10 Defibrillationen innerhalb kurzer Zeit nach Ausschluß von Infarkt, Hypokaliämie und Hypomagnesiämie)

bei gleichzeitig manifester Herzinsuffizienz (90 % der Patienten)

unter

- 300 mg Amiodaron in 30 min. und
- 150 mg Bolusdosen zusätzlich bei Rezidiven und
- 1500–2000 mg/Tag

im Vergleich zu anderen Untersuchungen[1, 12, 25 nach 29, 28, A 55a] mit
67 % etwa **gleiche Erfolgsraten,** jedoch mit
37 % (vs. 13 %[12] bzw. < 10 %[1, 28, 29, A 55a]) erheblich **höhere Nebenwirkungsraten.**

Auf Grund dieser Studie wird davon ausgegangen, daß relativ hohe Tagesdosen von **20–30 mg/kg** Körpergewicht im Vergleich zu niedrigeren von **10–20 mg/kg** mindestens bei Patienten mit **Herzinsuffizienz** keine Vorteile haben, außerdem wurden in dieser Phase mit 2,84 µg/ml doch relativ **hohe Amiodaron-Serum-Spiegel** gefunden, so daß die Autoren zu dem Schluß kommen, daß möglicherweise auf Grund einer verminderten Abbaurate (oder vielleicht auch auf Grund eines kleineren Verteilungsraums) bei Schwerkranken mit **dieser Dosierung unnötig hohe Serum-Spiegel und Nebenwirkungen** in Kauf genommen werden.
Ebenso wurden in dieser Studie mit einer festgelegten (nicht bedarfsadaptierten) Langzeitdosierung von 400 mg/Tag relativ hohe Nebenwirkungsraten (3/22 Lungenfibrosen) gefunden.
Weiterhin wurde in dieser Untersuchung nachgewiesen, daß die Rhythmusstörungen von Patienten mit hohem **Katecholamin-Bedarf** oft schlecht ansprechen.

Aus einer anderen Untersuchung von *Marcus 1983*[A 53b] ist speziell für Patienten mit

▶ **akut rezidivierenden Kammertachykardien in der akuten Infarktphase** bekannt, daß
unter

- 300 mg Amiodaron in 5 min. und
- 1200 mg in 24 Std.
  - in allen Fällen eine Verhinderung weiterer Tachykardien
  - bei guter hämodynamischer Verträglichkeit

zu erreichen war.

Zusammenfassend
zeigt sich, daß im Rahmen der Akutbehandlung **hohe Erfolgsraten** zu erzielen sind. An **Nebenwirkungen** stehen in dieser Phase **kardiovaskuläre Effekte** im Vordergrund, die sich **durch eine sorgfältige individuelle Dosierung relativ niedrig** halten lassen.

Intravenöse Initialbehandlung bei chronisch rezidivierenden Kammertachykardien und Kammerflimmern (Abb. II_{29})[1, 12, 25, 27, 29, A 31]

Die Dauerbehandlung mit Amiodaron bei malignen ventrikulären Rhythmusstörungen wird heute, soweit möglich, mit der intravenösen Aufsättigung begonnen. Die **Vorteile** liegen darin, daß sich rasch beurteilen läßt, ob die Substanz wirksam ist und daß die **Gefahr lebensbedrohlicher Rezidive** vor Wirkungseintritt **vermindert** wird. Außerdem lassen sich eventuelle **proarrhythmogene** Effekte, die allerdings selten (2/46)[12] sind, so rascher erkennen und beherrschen.

Der **Wirkungsverlauf** ist aus der Abb. II_{29} zu ersehen: Bei den meisten Patienten sind die Rhythmusstörungen schon am 1. Tag (bei 30 % innerhalb von 2 Std.)[12] zu beherrschen.

Time course of response in 46 patients. Response during the first 3,5 days occurred during intravenous infusion of amiodarone: response after 3.5 days occurred during oral administration of amiodarone.

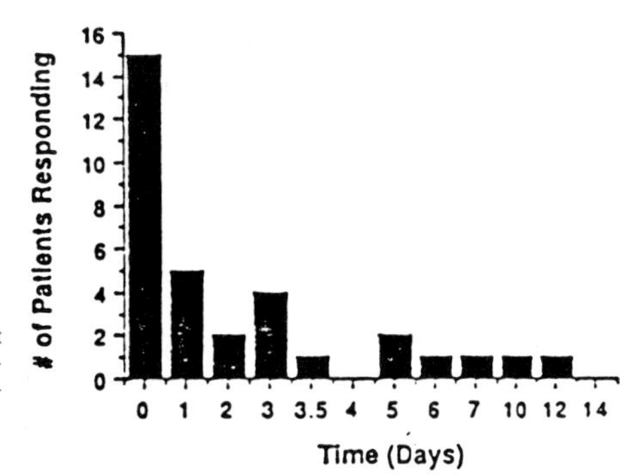

Abb. II_{29}

Abnahme der Häufigkeit von Kammertachykardien und Kammerflimmern im Rahmen der intravenösen **Amiodaron-Aufsättigung** mit

- 5 mg/kg Amiodaron in 30 min. und
- 1000 mg in 24 Std.

Man sieht, daß es bereits am 1. Tag zu einer drastischen Rückbildung der Rhythmusstörungen kommt
(aus *Helmy*[12])

Ähnliche Erfahrungen über den Wirkungseintritt wurden auch in anderen Studien[25] festgestellt.

Dauerbehandlung (Tab. II_{8-19}, Abb. II_{30-37})

Zu den klassischen Indikationen für die Langzeittherapie mit Amiodaron gehören die sogenannten **malignen ventrikulären Rhythmusstörungen** (s. S. 145). Das sind im wesentlichen rezidivierende symptomatische, meist monomorphe Kammertachykardien und rezidivierendes Kammerflimmern. Hinzu kommen einige **seltene,** vorwiegend multiforme Rhythmusstörungen (s. S. 171), wie die polymorphe Kammertachykardie (s. S. 173) mit und ohne QT-Verlängerung, die pleomorphe Kammertachykardie (S. 171) und andere (s. S. 171 ff.).

Die Frage nach der Bedeutung von Amiodaron bei den **semimalignen Rhythmusstörungen** (s. S. 141), die zwar bei bestimmten Patientenkollektiven mit einer getrübten Prognose einhergehen, ohne daß sich jedoch bislang mit einem der konventionellen Antiarrhythmika eine wesentliche Besserung der Überlebensraten hätte erreichen lassen, wird derzeit geprüft. Dies gilt besonders für Patienten mit Zustand nach Herzinfarkt.
Auch für die Langzeitbehandlung gilt – wie schon erwähnt – daß zunächst u. a. wegen der Gefahr der Aggravation sekundäre **Rhythmusstörungen** (s. S. 121 ff. und Abb. II_{20-25}) auszuschließen sind.

Ventrikuläre Extrasystolen (VES) (Tab. II_8, Abb. II_{30})[3, 4, A 42b, A 56a, A 63, A 80b]

(Lit. s. S. 403; *L 23*)

Auch wenn Amiodaron in einzelnen Studien[5] selbst **bei Herzgesunden** nur zur Beseitigung subjektiv empfundener Extrasystolen eingesetzt wurde, besteht allgemein kein Zweifel daran, daß diese Situation *keine Indikation* für Amiodaron darstellt. Dennoch ist die Frage nach der Wirkung von Amiodaron im Sinne einer **extrasystolen Suppression** aus verschiedenen Gründen von Bedeutung, zum einen im Hinblick auf die **Wirkungskinetik,** zum anderen im Zusammenhang mit den derzeit laufenden Untersuchungen über seine Bedeutung bei weniger hochgradigen Rhythmusstörungen, z. B. bei **Postinfarktpatienten** (s. d.).

Amiodaron führt zu hohen **Extrasystolen-Suppressionsraten**[5, A 42b, A 56a, A 63, A 80b], die – wie schon aus zahlreichen älteren Untersuchungen bei unterschiedlichen Patientenkollektiven vorwiegend mit malignen Rhythmusstörungen bekannt – auch über längere Zeiträume aufrecht erhalten werden (92 % nach 4 Jahren)[A 42b].

Bei Patienten mit **malignen ventrikulären Rhythmusstörungen** sind die
  Amiodaron-Serum-Spiegel,
    die zur
      Suppression **ventrikulärer Extrasystolen** nötig sind, mit
        > 2 µg/ml
    deutlich höher als die, die zur
      Suppression der **Kammertachykardien** erforderlich sind und die bei
        $> 1{,}5$ µg/ml liegen.

Case No. 8. Effects of different doses of amiodarone on the frequency of VPBs and the presence of ventricular couplets and VT.

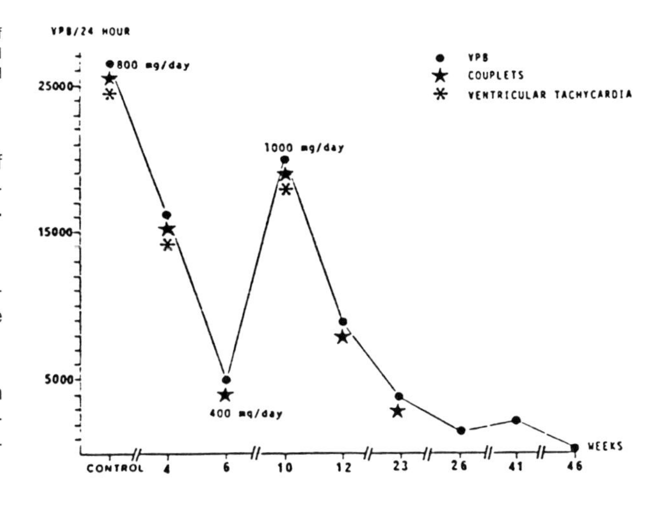

Abb. II_{30}
Einfluß von **Amiodaron** auf verschiedene Schweregrade **ventrikulärer Rhythmusstörungen.**

Man sieht, daß dosisabhängig zunächst die schwerwiegenderen Rhythmusstörungen und erst bei höheren Dosen auch die einzelnen VES verschwinden.
(aus *Chiale*[2])

Entsprechend zeigt auch die Abb. II_{30}, daß Amiodaron – ebenso wie man es auch von anderen Antiarrhythmika her kennt – **dosis-abhängig** zunächst Kammertachykardien, dann Salven und schließlich die einzelnen ventrikulären Extrasystolen verschwinden.
Im Vergleich zu Kranken mit malignen Rhythmusstörungen sind offensichtlich bei Patienten die **nur** wegen **Extrasystolen**[3] (teilweise auch mit einzelnen nicht anhaltenden asymptomatischen Kammertachykardien)[A 63] behandelt werden, niedrigere Serum-Spiegel[3] und niedrigere Dosierungen[A 63] erforderlich. Das gilt offensichtlich auch speziell für Patienten mit **koronarer Herzkrankheit**[A 63] und mit **Zustand nach Infarkt**[1a, b, A 8a, A 8b].
So wurde für Patienten mit ventrikulären Extrasystolen[3] gefunden, daß nach Beginn der

oralen Dauertherapie mit

- 600 mg Amiodaron pro Tag

  nach 14 Tagen ausreichend antiarrhythmische Effekte (hier definiert als > 75 % VES-Suppression)

  bei

  ∅ Amiodaron-Serum-Spiegel von 0,86 ng/ml und

  ∅ Desäthylamiodaron-Serum-Spiegel von 0,23 ng/ml

  nachweisbar waren. Bei 67 % der Patienten lag der erforderliche Serum-Spiegel

  < 1,0 µg/ml.

Ebenso ergab die *kanadische Postinfarktstudie*[1a, b] (s. S. 194)

hohe Suppressionsraten

bei relativ niedriger Dosierung.

Außerdem erweist sich Amiodaron auch bei den therapeutisch häufig schwerer beeinflußbaren **Polymorphen ventrikulären Extrasystolen** als sehr effektiv[6].

Die Wirksamkeit von Amiodaron gegenüber ventrikulären Extrasystolen **im Vergleich zu anderen Antiarrhythmika** ist aus der Tab. II_8 zu ersehen. Man erkennt, daß **Amiodaron**

- nicht nur die höchsten **Suppressionsraten** zeigt,

sondern auch

- ebenso bei **kurzem wie bei langem Kupplungsintervall** wirksam ist und
- die stärkste Verlängerung des Kupplungsintervalls bewirkt.

Tabelle II_8

Vergleich der Wirksamkeit **verschiedener Antiarrhythmika** gegenüber **ventrikulären Extrasystolen**

(nach *Nakanishi*[4])

	VES-Suppression	**VES-Kupplungsintervall**	**Wirksamkeit bei unterschiedlichem Kupplungsintervall**
			besonders wirksam bei VES mit
Klasse I **Mexiletin**	– 48 %	+ 20 msec.	**kurzem** Kupplungsintervall
Disopyramid	– 70 %	+ 36 msec.	relativ **langem** Kupplungsintervall
Aprindin	– 77 %	+ 80 msec.	
Klasse II **Propranolol**	– 40 %	+ 73 msec.	**unabhängig** vom Kupplungsintervall
Klasse III **Amiodaron**	– 100 %	+ > 123 msec.	
Klasse IV **Verapamil**	– 56 %	+ 10 msec.	

Semimaligne ventrikuläre Rhythmusstörungen (Tab. II_9)

– Stand der Diskussion – vor CAST – CAST – nach CAST –[1]

(Lit. s. S. 403; *L 24*)

Neben den akut bedrohlichen Arrhythmien gibt es eine Reihe von Rhythmusstörungen, die dem Patienten zwar **keinerlei Beschwerden** verursachen, ihn aber einem erhöhten Risiko in bezug auf den **plötzlichen Herztod** aussetzen.
Die besondere klinische Bedeutung dieser Rhythmusstörungen liegt darin, daß sie – im Gegensatz zu den relativ seltenen malignen Rhythmusstörungen – einen ungeheuer **großen Patientenkreis** (s. Tab. II_9) betreffen. Daraus erklärt sich unter anderem die große Unruhe, die die CAST-Studie verursacht hat.
Zu den Rhythmusstörungen, die mit einem erhöhten Risiko einhergehen, gehören, wie aus der Tab. II_9 zu ersehen ist, schon **banale Extrasystolen** und erst recht **repetitive Formen** und die sogenannten **Nicht-anhaltenden Kammertachykardien** (mehr als 3 Schläge hintereinander), zwar nicht bei Herzgesunden, aber bei bestimm-

Tabelle II_9

Häufigkeit und prognostische Bedeutung von Rhythmusstörungen bei verschiedenen Grundkrankheiten

	Z. n. **Herzinfarkt**[26]		**Herzinsuffizienz** (NYHA III–IV)[3, 4]		**Hypertrophe Kardiomyopathie**[5]	
	Vorkommen bei	**Einfluß a. d. Prognose**	**Vorkommen bei**	**Einfluß a. d. Prognose**	**Vorkommen bei**	**Einfluß a. d. Prognose**
VES > 10/Std. > 30/Std.	20 %	3–4fach ↑ Letalität	83 %	2fach ↑ 2 J. Let. (65 vs. 30 %)	24 %	
komplexe VES		3–4fach ↑ Letalität	93 %			
Nichtanhaltende Kammertachyk.	10 %	5fach ↑ Letalität (33 % vs. 6 %)	50 %	3fach ↑ Let.	29 %	8fach ↑ Letalität (23 vs. 3 %)
EF < 30 % < 40 %	15 % 33 %	3–4fach ↑ Let.				
EF < 30 % + > 10 VES/Std. oder komplexe VES		9–16fach ↑ Let.				

ten Patientenkollektiven, so unter anderem bei Patienten mit **überstandenem Infarkt** oder **Herzinsuffizienz** bzw. **dilatativer Kardiomyopathie,** sowie auch bei **hypertropher Kardiomyopathie.**

Die größten Untersuchungen liegen für Patienten mit **Zustand nach Herzinfarkt** vor. Hier beeinträchtigen schon einzeln stehende ventrikuläre Extrasystolen relativ geringer Häufigkeit ($>$ 10 Std. $\sim$ $>$ 240 VES/24 Std. oder $<$ als 0,25 % !) die Überlebensaussichten. Das Risiko nimmt mit zunehmender Anzahl und Komplexität der Rhythmusstörungen kontinuierlich zu (s. Tab. II_9 und Abb. II_{49} in Kap. „Herzinfarkt"). Rhythmusstörungen finden sich vorwiegend bei Patienten mit eingeschränkter linksventrikulärer Funktion[2b], gelten aber als **unabhängiger Risikofaktor,** d. h. von den Patienten mit gleichstark eingeschränkter Pumpleistung haben die mit gleichzeitigen Rhythmusstörungen eine beträchtlich schlechtere Prognose[2b]. An der Bedeutung dieser Ergebnisse zahlreicher in den 70er und 80er Jahren durchgeführten Studien[2a, 2b, 6] hat sich bisher nichts geändert, auch wenn bis heute keine Klarheit herrscht, welche Maßnahmen am wirksamsten sind, um eine Besserung der Prognose zu erreichen.

Die Ergebnisse der verschiedenen Studien wurden in letzter Zeit wiederholt besprochen und teilweise auch im Detail aufgelistet.

Wirksamkeit der Klasse I-Antiarrhythmika[1, 2a, 2b, 3, 4, 5a, 5b, 6]

(Lit. s. S. 404; *L 25*)

Die Wirkung der Klasse I-Antiarrhythmika wurde in zahlreichen kontrollierten Studien bei Patienten mit Zustand nach Infarkt und unterschiedlichen Rhythmusstörungen meist leichteren Grades geprüft. Bei unterschiedlichen Ausgangskollektiven und Endpunkten wurde in manchen Untersuchungen eine mehr oder weniger stark ausgeprägte Wirkung auf die Rhythmusstörungen festgestellt, die sich aber in **keiner Untersuchung** in einer **signifikanten und anhaltenden Senkung der Letalität** (oder der Fälle von plötzlichem Herztod) niederschlug. In den meisten Studien wurde in der behandelten Gruppe eine höhere Letalität gefunden.
Dabei wurde zunächst davon ausgegangen, daß die mangelnde Wirkung auf die Prognose auf die insgesamt geringen Fallzahlen der Patienten in den einzelnen Studien oder die nicht immer erreichte vollständige Unterdrückung der Rhythmusstörung zurückzuführen sei.

Wirksamkeit der β-Rezeptoren-Blocker[2, 3, 5, 7a, 8]

(Lit. s. S. 404; *L 26*)

Weitere Untersuchungen wurden im gleichen Zeitraum mit den β-Rezeptorenblokkern durchgeführt. Dabei ergab sich eine statistisch signifikante Senkung der **Letalität** (und der **plötzlichen Herztodesfälle**), die aber geringer ist, als allgemein angenommen wird. Insgesamt wurden immense Fallzahlen (z. B. 1600 Patienten in der **ISIS I-Studie**[3]) benötigt, um einen statistisch signifikanten Unterschied zu erzielen.

Das gilt ebenso für die akute Infarktphase, in der durch β-Rezeptoren-Blocker-Behandlung einer von hundert Patienten[3] gerettet wird, als auch für die Dauerbehandlung, bei der es bei maximal drei von hundert über 1 Jahr behandelten Patienten (1–2 von 100 Patienten[4, 7a] bzw. 1 von 150 Patienten[6]) sind. Der Haupteffekt wird in einer Verminderung von – wahrscheinlich Katecholamin-induziertem – **Kammerflimmern** gesehen. Bei Unterkollektiven mit **komplexen Rhythmusstörungen** wurde jedoch **keine** Verminderung der plötzlichen Herztodesfälle gefunden[1]. Hingegen ergab sich, daß bei Patienten mit **Herzinsuffizienz** – bei denen Indikation und Kontraindikation für β-Rezeptoren-Blocker relativ nah beieinander liegen – eine Verminderung der Letalität (und der plötzlichen Herztodesfälle) zu verzeichnen ist.

Wirksamkeit neuer Antiarrhythmika (CAST-Studie) (s. o. Tab. II_9)
(Lit. s. S.405; *L 27*)

Nachdem die prognostische Bedeutung der oben genannten Rhythmusstörung bei Zustand nach Infarkt außer Frage stand und die Ergebnisse der vorliegenden Studien unbefriedigend waren, wurde im Rahmen eines großen Forschungsprogramms des „National Heart, Lung, Blood Instituts" im Anschluß an eine Pilotstudie[3a, b] die sogenannte CAST-Studie durchgeführt, in der die Wirkung von Flecainid, Encainid und Morizicin (einem in Deutschland nicht im Handel befindlichen Antiarrhythmika) sowie in der Pilotstudie auch Imipramin bei Patienten mit Rhythmusstörungen vom oben genannten Typ (> 10 VES/Std. in der CAPS und > 6 VES/Std. in der CAST-Studie) geprüft wurde. Ein kleiner Teil (20 %)[7] der Patienten hatte zugleich Nicht-anhaltende Kammertachykardien von weniger als 10 Schlägen. Patienten mit Nicht-anhaltenden Kammertachykardien von > 10 Schlägen oder anhaltenden Kammertachykardien wurden ausgeschlossen. Von den Patienten, bei denen mit den oben genannten Antiarrhythmika eine fast vollständige Unterdrückung der Rhythmusstörungen (Suppression der Kammertachykardien um mehr als 90 %, der ventrikulären Extrasystolen um mehr als 70 %) gelang, wurde die Hälfte mit dem betreffenden Antiarrhythmikum und die andere mit Placebo weiterbehandelt. Die bekannt ausgeprägte antiarrhythmische Wirkung der Klasse Ic-Antiarrhythmika – „Extrasystolenkiller" – war neben den relativ geringen extrakardialen Nebenwirkungen der Grund dafür, daß Flecainid und Encainid für diese Untersuchung ausgewählt wurden, obwohl mindestens seit dem Flecainid-Symposium 1984 in den USA[2] bekannt war, daß beide Substanzen bei Patienten mit malignen Rhythmusstörungen durch schwere kardiale Nebenwirkungen – bis hin zum defibrillationsresistenten (!) Kammerflimmern – belastet sind.
Die Untersuchungen mit **Flecainid und Encainid** wurden dann akut abgebrochen, nachdem Zwischenergebnisse zeigten, daß bei den behandelten Patienten, trotz weitgehender Unterdrückung der Rhythmusstörungen, eine höhere Gesamtletalität und mehr plötzliche Herztodesfälle zu beobachten waren. Der **Morizicin**-Arm wurde inzwischen mit denselben Ergebnissen abgebrochen[4].

Konsequenzen der CAST-Studie[1]
(Lit. s. S. 405; *L 27*)

Die CAST-Studie hinterließ die Gewißheit, daß die Behandlung mit **Flecainid, Encainid** und **Morizicin** bei Patienten mit **relativ geringfügigen Rhythmusstörungen bei Zustand nach Infarkt** kontraindiziert ist, und die völlige Ungewißheit, womit derartigen Patienten zu helfen ist und inwieweit die oben genannten Ergebnisse auf **andere Antiarrhythmika** beim gleichen Patientenkollektiv oder gar auf die Behandlung **anderer Rhythmusstörungen und anderer Patientenkollektive** übertragbar sind[1].
Nachdem die oben angeführten Studien mit anderen **Klasse I-Antiarrhythmika** bei Patienten mit geringfügigen Rhythmusstörungen nach Infarkt mindestens keine positiven Ergebnisse gebracht hatten, wurde empfohlen, vorerst auf die Behandlung „solcher" Patienten mit Klasse I-Antiarrhythmika zu verzichten, zumal auch andere Untersuchungen[5] ergeben hatten, daß Antiarrhythmika dieser Gruppe (geprüft wurde Mexiletin und Propafenon) bei Patienten mit Extrasystolen (Lown Grad II–IV) bei Zustand nach Infarkt (durchschnittlich 2 Jahre vorher) die Auslösbarkeit höhergradiger Rhythmusstörungen fördert.

Völlig offen ist die Frage, was mit Patienten mit **Nicht-anhaltenden Kammertachykardien von mehr als 10 Schlägen** zu geschehen hat, die in der CAST-Studie ausgeschlossen wurden und für die überhaupt bis heute keine ausreichenden Untersuchungen vorliegen.

Sicher ist, daß der so zwangsläufig eingetretene therapeutische Nihilismus nicht auf Patienten mit **anhaltenden Kammertachykardien oder malignen Rhythmusstörungen** (s. u.) übertragen werden darf. –
Als **Alternativen** für die oben genannten Postinfarktpatienten wurde teilweise empfohlen, auf die **β-Rezeptorenblocker** zurückzugreifen und teilweise auch die Rolle von **Sotalol** hervorgehoben, das neben dem β-rezeptorenblockenden Effekt auch eine Klasse III-Wirkung hat. Dabei ist allerdings zu berücksichtigen, daß auch für Sotalol in der einzigen vorliegenden Postinfarktstudie[6] trotz der immensen Fallzahl von 1500 Patienten nur eine tendenzmäßige, aber nicht statistisch signifikante Senkung der Letalität erreicht werden konnte und daß β-Rezeptoren-Blocker gerade bei den Risikopatienten mit schlechter linksventrikulärer Funktion häufig nicht eingesetzt werden können.

Bedeutung von Amiodaron

Vor dem Hintergrund des oben genannten Dilemmas wurde in letzter Zeit wiederholt die auf den ersten Blick etwas erstaunliche Frage nach der Bedeutung von Amiodaron bei diesen **asymptomatischen Rhythmusstörungen mit gravierender prognostischer Bedeutung bei Postinfarktpatienten** gestellt.
Für diese Patienten liegen inzwischen die Ergebnisse einiger Studien über die Wirkung von Amiodaron bei relativ kleinen Patientenkollektiven vor, die im Detail an anderer Stelle **(s. Kapitel Infarkt)** besprochen werden. Nach den vorläufigen Resultaten führt Amiodaron zu einer deutlichen Senkung der Letalität. Untersuchungen an größeren Patientenkollektiven laufen noch.

Kammertachykardien (-flattern) -flimmern – Überlebende nach plötzlichem Herztod (Tab. II_{10-19}, Abb. II_{31-37})

– die häufigsten malignen ventrikulären Rhythmusstörungen –

(Lit. s. S. 405; *L 28*)

Patienten mit **rezidivierenden anhaltenden Kammertachykardien*** (und rezidivierendem Kammerflattern**, das relativ selten chronisch rezidivierend auftritt, aber auch in der internationalen Literatur nicht von Kammertachykardien und Kammerflimmern getrennt wird (s. S. *), rezidivierendem **Kammerflimmern***** sowie Patienten mit **überlebtem extrahospitalem Herzkreislaufstillstand** (außerhalb eines akuten Infarkts) haben ein außerordentlich hohes Risiko in bezug auf Rezidive und plötzlichen Herztod.

Ganz im Gegensatz zu den oben genannten semimalignen Rhythmusstörungen für die bis jetzt viele Versuche, die Prognose durch antiarrhythmische Therapie zu verbessern, fehlgeschlagen sind, ist für die malignen Rhythmusstörungen eindeutig nachgewiesen, daß eine **„effektive Therapie“** eine wesentliche Besserung der Überlebenschancen bringt.

Da bei diesen Patienten Rezidive tunlichst zu vermeiden sind, ist die Frage, was in diesem Zusammenhang unter einer „effektiven Therapie“ zu verstehen ist, von entscheidender klinischer Bedeutung.

Nachdem Amiodaron ein Antiarrhythmikum der Reserve ist, stellt sich auch hier zunächst die Frage nach den Behandlungsaussichten mit den konventionellen Antiarrhythmika.

Wirksamkeit der konventionellen Antiarrhythmika (Tab. II_{10-12}, Abb. II_{31-34})

– Nachweis einer „effektiven Therapie“ –

Über die Wirksamkeit konventioneller Antiarrhythmika bei malignen ventrikulären Rhythmusstörungen liegen eine Reihe von Studien vor.

Dabei wurde teilweise das Langzeit-EKG und teilweise die programmierte Stimulation zum Nachweis der Wirksamkeit herangezogen und teilweise beide Methoden verglichen oder kombiniert.

Erste umfangreichere Untersuchungen mittels **Langzeit-EKG** bei Patienten mit **malignen ventrikulären Rhythmusstörungen** (rezidivierenden Kammertachykardien oder Kammerflimmern alle mit Zustand nach mindestens einer vorausgegangenen Reanimation) ergaben erhebliche Unterschiede in bezug auf die Langzeit-Prognose

---

Definition (s. a. S. *)

* **Anhaltende Kammertachykardie**
mehr als 30 sec. dauernd oder zwischenzeitliche Beendigung erforderlich

** **Kammerflattern**
Kammeraktion mit einer Frequenz > 200/min., meist um 300/min., bei der die QRS-Komplexe und die Endstrecken nicht mehr trennbar sind.

*** **Kammerflimmern**
unregelmäßige hochfrequente elektrische Aktivität ohne Herzauswurfleistung.

zwischen den Patienten, bei denen es mit verschiedenen Antiarrhythmika gelang, alle ventrikulären Dreiersalven und „R on T“-Phänomene zu beseitigen, und solchen, bei denen diese Rhythmusstörungen nach wie vor im Bandspeicher-EKG nachweisbar waren (s. Abb. II_{31}).

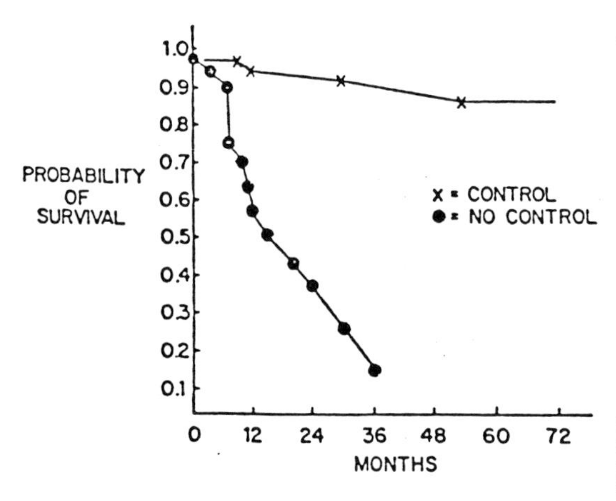

Abb. II_{31}
Überlebensraten bei Patienten mit malignen ventrikulären Rhythmusstörungen (alle mit Zustand nach vorausgegangener Reanimation) in Abhängigkeit von der Wirkung **verschiedener Antiarrhythmika** auf die Häufigkeit von Rhythmusstörungen im Bandspeicher-EKG
- x Unterdrückung aller Lown IVb und V Extrasystolen und
- • mangelnder Effekt

(aus *Grayboys*[A 26a])

Sudden cardiac death among patients with malignant ventricular arrhythmia based upon control (crosses) or no control (closed circles) of ventricular premature beats.

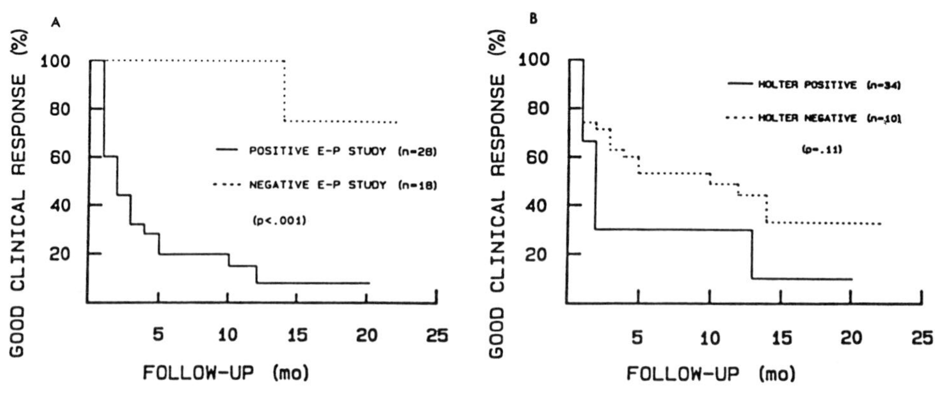

Kaplan-Meier life table plots of patients undergoing electrophysiologic (E–P) study **(A)** and ambulatory electrocardiographic (Holter) monitoring **(B).** Good clinical response is defined as the absence of sudden death or recurrent ventricular tachycardia in follow-up study. **A,** The response of patients with a positive electrophysiologic study is significantly poorer than that of patients with a negative study. **B,** There is no significant difference in clinical response between patients with a positive ambulatory electrocardiographic recording compared with those with a negative recording.

Abb. II_{32}
Vergleich der Aussagefähigkeit von **programmierter Stimulation** und **Bandspeicher-EKG** in bezug auf die Langzeitprognose (kein Rezidiv und kein SD) bei **Überlebenden nach plötzlichem Herztod** unter Behandlung mit Klasse I-Antiarrhythmika und β-Rezeptorenblockern. Weiterbehandlung der Patienten mit anhaltend induzierbarer Kammertachykardie mit dem Antiarrhythmikum, das nach dem Langzeit-EKG die stärkste Reduktion der Kammertachykardien bewirkte.

Man sieht, daß die programmierte Stimulation sehr zuverlässige Ergebnisse liefert, während die Bandspeicher-Ergebnisse mit 57 % Komplikationen in der Gruppe mit unterdrückter Tachykardie sehr unzuverlässig sind.
(aus *Platia*[25])

Eine weitere Untersuchung aus der gleichen Klinik[10] ergab später – quasi als Probe aufs Exempel –, daß es nach Absetzen der Antiarrhythmika bei der überwiegenden Mehrzahl der Patienten zum Wiederauftreten der Rhythmusstörungen einschließlich schwerer Komplikationen, wie **Kammerflimmern und Herzstillstand,** kam.

Noch wesentlich größere Erfahrungen liegen mit der **programmierten Stimulation vor,** die bei Patienten mit malignen ventrikulären Rhythmusstörungen eine erheblich größere Trennschärfe bezüglich dem „effektiv“ behandelten Patientenkollektiv mit guter Langzeitprognose und dem „ineffektiv“ behandelten mit schlechter Langzeitprognose zeigt[25] (s. Abb. II_{32} und Tab. II_{10}).

Tabelle II_{10}

Aussagefähigkeit von **programmierter Stimulation** und **Langzeit-EKG** bei Überlebenden nach **plötzlichem Herztod**

unter konventioneller Behandlung mit verschiedenen Klasse I-Antiarrhythmika und β-Rezeptorenblockern

während eines Überwachungszeitraums von 1 1/2 Jahren

(aus *Platia*[25]).

Man sieht, daß Patienten mit **weiterhin induzierbarer Kammertachykardie** (> 3 Schläge/min., Frequenz > 120/min.) fast immer Rezidive zeigen, solche mit **verhinderter Induzierbarkeit** jedoch kaum.

Clinical Outcome as Predicted by Electrophysiologic (EP) Study

		Follow-Up		
	No. of Patients	Sudden Death	Recurrent VT	Sudden Death or VT
Positive EP study	26	11	12	23 (88%) (p < 0.001)
Negative EP study	18	1	0	1 (6%)

VT = ventricular tachycardia.

Clinical Outcome as Predicted by Ventricular Tachycardia* on Ambulatory Electrocardiographic Monitoring

		Follow-Up		
	No. of Patients	Sudden Death	Recurrent VT	Sudden Death or VT
VT				
Present	10	1	6	7 (70%)
Absent	34	11	6	17 (50%)
p Value				= 0.26

* Ventricular tachycardia (VT) is defined here as the presence of three or more beats of ventricular tachycardia on discharge Holter monitoring.

Tabelle II$_{10}$ Fortsetzung

Summary of the Comparative Predictive Clinical Value of Electrophysiologic (EP) Study and Ambulatory Electrocardiographic (Holter) Monitoring

	EP Study	Holter	p Value
Positive predictive value TP/(TP + FP)	88%	70%	$= 0.32$
Negative predictive value TN/(TN + FN)	94%	50%	< 0.002
Predictive accuracy (TP + TN)/Entire pop	91%	55%	< 0.001

Entire pop = entire test population; FN = false negative tests; FP = false positive tests; TN = true negative tests; TP = true positive tests.

Ähnliche Ergebnisse wurden auch in zahlreichen anderen Untersuchungen gefunden (s. Tab. II$_{11}$).

Tabelle II$_{11}$

Aussagefähigkeit von **Langzeit-EKG und programmierter Stimulation** bei Patienten mit malignen Rhythmusstörungen unter antiarrhythmischer Behandlung.
(aus *Gottlieb*[9])

Man sieht, daß die Vorhersagegenauigkeit der programmierten Stimulation wesentlich höher ist, als die des Bandspeicher-EKGs.

PES vs. Holter Monitoring in Ventricular Arrhythmias

	Number of Patients Evaluated	Mean Follow-up Period (months)	REC and/ or SCD if Therapy Effica-cious by PES	REC and/or SCD if Therapy not Efficacious by PES	PES Positive Predictive Value	PES Negative Predictive Value	Holter Positive Predictive Value	Holter Negative Predictive Value
Mitchell (1986)	106	N/A	14%	43%	N/A	N/A	N/A	N/A
Chua (1983)	95	15	6%	27%	55%	94%	17%	73%
Platia (1984)	44	18	6%	50%	88%	94%	70%	50%
Skale (1986)	62	22	0%	44%	40%	100%	N/A	56%
Kim (1986)	65	19	40%	30%	30%	40%	N/A	70%

PEs = programmed electrical stimulation; REC = recurrence; SCD = sudden cardiac death.

Die Zahl der vorliegenden Untersuchungen über die **Wirksamkeit antiarrhythmischer Therapie** bei malignen Rhythmusstörungen – kontrolliert anhand der programmierten Stimulation und des Langzeit-EKGs – ist immens und die Detailergebnisse sind – bei gleicher grober Linie – recht unterschiedlich (s. Abb. II_{33} A–D).

Life-Table Analysis of Long-Term Efficacy.
The original 39 cases receiving antiarrhythmic agents predicted to be effective by electrophysiologic study (solid circles) are compared with the initial 19 cases given agents predicted to be ineffective (open circles). Standard errors of the cumulative percentages are shown. The incidence of arrhythmia recurrence was significantly lower ($P < 0.001$) in the effective-drug group from the first month throughout the entire follow-up period.
The dashed lines indicate extension of the curves beyond the last arrhythmic event to the longest duration of follow-up in each group. The numbers above the circles represent the numbers of patients remaining in each group at various follow-up intervals.

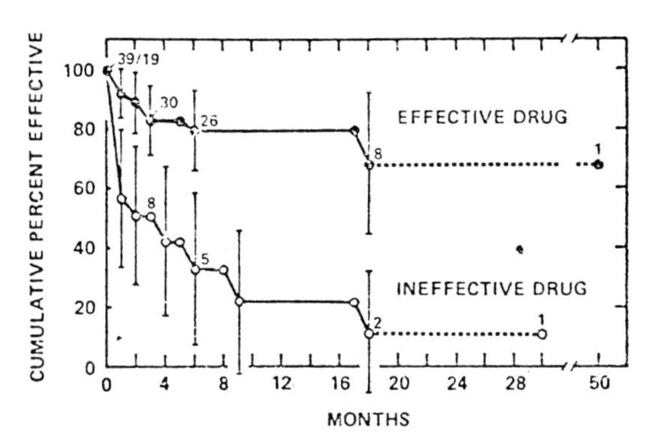

Abb. II_{33}

A Häufigkeit der **Rezidivfreiheit** bei Patienten mit malignen ventrikulären Rhythmusstörungen unter verschiedenen Antiarrhythmika
- ● nicht mehr induzierbarer Rhythmusstörung
- ○ weiterhin induzierbarer Rhythmusstörung

(aus *Mason*[21a])

B **Überlebensraten** bei Patienten mit malignen ventrikulären Rhythmusstörungen unter Therapie mit verschiedenen Antiarrhythmika
- ● nicht mehr induzierbarer Rhythmusstörung
- ○ weiter induzierbarer Rhythmusstörung

(aus *Swerdlow*[32])

C Häufigkeit von **Rezidivfreiheit** bei Patienten mit malignen ventrikulären Rhythmusstörungen unter Therapie mit verschiedenen Antiarrhythmika einschließlich Amiodaron
bei weiterer Unterteilung der anhaltend induzierbaren Rhythmusstörungen in
- — vollständig verhinderter Induzierbarkeit
- --- schwerer induzierbarer Rhythmusstörung
- ●●● selbst terminierende Rhythmusstörung

und
- ●-● unverändert induzierbarer Rhythmusstörung

(aus *Seipel*[30])

D **Überlebensraten** bei Patienten mit malignen ventrikulären Rhythmusstörungen
- ○ unter ineffektiver antiarrhythmischer Therapie und
- ● nach antitachykarder Operation

(aus *Ostermeyer*[24])

Übereinstimmend zeigt sich – wie aus der Abb. II_{33} zu ersehen ist – daß
- **Patienten mit nicht mehr induzierbarer Tachykardie**
  fast immer rezidivfrei bleiben,

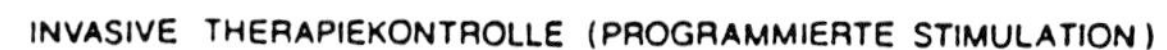

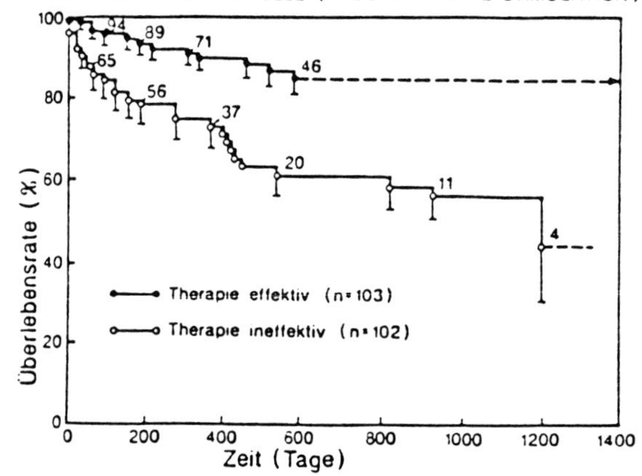

Plötzlicher Herztod von Patienten mit anhaltenden Kammertachykardien und primärem Kammerflimmern unter antiarrhythmischer Therapie (aus Swerdlow et al., 1983).
Weitere Erläuterungen siehe Text.

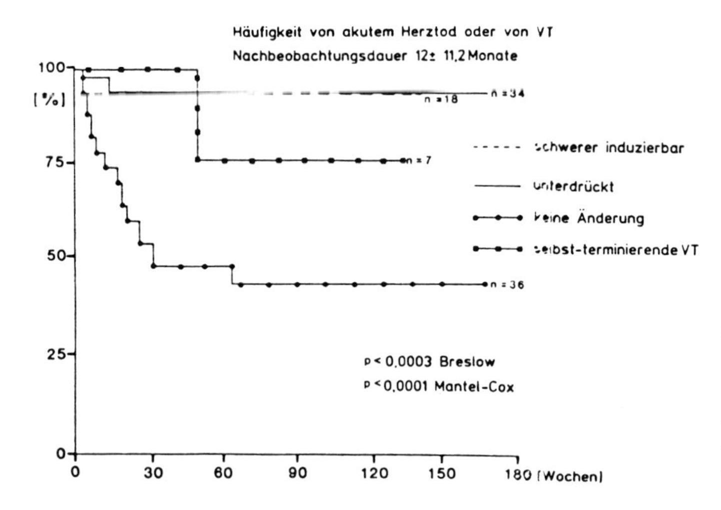

Langzeitergebnis der antiarrhythmischen Behandlung bei Patienten mit ventrikulären Tachykardien in Abhängigkeit vom Ergebnis der seriellen elektrophysiologischen Testung. Aufgetragen ist jeweils der Prozentsatz der ereignisfreien Patienten (Rezidiv einer Tachykardie oder akuter Herztod).

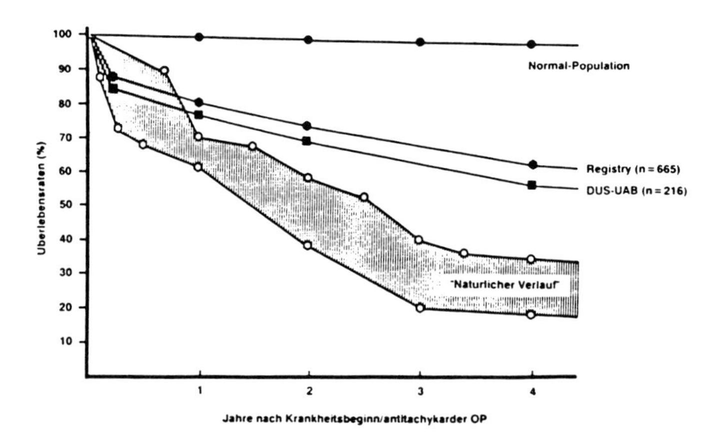

Aktuarische Überlebensraten nach direkten operativen Maßnahmen wegen maligner ventrikulärer Tachykardien, entnommen aus 2 Multicenter-Studien. Diese postoperativen Überlebensdaten werden mit den entsprechenden Daten des natürlichen Verlaufs verglichen. Im ersten postoperativen Jahr sind, vermutlich wegen der relativ hohen Op.-Letalität, Op.-Prognose und natürlicher Verlauf gleich. Jenseits des ersten Jahres ergeben sich deutliche Vorteile für die operierten Patienten.

während

▶ **Patienten mit anhaltend induzierbarer Tachykardie**
eine höhere Rezidivrate und eine
▶ Letalität von ~ 50 % in 2 Jahren zeigen.

Tabelle II_{12}

Therapeutische Beeinflußbarkeit
anhaltender Kammertachykardien durch
• Antiarrhythmika
(nach *Waller*[35])

258 Patienten mit **rezidivierenden anhaltenden Kammertachykardien**
– je zur Hälfte mit **konventionellen Antiarrhythmika** und
mit **Amiodaron** behandelt –

Induzierbarkeit	Rezidive	5-Jahres-Letalität
40 % nicht mehr induzierbar	7 %	3 %
20 % induzierbar aber abgemildert	39 %	4 %
40% induzierbar unverändert	50 %	33 %

Eine **Verhinderung der Induzierbarkeit** gelingt mit konventionellen Antiarrhythmika bei
1/3–2/3 der Patienten.

Die **Ursache** für die im Detail recht **unterschiedlichen Ergebnisse** der verschiedenen Studien und ihre Konsequenzen in bezug auf die Prognose sind – abgesehen von *üblichen Ursachen* wie verschiedene Zusammensetzung der Patientenkollektive, unterschiedlichen Medikamentapplikation, Dosierung und Begleittherapie und verschiedene Endpunkte wie Rezidive oder plötzlicher Herztod oder Gesamtmortalität – in verschiedenen, noch nicht gelösten **Problemen im Zusammenhang mit der programmierten Stimulation** zu sehen[3] (s. Tab. II_{13}).

Das Problem beginnt mit der Definition, wobei z. B. unter „nicht mehr induzierbare Tachykardie", teils keine Tachykardie, teils nur „nicht anhaltende Tachykardien" verschiedener Länge verstanden werden. Ebenso sind die Kriterien, die für den Nachweis der dem Patienten eigenen „klinischen Tachykardie" gefordert werden, unterschiedlich (s. Tab. II_{13}). Hinzu kommen unterschiedliche Formen der Auslösung, wobei insbesondere die Einführung des 3. Stimulationsimpulses in den letzten Jahren für die scheinbar schlechteren Ergebnisse in bezug auf die Verhinderung der Induzierbarkeit von Rhythmusstörungen durch Antiarrhythmika in neueren Studien gegenüber älteren verantwortlich gemacht wird[2c]. Weiterhin wird zur Zeit ausgelotet, welche Bedeutung die Modifikation der Tachykardie unter Therapie auf die Langzeitprognose hat (s. u.). Dabei bringt die Verlangsamung der Tachykardie nur eine Besserung der Prognose, wenn sie hämodynamisch auch besser toleriert wird[30, 35] und das gelingt mit Amiodaron (s. Abb. II_{34}) offensichtlich besser als mit anderen Antiarrhythmika mit stärkerer negativ inotroper Wirkung. Patienten mit verlangsamter und hämodynamisch gut tolerierter Tachykardie zeigen zwar häufig Rezidive, aber keine erhöhte Letalität (s. o. Tab. II_{12}).

Tabelle II_{13}

Ursachen für unterschiedliche Ergebnisse bei der programmierten Stimulation

Definitionen

„nicht induzierbar"
- ▶ **keine Tachykardie**
  (definiert als > 3 Schläge, Frequenz > 100/Min.][5, 23c])
- ▶ **„nur noch nicht anhaltende Kammertachykardie"**
  sei nicht akzeptabel[25] (nach verschiedenen)
  sei akzeptabel[25] (nach verschiedenen)
  „bis 2 Schläge"[18] (nach verschiedenen)
  „5–6 Schläge"[3, 12d, 30]
  „10 Schläge"[2c]
  „15 Schläge"[12d, 35]
  „20 Schläge"[18]
- ▶ **„nur selbst terminierende Kammertachykardie"**[37]
- ▶ **„auch nicht selbst terminierende Kammertachykardie bis 30 sec."**[18]

„induzierte Tachykardien"
geforderte Kriterien
- ▶ **anhaltend monomorphe Kammertachykardie**[12d]
  mit gleicher Morphologie und Frequenz wie die dokumentierte Tachykardie
  beweisend[12d, 21a]
- ▶ **anhaltend monomorphe Kammertachykardie**
  mit gleicher Symptomatik bei fehlender Dokumentation der spontanen Tachykardie
  verdächtig[12d]
- ▶ **polymorphe Kammertachykardie oder Kammerflimmern**
  bei Patienten mit vorher monomorpher Kammertachykardie
  unklare klinische Bedeutung und
  unspezifische Reaktion möglich[5]
  bei nicht dokumentiertem Ereignis und unter Auslösung durch > 3 Stimuli
  unsicher[12d]

Auslösungsmodus
in den letzten Jahren in den meisten Zentren 3 Impulse eingeführt[2c]
„effektive Therapie"
bei 2 Impulsen in 70 %
bei 3 Impulsen in 30 %
der Fälle erreichbar[2c]
Änderung
der Impulse[18] oder
der Basisfrequenz[2, 3, 30]

„erleichtert"
durch weniger Stimuli
habe keinen Einfluß auf die Rezidivhäufigkeit[26]
schlechte Prognose[13a, 13b]
schlechte Prognose, 56 % Rezidive[14]

unverändert
Prognose so schlecht wie bisheriger Verlauf

Tabelle II_{13} Fortsetzung

„erschwert"
Anhebung der Grundfrequenz um > 40 Schläge
Prognose gut
wie bei nicht auslösbarer Tachykardie[2c, 3, 30]
Definition?
Keine Besserung der Prognose[2a, 21a]
durch Stimulation an verschiedenen Stellen
durch Zugabe von Isoprenalin[18]

„Erfolgreiche Dauertherapie"[18]
Endpunkte:
Rezidivfreiheit
SD ↓
Gesamtletalität ↓

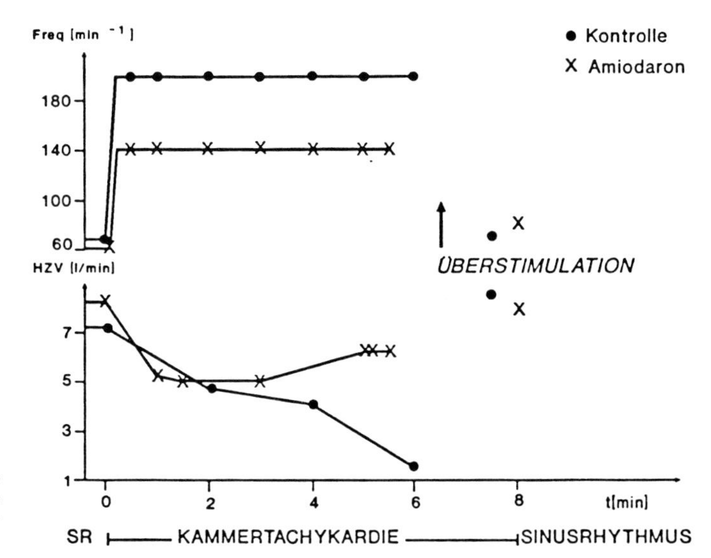

Herzfrequenz und Herzzeitvolumen unter Amiodarontherapie während Sinusrhythmus und induzierter Kammertachykardie.

Abb. II_{34}
Einfluß von Amiodaron (orale Therapie) auf **Frequenz und Hämodynamik** einer induzierten Kammertachykardie.

Man sieht, daß es unter **Kontrollbedingungen,** bei einer Frequenz von 200/min. zu einem raschen progredienten Abfall des Herz-Zeit-Volumens kommt, der nach 6 min. eine Beendigung der Rhythmusstörung zu Überstimulation erforderlich macht.
Unter **Amiodaron** liegt die Frequenz der Tachykardie bei 140/min. Das Herz-Zeit-Volumen pendelt sich nach einem initialen transitorischen Abfall wieder auf einen Wert ein, der mit einer tolerablen hämodynamischen Situation einhergeht.
(aus *Manz*[19])

Bedeutung und Wirksamkeit von Amiodaron (Tab. II_{14-19}, Abb. II_{35-37})

Die Behandlung maligner ventrikulärer Rhythmusstörungen ist seit eh und je die Domäne der Amiodaron-Behandlung und Amiodaron gilt – ebenfalls seit längerer Zeit – als **wirksamstes Medikament** bei dieser Indikation.
Gründe dafür sind die hohen **Versagerraten** (um 33–66 % s. o.) der konventionellen Therapie bei diesen Rhythmusstörungen und die verhältnismäßig gute hämodynamische Verträglichkeit von Amiodaron verbunden mit einer relativ niedrigen Rate proarrhythmogener Effekte.
Diese Zusammenhänge waren im Grund schon nach den ersten 50 Arbeiten zu dieser Frage klar, die bei Erscheinen der 1. Auflage dieses Buches[A 81b] vorhanden waren.
Inzwischen sind ~ 200 neue Arbeiten allein zum Thema Amiodaron bei malignen ventrikulären Rhythmusstörungen erschienen[A 27b].

Was haben sie uns gelehrt?

Zum einen wurden die Ergebnisse früherer Untersuchungen bestätigt, auch wenn in einigen neueren Studien durch **noch wesentlich stärker negative Selektion der Patientenkollektive** (die jetzt zum Teil selbst Patienten nach vorausgegangenen ineffektiven tachykarden Operationen enthielten)[7] und zum Teil wesentlich längere Beobachtungszeiten (teilweise bis 5 Jahre gegenüber früher meist 1–2 Jahren)[21b, A 34a, A 34b] und zum Teil bei „blinder" Therapie auch ohne vorherige Selektion durch programmierte Stimulation[A 34a, A 34b] etwas niedrigere Erfolgsraten und höhere Nebenwirkungen gefunden wurden.
Ein zweiter wesentlicher Punkt waren neue Erkenntnisse über die Zusammenhänge zwischen **Dosierung und Nebenwirkungen,** die gerade im Rahmen der malignen Rhythmusstörungen, bei denen oft besonders hohe Dosen gebraucht werden, von besonderer Bedeutung sind. Die extrakardialen Nebenwirkungen von Amiodaron, die in der Langzeit-Therapie die wesentliche Rolle spielen, sind *extrem dosis-abhängig:* So wurden in der gleichen Studie[A49b] bei Tagesdosen von 200 mg Gesamtnebenwirkungsraten von 6 % und Absetzraten von 0 % gefunden, während unter 600 mg/Tag 60 % (!) Nebenwirkungsraten und 32 % Absetzraten zu verzeichnen waren. (Eine derartige Steigerung der Dosis auf das Dreifache wäre bei anderen Antiarrhythmika allerdings auf Grund der kardialen Nebenwirkungen gar nicht möglich.)
Ein dritter, ganz wesentlicher Aspekt der neueren Studien war die Erarbeitung neuer Kriterien, um rechtzeitig **Responder** von **Nichtrespondern** zu unterscheiden und die letzteren frühestmöglich alternativen Behandlungsmaßnahmen zuzuleiten.
Ehe weiter unten ausführlich auf die klinisch wichtigen Kriterien für Responder und Nichtresponder eingegangen wird, sei noch kurz auf die **Erfolgsaussichten** der Amiodaron-Behandlung bei malignen ventrikulären Rhythmusstörungen eingegangen und das Thema **„Vergleichstudien"** abgehandelt.

Erfolgsaussichten (Tab. II_{14})

Die Erfolgsraten im Sinne einer Verhinderung von Rezidiven und plötzlichem Herztod – bei diesen **anderweitig therapieresistenten „high risk"-Patienten** – sind unter Amiodaronbehandlung mit

~ 60–90 % (s. Tab. II_{14})

relativ hoch.

Tabelle II_{14}

Erfolgsquoten
– meist definiert als Rezidivfreiheit für ein Jahr –
bei Patienten mit **anderweitigen therapieresistenten ventrikulären Rhythmusstörungen** unter Amiodaronbehandlung.

Bei verschiedenen Kollektiven:

Anhaltende Kammertachykardie und Kammerflimmern und Überlebende nach plötzlichem Herztod
– 1–5 Jahre Nachbeobachtung –
50–80 %[21b, A 27, A 34]

Anhaltende Kammertachykardien
60–90 %

nach *Nacarelli*[A 59b]

Referenz	Effektiv
Nacarelli 85, 298[A 59b]	62 %
Heger 83, 887[11a]	62 %
Haffaje 83, 1347[A 29b]	76 %
Horowitz 85, 367[12c]	78 %
Waxmann 82, 1066[36a]	50 %
McGovern 84, 1558[22]	74 %
Peter 83, 943	53 %
Morady 83, 975[23a]	72 %
Kaski 81, 273[A 40]	61 %
Total	66 %

Kammertachykardien und -flimmern
60–90 %[7]

Überlebende nach plötzlichem Herztod
60–90 %
nach *Nacarelli*[A 59b]

Referenz	Effektiv
Nacarelli 85, 295[A 59b]	83 %
Haffaje 83, 1343[A 29b]	87 %
Heger 83, 887[11a]	61 %
Morady 83, 975[23a]	92 %
Nademann 83, 577[A 60d]	90 %
Peter 84, 209	85 %
Total	81 %

Das gilt ebenso für Patienten mit rezidivierenden **Kammertachykardien,** als auch für solche mit rezidivierendem **Kammerflimmern,** als auch für die **Überlebenden nach plötzlichem Herztod** (s. d.), die bekanntermaßen ohne effektiven antiarrhythmischen Schutz eine hohe Letalität haben. Daß in einzelnen neueren Untersuchungen insbesondere im Hinblick auf die langfristigen Überlebensraten aus verschiedenen Gründen schlechtere Ergebnisse feststellbar waren, wurde schon erwähnt.

Vergleichsstudien

Im Zusammenhang mit der Frage nach der Wirksamkeit von Amiodaron wurde gelegentlich behauptet, daß die Wirkung „nicht bewiesen" sei, weil keine *„Doppelblindstudien"* und keine *„Vergleichsuntersuchungen"* gegenüber anderen Antiarrhythmika vorlägen. Placebokontrollierte Studien verbieten sich bei Patienten mit malignen Rhythmusstörungen aus naheliegenden Gründen, außerdem beziehen sich fast alle vorliegenden Studien – außer denen von *Rosenbaum 1974 und 1976*[A 71a, A 71b] – auf Patienten mit **anderweitig therapieresistenten Rhythmusstörungen.** Neben der Tatsache, daß von diesen Patienten mit schweren Rhythmusstörungen mindestens 2/3 rezidivfrei bleiben, liegen auch eine Reihe *indirekter Vergleichsstudien* vor. So gibt es Studien, die zeigen, daß es unter Amiodaron – im Vergleich zu den Monaten vor dieser Behandlung – zu statistisch signifikant weniger Anfällen von rezidivierenden Tachykardien kommt[6] oder daß bei Patienten, bei denen Amiodaron wegen **extrakardialer Nebenwirkungen** abgesetzt werden mußte, wesentlich häufiger Rezidive auftreten als bei Patienten des gleichen Kollektivs mit fortgesetzter Therapie[7].
Vergleichende Untersuchungen zwischen Amiodaron und anderen Antiarrhythmika bei eindeutig malignen ventrikulären Rhythmusstörungen wurden bisher nur in 2 Studien durchgeführt.

Amiodaron – Propafenon (Abb. II_{35})[11b]

Die Wirkung von Amiodaron und Propafenon wurde in einer retrospektiven Untersuchung gegenübergestellt. Die Abbildung zeigt deutlich die erheblich höheren Rezidivraten unter Propafenon.

Amiodaron – Sotalol[4, A 1]

Eine direkte Vergleichsuntersuchung bei Patienten mit malignen Herzrhythmusstörungen – nach Ausschluß einer trotz Digitalis und Diuretika bestehenden Herzinsuffizienz und von Patienten mit einer Ejektionsfraktion von $< 10\,\%$ bei einer durchschnittlichen Ejektionsfraktion des gesamten Patientenkollektivs von 35 % – wurde in Australien durchgeführt. Dabei ergab sich, bei einer Dosierung von initial 1200 mg/Tag für 3 Wochen sowie einer Erhaltungsdosis von 400 mg für Amiodaron und einer Dosierung von 160–640 mg Sotalol (initial durchschnittlich 250 mg, Erhaltungsdosis durchschnittlich 500 mg) bei einem relativ kleinen Kollektiv von je 30 Patienten und einer Beobachtungszeit von einem Jahr, kein wesentlicher Unterschied zwischen beiden Substanzen in bezug auf Rezidive.

(An Details ergab sich unter Amiodaron im Vergleich zu Sotalol eine geringere Abnahme der Herzfrequenz (75 → 65/min. vs. 75 → 56min.) eine geringere Zunahme der QT_c-Zeit (448 → 476 sec. vs. 443 → 490 sec.) und unter Sotalol eine geringe Zunahme der EF durch den stärker frequenzsenkenden Effekt sowie unter Amiodaron eine geringe Zunahme des Blutdrucks bei unveränderten Werten unter Sotalol.)

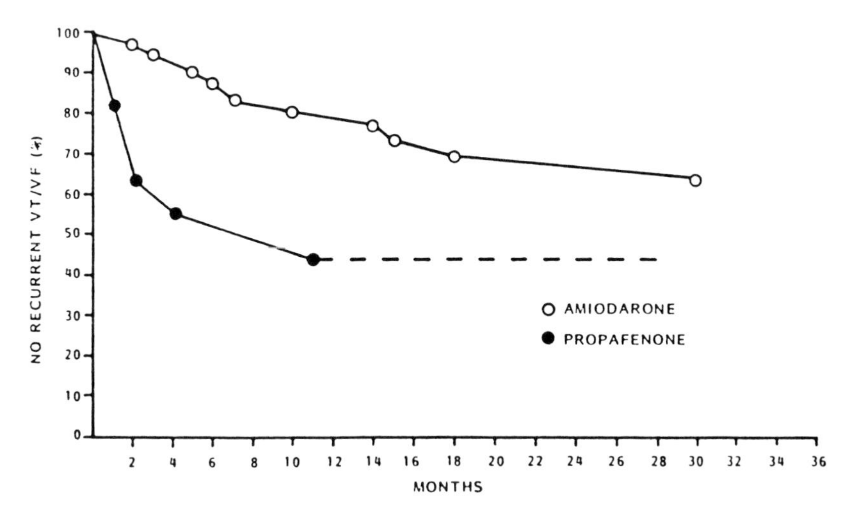

Life table analysis of the proportion of patients treated with amiodarone or propafenone who remained free of recurrent ventricular tachycardia or ventricular fibrillation during follow-up. The life table curves are significantly different with p = 0.02.

Abb. II_{35}

Vergleich der Wirkung von Amiodaron und Propafenon auf Rezidive bei malignen ventrikulären Rhythmusstörungen

(aus *Heger*[11b])

Die Studie zeigt, daß Sotalol für manche Patienten, insbesondere solche ohne schwere Herzinsuffizienz eine Alternative sein kann, wobei aber die Frage nach der Langzeitprognose anhand der Studie nicht beantwortet werden kann.

Die Ergebnisse sollten jedoch nicht zu leichtfertigem Ersatz einer laufenden Amiodaron-Therapie durch Sotalol führen, nachdem bekannt ist, daß dieser Versuch bei einem Kollektiv von 6 Patienten, bei denen nur komplexe ventrikuläre Rhythmusstörungen ohne symptomatische Kammertachykardien bestanden, bei einem von sechs Patienten mit plötzlichem Herztod endete[4].

Responder und Nonresponder

Während man sich Anfang der 80er Jahre darüber freute, daß es mit Amiodaron gelang, einen relativ großen Prozentsatz der Patienten mit anderweitig therapieresistenten Rhythmusstörungen erfolgreich zu behandeln, gingen die Bemühungen der letzten Jahre dahin, auch für die Übrigen bessere Überlebensaussichten zu schaffen, indem die **rezidivgefährdeten Patienten** rechtzeitig erkannt werden.

Möglichkeiten der Differenzierung

Zur Beurteilung der Prognose unter Therapie wurden die programmierte Stimulation und Langzeit-EKG-Untersuchungen herangezogen über deren relative Bedeutung speziell unter Amiodaron-Behandlung bis vor kurzem recht widersprüchliche Meinungen bestanden (Diskussion bei *Greene* 1989[A 27b] und *Kreamer* 1989[16]). Inzwischen klärt sich, daß die differenzierte Beurteilung der programmierten Stimulation (s. u.) der Langzeit-EKG-Kontrolle, was die Sicherheit der Voraussage angeht, überlegen ist. Dennoch gibt es Situationen in denen nur die eine oder andere Methode in Betracht kommt. Außerdem herrscht inzwischen Einigkeit[A 27b nach A 48, A 27e nach 13b], daß die kombinierte Anwendung beider Methoden für viele Patienten das ideale Verfahren ist.

Programmierte Stimulation

Bei Patienten mit **rezidivierenden anhaltenden monomorphen Kammertachykardien** läßt sich die Rhythmusstörung heute durch progammierte Stimulation unter Kontrollbedingungen ohne Antiarrhythmika fast immer, d. h.

in (90–96 %)[9] auslösen.

Anders liegen die Verhältnisse bei Patienten mit Zustand nach **Herzkreislaufstillstand** und **Kammerflimmern.** In solchen Kollektiven läßt sich nur bei

~ 3/4 der Patienten eine Kammertachykardie induzieren.

Bei den Patienten mit nicht induzierbarer Tachykardie ist – wie in Kapitel „plötzlicher Herztod" noch genauer auszuführen sein wird – durch programmierte Stimulation keine weitere Entscheidungshilfe in bezug auf die therapeutische Einstellung möglich.

Für das Gros der Patienten gilt die programmierte Stimulation heute jedoch als sicherstes Kriterium für die weitere Prognose.

Bei der Beurteilung ist allerdings nach dem neuesten Stand nicht nur zwischen Patienten mit nicht induzierbarer und induzierbarer Tachykardie zu unterscheiden, vielmehr müssen bei den Patienten mit anhaltend induzierbarer Kammertachykardie verschiedene Untergruppen getrennt werden. Außerdem sind die Eigenschaften des Antiarrhythmikums zu beachten.

Patienten mit nicht mehr induzierbarer Tachykardie (Tab. II_{15})

Am einfachsten sind die Verhältnisse bei Patienten, bei denen die Tachykardie unter Amiodaron nicht mehr induzierbar ist. Sie bleiben unter Amiodaron-Therapie

▶ **fast ausnahmslos**

100 %[12b, 12c, A 28] **rezidivfrei** (s. Tab. II_{15} unterer Teil).

Tab. II_{15}

Aussagefähigkeit von **Langzeit-EKG** und **programmierter Stimulation** bei Patienten mit malignen ventrikulären Rhythmusstörungen unter Therapie mit **Amiodaron**
(aus *Gottlieb*[9])

Amiodarone Therapy Guided by Holter

	Number of Patients Evaluated	Mean Follow-up (months)	REC and or SCD NOT Predicted by Holter	REC and or SCD Predicted by Holter	Sensitivity	Specificity	Positive Predictive Value	Negative Predictive Value
Veltri (1986)	52	11	3/34	12/18	80%	84%	67%	91%
Marchlinski (1985)	74	11	6/34	11/21	65%	74%	52%	82%
Nademanee (1982)	13	12	0/13	–	–	–	–	–
Sokoloff (1966)	107	14	16/53	9/27	36%	67%	33%	70%
Kim (1987)	80	19	–	–	47%	75%	39%	80%
					31%	94%	71%	75%
					44%	88%	54%	82%
					42%	93%	67%	82%

REC = recurrence; SCD = sudden cardiac death.

Amiodarone Therapy Guided by PES

	Patients Evaluated	Number of Pts IND on Amio (VT/VF = NSVT)	Rec or SCD EPS Predicted Success	Rec or SCD EPS Predicted Failure	Mean Follow-up (months)	Sensitivity	Specificity	Positive Predictive Value	Negative Predictive Value
Hammer (1981)	9	7/ 8 (88%)	0/ 1	0/ 7	15	–	–	–	–
Nademanee (1982)	13	4/ 13 (33%)	0/ 8	0/ 4	12	–	67%	–	100%
Heger (1981)	45	12/ 13 (92%)	0/ 1	4/12	13	100%	11%	33%	100%
Morady (1983)	58	25/ 30 (83%)	1/ 5	6/25	25	87%	17%	24%	80%
McGovern (1984)	42	23/ 42 (55%)	1/19	10/23	10	91%	58%	43%	95%
Horowitz (1985)	100	80/100 (80%)	0/20	38/80	18	100%	32%	48%	100%
Veltri (1985)	13	12/ 13 (92%)	1/ 1	8/12	24	80%	–	33%	–
Haffajee (1986)	56	47/ 56 (83%)	0/ 9	25/47	23	100%	29%	53%	100%
Lavery 1986)	52	38/ 52 (73%)	0/14	11/38	15	100%	34%	29%	100%
Kim (1986)	50	7/ 34 (21%)	1/ 7	19/27	20	89%	24%	30%	86%

Amio = amiodarone; IND = inducible; PES = programmed electrical stimulation; REC = recurrence; SCD = sudden cardiac death

Chancen der Verhinderung der Induzierbarkeit (Tab. II_{16})

Leider ist der Anteil der Patienten bei denen es – nach vorausgegangener ineffektiver Therapie mit anderen Antiarrhythmika – mit Amiodaron gelingt die Induzierbarkeit der Tachykardie zu verhindern, nicht sehr groß.
Die Angaben über die **Erfolgsraten** im Sinne einer Verhinderung der Induzierbarkeit variieren mit

0–60 % nicht mehr induzierbaren Tachykardien (s. Tab. II_{16})

erheblich.

Tabelle II_{16}

Chancen der Verhinderung der **Induzierbarkeit mit Amiodaron**

0%	*Greene*[A 27] nach *Horowitz*[12b]
5%	*Greenspon*[A 28] nach *Kadisch*[A 39]
10%	*Greene*[A 27] nach *Yazaki*[37]
10%	*Greenspon*[A 28] nach *Kadisch*[A 39]
13%	*Borgraefe*[2] nach *Waxman*[36b]
16%	*Borgraefe*[2] nach *Heger, Greene*[11]
16%	*DiCarlo*[5] (nach 2 Monaten)
20%	*Borgraefe*[2] nach *Horowitz*[12c]
22%	*Borgraefe*[2]
45%	*Borgraefe*[2] nach *McGovern*[22]
61%	*Borgraefe*[2] nach *Nademanee*[A 60c]

Der Durchschnittswert aus den meisten[2a, 11a, 12c] und repräsentativsten[12c] Studien liegt bei

~ 20 %[12c].

Die **Ursache** für den enormen **Streuungsbereich** sind auch für Amiodaron – wie schon oben für die anderen Antiarrhythmika erläutert (s. o. Tab. II_{13}) – **vielfältig** und beginnen bereits bei der Definition der Induzierbarkeit (s. S. 152). Hinzu kommt als spezielle Eigenheit für Amiodaron der **Zeitfaktor:** Der allmähliche Wirkungsbeginn von Amiodaron führt dazu, daß bei manchen Patienten mit anfangs noch induzierbarer Tachykardie bei *späterer Kontrolle* keine induzierbare Tachykardie mehr nachweisbar ist. Diese Zusammenhänge zeichneten sich schon aufgrund von verschiedenen früheren Untersuchungen[15] (s. o. Tab. II_{13}) ab und ließen sich durch weitere neuere gezielte Untersuchungen bestätigen[A 28].

Besonders aufschlußreich in diesem Zusammenhang ist eine Studie, in der zu **zwei markanten Meßzeitpunkten,** nämlich am 12. Tag nach einer Aufsättigung mit aus-

reichend hoher Dosierung und nach 4 Monaten, also einem Zeitpunkt zu dem zu einem gewissen Grad „steady-state“-Bedingungen eingetreten sind, kontrolliert wurde.
Dabei ergab die

erste Kontrollstimulation (nach ∅ 12 Tagen)[A 28]
bei **10 %** der Patienten eine Verhinderung der Induzierbarkeit und die

zweite Kontrollstimulation (nach ∅ 4 Monaten)
bei weiteren **26 %** eine Verhinderung der Induzierbarkeit, d. h.

insgesamt
bei **36 %** eine Verhinderung der Induzierbarkeit.

Im Hinblick auf die Diskussion um die zusätzliche verzögerte Amiodaron-Wirkung ist von Interesse, daß die

- **Amiodaron- und Desäthylamiodaron-Spiegel**
  zwischen beiden Zeitpunkten nur noch gering anstiegen und die
- **elektrophysiologischen Parameter** (s. Tab. I_3)
  (AH-Zeit, HV-Zeit, ERP_A, ERP_V, OT_c-Zeit) zwischen der ersten und zweiten Untersuchung keine weitere Änderung mehr zeigten.
  Lediglich der Wenckebach'sche Punkt, der im Zusammenhang mit ventrikulären Rhythmusstörungen eine weniger bedeutsame Rolle spielt, nahm von der ersten zur zweiten Untersuchung *geringfügig* zu.

Weiterhin zeigte sich, daß die

- **Frequenz** der induzierten Tachykardie
  176 → 160/min. nur noch geringfügig abnahm (dieser Effekt wird auf die stärker Natrium-antagonistische Wirkung des Desäthyl-Amiodarons zurückgeführt)[A 28 nach 33].

(s. a. Kapitel „Unterschiede zwischen Soforteffekten und verzögerter Wirkung“).

Patienten mit weiterhin induzierbarer Tachykardie (Tab. II_{17-19})

Daß die Tachykardie bei der **Mehrheit** der Patienten unter Amiodaron-Therapie **induzierbar** bleibt, ist seit langem bekannt, ebenso, daß die meisten Patienten trotzdem

- einen **günstigen Verlauf** zeigen[2b nach 7, 11a, 20, 22, 23b, 23c, 27, 28, 36a, 36b, 60c, 60d, A 33a, A 59a, A 60c, A 65, A 89].

Dennoch ist es mit Rücksicht auf die in manchen Studien bei Patienten mit **anhaltender Induzierbarkeit** festgestellten, relativ hohen Raten in bezug auf **Rezidive** (29 %[2a], 31 %[A 28], 60–70 %[A 41 nach 22]), **plötzliche Herztodesfälle** (43 %[A 27e nach 22], 54 %[A 28]) oder **Gesamttodesfälle** (nach 1 Jahr 23 %, nach 3 Jahren 40 %[A 27b nach 21b]) erforderlich, unter den Patienten mit persistierender Induzierbarkeit verschiedener **Unterkollektive** zu differenzieren.

Zur Frage nach der prognostischen Bedeutung von **Unterkollektiven** der Patienten mit **anhaltend induzierbarer Tachykardie** wurden in letzter Zeit umfangreiche Untersuchungen durchgeführt (speziell für Amiodaron[2a, 2b, 5, 14, 37] und für Amiodaron und andere Antiarrhythmika[2c, 35] (s. Tab. II_{17-19}).

Tabelle II_{17}

Prognose je nach Auslösbarkeit

Autoren	*Seipel*[30] *Borgraefe*[2]		*DiCarlo*[5]	*Klein*[14]	*Yazaki*[37]
Kriterien	Basisstimulationsfrequenz + > 40/min.		weniger oder mehr Zusatzimpulse	komplexes Stimulationsprogramm	
Patientenzahl	28 Patienten		26 Patienten teilweise mit mehreren untersuchten Episoden	60 Patienten	54 Patienten
unverändert	23/28	**82%**	17/28 **61%**	36/60 **60%**	28/48 **59%**
Rezidive	6/29		n.u.	3/32 9%	16/28 57%
Sudden death	2/23				6/16 38%
	8/23 ~	**30%**			
erschwert	5/28	18%	6/28 21%	12/50 20%	n.u.
Rezidive	0/5		n.u.	1/12 8%	n.u.
erleichtert	n.u.		5/28 18%	16/60 56%	n.u.
Rezidive	n.u.		n.u.	9/16 56%	n.u.

Wie aus den Tabellen zu ersehen ist, wurden dazu sehr unterschiedliche Kriterien, ebenso in bezug auf die Auslösung als auch in bezug auf die Endpunkte, gewählt und die Untersuchungen der nächsten Jahren müssen zeigen welche davon die größte praktische Bedeutung haben.

Einige **praktisch klinische Konsequenzen** sind jedoch bereits heute klar:
Patienten mit

- **unveränderter Tachykardie**
  – gleiche Frequenz und gleiche Morphologie –
  haben
  → hohe Rezidivraten und ein
  → hohes Risiko für plötzlichen Herztod[37, A 28]
  und benötigen
  – soweit nicht durch Dosisänderung oder Kombinationstherapie eine Änderung zu erreichen ist –
  - aggressive Behandlungsmaßnahmen (s. u.)
- **langsamer** *und* **hämodynamisch gut tolerabel gewordener Tachykardie**
  zeigen zwar
  mehr [35] oder weniger [37]
  häufig Rezidive,
  die gut toleriert werden.
  sind jedoch
  kaum durch plötzlichen Herztod
  gefährdet[35, 37].

Tabelle II_{18}

Häufigkeit der Änderung der Tachykardie
(aus *DiCarlo*[5])

in bezug auf die Morphologie
– bei primär monomorpher Kammertachykardie –

▶ **unverändert** 33 % (8/24) ▶ weiter **monomorph aber anders** 58 % (14/24) (s. u. „nicht klinische Tachykardie"[1]) ▶ **polymorphe** 8 % (2/24)	Langzeit-prognose nicht untersucht

Tabelle II_{19}

Prognose bei
Änderung der Tachykardie
(aus *Yazaki*[37])

in bezug auf Frequenz und klinische Toleranz
– bei 48 Postinfarktpatienten mit induzierbarer Tachykardie –

▶ **unverändert** 44 % (21/48) ▶ **schneller oder länger** 15 % (7/48)	57 % (16/28) Rezidive 21 % (6/28) SD
▶ **langsamer oder** ▶ **klinisch gut toleriert** (CL+25%) 35 % (17/48) ▶ **selbstterminierend** 6% (3/48)	15% (3/20) gut tolerierte Rezidive keine SD-Fälle

Das wurde speziell für Amiodaron[35] aber auch für andere Antiarrhythmika[37] nachgewiesen.

Diese Form gilt als **akzeptables therapeutisches Ergebnis** für Patienten, bei denen sich die Induzierbarkeit nicht verhindern läßt[35, 37]. Wichtig ist, daß beide Kriterien, d. h. neben der klinisch tolerablen hämodynamischen Situation auch eine ausreichende Frequenzsenkung (CL + 25 %[37], CL + 100 msec.[37]) erfüllt sein müssen.

Der **Anteil** der Patienten, bei denen eine solche akzeptable Form erreicht wird, ist unterschiedlich. Nach *Yazaki*[35] machen sie unter Amiodaron-Behandlung etwa die Hälfte der noch induzierbaren Formen aus.
Weitere **Differenzierungstendenzen** zielen auf die Abgrenzung „nicht klinischer Tachykardien“[1] und andere Unterteilungen (s. o. Tab. II_{17}) ab.

Einige weitere Untergruppen sind in ihrer prognostischen Wertigkeit bisher nicht restlos geklärt (s. a. Tab. $II_{17–19}$). Dies gilt besonders für den Induktionsmodus:

- **bei schwerer induzierbarer Tachykardie**
  ergaben sich bei insgesamt sehr kleinen Fallzahlen unterschiedliche Ergebnisse (keine Rezidive bei insgesamt nur 5 Patienten in dieser Gruppe) (Kriterium: Induktion durch höhere Frequenz mehr als 40 Schläge pro Minute zusätzlich)[2a, b, 30], (gleiche Ergebnisse wie bei unveränderter Induzierbarkeit bei insgesamt sehr niedrigen Rezidivraten in beiden Untergruppen) (Kriterium: Mehr Stimuli)[14];
- **bei leichter induzierbarer Tachykardie**
  wurden ebenfalls sehr unterschiedliche Ergebnisse gefunden
  - hohe Rezidivquoten (56 % bei Amiodaron)[14],
  - schlechte Prognose[13a nach A 59a],
  - keine klinische Bedeutung[26].

Langzeit-EKG (s. o. Tab. II_{15}, Abb. $II_{36–37}$)[8, 9, 31, 34, A 27 nach 36a, A 41, A 65]

Ca. 20–25 % der Patienten mit malignen ventrikulären Rhythmusstörungen zeigen sogenannte einsame maligne ventrikuläre Rhythmusstörungen, d. h. sie haben im Langzeit-EKG **so wenig Begleitrhythmusstörungen** (weniger als 10 VES/Std. und keine repetitiven Formen)[31], daß eine „Therapiekontrolle“ auf diesem Weg von vornherein nicht möglich ist[9, 31, A 27b nach 36a].
Für Patienten mit malignen ventrikulären Rhythmusstörungen und ausreichenden Begleitarrhythmien wurde in einer frühen Studie aus der *Lown*-Klinik[A 65] mitgeteilt, daß von Patienten, bei denen unter Amiodaron-Behandlung im Langzeit-EKG eine effektive Therapie (definiert als Beseitigung aller Rhythmusstörungen vom Typ Lown IVb und V und Reduktion von IVa um 90 % und der Gesamt-VES um > 50 %) zu erreichen war, nur 3 % Rezidive auftraten, während das bei den übrigen in 43 % der Fälle vorkam[A 27b nach A 65].
Inzwischen liegen umfangreiche weitere Untersuchungen zu diesem Thema vor, wobei in keiner eine vergleichbare Trennschärfe gefunden wurde[9, 31, 34, A 41] (s. o. Tab. II_{15}).

Wie aus den Abb. II_{36} und II_{37} zu ersehen ist, bestehen zwar deutliche Unterschiede zwischen den erfolgreich behandelten Patienten (Unterdrückung aller ventrikulären Salven mit > 3 Schlägen und einer Frequenz > 100/min.) und den übrigen, dennoch mußten bei den „erfolgreich“ eingestellten Patienten 20–30 % Rezidive und teilweise auch eine relativ hohe Zahl von plötzlichen Herztodesfällen in Kauf genommen werden.

Demnach hat die Langzeit-EKG-Überwachung zwar eine gewisse prognostische Bedeutung, die jedoch wesentlich weniger zuverlässig ist, als die der programmier-

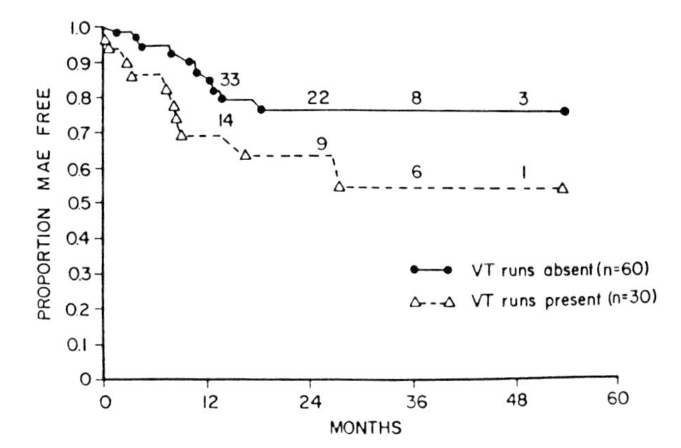

Life table analysis comparing the efficacy of amiodarone for patients with and without VT runs on predischarge 24-hour ambulatory monitoring.

Abb. II_{36}

Aussagefähigkeit in bezug auf **Rezidivfreiheit** bei Patienten mit **rezidiverenden symptomatischen Kammertachykardien**

von **91 Patienten mit rezidivierenden symptomatischen Kammertachykardien**
zeigen
19 Patienten (21 %) im Ausgangsband nur
Couplets oder multiforme VES
72 Patienten (79 %) im Ausgangsband
Kammertachykardien (> 3 Schläge)
davon zeigen unter
- Amiodaron
  33 Patienten (35 %)
  noch Kammertachykardien
  und langzeitig **45 % Rezidive**
  60 Patienten (65 %)
  keine Kammertachykardien
  und langfristig **25 % Rezidive**

d. h. 20 % der Patienten sind nicht mit dem Band einstellbar, da keine Kammertachykardien vorhanden sind
von den übrigen
1/3 mit weiter anhaltenden Kammertachykardien 45 % Rezidive
2/3 ohne weiter anhaltenden Kammertachykardien 25 % Rezidive

(aus *Kehoe*[A 41])

ten Stimulation, da Patienten mit nicht mehr induzierbarer Tachykardie praktisch immer rezidivfrei bleiben (s. o. Tab. II_{11}), auch wenn in manchen früheren Untersuchungen für das Langzeit-EKG im Vergleich zu den Ergebnissen der programmierten Stimulation (ohne die dabei heute übliche Untergruppierung (s.o.)) bessere Ergebnisse gefunden wurden[A 41].

Als wesentliche Indikation für die Bandspeicherüberwachung gelten Patienten mit nicht induzierbarer Tachykardie, oder Patienten, bei denen eine programmierte Stimulation nicht in Betracht kommt.

Außerdem liefert die Langzeit-EKG-Kontrolle wesentliche Beiträge zur Vorselektion bis zum Zeitpunkt der programmierten Stimulation (s. a. S. 356; „Therapieüberwachung").

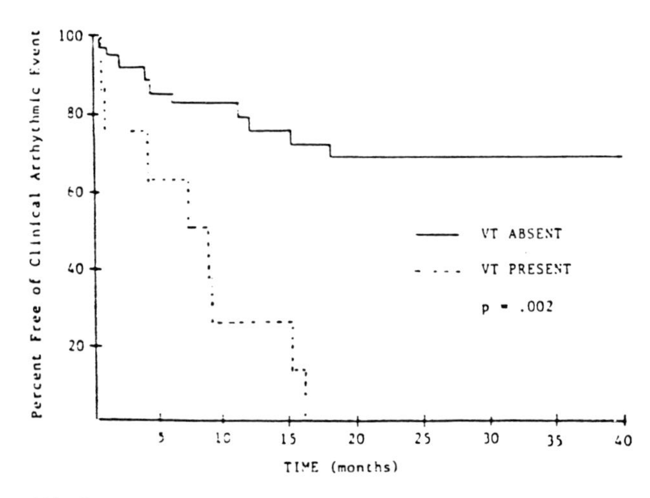

Actuarial analysis of efficacy of amiodarone therapy in 34 patients without (straight line) and 8 patients with (dashed line) ventricular tachycardia (VT) on 24 hour Holter monitoring during the second week of therapy. The difference between curves is significant at p = 0.002.

Abb. II_{37}

Aussagefähigkeit des **Bandspeicher-EKG's** in bezug auf Rezidivfreiheit bei Patienten mit therapieresistenten Kammertachykardien.

Die Abbildung zeigt, daß trotz großer Trennschärfe zwischen den „erfolgreich Behandelten" (Unterdrückung aller ventrikulären Salven von 3 Schlägen mit einer Frequenz > 100) und den „nicht erfolgreich Behandelten" auch bei den **erfolgreich Behandelten** bei

30 % der Patienten Rezidive und

bei den Patienten mit vorausgegangener Synkope oder Herzkreislaufstillstand nach Angaben des Autors in

~ 30 % der Fälle ein plötzlicher Herztod

auftrat.

(aus *Veltri*[34])

Spätpotentiale

Amiodaron hat unterschiedliche Effekte auf die sogenannten Spätpotentiale, die aber ebenso wie bei anderen Antiarrhythmika[8] bisher keine vorhersagende Bedeutung für die Wirksamkeit und Prognose haben.

Therapeutische Alternativen

– Kombinationstherapie – „antitachykarde Operation" – Katheterablation – automatischer implantierbarer Cardioverter-Defibrillator (AICD) – (Lit. s. S. 408; *L 29*)

Für Patienten die unter Amiodaron-Behandlung nicht befriedigend einzustellen sind oder die auf Grund der programmierten Stimulation als unzureichend geschützt angesehen werden müssen oder solche, die unter der Behandlung nicht tolerable Nebenwirkungen zeigen, erhebt sich die Frage nach alternativen Behandlungsmöglichkeiten.

Kombinationstherapie

(s. S. 348)

Die Erfahrungen mit der **Kombination von Amiodaron und anderen Antiarrhythmika** wird auf S. 348 besprochen.

„Antitachykarde Operationen"[19]

Chirurgische Interventionen zur „mapping"-gesteuerten Entfernung arrhythmogener Herde werden **fast ausschließlich im Zusammenhang mit Aneurysmektomie und koronarer Revaskularisation** durchgeführt. Die arrhythmogenen Herde liegen gewöhnlich im septalen Übergang zwischen Aneurysma und angrenzendem Myokard. Für Patienten mit diffus geschädigtem Myokard ohne Aneurysma ist die Operation nicht geeignet. Diese operativen Maßnahmen führen bei ~ 80 % der Patienten dazu, daß postoperativ keine Tachykardien mehr auslösbar sind. Solche Patienten bleiben fast immer (90–100 %) rezidivfrei. Bei 20 % der Patienten finden sich jedoch postoperativ weiter auslösbare Tachykardien und hohe Rezidivraten (~ 70 %). Die Gesamtüberlebensrate nach 4 Jahren liegt bei 60 %.

Katheterablatation[4]

Für Patienten, bei denen die o. g. Operation nicht in Frage kommt, ist eine Katheterablatation zu erwägen, die noch höhere Komplikationsraten (~ 30 % schwere Komplikationen) zeigt, und häufig mehrmals durchgeführt werden muß, ehe der therapeutische Effekt eintritt. Insgesamt bleiben je 1/3 der Patienten ohne bzw. mit zusätzlicher medikamentöser Therapie rezidivfrei. Bei einem weiteren 1/3 bleibt die Rhythmusstörung unbeeinflußt.

Implantierbare antitachykarde Schrittmacher

Ein Behandlungsverfahren, das in letzter Zeit zunehmend Bedeutung bei **anderweitig therapieresistenten malignen ventrikulären Rhythmusstörungen** erlangt hat, ist die Implantation von Geräten, die solche Rhythmusstörungen durch elektrophysiologische Maßnahmen beenden. Die Entwicklung auf diesem Gebiet war so stürmisch, daß ihre Bedeutung – insbesondere im Vergleich zu anderen Therapieprinzipien – bisher nicht voll abzusehen ist (s. u.).

Entgegen einer weit verbreiteten Meinung sind solche Verfahren aber bisher nicht generell als eine „Alternative" zur Behandlung mit Antiarrhythmika anzusehen, denn bis heute werden 70 % aller Patienten mit implantierten AICD- oder PCD-Systemen[7] **zusätzlich mit Antiarrhythmika behandelt!**

Automatisch implantierbarer Cardioverter Defibrillator (AICD) *(Ventak 1550, Fa. ICI)*[2, 11, 12, 15, 17a, 17b, 22, 24]

Der automatisch implantierbare Cardioverter Defibrillator – sowie sein Vorläufer, der automatisch implantierbare Defibrillator – repräsentieren die erste Generation solcher Geräte. Sie galten als Alternativen nach den oben angeführten Verfahren wie „antitachykarde" Operationen oder Katheterablatationen[17a]. Die Komplikationsraten waren hoch[15]. Eines der wesentlichen Probleme waren die für Patienten, deren Rhythmusstörungen nicht unmittelbar zur Bewußtlosigkeit führten, sehr belastende Schockabgabe. Die endgültige Bedeutung des Verfahrens gilt als immer noch schwer abschätzbar[1, 2, 24], weil groß angelegte Vergleichsuntersuchungen (Details bei *Anderson*[1]) über die Wertigkeit der Methode erst in jüngster Zeit begonnen wurden. Die Ergebnisse dieser Studien werden mit Spannung erwartet. Selbst dann, wenn diese Geräte bis zum Erscheinen der Studien beim Gros der Patienten schon wieder weitgehend durch andere Verfahren (s. u.) abgelöst sein sollten, unter anderem deshalb, weil in diesen **kontrollierten Untersuchungen** auch die Bedeutung anderer Behandlungsverfahren überprüft wurden (die Studien beziehen sich u. a. bei Patienten mit Zustand nach plötzlichem Herztod, Kammertachykardien und Kammerflimmern, auf die Wirksamkeit des AICD im Vergleich zu Propafenon, Metoprolol und Amiodaron, die Wirksamkeit des AICD bei Patienten mit unter Procainamid weiterhin induzierbaren Kammertachykardien, die Effektivität von verschiedenen Antiarrhythmika im Vergleich zur Plazebogruppe und zum AICD bei nicht-anhaltenden Kammertachykardien sowie auf die Rolle des AICD bei Patienten mit Zustand nach aortokoronarem Bypass und bei Transplantationskandidaten[1].

Pacing Cardioverter Defibrillator (PCD) *(PCD™, Fa. Medtronic)*[2, 5, 7, 8, 9, 11, 13, 14, 16a, 16b, 18, 20, 21]

Inzwischen ist der AICD schon wieder weitgehend überholt durch den PCD, ein Gerät, das Kammertachykardien – vorausgesetzt, daß sie ausreichend langsam und hämodynamisch gut toleriert sind[11] – zunächst durch für den Patienten **schmerz-**

lose Pacingmethoden („Ramp"- oder „Burst"-pacing) terminiert und nur bei Ineffektivität dieser Maßnahmen oder bei Akzelleration, Schocks im Sinne der **Kardioversion und Defibrillation** abgibt. Daneben beinhaltet das Gerät gleichzeitig die Möglichkeit der VVI-Stimulation bei Bradykardie. Da das System erst seit 1989 eingesetzt wird[14], sind die Erfahrungen noch gering. Die Vorteile gegenüber den Geräten der ersten Generation liegen auf der Hand. Weitere Verbesserungen sind inzwischen durch den zunehmenden Einsatz von Elektroden, die nicht mehr durch Thorakotomie appliziert werden müssen, und einer dadurch bedingten Verringerung der perioperativen Letalität erreicht worden[3, 5]. Dennoch ist auch die Bedeutung dieses Systems bisher noch nicht voll absehbar. Eines der ungelösten **Probleme** ist noch die relativ häufige (20 % der Patienten) **Auslösung von supraventrikulären Rhythmusstörungen,** insbesondere Vorhofflimmern durch das System selbst[11, 13, 20], die von diesen Patienten mit ohnehin schlechter Hämodynamik (mehr als die Häfte der Patienten, bei denen diese Systeme zur Anwendung kommen, zeigen eine Ejektion von unter 30 %[16a, b]) nicht nur häufig schlecht toleriert werden, sondern dann auch nicht selten vom System versehentlich als ventrikuläre Tachykardie angesehen und mit entsprechenden Interventionen beantwortet werden.

Außerdem ist zu berücksichtigen, daß – auch wenn die **Akzeptanz** des Systems durch die Patienten bisher als sehr gut angegeben wird[18] – umfangreiche Untersuchungsmaßnahmen, einschließlich wiederholter Auslösung von Kammertachykardien und Kammerflimmern erforderlich sind[5, 9].

Nicht restlos geklärt ist bisher auch die Frage, **welche Patienten** aus der Implantation eines solchen Gerätes Nutzen ziehen. Auf Grund der Beobachtungen von *Coumel*[8] wurde geschätzt, daß letztlich nur 16 % der Patienten mit therapieresistenten malignen Rhythmusstörungen von der Implantation profitiert hätten.

Auch für den PCD gilt, wie oben schon erwähnt, daß bislang bei 70 % aller Patienten eine **gleichzeitige Behandlung mit Antiarrhythmika** als erforderlich angesehen wird[7]. Der Einsatz der Antiarrhythmika geschieht unter anderem mit dem Ziel, Häufigkeit und Frequenz der Rhythmusstörungen zu reduzieren, und damit bessere Voraussetzungen für eine „pacing"-induzierte Beendigung zu schaffen und die Häufigkeit von Entladungen mit unangenehmen Sensationen und früher Erschöpfung der Geräte zu verhindern[7, 13] (gelegentlich erfolgt auch bei Kammerflimmern die Schockabgabe vor Eintritt der Bewußtlosigkeit, so daß sie vom Patienten bemerkt wird[21]). Andere Aspekte zum Einsatz von Antiarrhythmika sind eine Verminderung der Sinusfrequenz und der Kammerfrequenz bei induzierten Vorhofrhythmusstörungen[7]. Weitere Untersuchungen über die Bedeutung der Antiarrhythmika bei Patienten mit implantierten Pacing Cardioverter Defibrillatoren werden für dringend erforderlich gehalten[13], unter anderem im Hinblick auf ihren Effekt auf die Defibrillationsschwelle, für die für manche Antiarrhythmika, wie unter anderem für Amiodaron, angenommen wird, daß sie ansteigen kann, während für andere Substanzen, wie D-Sotalol, postuliert wird, daß sie abnehmen könnte[7]. Hinzu kommt die Frage nach der Bedeutung der Antiarrhythmika in bezug auf die Hämodynamik.

Auf Grund der raschen Entwicklung der Technik auf dem Gebiet dieser Spezialschrittmacher scheint es sinnvoll, sich jeweils wieder über den derzeitigen Stand zu informieren, weil der jetzige Kenntnisstand sicher schon vor Auslaufen dieser Auflage überholt sein wird.

Automatischer implantierbarer pharmakologischer Defibrillator (AIPhD)[6]

Ein weiteres – bisher nur tierexperimentell geprüftes – Objekt ist die chemische Defibrillation mit sogenannten defibrillatorisch wirksamen Antiarrhythmika. Es handelt sich um einen Schrittmacher, der Kammertachykardien und Kammerflimmern detektiert und Antiarrhythmika (z. B. Lidocain oder Bretylium) in den Koronarsinus abgibt, um die Rhythmusstörungen zu beseitigen.

Herztransplantation[19, 23]

Die Tragweite des Problems der malignen Rhythmusstörungen ist schon aus der Tatsache zu ersehen, daß in letzter Zeit gelegentlich über nur oder vorwiegend aus rhythmogenen Gründen durchgeführte Herztransplantationen berichtet wurde.

Zusammenfassend

zeigt sich, daß die alternativen Behandlungsformen noch mit großen Problemen behaftet sind.

Aus diesem Grund wird empfohlen, solche Therapiemaßnahmen im wesentlichen auf die Patienten zu beschränken, bei denen mit Amiodaron keine befriedigende Behandlung möglich ist, aber nicht etwa bei seit langem erfolgreich behandelten Patienten, wegen der Möglichkeit evtl. später auftretender Amiodaron-Nebenwirkungen auf solche Behandlungsmaßnahmen zurückzugreifen[A 34a].

Seltene ventrikuläre Rhythmusstörungen

Zu den seltenen ventrikulären Rhythmusstörungen, für die eine Behandlung mit Amiodaron in Betracht kommt, gehören die

> **Pleomorphe Kammertachykardie,**
> **Bidirektionale Kammertachykardie,**
> verschiedenen Varianten **Polymorpher Kammertachykardien,**
> **Unaufhörliche Kammertachykardie** (extrem selten).

Pleomorphe Kammertachykardie (Abb. II_{38})[1, 2, A 83]

(Lit. s. S. 410; *L 30*)

Unter Pleomorphen Kammertachykardien versteht man das Auftreten unterschiedlich geformter Kammertachykardien zu verschiedenen Zeiten – d. h. z. B. heute rechtsschenkelblockartige, morgen linksschenkelblockartige Tachykardie – mit meist gleicher, gelegentlich aber unterschiedlicher Frequenz, die vorwiegend bei Patienten mit Herzwandaneurysma vorkommen und darauf beruhen, daß sich die Rhythmusstörung, vom morphologischen Substrat aus, auf unterschiedlichen Wegen ausbreitet. Umfangreichere Erfahrungen über die Wirkung von Amiodaron liegen bei dieser Form nicht vor. Nach Einzelbeobachtungen (s. Abb. II_{38}) und auf Grund des Entstehungsmechanismus scheint es jedoch wirksam zu sein.

Five morphology distinct monomorphic VT of a coronary patient aged 56 years. VT one, two, and three were fulgurated by nine shocks delivered in three sessions. During the follow-up of 41 months, VT5 and VT2 recurred. VT4 is silent. Clinical control require **amiodarone.**

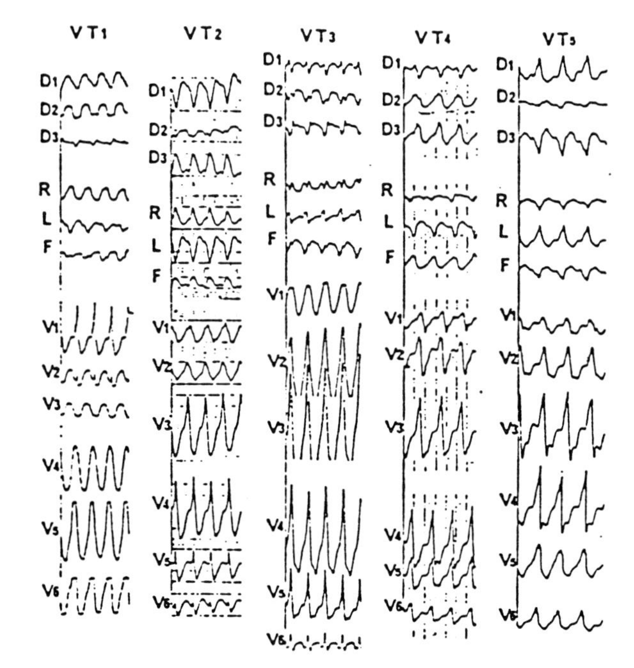

Abb. II_{38}
Pleomorphe Kammertachykardie
Charakterisiert durch verschiedene Morphologien zu unterschiedlichen Zeitpunkten, z. B. heute linksschenkelblockartig, morgen rechtsschenkelblockartig, vorwiegend bei Patienten mit Herzwandaneurysma.
Die Abbildung zeigt 5 verschiedene Varianten bei einem Patienten, meistens sind jedoch nur 2 unterschiedliche Formen zu beobachten.
(aus *Tonet*[A 83])

Bidirektionale Kammertachykardie (Abb. II$_{39}$)

(Lit. s. S. 410; *L 31*)

Synonym: Multidirektionale Kammertachykardie

Die Bidirektionale Kammertachykardie ist eine seltene Rhythmusstörung, gefürchtet wegen ihrer schlechten Prognose. Am häufigsten findet man sie im Terminalstadium bei schwerer Herzinsuffizienz. Ätiologisch sind Digitalis-induzierte und Nicht-Digitalis-induzierte Formen zu unterscheiden. Die Rhythmusstörung beruht wahrscheinlich auf getriggerter Aktivität und kommt nicht selten gleichzeitig mit anderen sekundären Rhythmusstörungen vor. Als Akutbehandlung erweist sich Magnesium gelegentlich als effektiv. Eine wirksame Dauertherapie – einschließlich einer Rückbildung der begleitenden Herzinsuffizienz – wurde gelegentlich unter Amiodaron erreicht[1].

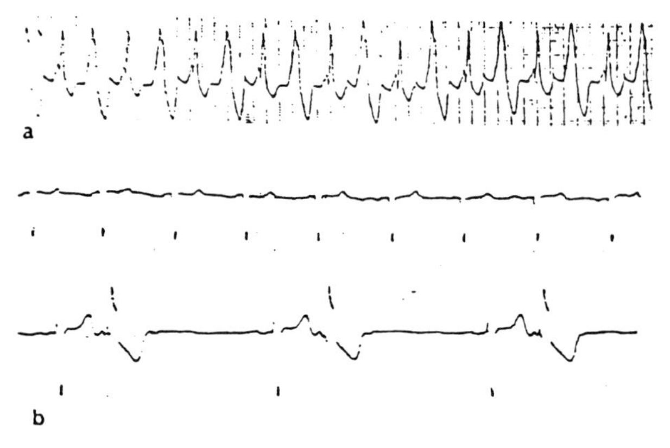

a) Pre-amiodarone resting surface ECG (lead V1) showing *incessant ventricular tachycardia* with alternating QRS morphology. b) Post-amiodarone: sinus rhythm (upper trace) with periods of ventricular bigeminy (lower trace).

Abb. II$_{39}$

Bidirektionale Kammertachykardie (Streifen a) bei einem 16jährigen, sonst herzgesunden Patienten.

Die Rhythmusstörung begann mit gelegentlichen kurzen Anfällen von Herzjagen und ging dann in die **unaufhörliche Form** der Bidirektionalen Tachykardie über. Frequenz 165–180/min. Extrem selten Sinusschläge (1 Sinusschlag auf 1000 QRS-Komplexe), alternierende QRS-Komplexe in Abl. V1 (übrige Ableitungen nicht dargestellt).

- ▶ **therapieresistent** gegenüber allen Antiarrhythmika
- ▶ elektrophysiologisch
  nicht induzierbar
  nicht abstellbar
- ▶ Entwicklung einer **schweren Herzinsuffizienz**
  trotz Digitalisierung (Spiegel nicht angegeben, Elektrolyte nicht angegeben).
- ▶ Unterdrückung der Rhythmusstörungen
  (teils Sinusrhythmus: Streifen b, teils Bigeminus: Streifen c)

durch

- Amiodaron

(aus *Ward*[1])

Unaufhörliche Kammertachykardie

Detailliertere Erfahrungen bei dieser seltenen Tachykardie wurden bisher nur bei einem Fall der Unaufhörlichen **bidirektionalen Kammertachykardie** (s. o.) mitgeteilt. Ein weiteres Beispiel findet sich in unseren Kasuistiken (s. u. Abb. II_{44}).

Polymorphe Kammertachykardien – Torsade de pointes

(Tab. II_{20-22}, Abb. II_{40-43})
(Lit. s. S. 410; *L 32*)

Im Vergleich zu den monomorphen Kammertachykardien, die auf einem morphologischen Substrat beruhen und sich elektrophysiologisch praktisch immer induzieren

Electrocardiographic segments showing initiation of ventricular fibrillation or torsade de pointes by R on T (R/T) beats in nine patients.

Electrocardiographic segments showing initiation of ventricular fibrillation or torsade de pointes by non-R on T (R/T) beats in three patients.

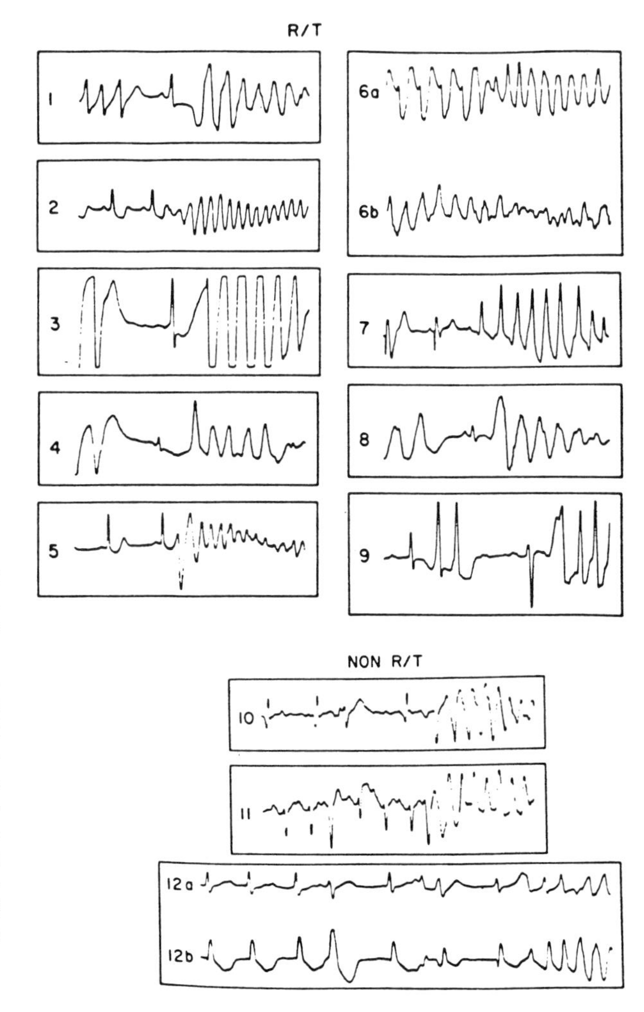

Abb. II_{40}
Darstellung der **dem plötzlichen Herztod** durch Kammerflimmern **vorausgehenden Ereignisse** bei **12 konsekutiven Patienten.**
Die Abbildung zeigt klar, daß in fast allen Fällen **polymorphe Kammertachykardien** mit rotierender Achse, eingeleitet durch „R on T"-Phänomene, bei deutlichen Repolarisationsanomalien (z. B. Streifen 12) die auslösende Ursache sind, und zwar auch in den Fällen, die in der Originallegende als „Non R on T" beschrieben sind.
(aus *Lewis*[6])

lassen, sind die polymorphen Kammertachykardien ein weit **problematischeres Thema,** unter anderem deshalb, weil sie schlecht reproduzierbar und elektrophysiologisch häufig nicht auslösbar sind und weil sie aus zahlreichen, schlecht definierten **Untergruppen** bestehen.
Obwohl im Rahmen der **elektrophysiologischen Untersuchungen** aus den oben genannten Gründen die **monomorphen Kammertachykardien** die wesentliche Rolle zu spielen scheinen, weisen alle **Bandspeicher-Registrierungen von plötzlichen Herztodesfällen** darauf hin, daß in diesem Zusammenhang die **polymorphen Tachykardien offensichtlich eine entscheidende Bedeutung** haben (s. Abb. II_{40})[6, A 81c].

Definition (Tab. II_{20})

Unter polymorphen Kammertachykardien versteht man nicht etwa alle unterschiedlich geformten Kammertachykardien, sondern jene Sonderformen mit **rotierender Achse der QRS-Komplexe,** von denen die Torsade de pointes die klinisch bedeutendste ist.

Die *Details* über diese Rhythmusstörungen wurden schon an anderer Stelle besprochen[A 81c], so daß hier nur kurz jene Fakten zu rekapitulieren bleiben, die im Zusammenhang mit der Rolle von Amiodaron bei diesen Rhythmusstörungen von Bedeutung sind.

Unter **Torsade de pointes** versteht man eine typische **Schraubentachykardie bei langer QT-Zeit** oder, falls die lange QT-Zeit nicht eindeutig nachweisbar ist, eine typische Schraubentachykardie **bei Vorliegen einer der bekannten (~ 200) auslösenden Ursachen** dieser Rhythmusstörung, von denen repolarisationsverlängernd Antiarrhythmika und Elektrolytstörungen die häufigsten sind[4]. Die Torsade de pointes ist in zahlreiche **Unterformen** einzuteilen, z. B. solche **mit und ohne faßbare QT-Verlängerung,** wobei zum Beispiel die idiopathische Form und die belastungsinduzierten Formen oft keine QT-Verlängerung zeigen. Eine weitere Unterform ist durch normale QT-Zeit und extrem frühes Einfallen der Extrasystolen gekennzeichnet. Die Bedeutung der verschiedenen Arten beruht darauf, daß sie unterschiedlich auf verschiedene Therapiemaßnahmen ansprechen, die letztgenannte Form[10] läßt sich durch Verapamil beseitigen, während sie auf Magnesium nicht reagiert, die Formen mit verlängerter QT-Zeit sprechen fast immer auf Magnesium an[11]. Fast alle Formen lassen sich gewöhnlich durch „overdrive"-Pacing beeinflussen[8] (Ausnahme Digitalis-induzierte Varianten).

Nach der genannten weiten Definition für die Torsade de pointes, die sinnvoll ist, weil die QT-Zeit auf Grund ihrer Variabilität ein schlechtes Unterscheidungskriterium ist, bleiben als **polymorphe Kammertachykardien** jene Rhythmusstörungen mit unterschiedlicher QRS-Konfiguration zurück, für die keine eindeutige Schraubenmorphologie oder keine eindeutige Ursache im oben angeführten Sinn zu erkennen ist.

Manche Autoren bezeichnen aber auch **Torsaden ohne QT-Verlängerung** als polymorphe Kammertachykardie.

Tab. II_{20}

Definition der Nicht-monomorphen Kammertachykardien

Torsade de pointes (s. Abb. II_{22})

charakterisiert durch

- ▶ **typisch rotierende Achse**
- ▶ **Spindelform**
  - beginnend nach „long short cycle"-Phänomen mit späten Extrasystolen bei Repolarisationsanomalien, vielfach selbst terminierend oder Übergang in Kammerflimmern
- ▶ Frequenz > 200/min.
  - mögliche Varianten
    - monomorphe Phasen (s. Abb. II_{21}),
    - sinusoidale Tachykardie unter Klasse Ic-Antiarrhythmika (z. B. *Kadisch*[A 39]),
    - Kammerflattern (s. Abb. II_{23}),
    - Kammerflimmern (s. Abb. II_{24})
- ▶ typische auslösende Ursachen (s. Tab. 4 in *Späth* „Torsade de pointes" [A 81c])

Varianten

mit QT-Verlängerung (Torsade de pointes im engeren Sinn)
- meist durch repolarisationsverlängernde Medikamente oder Elektrolytstörungen ausgelöst
- ● magnesiumsensibel

ohne QT-Verlängerung
- meist – aber nicht immer – ischämiebedingt
- nach den bisher vorliegenden Erfahrungen
  - häufig nicht magnesiumsensibel[11]

ohne QT-Verlängerung mit extrem kurzem Kupplungsintervall
- sehr selten
- Ursache unbekannt
- ○ nicht magnesiumsensibel[10]
- ● verapamilsensibel[10]

Polymorphe Kammertachykardie

sinnvolle Definition für

Polymorphe Kammertachykardie, die auf Grund von nicht ganz eindeutigen
- morphologischen Kriterien (s. o.) und
- unklarer Ätiologie

nicht eindeutig der Torsade de pointes zuzurechnen sind

übliche aber weniger sinnvolle Definition

Polymorphe Kammertachykardie = Torsade de pointes ohne QT-Verlängerung

Pleomorphe Kammertachykardie (s. Abb. II_{38})

selten

zu verschiedenen Zeitpunkten unterschiedliche Tachykardien

z. B.

heute rechtsschenkelblockartig, morgen linksschenkelblockartig } mit häufig gleicher, gelegentlich aber auch unterschiedlicher Frequenz

meist bei Aneurysma nach Infarkt

Bidirektionale Kammertachykardie (s. Abb. II_{39})

mit von Schlag zu Schlag alternierend wechselnder QRS-Konfiguration

Die Rolle von **Amiodaron** bei diesen Rhythmusstörungen ist *zwitterartig*!

Auf der einen Seite ist das **Auftreten von Torsaden unter Amiodaron** eine zwar seltene, aber recht genau bekannte Komplikation der Amiodaron-Behandlung (s. S. 253), auf der anderen Seite ist die Substanz aber bei **manchen Rhythmusstörungen dieser Art therapeutisch wirksam:**

1. Rhythmusstörungen bei langem QT-Syndrom

Da Amiodaron die QT-Zeit verlängert und in diesem Rahmen auch zu paradoxen polymorphen Kammertachykardien (s. a. S. 248 „paradoxe Rhythmusstörungen") führen kann, wird eine Verlängerung der QT-Zeit von vielen Autoren als Kontraindikation gegen dessen Anwendung angegeben.

Dessen ungeachtet gibt es einige Hinweise darauf, daß Amiodaron beim angeborenen langen QT-Syndrom sehr effektiv sein kann:

- *Bashour*[12] berichtete über einen Jungen mit angeborenem familiären QT-Syndrom mit einer sehr hohen Anfallsfrequenz, der bereits drei Geschwister durch akuten Herztod verloren hatte und dessen Anfälle und Extrasystolen durch Propanolol, Phenhydan und Chinidin unbeeinflußt blieben, der schließlich unter Amiodaron anfallsfrei blieb. Die QT-Zeit war unterschiedlich, zeitweise verlängert, aber er hatte keine Extrasystolen mehr. Ebenso blieb seine Schwester unter Amiodaron anfallsfrei.
- *Jost*[13] berichtete ebenfalls kürzlich im Rahmen einer Studie über Patienten mit verschiedenen Rhythmusstörungen über günstige Erfahrungen, bei einem Patienten mit Romano-Ward-Syndrom über einen Behandlungserfolg, teilte jedoch keine weiteren Details mit.

2. Katecholamin oder belastungs-induzierte Form der Torsade de pointes (Tab.II_{21-22})[1, 2b]

Belastungs-induzierte, polymorphe Kammertachykardien – meist ohne QT-Verlängerung, teilweise bei mangelnder QT-Adaptation – sind bei Kindern[2b], ebenso wie bei Erwachsenen[2a, 2b] Rhythmusstörungen, die sich **therapeutisch sehr schlecht beeinflussen** lassen und die mit einer hohen Letalität belastet sind (s. Tab. II_{21})[1]. Die Torsade de pointes stellt gewöhnlich die letzte Stufe im Rahmen der **Eskalierenden Tachykardie** vor Auftreten von Kammerflimmern dar[A 81c].

- **Amiodaron** (s. Tab. II_{21-22})
  gilt als wirksamstes Medikament

Tab. II_{21}

Übersicht über die wichtigsten Daten bei Kindern mit belastungsinduzierten Synkopen bei normaler QT-Zeit (aus *Bernuth*[1])

Case	Prev. publ.	Sex	Family history	Age at 1st syncope (years)	Syncopes (frequency)	Stress-induced	ECG		Therapy	Outcome	
							QT_c at rest	Dysrhythmia with exercise			
1	13	f	∅	12	++	+	0,40	JT, VB, VT	Beta-bl. Pr.	Alive, no further syncopes	
2	18	m	+?	9	++	+	0,41	VB, VF	∅	Sudden death at age 15 y	†
3	∅	f	+?	10	++	+	0,38	JT, VB, bidir. VT	Digoxin	Lost to follow-up	
4	4	f	∅	3	++	+	0,42	VB, bidir. VT	Beta-bl. Pi.	Alive, no further syncopes	
5	∅	f	+	?	?	+	0,40	Suprav. ES, VB, VT	Ajmalin	Alive, no improvement	
6	5	m	∅	9	++	+	0,41	JT, VB, VT	Beta-bl. Pi.	Improvement, but „sudden death" at age 13 y	†
7	∅	m	∅	7	++	+	0,37	JT, VB, VT, VF	Beta-bl. Pr.	Alive, no further syncopes	
8	11	m	+	12	++	+	0,40	VB (polymorph)	∅	Sudden death at age 14 y	†
9	∅	m	∅	8	+++	+	0,39	Suprav. ES, VB, bidir. VT	DPH	Severe cerebral damage after attack at age 13 y	
10	∅	f	∅	10	++	+	0,40	VB (polymorph)	Beta-bl. Pi.	Alive	
11	∅	f	∅	6	++	+	0,38	VB, bidir. VT	∅	Sudden ceath at age 9 y	†

JT = junctional tachycardia; VB = ventricular bigemini; VT = ventricular tachycardia; ES = extrasystoles; DPH = Diphenylhydantoin; Beta-bl. = Beta-blocker; Pr. = Propranolol; Pi. = Pindolol
Syncopes (frequency): + = 1 syncope, ++ = several syncopes, +++ = frequent syncopes (> 1 per month)

Tab. II22

Wirksamkeit von Amiodaron und anderen Antiarrhythmika bei **belastungsinduzierten Kammertachykardien** bei Patienten ohne kardiales Grundleiden (aus *Coumel*[2b])

Klinische Daten			Therapeutische Beeinflußbarkeit					
			Isoprenalin	β-Rezeptoren-blocker	Atropin	Verapamil	Amiodarone	Chinidin
Pat. Nr. 1 9 Jahre ♀ Sinustachykardie → AV-Tachykardie → ventrikuläre Salven → Kupplungsintervall ↓ → bidirektionale Tachykardie → unregelmäßige multiforme Kammertachykardie } Eskalierende Tachykardie KI 0.44 sec.		induzierbar durch Streß und Isoprenalin	–	+	?	?	+	0
Pat. Nr. 2 35 Jahre ♀ streßinduzierte multiforme Kammertachykardie Fr. bis 250 bei Mitralklappenprolapssyndrom (s. Abb. 199 in *Späth*[A81e]) KI 0.38 sec.		Auslösung durch Aufregung und Anstrengung	–	+	?	?	+	0
Pat. Nr. 3 16 Jahre ♂ transitorisch fehlende QT-Adaption (s. Abbildung 187 in *Späth*[A81e]) erhöhter Sympatikotonus? verminderter vagaler Tonus? KI 0.36 sec.		Amiodaron wirksam	–	±	?	±	+	0
Pat. Nr. 4 weitere klinische Angaben fehlen Torsade bei komplettem AV-Block KI 0.64 sec.		Pacing wirksam	+	–	+	–	?	–
Pat. Nr. 5 21 Jahre ♀ familiäres langes QT-Syndrom KI 0.68 sec.		zusätzliche β-Rezeptorenblockerbehandlung, nach nicht ausreichend effektiver zervikothorakaler Sympatektomie	–	+	+	–	?	0
Pat. Nr. 6 45 Jahre ♂ Anfälle tagsüber länger als nachts paradoxe Sinusfrequenz (nachts höher als tags) } Sonderform bei Vagusentzug KI 0.28 sec.		Isoprenalininfusion Frequenz unverändert alle VES weg Atropin Zunahme der Salven Verapamil reproduzierbarer Dauererfolg auch Normalisierung der Tag-/Nacht-Frequenz	+	0	–	+	0	0

3. Torsaden oder polymorphe Kammertachykardien bei Infarkt

(Abb. II_{41}; s. a. Abb. II_{47} in Kap. „Infarkt")[8, A 51]

Torsaden mit und ohne QT-Verlängerung sind eine häufige Komplikation in der akuten Infarktphase. Nach unseren Erfahrungen sistieren sie gelegentlich unter Magnesiuminjektion und treten nach der akuten Infarktphase nicht mehr auf. Nach anderen Erfahrungen lassen sie sich in der Akutphase durch Amiodaron beenden (s. Abb. II_{47} im Kap. „Infarkt")[A 51] und machen gelegentlich eine Dauerbehandlung mit Amiodaron erforderlich (s. Abb. II_{41})[8].

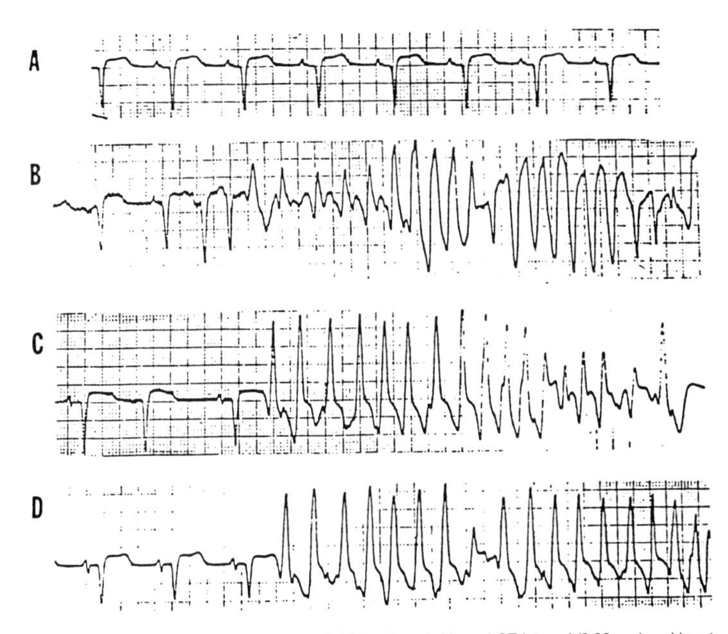

Representative strips from a patient who developed PVT after acute myocardial infarction. *A*, Normal QT interval (0.30 sec) and heart rate (75 beats/min). *B* to *D*, Varying patterns of initiating sequences of PVT. PVT is initiated by progressive cycle length shortening in *B*, long-short sequence in *C*, and during sinus rhythm at rate of 72 beats/min in *D*.

Abb. II_{41}
Torsaden bei Patienten mit Infarkt die nach Angaben des Autors eine
- Amiodaron
  Dauertherapie erforderlich machte

(aus *Nguyen*[8])

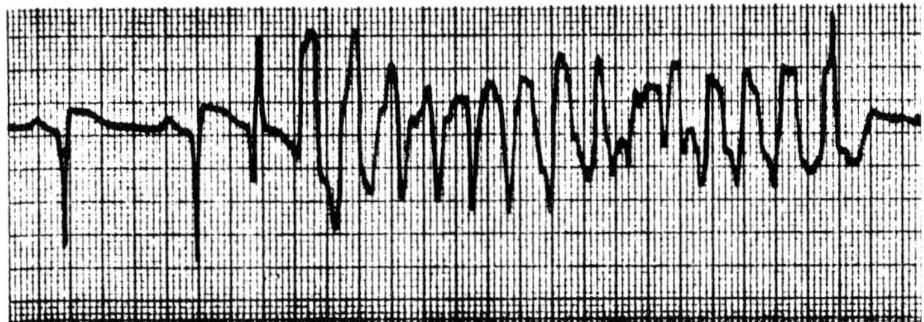

Abb. II_{42}
Idiopathische Torsade (aus *Horowitz*[3])
Beginn ohne „long short cycle"-Phänomen

4. Idiopathische Form der Torsade de pointes (s. Abb. II_{42-43}[3])

Diese Form ist gewöhnlich bei Patienten mit koronarer Herzkrankheit anzutreffen. Sie geht mit einer normalen QT-Zeit und ohne „long short cycle"-Phänomene einher (Abb. II_{42}) und ist im Gegensatz zur symptomatischen Form normalerweise elektrophysiologisch induzierbar und durch Antiarrhythmika der Klasse I zu beeinflussen. Erfolge mit Amiodaron bei anderweitig therapieresistenten Formen wurden gelegentlich beobachtet (s. Abb. II_{43}).

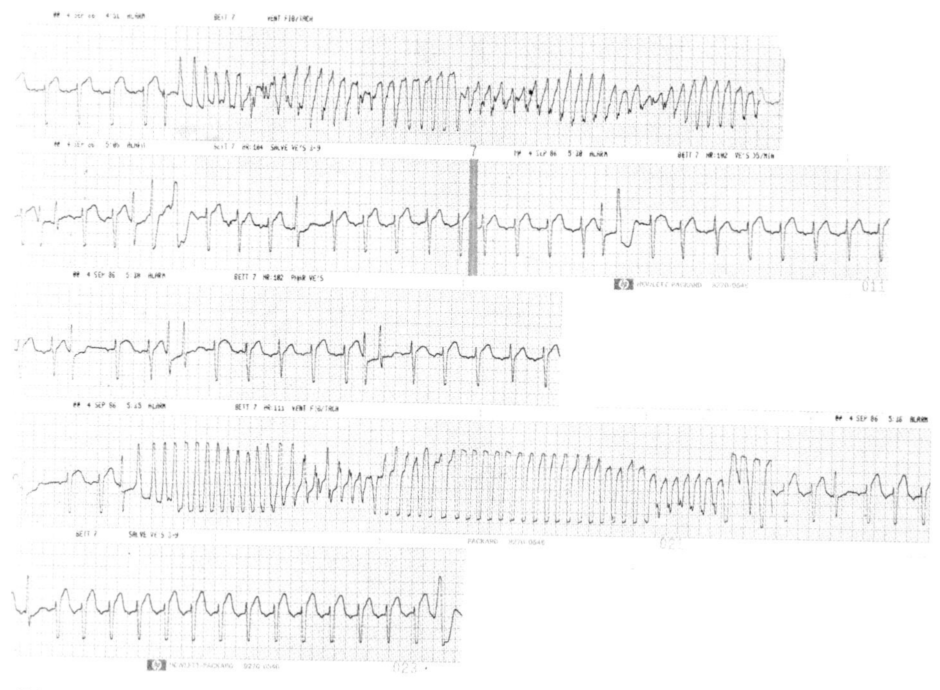

Abb. II_{43}

Idiopathische Torsaden

a) und b) Befund in der Nacht

c) Befund am Morgen nach Beginn der Magnesiumsubstitution ab 8 Uhr, außer einem Rezidiv um 9 Uhr keine weiteren Torsaden mehr, aber anhaltend die von früher bekannten monoformen ventrikulären Extrasystolen, nach Abstellen der Infusion um 12 Uhr treten um 13.39 Uhr die ersten polymorphen Extrasystolen und um 13.58 Uhr die ersten Torsaden (nicht abgebildet) wieder auf.

Als Dauerbehandlung erwies sich schließlich

- Amiodaron

als wirksam.

(Patient Paracelsuskrankenhaus)

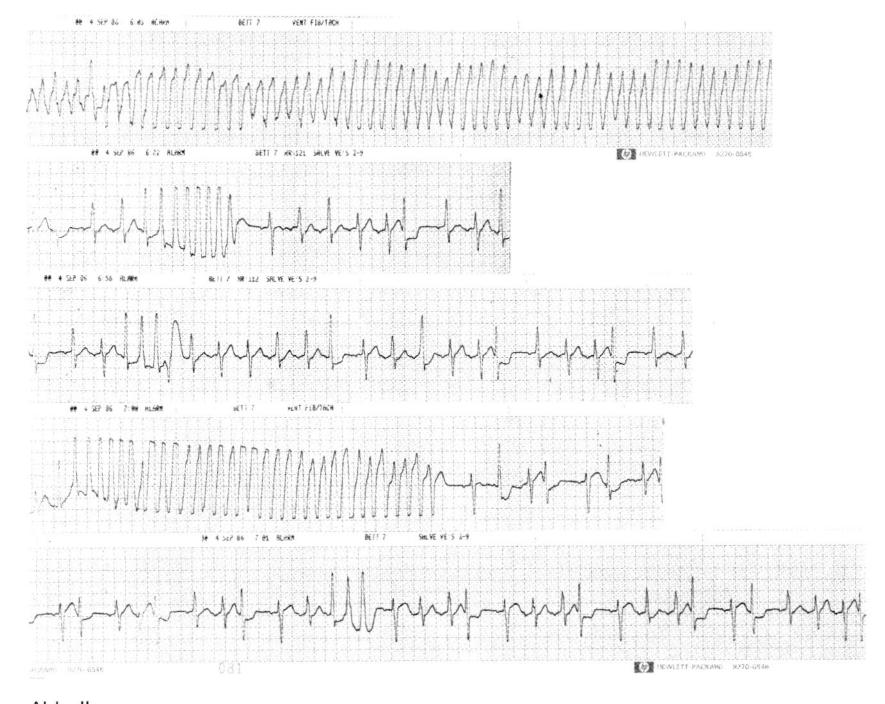

Abb. II_{43b}

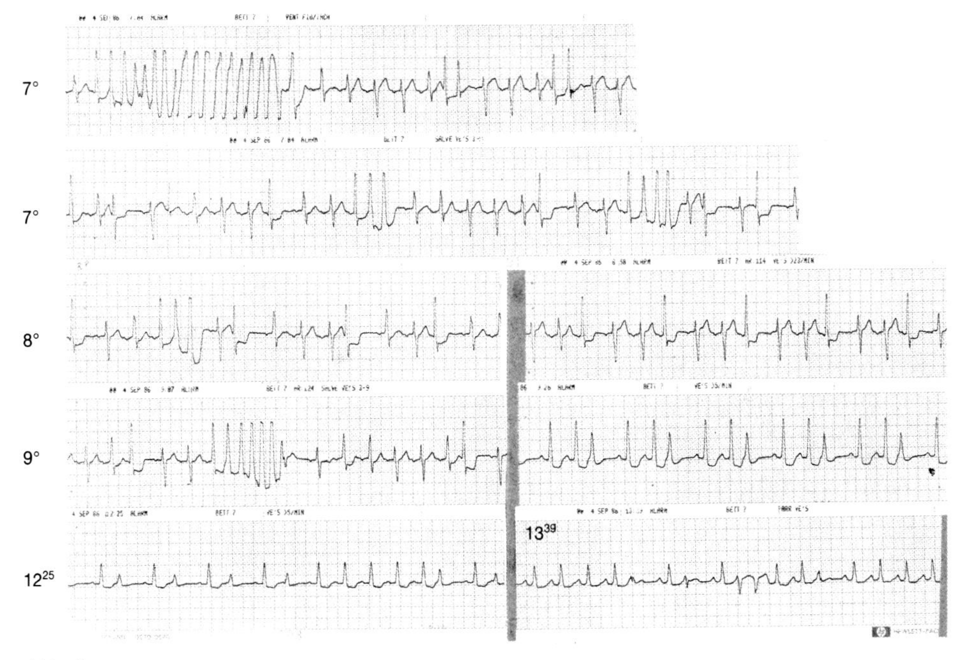

Abb. II_{43c}

Rhythmusstörungen bei Patienten, die auf Klasse I-Antiarrhythmika mit Torsaden reagieren[7, 8]

Ein therapeutisches Problem ist die Weiterbehandlung von Patienten, die unter verschiedenen Antiarrhythmika wie Chinidin, Disopyramid, Procainamid und anderen Torsaden entwickeln, insbesondere dann, wenn die Klasse Ib-Antiarrhythmika nicht effektiv oder, z. B. bei Vorhofrhythmusstörungen, nicht erfolgversprechend sind.

Obwohl einige Kasuistiken von Patienten bekannt sind, die anschließend auf Amiodaron[5] mit der selben Komplikation reagierten, zeigen zwei neuere Studien[7, 8], daß offensichtlich die *meisten* der Patienten, die unter Klasse I-Antiarrhythmika Torsaden zeigen, schließlich doch *erfolgreich* mit Amiodaron eingestellt werden können. So ergab zunächst die Studie von *Nyugen*[8], daß 11 von 12 solchen Patienten effektiv mit Amiodaron behandelt werden konnten. Zum gleichen Ergebnis kam die etwas ausführlichere Untersuchung von *Mattioni*[7], in der auch exakt demonstriert wurde, daß unter Amiodaron – obwohl die QT-Zeit im Rahmen der Amiodaron-Langzeitbehandlung genauso stark verlängert war wie vorher unter anderem Antiarrhythmika zum Zeitpunkt des Auftretens der Torsade de pointes – keine erneuten Torsaden mehr vorkamen. Weitere Untersuchungen zu dieser Frage sind sicher erforderlich, eine mögliche Erklärung für das oben angeführte Phänomen ist die unterschiedliche Wirkung von Amiodaron und anderen Antiarrhythmika auf die Ströme der Repolarisation (s. d.) und auf Nachdepolarisation (s. o. Abb. I_{25} im Kapitel „Wirkungen“).

Kasuistiken

Auf den folgenden Seiten finden sich einige Kasuistiken unserer Klinik von Patienten mit sogenannten „therapieresistenten“ **malignen ventrikulären Rhythmusstörungen** verschiedener Art aus der 1. Auflage[A 81e]. Alle Patienten bleiben rezidivfrei.

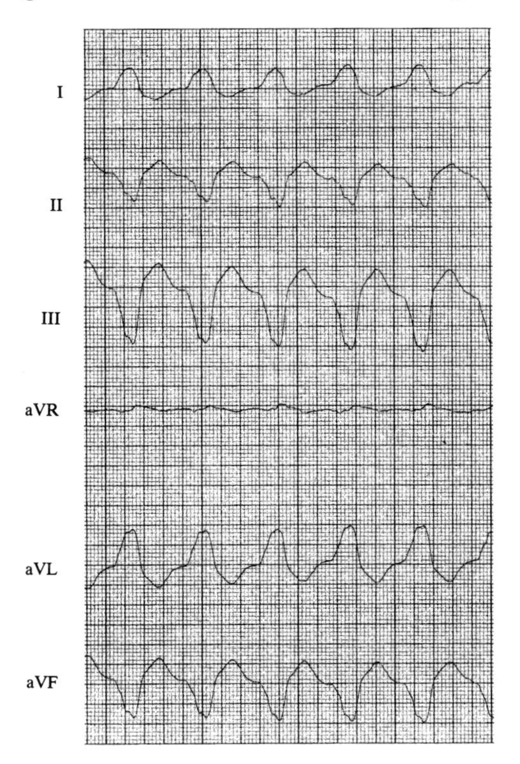

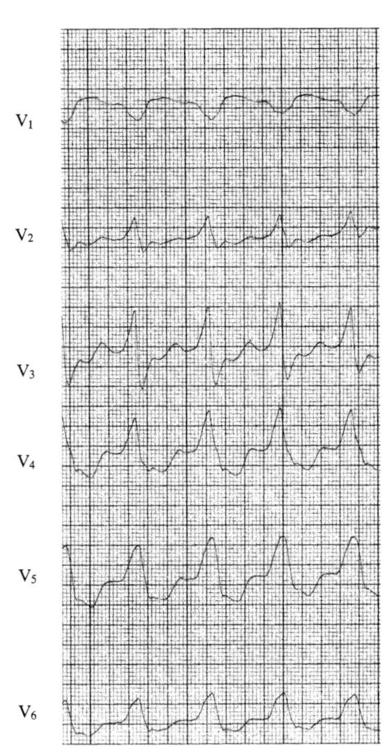

Abb. $II_{44a \text{ und } b}$

Patient H. P., geb. 10. 12. 1900

Koronare Herzkrankheit, Sinusknotensyndrom, Schrittmacherträger, **rezidivierende Kammertachykardie** vom linksschenkelblockartigen Typ, bei Aufnahme jeweils begleitet von Hypotonie und unterschiedlich stark ausgeprägter kardialer Dekompensation.

EKG bei der ersten Aufnahme in unserer Klinik am 23. 8. 1980: Kammertachykardie vom linksschenkelblockartigen Typ, Frequenz 155/min, in der Folgezeit unzählige Rezidive des selben Tachykardietyps mit – unter verschiedenen Antiarrhythmika – leicht schwankender Frequenz. Dokumentierte Rezidive der Kammertachykardie in unserer Klinik am

12. 12. 1980	20. 2. 1981 (8.00 bis 20.50 Uhr)
28. 1. 1981	23. 2. 1981
29. 1. 1981 (8.00 und 17.00 Uhr)	11. 4. 1981
30. 1. 1981	16. 10. 1981
18. 2. 1981	24. 1. 1982
19. 2. 1981	31. 1. 1982.

Bis dahin erfolglos eingesetzte Antiarrhythmika:

Lidocain	Phenytoin	Disopyramid	Prajmalininbitartrat	Aprindin
Mexiletin	Chinidin	Propafenon	Lorcainid	Verapamil

Ab 31. 1. 1982 Entwicklung einer **unaufhörlichen Kammertachykardie.**

Unter Amiodaronbehandlung allmähliche Verlangsamung der Kammerfrequenz, seither über Jahre anhaltend Schrittmacherrhythmus, kein Rezidiv der Kammertachykardie.

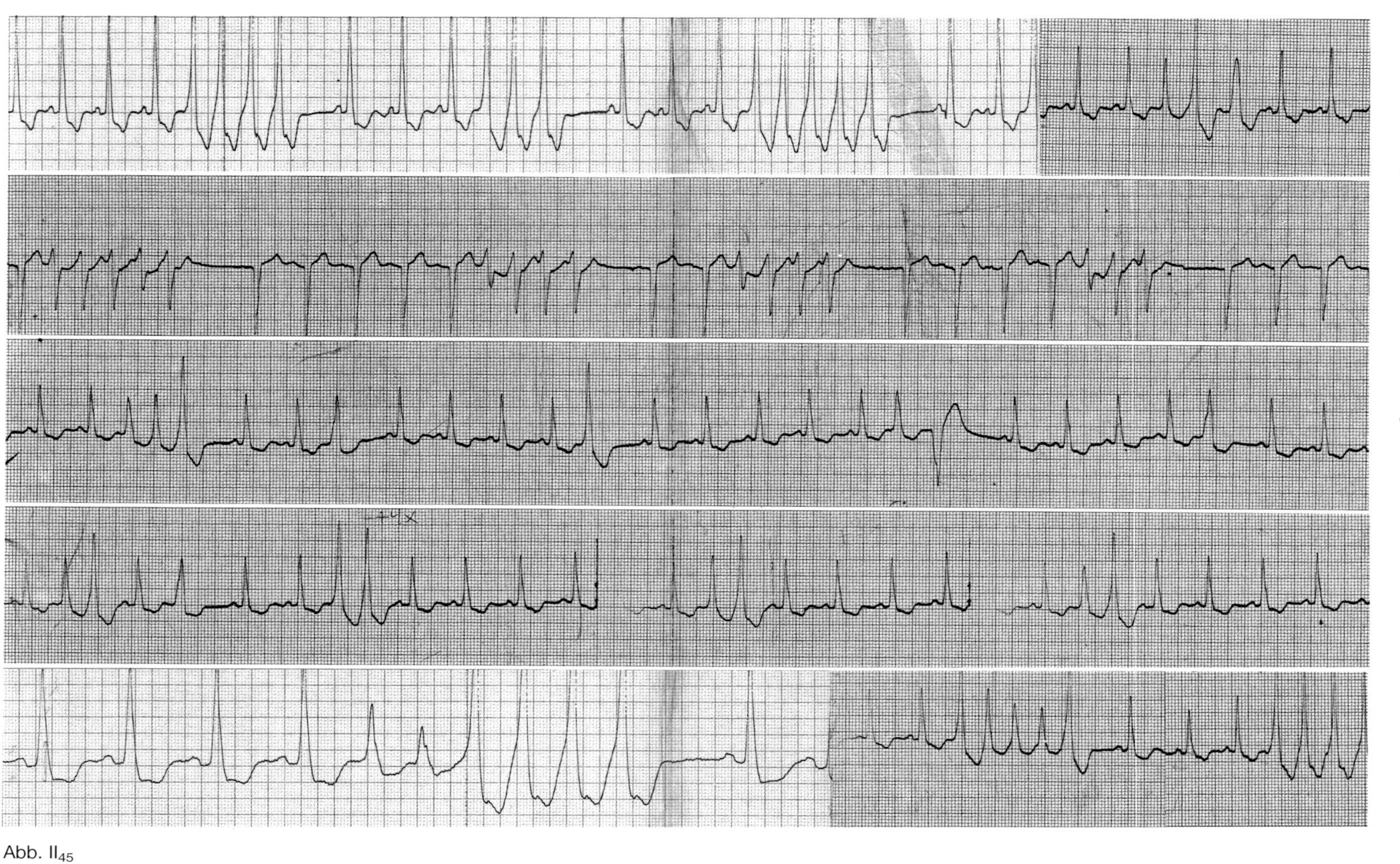

Abb. II_{45}

Patient S. M., geb. 11. 3. 1923

Koronare Herzkrankheit, vorzeitige generalisierte Gefäßsklerose

Aufnahme nach mehreren unklaren **Synkopen**, salvenartige ventrikuläre Extrasystolen und **Kammertachykardien**.

Nach ineffektiver Behandlung mit Mexiletin und Prajmalininbitartrat Einstellung auf Amiodaron. Darunter keine Rhythmusstörungen mehr, auch nicht bei einem späteren Aufenthalt unter erheblicher kardialer Belastung durch eine hypertensive Krise

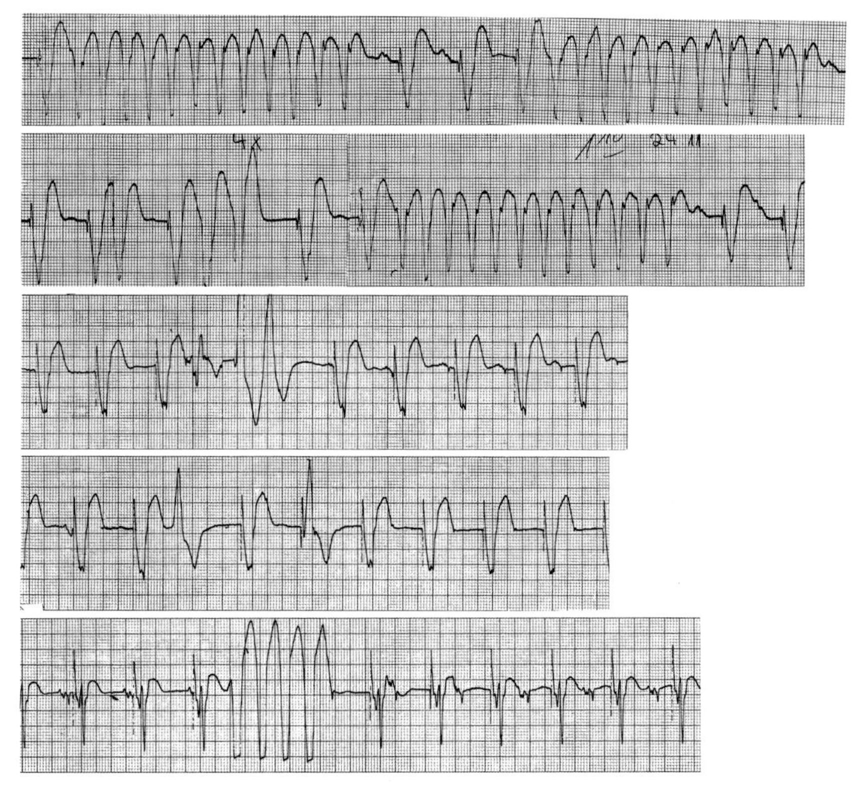

Abb. II_{46a}

Patient Sch. K., geb. 16.2.1914

Kardiomyopathie unklarer Ätiologie, Schrittmacherträger, Aufnahme wegen **Synkope**; unter Monitorüberwachung zahlreiche Salven und **Kammertachykardien.**

Erfolglose Behandlung mit

Mexiletin	Prajmalininbitartrat
Tocainid	Flecainid.

Amiodaron ab 6.12.1982: 12.00 Uhr (200 mg); 14.00 Uhr (200 mg); 18.00 Uhr (400 mg); 4.00 Uhr, 12.00 Uhr, 16.00 Uhr, 20.00 Uhr (je 200 mg); erhebliche Besserung ab 16.00 Uhr, am folgenden Tag weitgehende Beseitigung der Störungen.

Wirksame Unterdrückung der Extrasystolen und Salven mit Amiodaron, vor Entlassung am 17.12.1982 von 600 mg auf 200 mg reduziert.

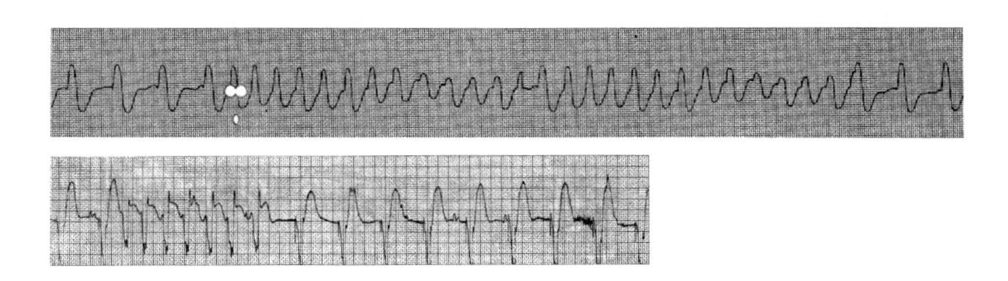

Abb. II_{46b}

Patient Sch. K., geb. 16.2. 1914 (vgl. a. Abb. II_{46a}).

Wiederaufnahme am 13.1.1983, da im Band vom 12.1. **erneute Kammertachykardie.** Unter erneuter „Testinfusion" Beseitigung der Rhythmusstörungen. Seither unter höherer Dosierung (1 bzw. 2 Tabl. im täglichen Wechsel) beseitigt.

Erfahrungen bei verschiedenen Rhythmusstörungen

– *Details zur Wirksamkeit bei unterschiedlichen Grundkrankheiten* (Tab. II_{23-33}, Abb. II_{47-70}) –

Die umfangreichen Studien der letzten Jahre zum Thema Rhythmusstörungen haben zunehmend deutlicher gemacht, daß die **gleiche Rhythmusstörung** – z.B. eine Kammertachykardie – im Rahmen unterschiedlicher Grundkrankheiten eine durchaus andere klinische und prognostische Bedeutung haben kann und daher vielfach auch einer unterschiedlichen Therapie bedarf.
Hinzu kommt, daß manche speziellen **Begleitwirkungen der Antiarrhythmika bei den verschiedenen Grundkrankheiten** unterschiedliches Gewicht und unterschiedliche Bedeutung haben. So ist z.B. die sogenannte negativ inotrope Wirkung aller Antiarrhythmika bei Patienten mit Rhythmusstörungen im Rahmen einer Herzinsuffizienz ein besonderes Problem. Andere Wirkungen mancher Antiarrhythmika, wie z.B. die antiischämische Wirkung von Amiodaron, sind bei besonderen Grundkrankheiten, wie z.B. der koronaren Herzkrankheit von Vorteil.
Aus diesem Grund scheint es sinnvoll in diesem Kapitel speziell auf die Rhythmusstörungen bei einigen besonders wichtigen Grundkrankheiten gesondert einzugehen.

Eine Übersicht über die Indikation und Wirksamkeit von Amiodaron bei verschiedenen Grundkrankheiten gibt die Tab. II_{23}.

Tab. II_{23}

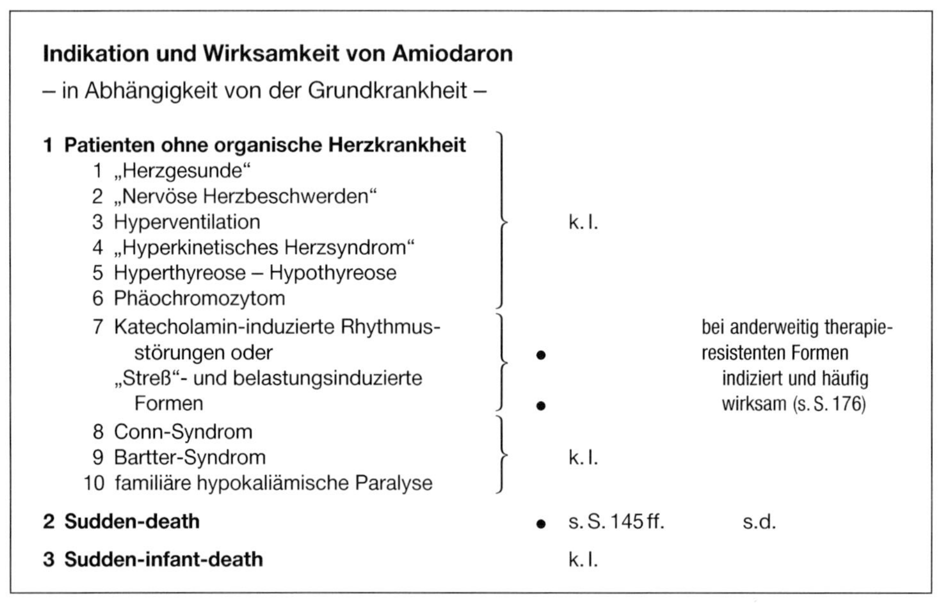

Indikation und Wirksamkeit von Amiodaron
– in Abhängigkeit von der Grundkrankheit –

Grundkrankheit			
1 Patienten ohne organische Herzkrankheit		k. I.	
1 „Herzgesunde“			
2 „Nervöse Herzbeschwerden“			
3 Hyperventilation			
4 „Hyperkinetisches Herzsyndrom“			
5 Hyperthyreose – Hypothyreose			
6 Phäochromozytom			
7 Katecholamin-induzierte Rhythmusstörungen oder	•		bei anderweitig therapieresistenten Formen indiziert und häufig wirksam (s. S. 176)
„Streß“- und belastungsinduzierte Formen	•		
8 Conn-Syndrom		k. I.	
9 Bartter-Syndrom			
10 familiäre hypokaliämische Paralyse			
2 Sudden-death	•	s. S. 145 ff.	s.d.
3 Sudden-infant-death		k. I.	

k. I. keine Indikation k. E. keine Erfahrung

Tab. II_{23} Fortsetzung

4 KHK	•	s. S. 188	maligne Rhythmusstörungen gesicherte Indikation semimaligne Rhythmusstörungen in der Diskussion
1 Herzinfarkt	•		
Prähospitalphase			
frühe Hospitalphase			
späte Hospitalphase			
Infarktpatienten vor Entlassung			
2 Angina pectoris und stumme Ischämie	•		
3 Variant-Angina (Prinzmetal-Syndrom)	•		
5 Herzinsuffizienz	•	s. S. 203	maligne Rhythmusstörungen gesicherte Indikation
rhythmogene Herzinsuffizienz	•	s. S. 218 u. Abb. II_6	semimaligne Rhythmusstörungen in der Diskussion
6 Kardiomyopathie			
1 dilatative/congestive	•	s. o. Herzinsuffizienz	
2 hypertrophe	•	s. S. 223	
3 restriktive		k. E.	
7 Myokarditiden			
1 Virus-Myokarditiden		k. I.	
2 Chagas-Myokarditis	•	s. S. 236	
8 Sonstige organische Herzkrankheiten			
1 Aortenvitien			
2 Mitralklappenprolapssyndrom (u. Triccusspidalprolaps)		k. I.	
3 langes QT-Syndrom	•	s. S. 176	
4 rechtsventrikuläre Dysplasie mit „Ausflußtraktstachykardie“			
5 perioperative Rhythmusstörungen	•		bei anderweitig therapieresistenten Fällen und schlechter Hämodynamik gelegentlich angezeigt und wirksam
6 Koronarchirurgie			
supraventrikuläre Rhythmusstörungen			
ventrikuläre Rhythmusstörungen			
7 Zustand nach Operation schwerer angeborener Vitien			die vorliegenden Erfahrungen beziehen sich vorwiegend auf Vorhofflattern bei Kindern (s. d.) mit solchen Vitien
1 z. B. Fallot'Tetralogie	•		
2 Ebstein'Anomalie			
9 Herzbeteiligung bei Systemerkrankungen			
10 Sonstige Grundkrankheiten			
1 Hypertonie			
2 Alkohol			
3 respiratorische Insuffizienz (COOP)	•	s. S. 83	nur in Ausnahmefällen indiziert
4 Tetanie			
5 Muskelerkrankungen			
anaphylaktischer Schock			
11 Medikamentös-induzierte Formen			
1 Digitalis-bedingte Rhythmusstörungen	•	s. S. 238	
2 andere medikamentös-induzierte Rhythmusstörungen	•	s. S. 239	„Klasse-I-induzierte Rhythmusstörungen“
durch Verzögerung der Erregungsleitung			
durch Verzögerung der Repolarisation			
durch verschiedene und unklare Mechanismen			
12 Rhythmusstörungen bei Kindern und Jugendlichen	•	s. S. 363	
13 Rhythmusstörungen in der Schwangerschaft	•	s. S. 347	

Koronare Herzkrankheit – Herzinfarkt – stabile und instabile Angina pectoris (Tab. II_{24}, Abb. II_{47-54})

(Lit. s. S. 411; *L 33*)

Einleitung

Die meisten klinisch relevanten Rhythmusstörungen treten bei Patienten mit koronarer Herzkrankheit auf. Daher beziehen sich die Erfahrungen mit Amiodaron bei den verschiedenen, oben schon besprochenen Rhythmusstörungen einschließlich der **Akut- und Dauertherapie maligner Formen (s. d.)** in erster Linie auf Patienten mit koronarer Herzkrankheit.
Aus diesem Grund bleibt im hiesigen Kapitel nur noch auf einige spezielle Aspekte hinzuweisen, so z. B. auf die Wirkung von **Amiodaron** auf die **Grundkrankheit** bzw. deren verschiedenen Folgen.
Außerdem scheint es sinnvoll, die an verschiedenen Stellen des Buches verstreuten Erfahrungen und die sich daraus ergebenden **Indikationen** für die Behandlung von Rhythmusstörungen in den verschiedenen Stadien der koronaren Herzkrankheit nochmals kurz zusammenzufassen.
Amiodaron wurde ursprünglich – wie auch Verapamil – als **Koronartherapeutikum** eingeführt.
Die verschiedenen Effekte, die in diesem Zusammenhang von Bedeutung sind, wurden oben im Kapitel „Wirkungen" schon genauer besprochen.
Dazu gehören unter anderem

- Effekte auf **zellulärer Ebene** (s. o.)[2a, b]
  unter anderem als Ursache für den Effekt auf die Kammerflimmerschwelle[2a, b]
- **Antisympathikotone** Effekte mit
  Frequenzverlangsamung[1]
  Verminderung des **Sauerstoff**verbrauchs[1, 4]
- Senkung der **Nachlast**[1, 4]
- Steigerung der **Koronardurchblutung**[1, 4]
  tierexperimentell[1]
  klinisch[4]
- Verminderung der
  Häufigkeit von **Angina pectoris-Anfällen** und der
  Ischämieepisoden im **EKG**[A 63]
- Verhinderung von **Koronarspasmen**
  spontan[5] oder
  Ergonovin-induziert[5] und
  der damit verbundenen
  - **Rhythmusstörungen**
    bei Ischämie und
    bei Reperfusion (s. u.)

Hinzu kommen

▶ **hämodynamische Effekte** (s.d)

Daraus ergibt sich, daß Amiodaron eine dem **Verapamil** und den **Nitroverbindungen** ähnliche Wirkung auf die Koronardurchblutung und die kardiale Hämodynamik hat, was auch in experimentellen Untersuchungen[4, A 80a] bestätigt werden konnte. (Im Vergleich zu den Nitroderivaten ist lediglich die Senkung der Vorlast geringer ausgeprägt. Im Vergleich zu Verapamil ist die weitgehend fehlende negativ inotrope Wirkung von Amiodaron von Vorteil). Exakte Untersuchungen über den Einfluß von Amiodaron auf die Blutverteilung zwischen Epikard und Endokard und normal durchbluteten und mangelversorgten Bezirken liegen bisher nicht vor.

Herzinfarkt (Tab. II_{24}, Abb. II_{47-51})

(Lit. s. S. 411; *L 34*)

An der Entstehung von Rhythmusstörungen in der **Akutphase** und bei **Zustand nach Infarkt** sind zum Teil recht unterschiedliche Mechanismen beteiligt.

Akutphase (Abb. II_{47-48})

Den klassischen Reentry-Tachykardien in narbig und aneurysmatisch verändertem Gewebe im *chronischen* Stadium stehen in der *Akut*phase funktionelle Gegebenheiten wie **akute Ischämie, hohe Katecholamin-Spiegel** mit konsekutiv akutem Abfall der **Serumkalium- und Magnesiumspiegel** als auslösendes Moment von Rhythmusstörungen gegenüber.

Das gilt besonders für das **frühe Kammerflimmern,** das auch häufig die Züge der **Torsade de pointes** aufweist. Auf die Details wurde an anderer Stelle[81d, A 81c] ausführlich eingegangen.

Die **Behandlung** oder besser die **Prophylaxe** von Rhythmusstörungen bei Infarkt kann daher nicht alleine in der Gabe von Antiarrhythmika bestehen. Entsprechend zeigen verschiedene Maßnahmen, wie unter anderem Sauerstoffgabe, Sedierung, Opiate, Kaliumsubstitution und Magnesiumtherapie sowie β-Rezptorenblocker (in manchen Situationen) durchaus „antiarrhythmische Effekte". Ebenso läßt sich anderweitig therapieresistentes Kammerflimmern durch Fibrinolyse beseitigen. Die Wirkung der genannten Maßnahmen bei den verschiedenen Formen von Rhythmusstörungen im Rahmen des Infarkts wurde ebenfalls kürzlich an anderer Stelle besprochen.

Hier bleiben damit nur die

Indikationen für die Amiodaron-Therapie

in der Akutphase und im weiteren klinischen Verlauf nochmal kurz zusammenzufassen, da die einzelnen Indikationen an verschiedenen Stellen dieses Buches schon abgehandelt wurden. Dazu gehören die folgenden Rhythmusstörungen, wenn sie anderweitig therapieresistent sind oder wegen schlechter Hämodynamik die übrigen Antiarrhythmika nicht eingesetzt werden können:

- **Kammerflimmern im Rahmen der Reanimation** (s. S. 126)
  prähospital
  intrahospital
- **akut anhaltende Kammertachykardien** (s. S. 132)
  (s. a. Abb. II_{28} in Kap. „Akuttherapie")
- **akut rezidiverende Kammertachykardien und Kammerflimmern** (s. S. 132)

- **Vorhofflimmern** (s. S. 87)
  besonders bei schlechter Hämodynamik und/oder hoher Frequenz (Amiodaron ist mit einem durchschnittlichen Wirkungseintritt von 1,6 Std. wesentlich rascher wirksam als Digoxin (∅ 6,5 Std.)[A 14a, b]
- **Sinustachykardie**[A 46]
  nur in Ausnahmefällen und bei
  Kontraindikation gegen β-Rezeptoren-Blocker

Weiter zu klären bleibt die Frage nach der Bedeutung von Amiodaron bei

- **Torsaden**[A 81c] **und „Pseudotorsaden"**[A 51]
  (s. Abb. II_{47})

Daß Torsaden (Definition s. Tab. II_{20}) oder „Pseudotorsaden"[A 51] vielfach die Ursache von frühem Kammerflimmern bei Infarkt sind, ist schon länger bekannt und auf Grund der oben angeführten Gesichtspunkte über den Entstehungsmechanismus auch verständlich. Die inzwischen akzeptierte Standardtherapie bei Torsaden ist Magnesium. Ob das auch für die Torsaden in der frühen Infarktphase zutrifft, wurde bisher nicht untersucht. Generell gilt, daß Magnesium bei Torsaden mit verlängerter QT-Zeit wirksam ist, während es bei solchen mit normaler QT-Zeit offensichtlich häufig ineffektiv ist[14]. In der frühen Infarktphase finden sich Torsaden nicht selten im Zusammenhang mit QT-Verlängerungen[A 81c], daneben wurden aber auch Fälle beschrieben, in denen keine QT-Verlängerung feststellbar war. In der Akutphase bleibt wegen der raschen Entartung in Kammerflimmern gewöhnlich keine Zeit für derartige Überlegungen. Weitere experimentelle Untersuchungen und klinische Erfahrungen zu dieser Frage sind von Bedeutung.

Im Einklang mit diesen Erfahrungen stehen die Ergebnisse früherer experimenteller Untersuchungen, die zeigen, daß durch Sympathikusreizung – besonders bei gleichzeitiger Ischämie – späte Nachdepolarisationen (DAD) als Ursache getriggerter Aktivität auftreten, und daß bei diesen Rhythmusstörungen die klassischen Antiarrhythmika wie Lidocain und Mexiletin ineffektiv sind, während Amiodaron, Calcium-Antagonisten, aber auch β- und α-Rezeptoren-Blocker mindestens in experimentellen Untersuchungen sehr wirksam sind (s. Abb. II_{48}).

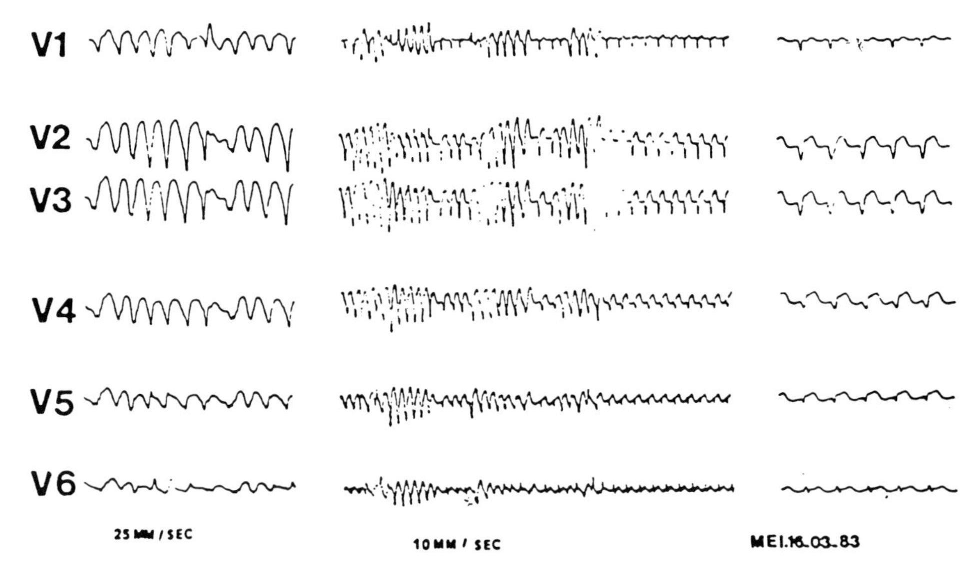

Successful termination of pseudo-torsades de pointes complicating acute myocardial infarction. After termination, extensive anterior wall myocardial infarction is shown.

Abb. II_{47}

„Pseudotorsaden“ als bekannte Ursache von Kammerflimmern bei Infarkt – durch

- Amiodaron zu beseitigen.

(aus *Levy*[A 51])

The antiarrhythmic effects of the drugs tested. The number of animals in each group appears in brackets next to drug name. An arbitrary grading for ventricular arrhythmias was established as follows: VF = 4, VT = 3, frequent (11–50) PVCs = 1–10 PVCs = 1. For each animal "control score" is the average result of three trials in control, and "drug score" is the average result of three trials after drug administration. The figure shows the mean score for each group studied before and after treatment. VF = ventricular fibrillation; VT = ventricular tachycardia; PVCs = premature ventricular contractions.

Abb. II_{48}

Vergleich der Wirksamkeit **verschiedener Antiarrhythmika** bei Rhythmusstörungen unter dem Einfluß sympathikotoner Effekte im Stadium der **akuten Ischämie.**

Man sieht, daß die klassischen Antiarrhythmika unter diesen Bedingungen wenig wirksam sind, während Amiodaron, Calciumantagonisten und α- und β-Rezeptoren-Blocker effektiver sind.

(aus *Schwartz*[13])

Effect of AA drugs on arrhythmias due to acute myocardial ischemia and sympathetic hyperactivity (n:125)

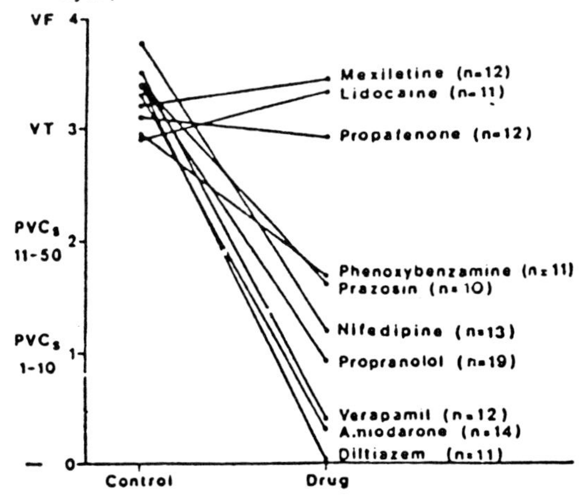

Weitere Hospitalphase

Auch für

- ▶ **chronisch rezidivierende symptomatische Kammertachykardien oder Kammerflimmern** (s. a. S. 145)

in dieser Phase ist bekannt, daß

- Amiodaron sehr wirksam ist[9, 12]

Postinfarktpatienten bei Entlassung (Tab. II_{24}, Abb. II_{49-51})

Von den Patienten mit Zustand nach Infarkt zeigt ein *kleiner* Teil **maligne ventrikuläre Rhythmusstörungen.** Bei einem weit *größeren* Anteil finden sich im **Langzeit-EKG,** das routinemäßig einige Tage vor Entlassung abgeleitet werden sollte, **asymptomatische Rhythmusstörungen von fraglicher Dignität.** (Vgl. auch Tab. II_9).

Maligne ventrikuläre Rhythmusstörungen

Für maligne ventrikuläre Rhythmusstörungen bei Patienten mit Zustand nach Infarkt gelten die gleichen Behandlungsrichtlinien, die im Kapitel maligne ventrikuläre Rhythmusstörungen für verschiedene Patientenkollektive besprochen wurden. Darüber hinaus liegt eine Vergleichsstudie speziell für Postinfarktpatienten mit malignen ventrikulären Rhythmusstörungen vor, die zeigt, daß die Prognose dieser Patienten unter **Amiodaron-Therapie** der von Postinfarktpatienten ohne solche Rhythmusstörungen angeglichen wird[7]. In bezug auf die Induzierbarkeit ist nachgewiesen, daß die Tachykardien bei 2 /3 der Patienten weiterhin auslösbar bleiben, auch wenn unter Amiodaron-Therapie im weiteren Verlauf keine Spontanrezidive auftreten[9].

Asymptomatische ventrikuläre Rhythmusstörungen (Tab. II_{24}, Abb. II_{49-51})

Die relativ häufigen asymptomatischen und dennoch prognoseverschlechternden ventrikulären Rhythmusstörungen bei Postinfarktpatienten waren die Ursache der oben schon genauer besprochenen Untersuchungen über die Wirksamkeit **verschiedener Antiarrhythmika** (s. S. 142), sowie der **β-Rezeptoren-Blocker** (s. S. 142) und schließlich auch der Anlaß für die **CAST-Studie** (s. S. 143) und die daraus resultierende therapeutische Unsicherheit.

Der Effekt verschiedener asymptomatischer Rhythmusstörungen auf die Prognose ist aus der Abb. II_{49} zu ersehen, die zeigt, daß schon isolierte Extrasystolen, erst recht aber Zweier- und Dreiersalven zu einer erheblichen Verschlechterung der Überlebensaussichten führen.

Ebenso geht auch eine verminderte Ejektionsfraktion mit einer erheblich erhöhten Letalität einher (s. Abb. II_{50}).

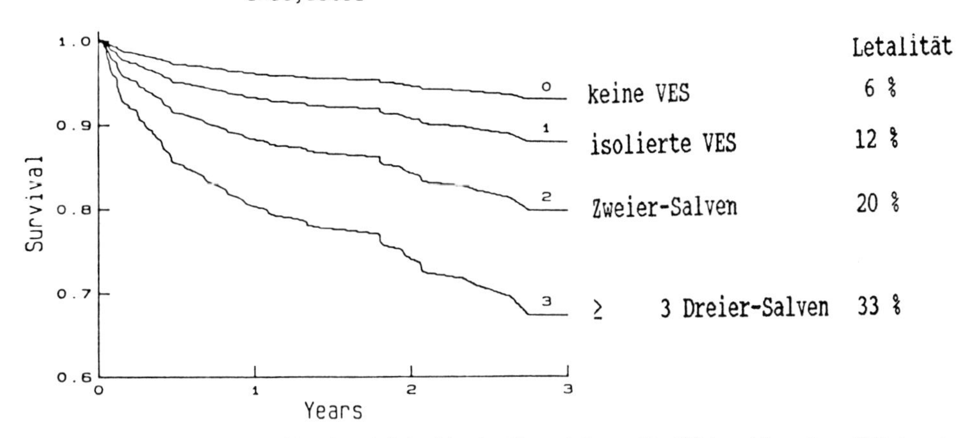

The relationship between repetitive VPD and survival after infarction. The scale for repetitive VPD is as follows: 0 – no VPD; 1 – only isolated VPD; 2 – paired VPD without runs; 3 – three or more consecutive VPD.

Abb. II_{49}

Einfluß verschiedener **asymptomatischer ventrikulärer Rhythmusstörungen** auf die **Überlebensrate** der Postinfarktpatienten.

Man sieht, daß schon relativ harmlos aussehende Rhythmusstörungen zu einer erheblichen Beeinträchtigung der Prognose führen.

(aus *Bigger*[1b])

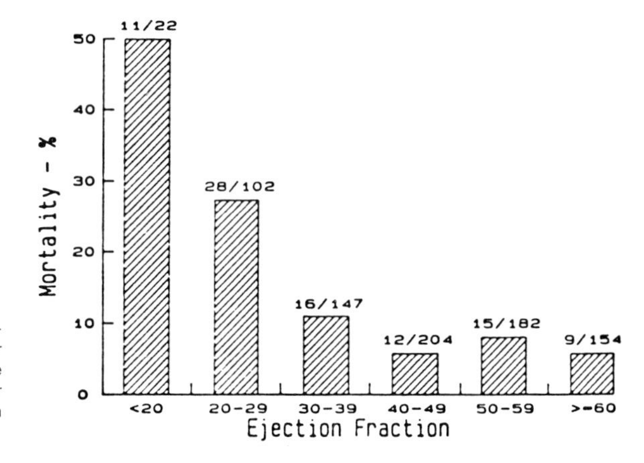

The relationship between left ventricular ejection fraction and mortality in the two years after myocardial infarction in the MPIP study. The numbers over the columns indicate the number of deaths over the total number of persons in the category.

Abb. II_{50}

Einfluß der **Ejektionsfraktion** auf die **Überlebensrate** von Postinfarktpatienten.

Man sieht, daß die Letalität bei Patienten mit einer Ejektionsfraktion unter 40 % sehr hoch ist.

(aus *Bigger*[1b])

Nachdem es mit allen bisher untersuchten **Antiarrhythmika** nicht gelang, die Prognose zu bessern, und die **β-Rezeptoren-Blocker** bei vielen Patienten nicht eingesetzt werden können und überdies nur einen geringen Effekt auf die Überlebensrate (1–2 Gerettete von 100 über ein Jahr lang behandelten Patienten) (s. o.) haben, sind einige neuere Untersuchungen über die Wirkung von Amiodaron speziell bei diesen Patientenkollektiven – auch im Vergleich zu den Ergebnissen der CAST-Studie (s. Tab. II_{24}) von Bedeutung:

BASIS-Studie, Schweiz[2, A 8a, A 8b]

„Asymptomatische komplexe ventrikuläre Extrasystolen" – „häufige multiforme oder repetitive VES (Lown III oder IVb)" – „für 2 von 24 Std."
(28 % der Gesamtpostinfarktpatienten)

Diese Untersuchung wurde 1981–1987 durchgeführt und nach einer Nachbeobachtungszeit von einem Jahr 1989 veröffentlicht.

Dabei wurden Patienten mit den oben angeführten, etwas vage definierten, komplexen ventrikulären Rhythmusstörungen im Bandspeicher-EKG vor Entlassung in 3 Gruppen eingeteilt. Eine Gruppe erhielt **konventionelle Antiarrhythmika,** die sorgfältig nach den Ergebnissen von Bandspeicher-EKG und Serum-Spiegel angepaßt und ggf. durch andere Antiarrhythmika ersetzt wurden. Eine Gruppe bekam „low dose-**Amiodaron**" (5 Tage 1000 mg/Tag, dann 200 mg/Tag). Die dritte diente als **Kontrolle.** Die Detailergebnisse sind aus der Tab. II_{24} zu ersehen.

Es ergaben sich für die **Amiodaron-Gruppe** wesentlich weniger rhythmogene Komplikationen (s. Abb. II_{51A}) und eine wesentlich niedrigere

Gesamtletalität in 1 Jahr (s. Abb. II_{51B}):

Vergleichsgruppe	13 %
Antiarrhythmika	12 %
Amiodaron	5 %

Die Nebenwirkungen waren relativ gering (s. Tab. II_{24}).

In der **Anitarrhythmika-Gruppe** wurde trotz einer deutlichen Verminderung der Rhythmusstörungen kein signifikanter Effekt auf die Mortalität erreicht.

CAMIAT-Pilotstudie, Kanada (Tab. II_{24})[3]

$>$ **10 VES/Std.** ($>$ 240/24 Std. $\approx$ $<$ 1 %!)
(22 % der Gesamtpostinfarktpatienten)

Auch in der CAMIAT-Pilotstudie, in der alle Postinfarktpatienten, die im Langzeit-EKG vor Entlassung mehr als 10 VES/Std. hatten, entweder mit Placebo oder Amiodaron (10 mg/kg pro Tag für 3 Wochen; dann 300 – 400 mg je nach Effekt auf die Extrasystolen und Amiodaron-Serum-Spiegel und Nebenwirkung) behandelt wurden, ergab sich bei geringen Nebenwirkungen (s. Tab. II_{24}) ein erheblicher Einfluß auf die kardialen Todesfälle und die

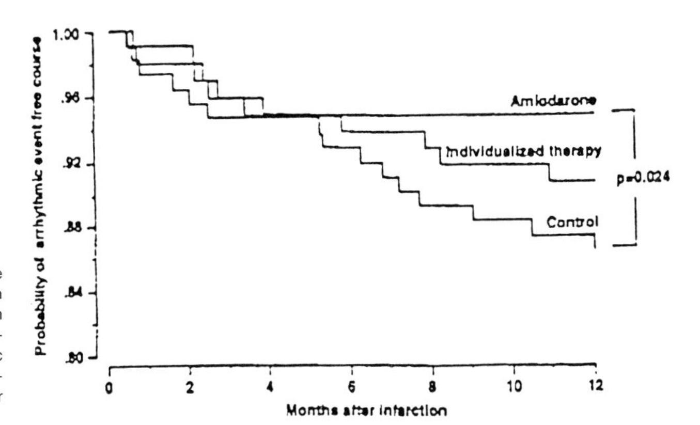

Probability of an arrhythmic event-free course during the 1 year follow-up period in the three treatment groups of patients with asymptomatic complex ventricular arrhythmia after myocardial infarction. Arrhythmic events are sudden death, ventricular fibrillation and symptomatic sustained ventricular tachycardia.

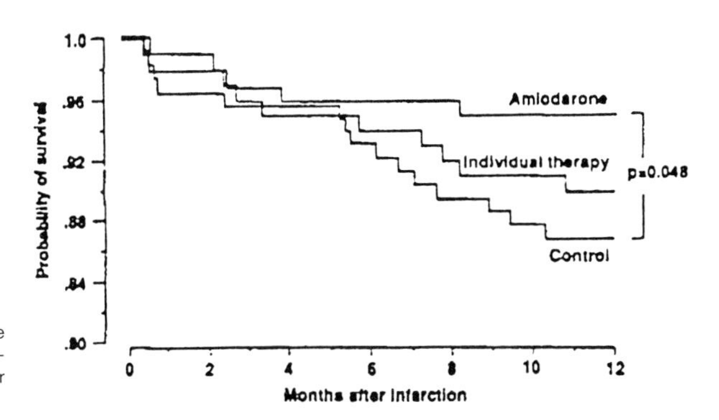

Probability of 12 month survival in the three treatment groups of patients with asymptomatic complex ventricular arrhythmias after myocardial infarction.

Abb. II_{51} A und B

Einfluß von **Amiodaron** auf die Häufigkeit **rhythmogener Komplikationen** und die **Überlebensrate** von Postinfarktpatienten.

Man sieht, daß die Therapie mit konventionellen Antiarrhythmika zu einer deutlichen Verminderung der Rhythmusstörungen, aber nur zu einer geringen Verbesserung der Prognose führt, während Amiodaron auch die Überlebenswahrscheinlichkeit erheblich verbessert.

(aus *Burkhardt*[2])

Gesamtletalität in 2 Jahren:

Placebo 21 %

Amiodaron 10 %

Die Studie wird an einem großen Kollektiv fortgesetzt.

EMIAT-Studie, Europa (s. Tab. II_{24})[6], Studienprotokoll Version 7[10, 11]

EF < 40 %

Geplant ist die EMIAT-Studie, in der an einem großen Patientenkollektiv von 1500 Patienten multizentrisch geprüft werden soll, welchen Einfluß Amiodaron im Vergleich zu Placebo auf die Gesamtmortalität von Postinfarktpatienten mit eingeschränkter linksventrikulärer Funktion (einziges Einschlußkriterium) hat.

Tab. II_{24}

Effekt von Amiodaron auf die Gesamtletalität von Postinfarktpatienten mit asymptomatischen ventrikulären Rhythmusstörungen bei Zustand nach Herzinfarkt oder Herzinsuffizienz

– im Vergleich zur CAST-Studie (1. Spalte) –

	Postinfarktpatienten					Herzinsuffizienz
	abgeschlossene Studien			*geplante Studien*		
	CAST[5]	*BASIS*[2]	*CAMIAT-Pilot*[3]	*CAMIAT-Forts.*[3]	*EMIAT* [10]	*US-VA-Studie* [10]
Zahl der Patienten	?	312	77 [16]	1200	1500	674
Anteil der Gesamt-Postinfarkt-Pat.	?	28%	22%			
Aufnahmezeitpunkt	6 Tage–2 J. n. Inf.	7–28 Tage	10 Tage			
Aufnahmekriterien **VES**	> 6/Std.	„asymptomatische komplexe VES“ s. Text	> 10 VES/Std. oder repetitive VES	> 10 VES/Std. oder repetitive VES		> 10/Std.
EF	< 40%	–	–		< 40%	< 40%
sonstige festgestellte Rhythmus-störungen	20% repetitive VES 10% „runs“	57% repet. Formen 49% < 10 VES/Std. ∅ VES: 48/Std.				
Ausschlußkriterien	nicht anhaltende KT > 10 Schläge später > 15 Schläge Fr. > 120[12]	Alter > 71 Jahre				
Überwachungs-zeitraum	10 Monate bis Abbruch	1981–1987 1 Jahr	1986–1988 2 Jahre	2 Jahre	1–2 Jahre	2 Jahre
Studienende	1990[15]	s. o.	s. o.	1995	1995	1994

Gesamttodesfälle rhythmogene Todesfälle	**Placebo 3%** **Flec./Enc. 7,7%** Placebo 1,2% Flec./Enc. 4,5%	**Kontrollgruppe 13%** **Antiarrhythm. 12%** **Amiodaron 5%**	**Placebo 21%** **Amiodaron** 10%**		
rhythmogene Komplikationen			Placebo 14% Amiodaron** 2%		
Nebenwirkungen Absetzrate „proarrhythmogene Effekte“ Studie zu Ende geführt		Kontrollgruppe ? Antiarrhythm. 14 Pat. Amiodaron* 13 Pat. Kontrollgruppe 82% Antiarrhythm. 59% Amiodaron* 70%	Lungenfib. Leberenzym TSH Plac. 3% 7% 0% Amio. 6% 8% 25% Placebo*** 10% Amiodaron 0%		

* Dosierung 5 Tage: 1000 mg/Tag dann: 200 mg/Tag

** Dosierung 3 Wo. 10 mg/kg oral, dann: 200-400 mg, ∅ 179 mg nach 1 Jahr

*** bekannte Zunahme der Rhythmusstörungen bei Postinfarktpat. nach Entlassung, hier als proarrhythmogener Placeboeffekt deklariert

US-VA-Studie (Tab. II_{24})
Ebenfalls in Vorbereitung befindet sich im Rahmen der Veterans-Administration die o. g. Studie (Protokoll siehe Tab. II_{24}) bei Patienten mit Herzinsuffizienz (s. d.).

Zusammenfassend

zeigen die vorliegenden Studien an relativ kleinen Patientenkollektiven, daß Amiodaron auch bei **Postinfarktpatienten mit verhältnismäßig geringfügigen Rhythmusstörungen** zu einer erheblichen Senkung der Letalität führt. Weitere Untersuchungen müssen klären, ob sich diese Ergebnisse an größeren Kollektiven bestätigen lassen, und welche Wirkung bei Patienten mit **eingeschränkter linksventrikulärer Funktion** – mit und ohne Rhythmusstörung – zu erreichen ist.

Entsprechend den Ergebnissen dieser Studien wird zu entscheiden sein, ob es sinnvoll ist, solche **Risikopatienten** für das erste halbe Jahr oder das Jahr nach Infarkt, in dem sich fast alle plötzlichen Herztodesfälle ereignen[1a, 8] mit Amiodaron zu behandeln.

Die Frage, über welchen **Mechanismus Amiodaron** nach den bisherigen Pilotstudien und im **Gegensatz zu allen bisher geprüften Antiarrhythmika** zu einer drastischen Senkung der Letalität der Postinfarktpatienten führt, ist letztlich noch unklar. Neben den schon lange diskutierten Unterschieden zwischen der **antiarrhythmischen** Wirkung der Klasse I-Antiarrhythmika und der **antifibrillatorischen** Wirkung der Klasse-III-Antiarrhythmika, gibt es in letzter Zeit auch Hinweise darauf, daß beim Koronarpatienten während der **Phasen akuter Ischämie** eine Häufung von Rhythmusstörungen vorkommt[15]. Das Auftreten der Rhythmusstörungen, häufig in Form von polymorphen Kammertachykardien oder Torsaden, gelegentlich auch in Form von AV-Blockierungen, ist auch eine schon länger bekannte Komplikation der **Phasen von Ischämie** im Rahmen der Variant-Angina[A 81c, A 81d]. Ebenso ist das Auftreten von Nachdepolarisationen und getriggerter Aktivität[16] bei akuter Ischämie und das Problem von sekundären Rhythmusstörungen im Rahmen akuter Ischämie[A 81d] ein inzwischen nachgewiesenes Phänomen, so daß zu diskutieren bleibt, ob neben der eigentlich antiarrhythmischen Wirkung von Amiodaron, nicht die inzwischen ebenfalls nachgewiesene erhebliche Verminderung der ischämischen Episoden (s. u.) eine entscheidende Rolle spielt.

Instabile und stabile Angina pectoris[1, 2, 3, 4, 5, 6, 7, 8, 9, 10, 11, A 63]

(Lit. s. S. 413; *L 35*)

Amiodaron wurde – wie schon erwähnt – ursprünglich als „Koronardilatator" eingeführt und in früheren aber auch in einigen neueren Studien in bezug auf seine Wirkung auf die verschiedenen Formen der Angina pectoris untersucht.

Instabile Angina pectoris[1, 2, 3, 4, 5, 7, 10, 11]

In den Formenkreis der instabilen Angina pectoris gehören
- neu aufgetretene Angina pectoris[2]
- Ruhe-Angina pectoris
- drohender Infarkt[2]
- Postinfarkt-Angina[1].

Nach den vorliegenden Erfahrungen bei diesen Patientenkollektiven wurde durch unterschiedliche Anwendungsformen und Dosierungen von **Amiodaron** wie
- 600 mg in 24 Std. i.v.[1, 2]
  bei anhaltenden Beschwerden bis 1200 mg in 24 Std.[7]
- 1500 mg in 24 Std. i.v.
  + 600 mg oral[5]

bei den weitaus meisten Patienten
68 % (4/6)[5] bzw.
89 % (33/37)[10]
binnen 1/2 Std. bis wenigen Std.[9] Beschwerdefreiheit erreicht.

Die **übliche Therapie** bei instabiler Angina pectoris besteht heute in der Gabe von Nitraten, Calcium-Antagonisten, β-Rezeptoren-Blockern und Acetylsalicylsäure (zur Hemmung der Thrombozytenaggregation). Bei **weiter therapieresistenten Patienten** ist die Indikation zur Koronarangiographie und ggf. zur Dilatation oder zum aortokoronaren Bypass gegeben. – Das Limit der oben angeführten Amiodaron-Studie besteht darin, daß es sich nur in manchen Untersuchungen[2, 10] um anderweitig therapieresistente Patienten handelte. Die Frage nach der Bedeutung von **Amiodaron** stellt sich vorwiegend für die Patienten, die unter der konservativen Therapie nicht beschwerdefrei werden und für die invasive Maßnahmen nicht in Betracht kommen. Weitere Studien speziell für solche Kollektive wären sinnvoll. (Von manchen Autoren[5] wurde auch die durch Amiodaron gegebene Möglichkeit invasive Maßnahmen bis in eine stabilere Phase zu verschieben als bedeutsam angesprochen).

Stabile Angina pectoris[4, 6, 8, 11, A 63]

Auch für die stabile Angina pectoris wurden schon in *früheren Studien*[4, 11] günstige Erfahrungen mit der Amiodaron-Therapie mitgeteilt. In einigen *neuen Untersuchungen* wurde die Wirkung mit den klassischen Behandlungsmethoden wie **Nitraten**[6] und **Calcium-Antagonisten**[6] oder **β-Rezeptoren-Blockern**[8] verglichen und als durchaus ebenbürtig und teilweise überlegen erwiesen. In einer Studie über Patienten **mit Rhythmusstörungen bei koronarer Herzkrankheit**[A 63] wurde gezeigt, daß durch die zusätzliche Gabe von Amiodaron bei mit **Isosorbitmononitrat** (3×20 mg) behandelten Patienten – abgesehen von einer weitgehenden Elimination **aller Rhythmusstörungen** (nach 60 Tagen Amiodaron-Therapie: VES –97 %, ventrikuläre Couplets –97 %, Kammertachykardien –100 %; supraventrikuläre Extrasystolen –45 %, supraventrikuläre Couplets –97 %, supraventrikuläre „Runs" –100 %) – zu einer drastischen Senkung der **ischämischen Episoden** (22 VES → 9/Tag) und der Phasen von ST-Senkungen im EKG (90 vs. → 13 min./Tag) führt. (Die erforderlichen

Dosen waren mit 200 mg/Tag – im Anschluß an 7 Tage lang 400 mg/Tag – relativ niedrig).
Nach den vorliegenden Untersuchungen ist Amiodaron auch bei stabiler Angina pectoris eine Alternative für die Patienten, die **nach Ausschöpfung aller konservativen Maßnahmen weiterhin Beschwerden haben** und für die **invasive Maßnahmen nicht in Betracht kommen.**

Möglicherweise spielt die oben erwähnte antiischämische Wirkung neben den antiarrhythmischen Effekten eine wesentliche Rolle, im Hinblick auf die in den Pilotstudien nachgewiesene Senkung der Letalität von Postinfarktpatienten.

Variant-Angina – Prinzmetall-Angina (Abb. II_{52-54})[1, 3, 6, A 51]

(Lit. s. S. 413; *L 36)*

Bei der von Prinzmetall beschriebenen Variant-Angina handelt es sich um ein Krankheitsbild, das auf **Koronarspasmen** beruht, die ebenso bei **völlig normalem Koronargefäßsystem** vorkommen, als sich auch auf **organische Koronarstenosen** aufpfropfen können. (Dabei wird heute angenommen, daß sich teilweise auch bei primär auftretenden Koronarspasmen schließlich Aufbrüche und morphologische Veränderungen an den Koronargefäßen bilden können[4]).
Bei der Variant-Angina kommt es neben einer typischen **Ruhe-Angina pectoris** zu EKG-Veränderungen in Form von **ST-Hebungen** – bei transmuraler Ischämie und Verschluß großer Koronargefäße – und zu ST-Senkungen – bei partiellem Verschluß und Lokalisation in kleinen Gefäßen oder bei guter Kollateralbildung –.
Die Phasen der schweren transmuralen Ischämie gehen nicht selten mit Synkopen einher, die gelegentlich – bei Lokalisation im inferiorposterioren Bereich – mit **AV-Block** und häufig mit atypischen **Kammertachykardien** (s. Abb. II_{53}) **Kammerflattern** und **-flimmern,** meist vom **Typ Torsade de pointes,** einhergehen, die ebenso bei Beginn der **Ischämie** als auch im Stadium der Reperfusion auftreten können. Andere häufige Komplikationen sind – oft **fermentnegative** – **Infarkte,** gelegentlich aber auch Todesfälle durch elektromechanische Dissoziation ohne Infarkt.

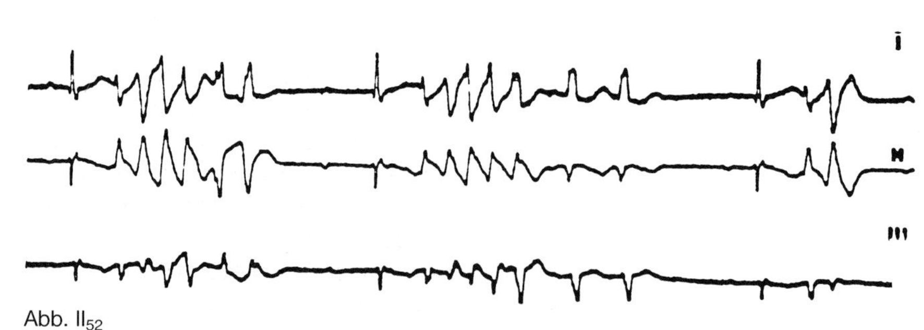

Abb. II_{52}
AV-Block und Torsaden bei Variantangina
(aus *Chiche*[2])

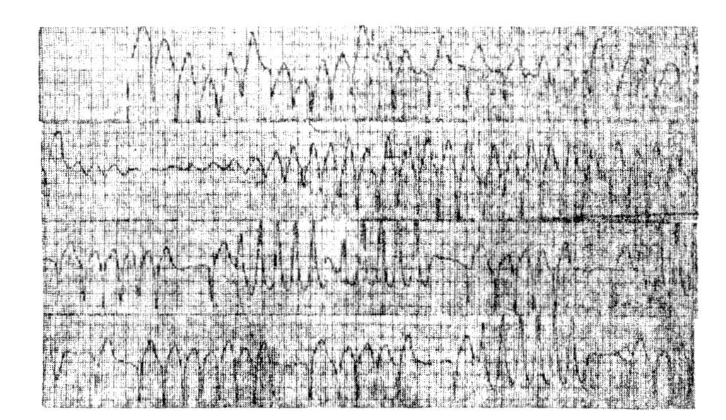

Abb. II_{53}
Atypische Kammer-tachykardie und Kammerflattern bei Variant-Angina
(aus *Przybojewski*[4])

Die klassische **Therapie** der Variant-Angina besteht in der Gabe von Nitraten und Calcium-Antagonisten (β-Rezeptoren-Blocker sind weniger effektiv und manchmal provokativ).
Unter der Behandlung kommt es im allgemeinen zum Verschwinden der Angina pectoris, der EKG-Veränderungen und der Rhythmusstörungen. Selbst bei Patienten, bei denen vorher AV-Blockierungen auftraten, verschwinden diese unter Behandlung

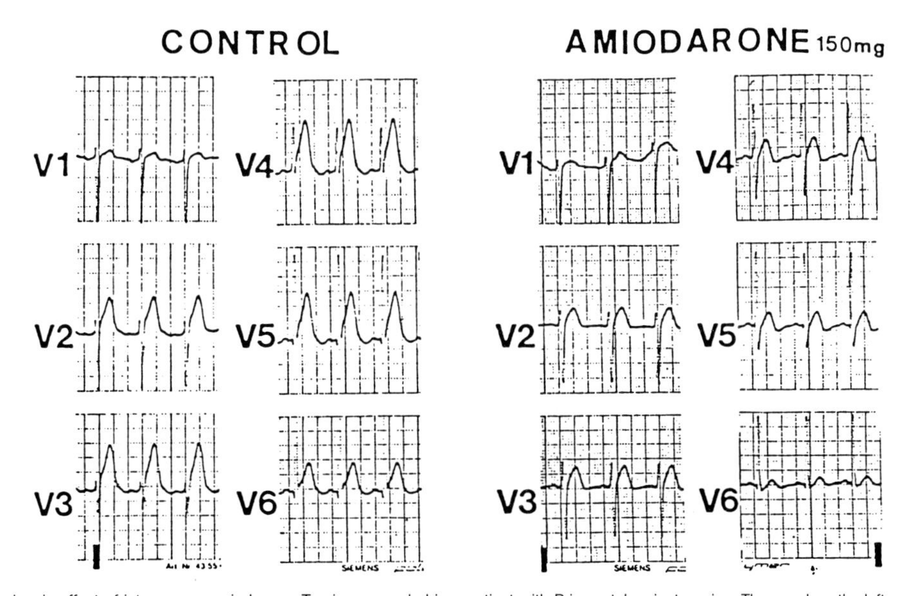

Anti-ischemic effect of intravenous amiodarone. Tracings recorded in a patient with Prinzmetal variant angina. The panel on the left shows ST elevation and T wave changes on the precordial ECG leads recorded during chest pain. The panel on the right shows the same leads recorded after intravenous amiodarone (150 mg within 3 min). A significant improvement of repolarization is noted.

Abb. II_{54}
Rückbildung der Zeichen der **transmuralen Ischämie** unter
- Amiodaron
  150 mg in 3 min.

(aus *Levy*[A 51])

und nehmen *nicht,* wie früher befürchtet wurde, unter Calcium-Antagonisten vom Verapamil-Typ zu.
Inzwischen liegen auch bei diesem Krankheitsbild Erfahrungen mit Amiodaron vor.

Amiodaron führt in Dosen von

- 600 mg/24 Std. als Infusion

  binnen 12 Std. zum Verschwinden der

  - ▶ **Angina pectoris, der EKG-Veränderungen** (s. Abb. II_{54}) **und der**
  - ▶ **Rhythmusstörungen** und verhindert bei oraler Dauertherapie die **Provokation von Koronarspasmen durch Ergonovin**[6]

Die Frage nach der **Notwendigkeit** der **Amiodaron-Therapie** bei dieser Indikation ist allerdings offen, weil in keiner der vorliegenden Studien eine konsequente Behandlung mit **Nitraten** und **Calcium-Antagonisten** vorausgegangen war, ebensowenig wurde Magnesium gegeben, für das heute bekannt ist, daß es bei der Variant-Angina ebenso therapeutisch wirksam ist, als auch die Induktion von Koronarspasmen durch Provokationstests verhindert.

Dilatative Kardiomyopathie – Dekompensierte Herzinsuffizienz (Tab. II_{25-31}, Abb. II_{55-64})[1b, 2, 4b, 9, 15, 25, 26, 29, 32, 34, 36]

(Lit. s. S. 414; *L 37*)

Definition

Obwohl **dilatative Kardiomyopathie** (früher vorwiegend auf die ätiologisch unbekannte Form begrenzt) und **Herzinsuffizienz** (in der überwiegenden Mehrzahl der Fälle bedingt durch bekannte Grundkrankheiten, meist koronare Herzkrankheit) nicht identisch sind, scheint es sinnvoll, hier beide Krankheitsbilder – wie auch in anderen Übersichten[3b] üblich – gemeinsam zu besprechen, da die meisten vorliegenden Interventionsstudien an gemischten Kollektiven durchgeführt wurden, so daß bisher nicht abzusehen ist, inwieweit Unterschiede in bezug auf die therapeutische Beeinflußbarkeit besteht, auch wenn es möglich ist, daß manche Medikamente, wie z. B. solche mit ausgeprägtem ischämischem Effekt, bei manchen Unterformen stärker wirksam sind.

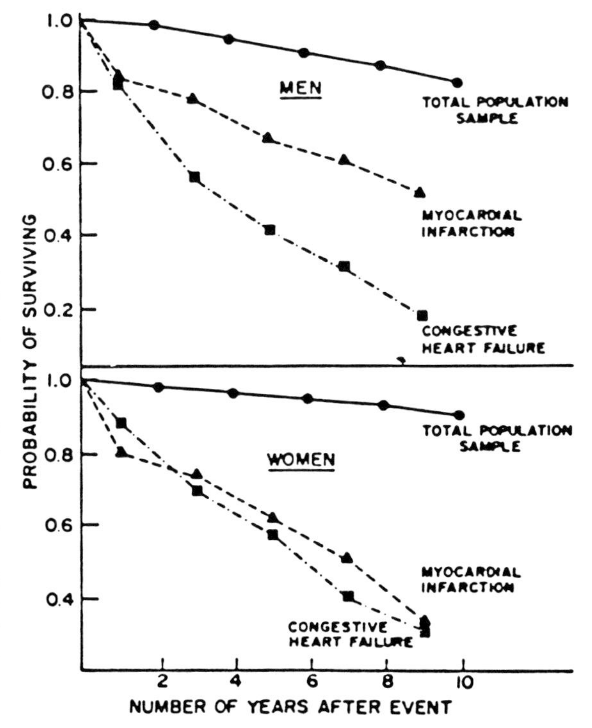

Probability of Survival for Subjects 45 Years of Age, and Older and after the Development of CHF or Myocardial Infarction as Compared to the Survival of the Total Framingham Heart Study Population (16-Year Follow-up Results)

Abb. II_{55}
Überlebensraten von Patienten mit **Herzinsuffizienz** und **Herzinfarkt** im Vergleich zur Normalbevölkerung
(Ergebnisse der Framingham-Studie)
Beachte, daß die Prognose der Patienten mit Herzinsuffizienz wesentlich schlechter ist, als die der Infarktpatienten.
(aus *McKee*[20])

Prognose (Abb. II_{55-56})

Während die schlechte Prognose von Patienten mit koronarer Herzkrankheit seit 30 Jahren im Mittelpunkt des klinischen Interesses steht, kristallisierte sich erst in den letzten Jahren heraus, daß die **Letalität** der Patienten mit hydropischer Herzinsuffizienz um ein Vielfaches höher ist (s. Abb. II_{55}).

Ab dem Zeitpunkt der **ersten Dekompensation** beträgt die

5-Jahres-Letalität

$>$ **50 %**[5a, 13, 26, 39]

Bei den Patienten mit **therapieresistenter Herzinsuffizienz** im Stadium NYHA III bis IV liegt schon die

1-Jahres-Letalität

mit 50 % extrem hoch.

Auch wenn sich die Verhältnisse inzwischen unter der Behandlung mit **ACE-Hemmern** deutlich gebessert haben, sind die Letalitäten immer noch beträchtlich (s. Abb. II_{56}).

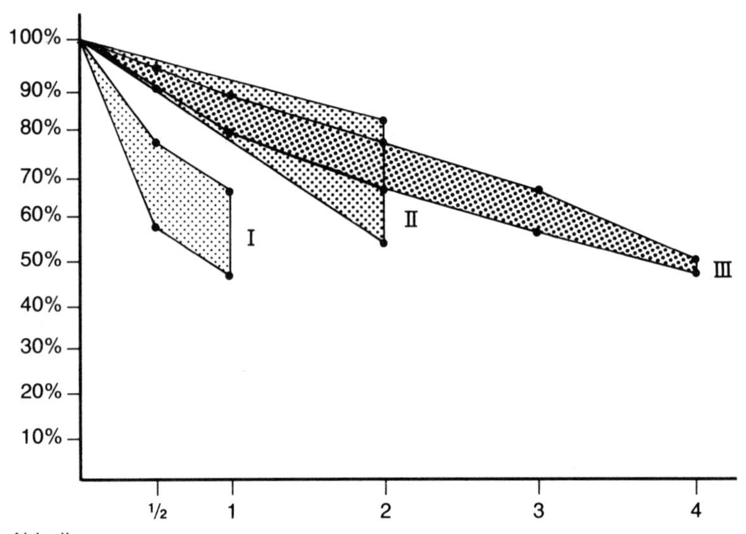

Abb. II_{56}

Einfluß **verschiedener Behandlungsmaßnahmen** auf die **Prognose** von Patienten mit schwerer, bzw. therapieresistenter Herzinsuffizienz.

Die Abbildung zeigt, daß sich die Prognose unter ACE-Hemmern oder der Kombination ISDN-Hydralazin deutlich bessert.

Wegen der unterschiedlichen Ausgangskollektive gibt die Abbildung **jedoch keinen Vergleich über die Wirksamkeit der einzelnen Behandlungsmaßnahmen.**

I. Patienten mit schwerer therapieresistenter Herzinsuffizienz Stadium IV
Enalapril (Consensus-Studie[7])

II. Patienten mit therapieresistenter Herzinsuffizienz Stadium II
Captopril (Kleber-Studie[18])

III. Patienten mit therapieresistenter „mittelschwerer" Herzinsuffizienz
ISDN-Hydralazin (Cohn[5b])

(aus *Cohn*[5b], *Consensus-Studie*[7], *Kleber*[18])

Todesursache ist nicht, wie bis vor kurzem angenommen, vorherrschend progredientes Herzversagen, vielmehr versterben die Patienten
in **50 % der Fälle**
– bei noch ausreichender Hämodynamik –
an **plötzlichem Herztod**[4a nach 21, 5a, 14a, 25, 27, 39], wobei das Risiko bei Patienten im **Stadium IV**
7mal höher ist,
als bei solchen im **Stadium III**[39].
Danach steht fest, daß die Patienten mit schwerer Herzinsuffizienz und nicht – wie bisher angenommen wurde – die Patienten im ersten Jahr nach Infarkt, das **Kollektiv mit dem größten Risiko in bezug auf den plötzlichen Herztod** sind[25].

Rhythmusstörungen

Aufgrund der oben angeführten Zusammenhänge wurden zur Frage nach Häufigkeit, Art, prognostischer Bedeutung und therapeutischer Beeinflußbarkeit der Rhythmusstörung bei Herzinsuffizienz umfangreiche Untersuchungen durchgeführt und deren Ergebnisse wiederholt zusammenfassend referiert[1b, 3a, A 81e]. Demnach steht heute fest, daß auch die Rhythmusstörungen bei Herzinsuffizienz manche klinisch relevanten Besonderheiten aufweisen.

Häufigkeit (Tab. II_{25-26})

Von den Patienten mit schwerer Herzinsuffizienz haben **fast alle Rhythmusstörungen** (s. Tab. II_{25} und II_{26}) und die **Dichte dieser Rhythmusstörung ist meist erheblich.** So wurden in verschiedenen Studien Durchschnittszahlen für die ventrikulären Extrasystolen zwischen 2500[4a, b] und 5000/24 Std.[8] gefunden, ebenso sind meist mehrere Episoden von Kammertachykardien anzutreffen, im Gegensatz und Vergleich z. B. zur hypertrophen Kardiomyopathie, wo gewöhnlich mehrtägige Bandspeicher-Untersuchungen nötig sind um eine Episode zu erwischen. Selbst im Vergleich zu Patienten mit Zustand nach Herzinfarkt sind Rhythmusstörungen bei Patienten mit Herzinsuffizienz wesentlich häufiger (s. u. Tab. II_{29}).

Rhythmusstörungen und Prognose

Die Rhythmusstörungen zeigen nach verschiedenen Studien eine enge Korrelation zur Prognose, auch wenn
teilweise eine größere Relation für die
Gesamtzahl der Extrasystolen[8] oder
Kammertachykardien[1b]
und
teilweise eine engere Korrelation zu
Gesamttodesfälle oder
plötzlichem Herztod

Tab. II25

Häufigkeit von Rhythmusstörungen bei Patienten mit schwerer Herzinsuffizienz

– und deren Korrelation zur Prognose –

	Francis 1986[14a]	*Wilson 1983*[39]	*Holmes 1985*[17]
Lown II		62%	39%
Lown III			
multiforme VES	87%* (Lown III multiforme VES bis Lown IV Couplets)	71%	87%
Bigeminus		26%	
Lown IV			
Couplets			65%
≥ 3er Salven	54%*	51%	39% (≥ 3er Salven bis anhaltende Kammertachykardie)
≥ 5e3r Salven		34%	
anhaltende Kammertachykardie			
Lown V			
frühe VES			6%
anhaltende supraventrikuläre Tachykardie			20–25%
Korrelationen zu			
plötzlichem Herztod	–	–	–
nicht plötzlichem Herztod		+	
Gesamttodesfälle	–	–	–

* Sammelwerte aus den bisher veröffentlichten Studien von 700 Patienten
% aller Patienten mit Herzinsuffizienz die Rhythmusstörungen hatten

Tab. II26

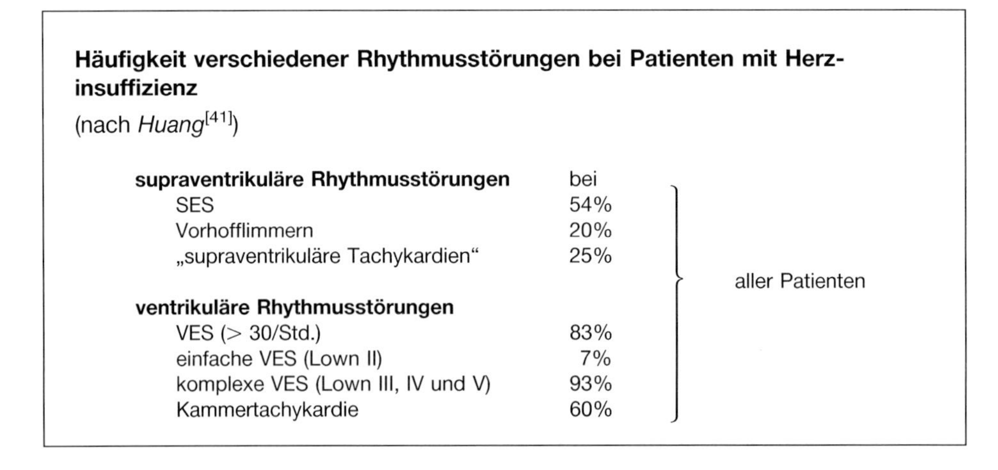

Häufigkeit verschiedener Rhythmusstörungen bei Patienten mit Herzinsuffizienz

(nach *Huang*[41])

	bei	
supraventrikuläre Rhythmusstörungen		
SES	54%	aller Patienten
Vorhofflimmern	20%	
„supraventrikuläre Tachykardien“	25%	
ventrikuläre Rhythmusstörungen		
VES (> 30/Std.)	83%	
einfache VES (Lown II)	7%	
komplexe VES (Lown III, IV und V)	93%	
Kammertachykardie	60%	

gefunden wurden, wofür teilweise die unterschiedlichen Definitionen des plötzlichen Herztodes verantwortlich sind.
In bezug auf die Abhängigkeit der Prognose von Rhythmusstörungen ergab sich unter anderem

bei **„einfachen VES“**
eine Letalität von 11 %
bei **„komplexen VES“**
eine Letalität von 59 %[17]

Auch weitere Untersuchungen zeigten für Patienten mit relevanten Rhythmusstörungen die ungünstige Prognose[12, 17 nach A 26a, 21].
Obwohl die Patienten mit der schlechtesten kardialen Funktion am häufigsten Rhythmusstörungen haben, hat sich gezeigt, daß
Rhythmusstörungen ein **unabhängiger Risikofaktor sind**[17, 25].

Entstehungsmechanismus (Tab. II_{27-28}, Abb. II_{57-58})

Auch wenn der Entstehungsmechanismus der Rhythmusstörungen bei Herzinsuffizienz bis heute nicht restlos geklärt ist, steht doch fest, daß es sich um ein komplexes Geschehen handelt.
Zum einen ist mit Rhythmusstörung im Rahmen der **Grundkrankheit** als Folge von Reentry-Vorgängen und teilweise auch von Ischämie zu rechnen.
Zum anderen finden sich aber durch die **Herzinsuffizienz** bedingte sekundäre Rhythmusstörungen, an deren Entstehung viele Faktoren beteiligt sind (s. u. Tab. II_{27} und II_{28}).

Tab. II_{27}

Die wichtigsten Faktoren, die als Ursache der Rhythmusstörung bei Patienten mit Herzinsuffizienz angesehen werden
(nach *Packer*[25], u. a.)

strukturelle Veränderungen
hämodynamische Faktoren
Myokardüberdehnung[15 nach 37]
Elektrolytverarmung
- Kalium
- Magnesium

neuro-hormonale Mechanismen
- Sympathisches Nervensystem
- Renin-Angiotensin-Aldosteronsystem

(evtl. nekrotische und fibrotische Myokardbezirke[14c])
Therapiemaßnahmen
- positivinotrope Substanzen
- Diuretika
- ? direktangreifende Vasodilatatoren

Tab. II_{28}

Pathophysiologie der Hormon-Elektrolyt-Situation
bei schwerer Herzinsuffizienz

▶ **vermindertes Herzminutenvolumen**
verminderte Nierendurchblutung

→ **Aktivierung des Renin-Angiotensin-Aldosteron-Systems**
(kontrolliert durch Calcium im juxtaglomerulären Apparat, Chlorid und Prostaglandine)[11]
Reninfreisetzung, gefördert durch β_1-Stimulation, Parathormon, Glucagon, Magnesium und niedriges Calcium im Zytosol[11]
(Stimulation des Konversionsenzyms durch Cortisol, Prostaglandin E[11])

▶ **Erhöhte Serum-Spiegel von**
Renin-Angiotensin-Aldosteron
Antidiuretischem Hormon (Vasopressin) und
atrialen natriuretischem Faktor[11]
Noradrenalin und Adrenalin
teilweise aktiviert über das Renin-Angiotensin-System, teilweise auch – via Barorezeptoren – direkte zentrale Stimulation der Katecholamin-Freisetzung[85b]

▶ **Effekte**
Angiotensin II
stärkster Vasokonstriktor
Reizung des Durstzentrums
Freisetzung von Aldosteron
Freisetzung von Adrenalin
auch lokal, z. B. am Herzen
Noradrenalin und Adrenalin
Vasokonstriktion
Elektrolytverschiebungen
Freisetzung von Renin-Angiotensin
(Freisetzung von Aldosteron)
Aldosteron
Retention von Natrium und Wasser
Mehrausscheidung von Kalium und Magnesium
Alkalose[11]

▶ **Auswirkungen der Elektrolytverluste auf das Hormonsystem**
Natrium-, Chlor-, Kalium- und Magnesiummangel
stimuliert des Renin-Angiotensin-Aldosteron-System
Kaliumverluste
werden teilweise durch „feed back"-Mechanismen mit Aldosteron ausgeglichen
Magnesiumverluste
werden nicht ausgeglichen

▶ **Dehnung und Druckbelastung des Herzens**[15 nach 25]

Für all diese Faktoren[4a, 4b, 8, 15, 25, 34], die bei der Pathogenese der Herzinsuffizienz eine Rolle spielen ist nachgewiesen, daß sie **arrhythmogen wirken** (Details s. *Späth*: „Herzinsuffizienz"[A 81e].

Vor diesem Hintergrund erklären sich die Ergebnisse einiger Interventionsstudien, die zeigen, daß sich Rhythmusstörungen bei Herzinsuffizienz, z. B. durch **ACE-Hemmer** (s. Abb. II_{57}) oder auch durch **Elektrolyttherapie** (s. Abb. II_{57} und II_{58}), erheblich reduzieren lassen.

Diese Zusammenhänge sind deshalb wichtig, weil alle oben angeführten **Faktoren** die **arrhythmogene Wirkung von Antiarrhythmika** erhöhen. Sie sind wahrscheinlich die Ursache für die bei Patienten mit Herzinsuffizienz beobachteten ungewöhnlich hohen Aggravationsraten[30].

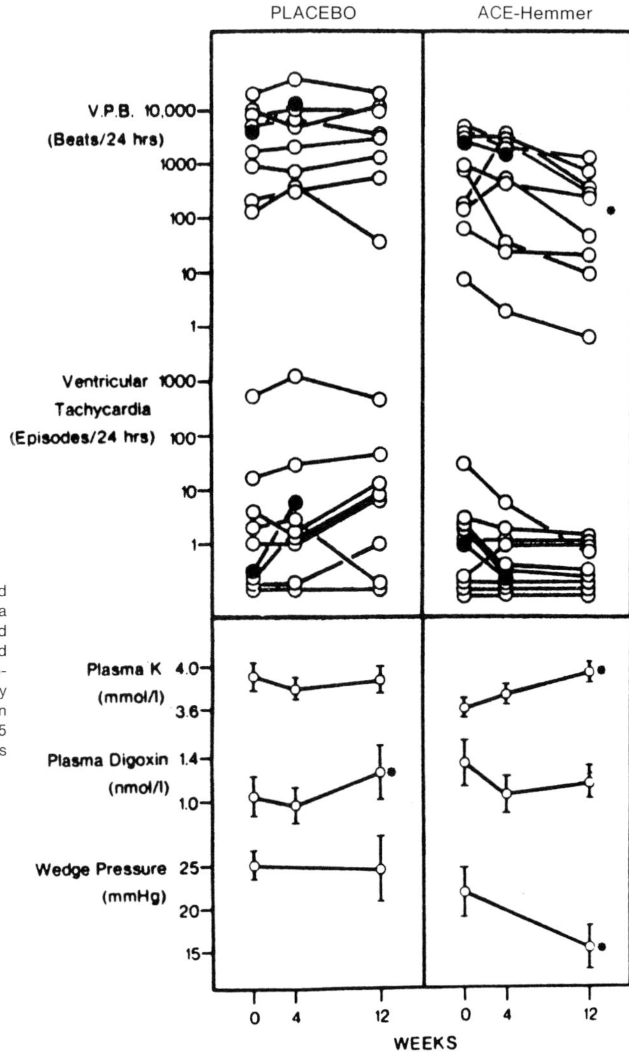

Ventricular premature beats (V.P.B.) and ventricular tachycardia are shown on a long scale for individual patients. Closed symbols represent those who completed only 4 of the 12-week study. Plasma biochemistry and mean pulmonary artery wedge pressures at rest are given as mean ± standard error of the mean. $p < 0.05$ comparing baseline and week 12 results within each group

Abb. II_{57}
Einfluß von **ACE-Hemmern (Enalapril)** auf die Häufigkeit **ventrikulärer Rhythmusstörungen,** auf hämodynamische Parameter sowie Kalium-Serum-Spiegel und Digoxin-Serum-Spiegel.
(aus *Webster*[38])

Art der Arrhythmie	Anzahl vor Therapiebeginn	Anzahl nach 50 Tagen Therapie
Couplets	593	320
Salven	374	113
Bigeminus	445	184
Trigeminus	79	24
Quadrigeminus	29	19

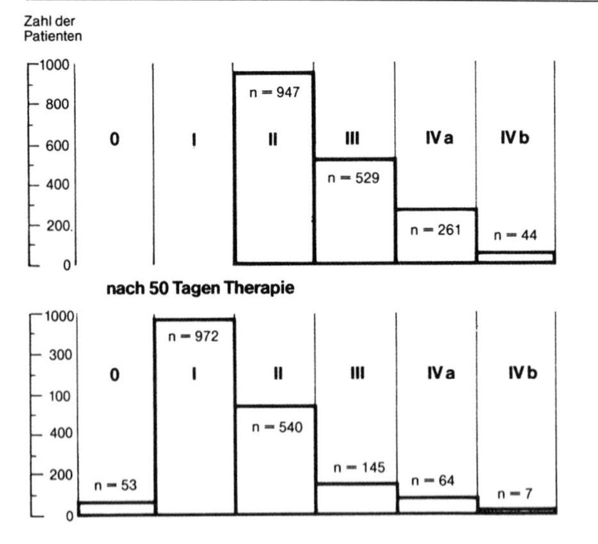

Gesamtzahl: 2009 Patienten

Einteilung der Herzrhythmusstörungen nach Lown-Klassen vor und nach 50tägiger Behandlung mit Tromcardin FORTE

Abb. II_{58A}

Einfluß der **Kalium-Magnesium-Behandlung auf Rhythmusstörungen** verschiedener Lown-Klassen bei Patienten mit Hypertonie und Herzinsuffizienz unter Behandlung mit Digitalis und Diuretika.

(aus *Ziskoven*[40])

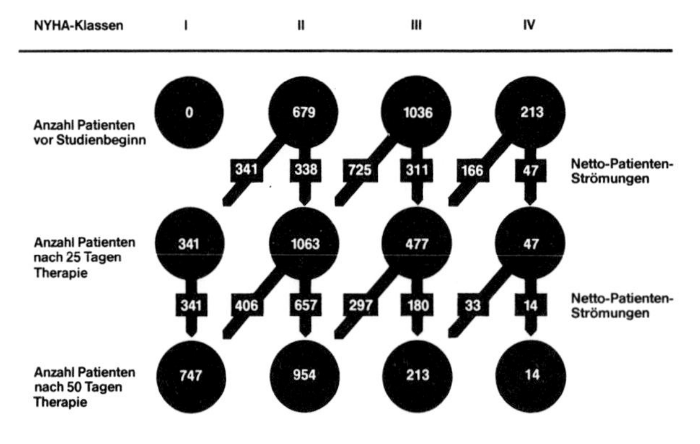

Einteilung der Patienten nach NYHA-Klassen und ihre Veränderung innerhalb einer 50tägigen Therapie mit Tromcardin FORTE

Abb. II_{58B}

Einfluß der **Kalium-Magnesium-Behandlung** auf den **Schweregrad der Herzinsuffizienz** nach NYHA-Klassen bei Patienten mit Hypertonie und Herzinsuffizienz unter Behandlung mit Digitalis und Diuretika

(aus *Ziskoven*[40])

Abb. $II_{58/1A \text{ und } B}$
Einfluß von **Magnesium** auf Rhythmusstörungen bei Patienten mit ischämischer dilatativer Kardiomyopathie.
10 Patienten mit linksventrikulärer Dilatation (~ 56 mm) ohne Herzinsuffizienz, 7 digitalisiert, keiner diuretisch behandelt mit „symptomatischen Rhythmusstörungen" in Form von multiformen VES (Abb. $II_{58/1\ 58\,1A}$), Couplets, runs, nicht-anhaltenden (< 30 sec.) (Abb. $II_{58/1\ Ab}$) und anhaltenden (∅ 53 sec.) Kammertachykardien, und R on T-Phänomen.

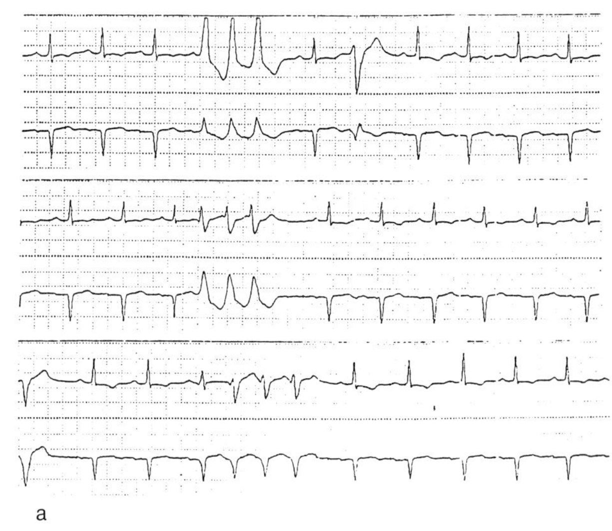

a

Several episodes of VT (three VPCs) recorded by Holter monitoring are reported. The heart rate ranges from 148 to 155/min. Paper speed = 25 mm/s.

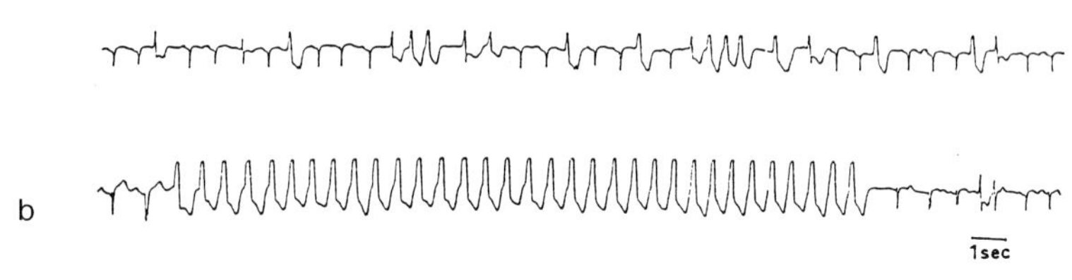

b

Two Holter recording strips in baseline condition are reported. Top: an example of the complex ventricular arrhythmia is shown: multifocal VPCs, couplets, and VT runs, Bottom: one episode of nonsustained VT is reported. Tachycardia consisted of 33 VPCs and its duration was 12.8 s. The heart rate was 150/min and the prematurity index (RR'/QT) 1.3. Paper speed = 25 mm/s.

The mean values (+1 SD) of ventricular premature contractions (VPCs) and couplets in baseline condition and during magnesium treatment are reported. After 10 days the VPCs and couplets decrease significantly ($p < 0.001$). The values are expressed in decimal logarithmic scale. For further details on statistical comparison see Table 3.

natural logarithmic scale
6
4
3
2
1
0
baseline 3 days 6 days 10 days
* p<0.001
couplets
VPCs

Wie aus der Abb. $II_{58/1\ B}$ – im *logarhythmischen Maßstab!* – zu ersehen ist, kam es unter

- Magnesium: 2 × 24 mval i.v./Tag

zu einer nahezu kompletten Unterdrückung aller Rhythmusstörungen:

VES 7971 → 321 (–96 %)
Couplets 405 → 7 (–98 %)
KT's und runs 34 → 0 (–100 %).

Das Limit der Untersuchungen besteht im Fehlen einer Placebogruppe. In einer Nachkontrolle nach 6 Monaten waren ohne Fortsetzung der Therapie keine Rhythmusstörungen mehr nachweisbar.

Weitere Untersuchungen zu diesem Thema sind erforderlich.
(aus *Perticone*[42])

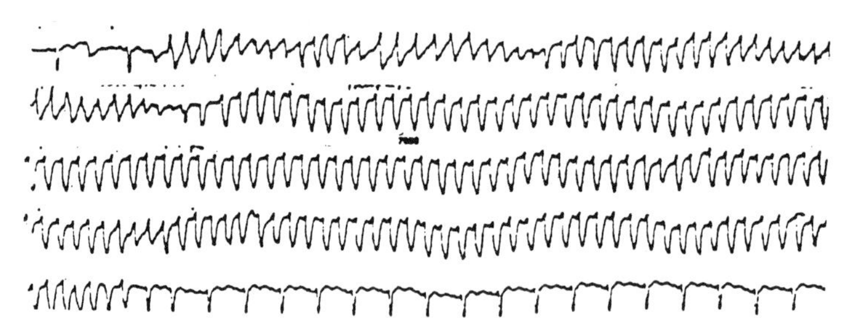

Abb. II_{59}

Torsade de pointes bei einem Patienten mit **Herzinsuffizienz** durch **Magnesium** prompt zu beseitigen.
(aus *Condorelli*[6])

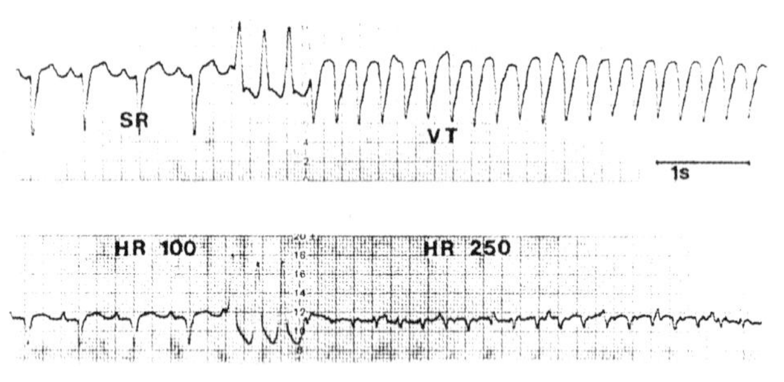

Abb. II_{60}

Torsade de pointes als Ursache des **plötzlichen Herztodes** bei einem Patienten mit Herzinsuffizienz bei **dilatativer Kardiomyopathie.**
(aus *Hofmann*[16])

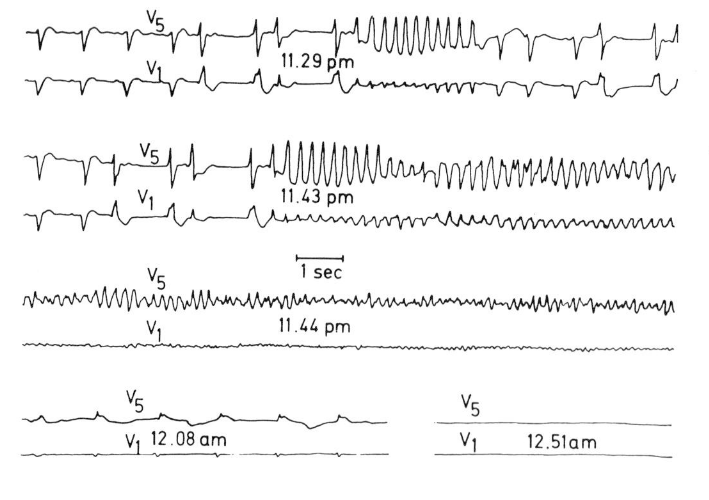

Abb. II_{61}

Torsade de pointes mit Übergang in Kammerflimmern, als Ursache des **plötzlichen Herztodes** bei einem Patienten mit **Herzinsuffizienz** und dilatativer Kardiomyopathie.
(aus *Hofmann*[16] und *Meinertz*[21])

Arten und Besonderheiten der Rhythmusstörungen (Tab. II$_{29-30}$, Abb. II$_{59-61}$)

Im Einklang mit den genannten Zusammenhängen steht auch die Tatsache, daß sich bei Patienten mit Herzinsuffizienz häufig **polymorphe Kammertachykardien** auslösen lassen[34] und daß eine Reihe von Abbildungen über **plötzlichen Herztod** bei Herzinsuffizienz (Abb. II$_{59}$) oder dilatative Kardiomyopathie (Abb. II$_{60-61}$) das Bild der **Torsade de pointes** zeigen.

Die Arten der Rhythmusstörungen und deren Häufigkeit **im Vergleich zu Patienten mit Herzinfarkt** sind aus der Tab. II$_{29}$ zu ersehen.

Tab. II$_{29}$

Vergleich der Rhythmusstörungen bei Patienten mit Herzinsuffizienz und Zustand nach Infarkt
(nach *Bigger*[1b])

Herzinsuffizienz Stadium III–IV	**Herzinfarkt**		
Patienten (n = 389)	Patienten (n = 867)		
Nichtanhaltende **KT** bei 50 % der Patienten	Nichtanhaltende **KT** bei 10 % der Patienten		
korrelierte in allen Studien mit der Gesamtletalität oder mit Plötzlichen Herztod, die 3 × häufiger sind, als bei Patienten ohne KT	Pat. mit VES (> 10/min.)	3–4fach höhere Letalität	9–16fach höhere Letalität
	Pat. mit EF < 30 %	3–4fach höhere Letalität	

Wesentliche Unterschiede zwischen den Rhythmusstörungen bei Herzinsuffizienz und anderen Grunderkrankungen – meist koronarer Herzkrankheit – wurden auch im Hinblick auf die Induzierbarkeit gefunden (s. Tab. II$_{30}$): Sie sind seltener induzierbar, die Induzierbarkeit hat weniger prognostische Bedeutung. Antiarrhythmika sind selten effektiv im Sinne einer Verhinderung der Induzierbarkeit und haben sehr häufig, trotz verhinderter Induzierbarkeit, keinen Einfluß auf die Prognose[1a, 1b, 15]. Außerdem finden sich unter antiarrhythmischer Behandlung häufiger arrhythmogene Effekte[15 nach 31].

Weiter ist bekannt, daß **positiv inotrope Substanzen** häufig zu arrhythmogenen Effekten führen[36, A 81e].

Tab. II_{30}

Induzierbarkeit und therapeutische Beeinflußbarkeit

Herzinsuffizienzpatienten

haben im Vergleich zu Postinfarktpatienten

- häufiger nichtinduzierbare Tachykardien
- die Induzierbarkeit hat weniger prognostische Bedeutung[1b]
- die Induzierbarkeit läßt sich durch Antiarrhythmika seltener verhindern[1b, 9, 28, 34]
- Antiarrhythmika
  sind außerdem weniger effektiv in bezug auf
  Beseitigung der Extrasystolen,
  Besserung der Prognose und
  wirken häufiger proarrhythmogen[1b, 31, 34], das gilt für Anitarrhythmika der Klasse I,[1a] aber auch für manche repolarisationsverlängernden Antiarrhythmika
  - Amiodaron
    ist nach den bisherigen Erfahrungen noch am ehesten wirksam[1a, 3a].

Therapeutische Beeinflußbarkeit der Rhythmusstörungen und der Prognose

Die schlechte therapeutische Beeinflußbarkeit der Rhythmusstörungen bei Herzinsuffizienz und die unterschiedlichen Ergebnisse verschiedener Studien beruhen wahrscheinlich im wesentlichen auf ätiologischer *Heterogenität* dieser Arrhythmien (s. o.).

Klasse Ia-Antiarrhythmika

Obwohl in einzelnen Studien auch mit Klasse Ia-Antiarrhythmika eine Abnahme der Rhythmusstörungen[26] und eine Besserung der Prognose[26] unter antiarrhythmischer Therapie beobachtet wurde, ergab die überwiegende Mehrheit der Studien keine konstante Wirkung auf die Gesamtheit der Rhythmusstörungen und vor allem keine Verhinderung der Herztodesfälle[2]. Eine verminderte Wirkung dieser Medikamente bei eingeschränkter linksventrikulärer Funktion[15 nach 19 und 22] und gehäufte proarrhythmogene Effekte[15 nach 31] wurde in den verschiedenen Studien festgestellt.

Amiodaron (Tab. II_{31}, Abb. II_{62-64})[3a, 14c, 15, 36]

Aufgrund der oben angeführten Zusammenhänge stellt sich in letzter Zeit zunehmend häufiger die Frage[3a, 15, 36] nach der Bedeutung von Amiodaron im Hinblick auf die Behandlung von Rhythmusstörungen und insbesondere die Prophylaxe des plötzlichen Herztodes bei Patienten mit schwerer Herzinsuffizienz.

Die Ergebnisse der vorliegenden Studien zu diesem Thema sind noch widersprüchlich. In einzelnen Studien mit kleinen Fallzahlen[24, 35] wurde kein überzeugender Effekt gesehen. Eine Reihe weiterer Untersuchungen zeigten aber – neben einer Verminderung der nichtanhaltenden **Kammertachykardien** (Abb. II_{62}) und einer Zunahme der **linksventrikulären Ejektionsfraktion** im Vergleich zu Placebo (s. Abb. II_{63}) – eine wesentliche Verminderung der Letalität und der Fälle von **plötzlichem Herztod** (s. Tab. II_{31} und Abb. II_{64}). Auch andere Untersuchungen (s. Tab. II_{31} und Abb. II_{64}) ergaben eine wesentliche Verminderung der Letalität und der Fälle von plötzlichem Herztod.

Changes in the percent of patients with ventricular tachycardia (three or more complexes at ≥ 120 beats/min) are shown before (PRE) and after 6 weeks and 6 months of treatment. The decrease in the percent of patients with ventricular tachycardia in the amiodarone group is of borderline significance (p = 0.06).

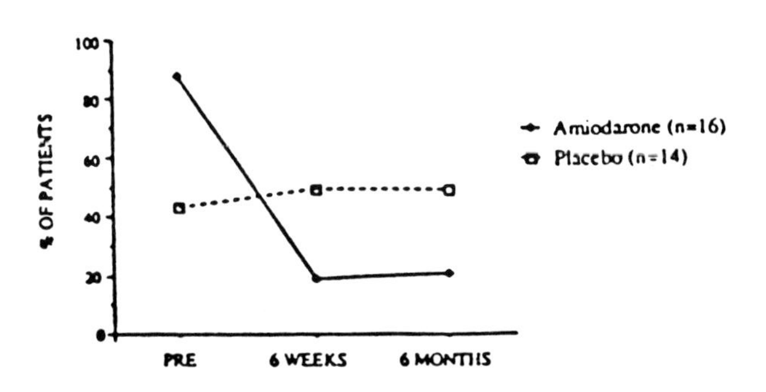

Abb. II_{62}
Abnahme nicht anhaltender ventrikulärer Tachykardien unter einer 6monatigen Behandlung mit Amiodaron im Vergleich zu Placebo.
(aus *Hamer*[A 30])

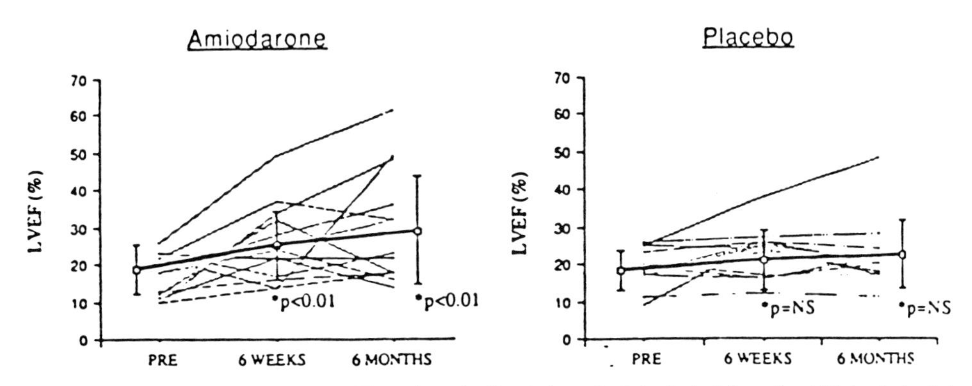

Changes in left ventricular ejection fraction (LVEF) are shown for 16 amiodarone-treated patients (left panel) and 14 placebo-treated patients (right panel). Individual data points and their mean standard deviation are shown before drug therapy (PRE) and after 6 weeks and 6 months of therapy, with p values for any change from pre-treatment values. Significant increases were seen in amiodarone-treated patients, but not in placebo-treated patients.

Abb. II_{63}
Zunahme der linksventrikulären Ejektionsfraktion unter einer 6monatigen Amiodaron-Behandlung im Vergleich zu Placebo.
(aus *Hamer*[A 30])

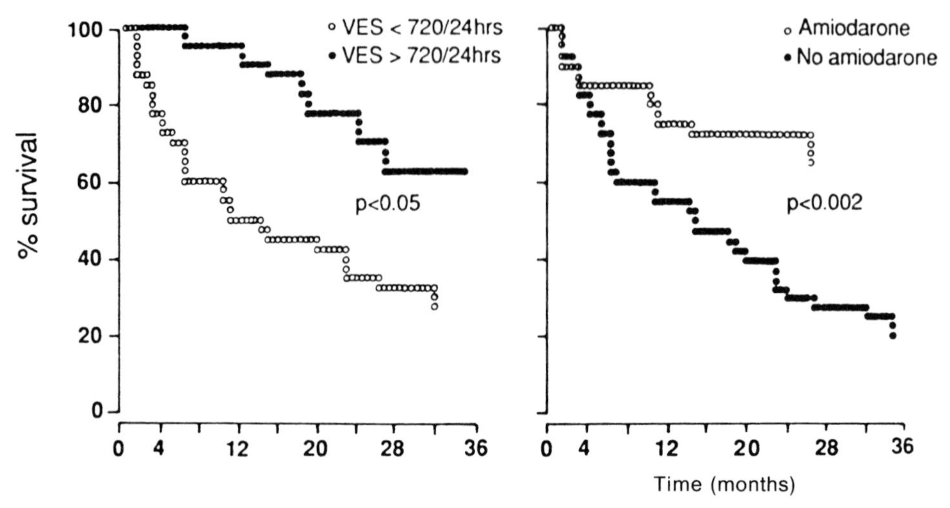

Kaplan-Meier analysis showing cumulative rates of survival in patients with congestive heart failure stratified according to presence of high-frequency ventricular ectopic activity (*left*) and amiodarone therapy (*right*). VES = ventricular extrasystoles.

Abb. II$_{64}$

Einfluß der Zahl der ventrikulären **Extrasystolen** und der **Amiodaron-Behandlung** auf die **Überlebenschancen** von Patienten mit schwerer **Herzinsuffizienz.**
(aus *Dargie*[8])

Tab. II$_{31}$

Übersicht über die bisherigen Studien über die Wirksamkeit von Amiodaron auf die Prognose von Patienten mit schwerer Herzinsuffizienz

Studie	Bemerkungen	Letalität und plötzliche Herztodesfälle	
Dargie[8]			
84 Pat. schwere Herzinsuffizienz		**1-Jahres-Letalität**	
	keine kontrollierte Studie		
Amiodaron	nach Ermessen der behandelnden Ärzte	15%	
initial 3 × 200 mg	bei einem Teil der Pat. Amiodaron gegeben		
dann ∅ 183 mg/Tag	u. diese Pat. mit den übrigen verglichen.		
	Effekt auf die Rhythmusstörungen nicht		
kein Amiodaron	geprüft.	40%	
Nicklas[24]			
50 Patienten		**1-Jahres-Letalität**	**SD**
NYHA III–IV			
LOWN II–V			
Amiodaron	bei relativ kleiner Fallzahl	8%	7%
4 Wochen 400 mg,	keine Senkung der Letalität[3]		
dann 200 mg/Tag			
Placebo		8%	6%

Tab. II_{31} Fortsetzung

Neri[23]			
65 Pat. dilatative Kardiomyopathie		**4-Jahres-Letalität**	**SD**
Amiodaron 1. Wo. 600 mg/Tag 2. Wo. 400 mg/Tag dann 200–400 mg/Tag	reduziert VES um 84% bei 70–80% der Patienten	50%	0/39
kein Amiodaron		75%	4/26
Cleland[4]	2 $\times$ blind „cross over"		
22 Pat. Herzinsuffizienz	Reduktion der Häufigkeit und Komplexität von Rhythmusstörungen		**SD**
Amiodaron 1. Wo. 600 mg dann 200 mg/Tag	(teilweise auch der belastungsinduzierten Tachykardien und Besserung der Belastungstoleranz) (keine wesentlichen hämodynamischen		0 P.
Placebo	Nebenwirkungen)		3 P.
Hamer[A 30]	Nicht anhaltende Kammertachykardien	**Kardiale Letalität**	**SD**
34 Pat. Herzinsuffizienz (EF $<$ 27%)	EF: 19 $\rightarrow$ 29% (s. Abb. II_{62})		
Amiodaron 2 Wo. 600 mg dann 200 mg/Tag	Nicht anhaltende Kammertachykardien – 75% (s. Abb. II_{63}) häufig Nebenwirkungen (meist Übelkeit) aber keine lebensbedrohlichen Nebenwirkungen	11%	0 Pat.
Placebo	EF: unverändert Nicht anhaltende Kammertachykardien: unverändert	40%	4 Pat.
US-VA-Studie[33]	Studie läuft in USA im Rahmen der Veterans Administration		
674 Patienten	Einschlußkriterien **EF $<$ 40% und** $>$ **10 VES/Std.**	Ergebnisse 1994 zu erwarten	
Amiodaron Placebo			

P. = Patienten SD = Sudden Death

Endgültige Ergebnisse zur Frage nach der Indikation für Amiodaron bei diesen Rhythmusstörungen werden aus der großen, derzeit in den USA im Rahmen der Veterans-Administration laufenden Studie erwartet, die sich auf Patienten mit einer Ejektion von unter 40 % und mehr als 10 VES/Std. bezieht. Mit den Ergebnissen wird 1994 gerechnet.

Die Überlegungen zur Amiodaron-Therapie bei Patienten mit Herzinsuffizienz beziehen sich auf **asymptomatische Patienten,** für die symptomatischen Kammertachykardien gelten in bezug auf die Behandlungsbedürftigkeit die selben Richtlinien wie für andere maligne ventrikuläre Rhythmusstörungen.

Rhythmogene Kardiomyopathie (Tab. II_{32})

(Lit. s. S. 416; *L 38*)

Unter einer **reinen rhythmogenen Herzinsuffizienz oder rhythmogenen Kardiomyopathie** versteht man eine Herzinsuffizienz oder Herzerweiterung, die einzig durch eine Rhythmusstörung bedingt ist und sich nach deren Beseitigung wieder zurückbildet.

Die überzeugendsten Beispiele kamen zunächst aus der *Pädiatrie,* wo die Rückbildung der Herzinsuffizienz nach operativer Beseitigung der Ursache der Rhythmusstörung am augenscheinlichsten ist.

Inzwischen steht fest, daß eine ganze Reihe von **verschiedenen Rhythmusstörungen** sowohl beim Kind als auch beim Erwachsenen zum Auftreten von Herzinsuffizienz und Herzvergrößerung führt (s. Tab. II_{32})[9c].

Zum **klinischen Verlauf** ist bekannt, daß zwischen dem Auftreten der Rhythmusstörungen und der Ausbildung der Herzinsuffizienz Stunden bis Tage, meist aber mehrere Wochen vergehen. Auch die Rückbildung vollzieht sich meist allmählich, gelegentlich im Laufe von Tagen bis Wochen, meist dauert es einige Monate und gelegentlich sogar bis zu einem Jahr.
Die kritischen Frequenzen sind – abgesehen von Säuglingen, bei denen die Werte oft über 180/min. liegen – gar nicht so hoch und belaufen sich beim Kind und Erwachsenen auf 150–160[7, 18], manchmal aber auch nur auf 100–130/min.[2].

Tab. II_{32}

Übersicht über die wichtigsten Rhythmusstörungen, die gelegentlich als unaufhörliche Tachykardie auftreten und zu rhythmogener Herzinsuffizienz führen können

supraventrikuläre Formen

▶ **chaotische Vorhoftachykardie“**[12] (Abb. II_4)

→ **rhythmogene Herzinsuffizienz**
verschwindet nach Beseitigung der Rhythmusstörungen durch
- Chinidin und Verapamil[12]
- Amiodaron (Abb. II_4)

▶ **Fokale Vorhoftachykardie (ektope Vorhoftachykardie)** (s. Abb. II_2)

⚠ bekannt als therapieresistente Rhythmusstörung (Digitalis, β-Blocker, Verapamil, Amiodaron)[9c]

→ **rhythmogene Herzinsuffizienz**
Kinder:[9c, 12, 20]
Erwachsene:[3a, 3b, 13, 14]
verschwindet nach Beseitigung der Rhythmusstörung durch
- Provokation eines 2 : 1 Blocks durch Digitalis und Verapamil[20]

Tab. II_{32} Fortsetzung

- Encainid und Flecainid (s. Fokale Vorhoftachykardie)
  (temporär auch durch Adenosin) (s. Fokale Vorhoftachykardie)
- Amiodaron[14]
- operative Entfernung des Herds[9c]

▶ **Vorhofflattern und -flimmern mit rascher Überleitung** (s. Abb. II_6)

→ **rhythmogene Herzinsuffizienz**[11, 18, 21]
Kinder: pränatal[11]
Erwachsene:[18, 21]
verschwindet nach Beseitigung der Rhythmusstörung
durch
- Glykosid oder Verapamil[21]
  EF 17 → 63 %
  36 → 56 %
- Amiodaron[18]
  EF 19 → 45 % (s. Abb. II_c)

▶ **„fetale supraventrikuläre Reentry-Tachykardien“**[23]

→ **rhythmogene Herzinsuffizienz** (congenitaler Hydrops)[23]
verschwindet nach Beseitigung der Tachykardie
durch
- Digitalis und Verapamil und Propranolol[23]

▶ **fetale supraventrikuläre Tachykardie**[16b]
unklarer Ätiologie

→ **rhythmogene Herzinsuffizienz**
(nicht immunologischer Hyrops fetalis)
- Amiodaron und Digitalis
  unter sonographischer Kontrolle in die Umbilicalvene injiziert
  beseitigt bei 4 Feten
  Tachykardie und Hydrops

▶ **„circus movement“-Tachykardie (CMT)** (s. a. Abb. II_{17})

– deren seltene Variante mit langer ERP_{aPW} –
die schon auftritt, wenn die Sinusfrequenz die ERP_{aPW} überschreitet[A 87]

⚠ bekannte therapieresistente Rhythmusstörung[A 87 nach 5]

→ **rhythmogene Herzinsuffizienz**[1, 9c nach 9a, 15]
verschwindet nach Beseitigung der Rhythmusstörung durch
- Digitalis und Antiarrhythmika[1]
- Digitalis und Amiodaron[15]
- operative Entfernung der pathologischen Bahn[1, 9a, A 87]

▶ **Intranodale Tachykardie (INT)** [s. o.]

– deren seltene Variante –
mit normaler PQ-Zeit und retrogradem P'[9c] –
wegen der Form der P'-Welle auch häufig fälschlicherweise als

Tab. II_{32} Fortsetzung

„linksatriale Tachykardie oder Koronarsinustachykardie" bezeichnet[6] und damit nach der Beschreibung möglicherweise in einem Teil der Fälle der CMT (s. o.) zugehörig.
die schon durch
▶ Anstieg der Sinusfrequenz[4, 6, 7],
die die ERP_{aPW} überschreitet,
auftritt
die INT ist die Ursache für
30–50 % der Fälle der unaufhörlichen Tachykardien
beim Kind[6]
⚠ bekannt als therapieresistente Rhythmusstörung[6]
temporär zu durchbrechen durch
- Adenosin, Ruhe, Vagusstimulation[6]

dauerhaft zu beseitigen durch
- Amiodaron
als zuverlässig wirksames Medikament[6]

→ **rhythmogene Herzinsuffizienz**[6, 9c, 15]
Kinder[6, 9c]
Erwachsene[7]
verschwindet mit Beseitigung der Rhythmusstörung durch
- Digitalis und Amiodaron[15]
- operative Maßnahmen[7]

▶ **„Nicht-paroxysmale-junktionale Tachykardie"** (s. d.)
Ektope junktionale Tachykardie(s. a. u. His-Tachykardie)

⚠ bekannte therapieresistente Rhythmusstörung (s. d.)

→ **rhythmogene Herzinsuffizienz**
Kinder[9c nach 8a nach 9b]
verschwindet nach Beseitigung der Rhythmusstörung durch
- operative Entfernung des Fokus[9c, 20 nach 9b]

▶ **His-Tachykardie** (s. d.) (Abb. II_{18-19})

⚠ bekannte therapieresistente Rhythmusstörung (s. d.)

→ **rhythmogene Herzinsuffizienz**
Kinder[4, 6]
Erwachsene
verschwindet mit Beseitigung der Rhythmusstörung durch
- Amiodaron[4, 6]

ventrikuläre Formen

▶ **monomorphe Faszikeltachykardie** (s. a. d.)
sogenannte Verapamil-sensitive Kammertachykardie
– meist Typ Rechtsschenkelbock + überdrehter Linkstyp[10]

Tab. II_{32} Fortsetzung

⚠ bekannt als therapieresistent gegenüber den meisten Antiarrhythmika gelegentlich

→ **rhythmogene Herzinsuffizienz**[10, 22b]
Kinder: ?
Erwachsene[10, 22b]
Verschwinden der Herzinsuffizienz [10]
▶ nach spontaner Rückbildung der Tachykardie[22b]
• mit Beseitigung der Tachykardie durch
– in diesem Fall effektive – Defibrillation –[10]

▶ **Bidirektionale Kammertachykardie** (s. a. d.) (Abb. II_{39})

⚠ bekannte therapieresistente Rhythmusstörung
gelegentlich

→ **rhythmogene Herzinsuffizienz**[12, 22a]
verschwindet nach Beseitigen der Rhythmusstörung durch
• Dioxin und Tocainid[12]
• Amiodaron[22a] (s. Abb. II_{39})

▶ **Kammertachykardien verschiedener Art**[8b]
teilweise mit unterschiedlichen Blockbildern

bei Kleinkindern

⚠ bekannte Resistenz gegenüber allen Antiarrhythmika[8b]
läßt sich durch Einzelimpulse gelegentlich abstellen, tritt aber sofort wieder auf
mit spezifischen histologischen Veränderungen (z. B. Purkinje-Zellwucherungen)

→ **rhythmogene Herzinsuffizienz**
⚠ **Digitalisüberempfindlichkeit** → Kammerflimmern
⚠ **Verapamil-Empfindlichkeit** → Herzstillstand
verschwinden nach Beseitigung der Rhythmusstörungen durch
▶ operative Entfernung des Herds[8b]

▶ **Torsade de pointes**
von einzelnen Autoren
(z. B. *Nademanee*[17])
den unaufhörlichen Formen zugerechnet.
Einschränkungen s. Text

▶ **Klasse Ic-Antiarrhythmika** (s. d.)
von einzelnen Autoren[19]
den unaufhörlichen Formen zugerechnet.
Einschränkungen s. Text

Bei den verschiedenen **Arten von Rhythmusstörungen** (s. Tab. II_{32}), die zur rhythmogenen Herzinsuffizienz führen, handelt es sich teilweise um seltene Rhythmusstörungen, von denen die meisten wegen ihrer Therapieresistenz berüchtigt sind. Darin liegt – neben der schlechten hämodynamischen Situation – der Grund dafür, daß der größte Teil der Patienten letztlich erfolgreich auf **Amiodaron** eingestellt wurde (s. o. Tab. II_{32}).

Selbst wenn die reine rhythmogene Kardiomyopathie selten ist, sollten die Zusammenhänge doch Anlaß dazu geben, die klinisch wichtige Frage nach der Bedeutung **hoher Frequenzen** bei **bereits vorbestehender Herzinsuffizienz** im **Sinne** eines Faktors für die **weitere Verschlechterung der Hämodynamik** neu zu überdenken. Ein typisches Beispiel dieser Art ist Vorhofflattern und -flimmern, das nicht nur häufig im Rahmen einer Herzinsuffizienz auftritt, sondern auch oft zu einer weiteren Verschlechterung der Herzleistungsfähigkeit führt. Die Frage inwieweit dafür – abgesehen vom Verlust der Vorhofaktion – allein die hohe Frequenz verantwortlich ist, die dann häufig als „Bedarfstachykardie" angesehen wird, bleibt zu klären.

Ein eindrucksvolles Beispiel einer rhythmogenen Herzinsuffizienz bei Vorhofflimmern und deren Rückbildung nach Regularisierung durch Amiodaron wurde schon weiter oben im Kapitel „Vorhofflimmern" in der Abb. II_6 dargestellt.

Hypertrophe Kardiomyopathie (Tab. II_{33}, Abb. II_{65-69})[14c, 14d, 14e, 14f]

(Lit. s. S. 417; *L 39*)

Die hypertrophe Kardiomyopathie ist eine relativ seltene Erkrankung, für die die Frage nach der Bedeutung von Amiodaron von entscheidender Bedeutung ist, vorwiegend deshalb, weil ihre **Prognose durch den plötzlichen Herztod** geprägt wird. Hinzu kommt, daß **Rhythmusstörungen aller Art** bei dieser Erkrankung hämodynamisch sehr schlecht toleriert werden[14j, A 13a].

Definition – Klinik – Verlauf – Bedeutung von Rhythmusstörungen

(Abb. II_{65-66})

Bei der hypertrophen Kardiomyopathie handelt es sich um eine Krankheit unklarer **Ätiologie,** die prinzipiell in jedem Alter auftreten kann, und die speziell bei alten Patienten gelegentlich differentialdiagnostische Schwierigkeiten gegenüber einer **hypertensiven hypertrophen Kardiomyopathie** machen kann[15, 21, 24]. Häufiger sind aber junge Patienten betroffen. Das Durchschnittsalter bei der Diagnosestellung beträgt 29 Jahre, die durchschnittliche Überlebensdauer 9 Jahre[14i]. 30 % der Pa-

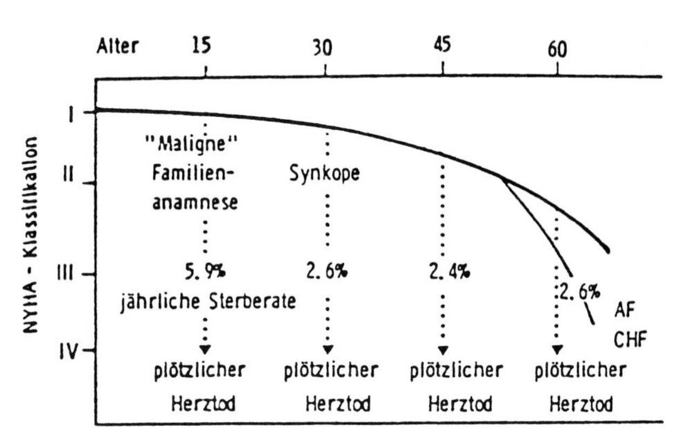

Hypothetischer Verlauf bei hypertrophischer Kardiomyopathie. Die durchgezogene Linie stellt die Beziehung zwischen Alter (waagerechte Achse) und dem symptomatischen Status nach der Klassifikation der New York Heart Association (NYHA) (senkrechte Achse) dar. Das mittlere Alter bei Beginn der Symptomatik lag bei 28 Jahren. Die mittlere Dauer der Symptomatik bis zum Tod betrug neun Jahre. Die Gabelung in der Kurve zeigt an, daß nach dem vierten Lebensjahrzehnt eine schnelle Verschlechterung mit Vorhofflimmern (AF) und Herzinsuffizienz (CHF) auftreten kann. Die vertikalen gepunkteten Linien weisen darauf hin, daß ein plötzlicher Herztod trotz langsamer Progredienz der Symptomatik eintreten kann; 54 % der Todesfälle waren plötzlich und unerwartet. Die Patienten, bei denen die Krankheit während des Kindesalters diagnostiziert wurde, waren üblicherweise asymptomatisch, hatten eine ungünstige Familienanamnese und eine 5,9%ige jährliche Absterberate. Bei denjenigen, bei denen die Diagnose im Alter zwischen 15 und 45 Jahren gestellt wurde, was das Auftreten von Synkopen mit einer ungünstigen Prognose assoziiert, und die jährliche Absterberate lag bei 2,5 %; zwischen dem Alter von 45 und 60 Jahren waren Atemnot und Bustschmerzen häufiger bei denjenigen, die verstarben, und die jährliche Absterberate lag bei 2,6 %.

Abb. II_{65}
Prognose der hypertrophen Kardiomyopathie
Man sieht, daß die Prognose durch den plötzlichen Herztod bestimmt wird, der bei Jugendlichen besonders häufig auftritt
(aus *McKenna*[14h])

tienten erreichen das 30. Lebensjahr nicht[14c]. Die wesentlichen klinischen Symptome sind **Belastungsdyspnoe** und **Angina pectoris.** Die Grundkrankheit schreitet im allgemeinen nur sehr langsam fort, eine wesentliche funktionelle Beeinträchtigung ist nur bei 20 % der Patienten zu beobachten (McKenna 86, 165). Die Prognose wird daher durch den plötzlichen Herztod bestimmt (s. Abb. II_{65}), der gelegentlich auch die Erstmanifestation der Erkrankung sein kann.

Die Häufigkeit des plötzlichen Herztodes ist, wie aus Abb. II_{65} zu ersehen ist, mit je 6 % pro Jahr bei Kindern und Jugendlichen am höchsten[14i], aber auch bei Älteren mit 2,5 % pro Jahr noch erheblich.

Die **Ursache** des plötzlichen Herztodes ist bis heute nicht restlos geklärt. Offensichtlich besteht eine enge **Verquickung hämodynamischer Ereignisse mit elektrischer Instabilität.** In Einzelfällen wurde bei Patienten, die in der Klinik eine **Synkope** erlitten, ein Verschwinden des Austreibungsgeräusches beobachtet[14h, 14i] und ein normaler Rhythmus festgestellt. Bei den Patienten, die reanimationsbedürftig vorgefunden wurden, bestand **Kammerflimmern,**[12, 14i] das auch nach elektrophysiologischen Untersuchungen (s. u. Abb. II_{66})[6, 9] als plötzliche Todesursache bei hypertropher Kardiomyopathie gilt.

Daneben sind bei einem Teil der Patienten latente oder manifeste Störungen der **Erregungsleitung** nachweisbar, die nach neueren Untersuchungen unter höheren Amiodaron-Dosen erheblich zunehmen[5a].

Im Hinblick auf die Behandlung erhebt sich die Frage, anhand welcher **Risikofaktoren** (s. u.) die besonders gefährdeten Patienten zu erkennen sind, und welche Rolle die **Rhythmusstörungen** (s. Tab. II_{33}) in diesem Zusammenhang spielen.

Rhythmusstörungen bei hypertropher Kardiomyopathie sind häufig (mehr als 90 %) der Fälle[3, 15] und offensichtlich in mancher Hinsicht mit anderen Maßstäben zu messen, als die gleichen Rhythmusstörungen bei anderen Grundkrankheiten.

Supraventrikuläre Rhythmusstörungen (Abb. II_{66})[11]

Sie gelten als ominöses Zeichen[11] und bedeuten ebenso eine hämodynamische Verschlechterung als auch – vielfach bedingt durch die auf Texturstörungen in der AV-Region[6, 14i] beruhender Neigung zu beschleunigter AV-Überleitung[2, 6, 9, 10b] – einen Risikofaktor für den plötzlichen Herztod.

Die Häufigkeit der einzelnen supraventrikulären Rhythmusstörungen ist abhängig vom Stadium.

Supraventrikuläre Extrasystolen (SES)

Häufige SES (> 100/24 Std.) werden bei beginnender Vorhoferweiterung (∅ 4,1 cm im Echo) gefunden[19].

Tab. II_{33}

Häufigkeit und prognostische Bedeutung bei hypertropher Kardiomyopathie

	Häufigkeit	Bemerkungen
supraventrikuläre Rhythmusstörungen		
SES		
> 100/24 Std.	–	korrelieren mit beginnender Vorhoferweiterung im Echo[19]
chronisches Vorhofflimmern	14 %[14 i]	prognostisch ungünstiges Zeichen besonders bei Kindern[14 i]
supraventrikuläre Tachykardien oder paroxysmales Vorhofflimmern		
1–3 Episoden/Tag	17 %[14 i]	
> 3 Episoden/Tag	10 %[14 i]	
ventrikuläre Rhythmusstörungen		
VES		
> 30/Std.	24 %[14 i]	
multiforme	> 50 %[19]	vorwiegend bei Patienten mit gelegentlichen selbstterminierenden Kammertachykardien Bandspeicherüberwachung verlängern[14 i]!
Kammertachykardien		
1 Episode/Tag	13 %[14 i] } 29 %	korrelieren mit „sudden death“[14 i] } ~7fach erhöhte 1- und 3-Jahres-Letalität[13 b, 14 b]
> 1 Episode/Tag	16 %[14 i]	

Paroxysmale supraventrikuläre Tachykardien und paroxysmales Vorhofflimmern

Paroxysmale supraventrikuläre Rhythmusstörungen, insbesondere zeitweise auftretendes Vorhofflimmern (s. Abb. II_{65}) sind häufig (siehe Tab. II_{33}) und gehen bei hypertropher Kardiomyopathie mit Atemnot, oft aber auch mit Bewußtseinsstörungen einher[14h] und können auch zu Kammerflimmern führen (s. Abb. II_{66})[6].

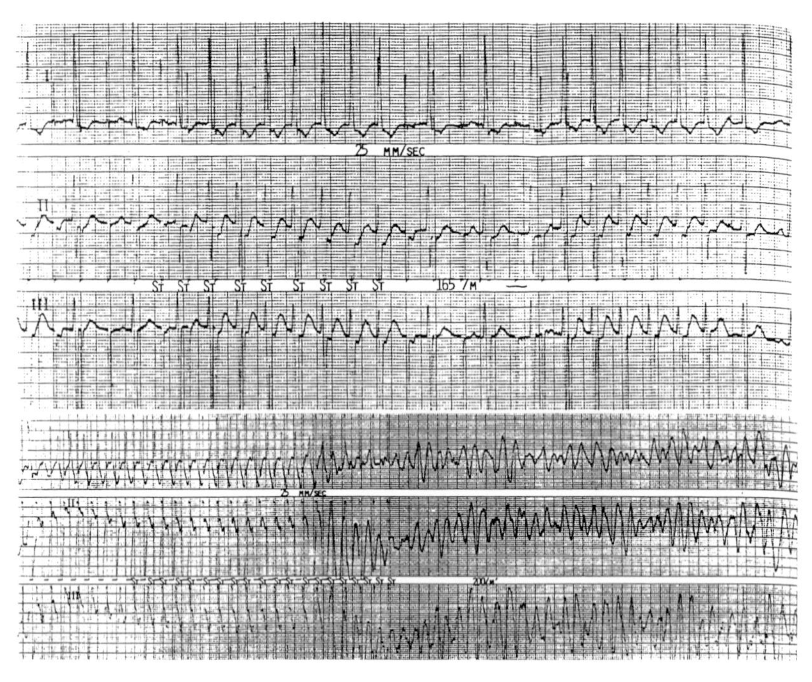

Reinduction of ventricular fibrillation by means of transesophageal atrial stimulation at a rate of 200 beats min^{-1}.

Abb. II_{66}

Kammerflimmern – Typ Torsade de pointes – induziert durch **Ösophagusstimulation** mit rascher Überleitung bei einer 18jährigen Patientin mit hypertropher Kardiomyopathie und gehäuften familiären plötzlichen Herztodesfällen.

A: Kontrollstimulation
WP bei 200/min.
→ **Kammerflimmern**

B: Stimulation unter Amiodaron
WP bei 165/min.
kein Kammerflimmern auslösbar

C: Stimulation unter **Digoxin und Verapamil**
WP bei 180/min.
kein Kammerflimmern

Das Auftreten von Kammerflimmern in diesem Zusammenhang wird mit abnormen elektrophysiologischen Eigenschaften einschließlich der Neigung zu inhomogener Repolarisation, die durch die schnelle Frequenz verstärkt wird, erklärt.
(aus *Faval*[6])

Etabliertes Vorhofflimmern

Etabliertes Vorhofflimmern bei hypertropher Kardiomyopathie bedeutet eine akute Notfallsituation[7] (s. u.). Es führt gewöhnlich zu einer akuten Verschlechterung der Hämodynamik und gilt – besonders bei Kindern – als Signum malum ominis[14i].

Ventrikuläre Rhythmusstörungen (Abb. II_{67})

Im Rahmen umfangreicher Langzeit-EKG-Untersuchungen bei Patienten mit hypertropher Kardiomyopathie konnten kaum je bedrohliche Rhythmusstörungen gefunden werden[13a, 13b, 14i, 19]. Hingegen zeigen viele Patienten relativ harmlos erscheinende Rhythmusstörungen, die dennoch eine verhältnismäßig enge Korrelation zur Prognose aufweisen.

Ventrikuläre Extrasystolen (VES)

Gehäufte oder multiforme VES finden sich vorwiegend bei Patienten die gelegentlich auch selbstterminierende Kammertachykardien zeigen und gelten daher als Indikation zur verlängerten Bandspeicherüberwachung[14i].

Polymorphe Kammertachykardien und Kammerflimmern

Bei programmierter Stimulation finden sich bei hypertropher Kardiomyopathie vorwiegend polymorphe Kammertachykardien[5a, 10a, 10b, 22] (definiert als Kammertachykardie mit kontinuierlicher Änderung des QRS-Komplexes[5a]), bei inhomogener Repolarisation des Myokards[6, 22]. Als übliche Todesursache gilt Kammerflimmern, das besonders gefürchtet ist, weil es sich häufig – auch bei früh einsetzenden Reanimationsmaßnahmen nicht beseitigen läßt[6 nach 9, 23]. Patienten mit hypertropher Kardiomyopathie sind – wie aus intraoperativen Untersuchungen bekannt ist[1] – empfindlicher gegenüber der Auslösung von Kammerflimmern, als Patienten mit koronarer Herzkrankheit.

Die prognostische Bedeutung der oben angeführten elektrisch ausgelösten polymorphen Kammertachykardie in bezug auf die Gefahr von Kammerflimmern ist unklar[22].

Selbstterminierende Kammertachykardien (Abb. II_{67})

Kurze (∅ 8 Schläge; E: 3–27 Schläge) selbstterminierende und nicht mal besonders hochfrequente (∅ 140/min.; E: 110–220/min.) Kammertachykardien finden sich bei ausreichend langer Überwachung (häufig zeigt sich nur eine solche Attacke in 24–72 Std.) bei einer großen Zahl (29 %) der Patienten mit hypertropher Kardiomyopathie und sind ein prognostisch ungünstiges Zeichen. Patienten mit solchen Tachykardien haben gegenüber Patienten ohne solche Rhythmusstörungen eine

vielfach höhere Letalität durch plötzlichen Herztod:

Patienten mit Kammertachykardien

1 Jahres-Letalität 8 % (vs. 1 %)

3 Jahres-Letalität 22–24 % (vs. 3 %)[13b, 14b]

Obwohl auch diese Kammertachykardien häufig als „polymorph" oder „multiform"[14h] bezeichnet werden, handelt es sich genau genommen, mindestens teilweise, um **pleomorphe Kammertachykardien** (s. Abb. II_{67}), definiert als Kammertachykardien, die zu unterschiedlichen Zeiten eine unterschiedliche Konfiguration zeigen. Das Auftreten dieser Rhythmusstörungen wird vorwiegend unter Ruhebedingungen in der zweiten Nachthälfte und meist im Anschluß an niedrige Frequenzen beobachtet[14i].

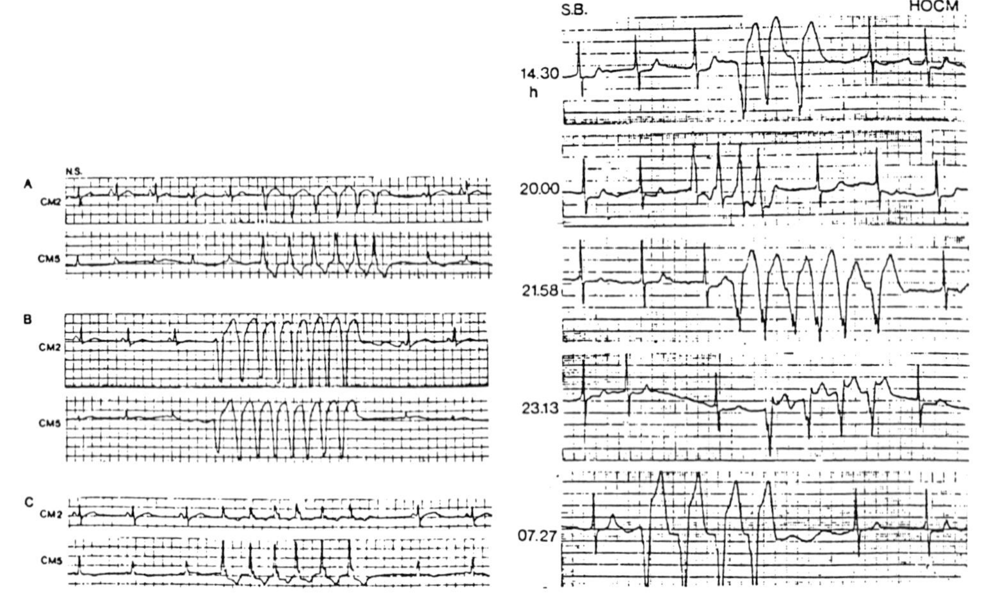

Simultaneous recordings of bipolar leads CM_2 an CM_5 from patient NS. Some of the characteristic features of ventricular tachycardia in hypertrophic cardiomyopathy are present in the 3 panels: The episodes are multiform, are initiated by late coupled ventricular extrasystoles and are neither sustained nor excessively fast.
Typical episodes of ventricular tachycardia recorded during ambulatory electrocardiographic monitoring in a patient with hypertrophic cardiomyopathy.

Abb. II_{67}

Nicht anhaltende – Pleomorphe – Kammertachykardie

– eines der prognostisch entscheidenden Kriterien bei hypertropher Kardiomyopathie –

Unter Pleomorphen Kammertachykardien versteht man solche, bei denen verschiedene Episoden eine unterschiedliche Konfiguration (z. B. mal rechtsschenkelblockartig, mal linksschenkelblockartig) zeigen.

Die häufig gebrauchte Bezeichnung „Multiforme Kammertachykardie" (s. Originallegende) ist falsch (s. Definition in Tab. II_{20} in Kap. „Multiforme Kammertachykardien").

A: Pleomorphe Kammertachykardien eines Patienten.
(aus *McKenna*[14h])

B: Pleomorphe Kammertachykardien eines anderen Patienten.
(aus *McKenna*[14g])

Wegen der o.g. engen Korrelation zur Prognose gelten auch selbstterminierende Kammertachykardien bei hypertropher Kardiomyopathie bisher als Therapieindikation[7, 14i, 24].

Therapeutisches Vorgehen (Abb. II_{68-69})

Zu den üblichen Behandlungsprinzipien bei hypertropher Kardiomyopathie gehören **Calcium-Antagonisten** und **β-Blocker** und in den schwersten Fällen der obstruktiven Verlaufsform im Stadium NYHA III + IV[15] die **Myektomie** oder **Myotomie.** Diese Maßnahmen führen häufig zu einer wesentlichen Besserung der **Symptome** – dabei scheinen die Calcium-Antagonisten einen größeren Einfluß auf die Belastungsdyspnoe und die β-Rezeptoren-Blocker eine intensive Wirkung auf die Angina pectoris zu haben – und bessern auf unterschiedliche Weise die komplex gestörten hämodynamischen Parameter. Inwieweit sie das Fortschreiten der **Grundkrankheit** beeinflussen und die **Überlebenszeit** verlängern ist unklar.

Alle genannten Maßnahmen haben jedoch keine Wirkung auf die **Rhythmusstörungen** und den **plötzlichen Herztod.** Das gilt für **Verapamil**[7, 14c, 14i] ebenso wie für **β-Rezeptoren-Blocker**[7, 14a, 14i] und für die **konventionellen Antiarrhythmika**[7, 14i] (s. a. u. Abb. II_{69}) auch wenn es in einzelnen älteren Untersuchungen mit **kombinierter Anwendung** hochdosierter β-Rezeptoren-Blocker (∅ 460 mg/Tag Propranolol) und sorgfältiger antiarrhythmischer Einstellung mit verschiedenen Antiarrhythmika[3] zu einer Verminderung der Rhythmusstörungen und auch zu relativ wenig Fällen von plötzlichem Herztod kam. Auch die **Myektomie** oder **Myotomie** hat keinen Einfluß auf die Rhythmusstörungen[10a, b].

Die Bedeutung von **Amiodaron** wird, wie oben schon erwähnt, bei Patienten mit hypertropher Kardiomyopathie vorwiegend im Hinblick auf den Einfluß auf die Prognose diskutiert.

Zur Frage nach der Wirkung von Amiodaron auf die Häufigkeit des plötzlichen Herztodes bei diesen Patienten liegen extrem diskrepante Ergebnisse vor: Während in älteren Studien mit moderaten Dosen unter Amiodaron über längere Beobachtungszeiträume keine plötzlichen Herztodesfälle mehr gesehen wurden, ergaben neuere Studien mit relativ hohen Dosen eine Häufung von plötzlichen Herztodesfällen.

Ergebnisse der bisherigen Studien mit Amiodaron und die daraus abgeleiteten therapeutischen Konsequenzen

Die Wirkung von Amiodaron auf die Prognose von Patienten mit asymptomatischen Kammertachykardien ($>$ 3 Schläge, $>$ 120/min.)[14i] ist aus der Abb. II_{68} zu ersehen: Die Abbildung zeigt, daß bei diesen Patienten unter Amiodaron-Behandlung (∅ 300 mg/Tag)[14i] über 3 Jahre keine Todesfälle beobachtet wurden, und daß damit die Prognose dieser Patienten mit Kammertachykardien unter Amiodaron-Behandlung besser war, als die von Patienten ohne Kammertachykardien und ohne Amiodaron-Behandlung, während Patienten mit Kammertachykardien unter Behandlung mit konventionellen Antiarrhythmika eine sehr viel schlechtere Prognose hatten.

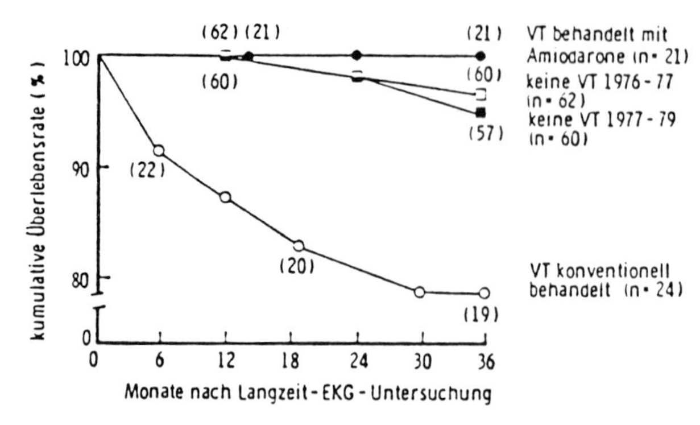

Kumulative Überlebensrate bei konsekutiv untersuchten Patienten mit hypertrophischer Kardiomyopathie. Patienten mit ventrikulären Tachykardien (VT), die zwischen 1976 und 1977 diagnostiziert wurden, erhielten eine konventionelle antiarrhythmische Therapie; diejenigen mit ventrikulären Tachykardien, die zwischen 1977 und 1979 diagnostiziert wurden, erhielten Amiodaron.

Abb. II_{68}
Prognose von Patienten mit hypertropher Kardiomyopathie **mit und ohne Kammertachykardien** unter Behandlung mit **konventionellen Antiarrhythmika** oder **Amiodaron.**
Man sieht, daß Patienten mit Kammertachykardien unter Amiodaron-Therapie eine bessere Überlebensrate haben als Patienten ohne Kammertachykardien und ohne Amiodaron-Behandlung und daß Patienten mit Kammertachykardien unter konventionellen Antiarrhythmika eine schlechtere Prognose haben.
(aus *McKenna*[14h])

Auch wenn gelegentlich hervorgehoben wurde, daß es sich um keine direkt vergleichenden Untersuchungen handelt und die Wirkung daher nicht letztlich bewiesen sei[4, 8, 10a, 10b] wurde doch bisher von den meisten Experten[7, 14i, 24] mindestens für die Risikopatienten mit hypertropher Kardiomyopathie die Amiodaron-Behandlung empfohlen.

Als **Risikofaktoren** in diesem Sinne gelten – neben den oben schon angeführten Kammertachykardien –:

- ▶ Synkopen[14i]
- ▶ Familiäre hypertrophe Kardiomyopathie[14i]
- ▶ Familiäre Fälle von plötzlichem Herztod[13a]

Bei **Kindern und Jugendlichen** sind die Verhältnisse schwieriger als beim Erwachsenen[14j]: Die beim Erwachsenen geläufigen Tachykardien sind praktisch nie nachweisbar, hingegen ist die Gefahr des plötzlichen Herztodes wesentlich höher (s. u. Abb. II_{69}). Auch hier konnte gezeigt werden, daß unter Amiodaron-Behandlung selbst bei „high risk"-Patienten (Synkopen, familiäre Anamnese für hypertrophe Kardiomyopathie oder plötzlichen Herztod) keine Todesfälle auftraten, während ohne Amiodaron-Therapie selbst von den vermeintlichen „low risk"-Patienten nach 3 Jahren 15 % gestorben waren.

Aufgrund der vorliegenden Erfahrungen galten bislang bei hypertropher Kardiomyopathie folgende Situationen als

Indikation zur Amiodaron-Therapie

- **Akutbehandlung**
  - ▶ Anderweitig therapieresistentes Kammerflimmern bei Reanimation[12]

Cumulative survival from initial 48 h electrocardiographic (ECG) monitoring in 15 "high risk" patients who received amiodarone and 37 "low risk" patients who received only symptomatic treatment. The probability of death is equal to the total number of deaths for the year divided by the adjusted number at risk (numbers above each ●). All of the deaths were sudden. An additional "low risk" survivor who received amiodarone for treatment of refractory atrial fibrillation has been excluded.

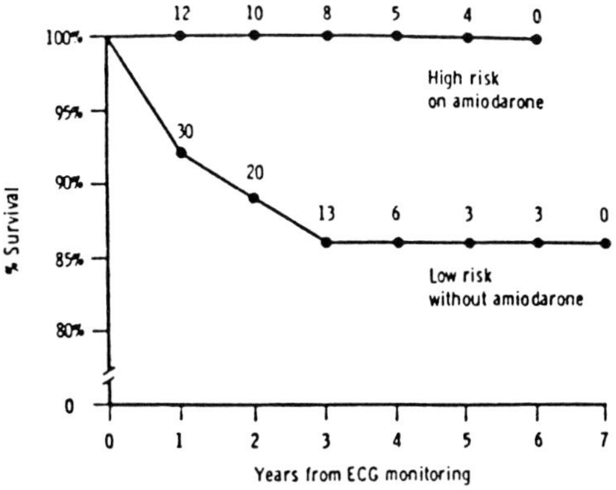

Abb. II_{69}

Überlebensraten von **Kindern** der **„high risk"-** und **„low risk"**-Gruppe mit und ohne **Amiodaron-Behandlung.**

Man sieht, daß die „high risk"-Kinder unter Amiodaron alle überlebten, während ohne Behandlung selbst in der „low risk"-Gruppe innerhalb von 3 Jahren fast 15 % Todesfälle auftraten

(aus *McKenna*[14i])

- **Dauerbehandlung**
  - ▶ Synkopen
  - ▶ familiäre Anamnese für
    hypertrophe Kardiomyopathie
    plötzlicher Herztod
  - ▶ Kammertachykardien
    (mehr als 3 Schläge; Frequenz > 120/min.)[14i]
  - ▶ häufige VES
    (> als 30/Std. oder > 250/Tag)[14i]
  - ▶ paroxysmale supraventrikuläre Rhythmusstörungen
    einschl. paroxysmalem Vorhofflimmern[14i]
  - ▶ etabliertes Vorhofflimmern[7]
    Notfallsituation:
    - Antikoagulation
    - Digitalisierung
    - Amiodaron-Aufsättigung
      ein Teil der Patienten zeigt spontan → Sinusrhythmus
      bei den übrigen wird die Kardioversion
        3–5 Tage nach Beginn der Amiodaron-Therapie empfohlen[7]
  - ▶ persistierendes Vorhofflimmern
    mit Frequenzen > 100 trotz Digitalis und Propranolol oder Verapamil[14i]

- Kinder und Jugendliche
  Risikopatienten (s. o.) und wahrscheinlich auch nicht Risikopatienten[7] (s. o. Abb. II_{69})
  zumal keine Alternativen bestehen[20]

Die bei hypertropher Kardiomyopathie erforderlichen

Amiodaron-Erhaltungsdosierungen
werden – nach den Ergebnissen der bisher vorliegenden Studien – als relativ niedrig angegeben[13a, 13b, 14i, 14j] und betragen

- **für Kinder**[14j]
  1,5–3 mg/kg
  (∅ Spiegel 8 Std. nach der letzten Dosis:
  Amiodaron: 0,7 (0,4–1,3) µg/ml
  Desäthylamiodaron: 0,7 (0,4–1,1) µg/ml
- **für Erwachsene**[14i]
  5–7 Tage lang: 600–800 mg
  1–2 Monate lang: 400 mg
  dann reduzieren solange ventrikuläre Rhythmusstörungen unterdrückt
  bei 10 % der Patienten persistieren die Rhythmusstörungen
  zusätzliche Gabe eines zweiten Antiarrhythmikums sinnvoller als Dosiserhöhung
  ∅ effektiver Serum-Spiegel 0,5–1,5 µg/ml[A 13a, A 13b]
  (bei paroxysmalen Vorhofrhythmusstörungen sind oft noch niedrigere Spiegel (0,5–0,8 µg/ml) ausreichend)[A 13a, A 13b].

Ergebnisse neuerer Studien mit Amiodaron

In den genannten neueren Untersuchungen wurden – im Vergleich zu den oben angeführten Studien von *McKenna*[14i] – **relativ hohe Gesamtdosen und auch unnötig hohe Einzeldosen** (10 Tage lang 2 × 800 mg; 14 Tage lang 2 × 400 mg; 14 Tage lang 600 mg/Tag, dann 400 mg/Tag) gewählt[5a].

Die erwähnten Untersuchungen der gleichen Arbeitsgruppe beziehen sich ebenso auf die **empirische Anwendung von Amiodaron**[5a], als auch auf die Behandlung von Patienten **unter elektrophysiologischer Überwachung**[5b].

Die Studie über die empirische Anwendung[5a] erstreckte sich auf 50 Patienten, die vorwiegend wegen klinischer Symptome wie Angina pectoris und Dyspnoe, die sich unter konventioneller Therapie mit Calcium-Antagonisten und β-Blockern nicht besserten, behandelt wurden. 42 % der Patienten hatten gleichzeitig im Langzeit-EKG asymptomatische selbstterminierende Kammertachykardien.

Die Untersuchung ergab
- eine signifikante Besserung der klinischen Symptome
  Rückbildung der NYHA-Klasse (78 %)
  Zunahme der Belastungsfähigkeit (98 %).

Darüber hinaus fanden sich
- bei Patienten mit *niedriger* Ejektionsfraktion eine Zunahme der Auswurffraktion,
- bei den meisten Patienten eine
  Besserung der diastolischen Füllung,
- bei einzelnen aber eine
  Verschlechterung der diastolischen Füllung
  korreliert mit einer hohen Quote an plötzlichen Herztodesfällen,
- eine Unterdrückung der Kammertachykardien im Bandspeicher-EKG.

All diese Vorteile wurden aber aufgewogen durch eine
- **Häufung plötzlicher Herztodesfälle,**
  die mit
  8 % binnen 6 Monaten
  weit über den vom Spontanverlauf her geläufigen Zahlen liegen,
  und die
  bei Patienten ohne Kammertachykardie mit 38 % (!) vs.
  bei Patienten ohne Kammertachykardie 9 %,
  besonders die Patienten mit vorbestehenden schweren Rhythmusstörungen betrafen.

An Komplikationen wurden
- verlängerte QT-Zeit, Bradykardie und Hypotonie gesehen.

Die ∅ Amiodaron-Serum-Spiegel lagen mit 2,6 µg/ml (E 1,1–6,4 µg/ml) deutlich höher als in den oben angeführten Studien mit besseren Ergebnissen, die letzten gemessenen Serum-Spiegel bei den Patienten, die später verstarben, waren aber mit 1,4, 1,6, 1,7 und 3,5 µg/ml meistens innerhalb des bei anderen Indikationen üblichen „therapeutischen Bereichs".

Die zweite Studie[5b] des gleichen Teams mittels **elektrophysiologischer Untersuchungen** erstreckte sich auf 35 Patienten (3 mit Zustand nach Herzstillstand, 27 mit Synkopen oder Präsynkopen, 5 mit asymptomatischen Kammertachykardien).

Die Untersuchung ergab unter anderem,
daß
- bei diesen Patienten relativ häufig (77 %)
  polymorphe (definiert als kontinuierliche Änderung des QRS-Komplexes) und relativ selten (33 %) monomorphe Kammertachykardien auslösbar sind,
- **Amiodaron**
  die **Auslösbarkeit**
  bei einem kleinen Teil (3/23) der Patienten verhindert, und daß diese Patienten rezidivfrei bleiben,
  die **Auslösbarkeit**
  bei > als der Hälfte der Patienten nicht beeinflußt oder sogar begünstigt, und daß diese Patienten im Laufe des ersten Jahres in 29 % der

Fälle einem meist tödlichen (in Einzelfällen durch Entladung eines AICD beendeten) Rezidiv erliegen,

Erregungsleitungsstörungen,
die bei diesen Patienten oft schon vorbestehend sind, erheblich verstärkt.

Nach diesen Ergebnissen wird – im Gegensatz zu den oben genannten Empfehlungen – geraten, Amiodaron bei Patienten mit hypertropher Kardiomyopathie nur nach elektrophysiologischer Testung einzusetzen, um wenigstens Patienten, bei denen es zur Zunahme von **Erregungsleitungsstörungen** oder zu Erleichterung der Induzierbarkeit der Tachykardie kommt, auszuschließen.

Zusammenfassend
sind dringend weitere Untersuchungen zur Frage nach der Bedeutung von Amiodaron in bezug auf die Prognose von Patienten mit hypertropher Kardiomyopathie erforderlich, nachdem
einige Untersuchungen mit relativ niedrigen Dosen
eine **erhebliche Besserung der Prognose,**
andere Untersuchungen mit relativ hohen Dosen
eine **Häufung von plötzlichen Herztodesfällen**
ergeben haben, wobei bisher durchaus
unklar ist,
ob die unterschiedlichen Ergebnisse nur im Zusammenhang mit der Dosierung
zu sehen sind.

Einstweilen sollte die Entscheidung zur Behandlung solcher Patienten **speziellen Zentren** überlassen werden.

Eine Ausnahme macht
Vorhofflimmern und -flattern bei hypertropher Kardiomyopathie[5b, 14i, 18],
die sich offensichtlich nach den Ergebnissen verschiedener Studien durch

- Amiodaron günstig beeinflussen lassen.

Überwachung

Die **programmierte Stimulation** galt bisher bei Patienten mit hypertropher Kardiomyopathie wegen der Gefahr der Auslösung von Kammerflimmern und einer Reihe von Todesfällen bei derartigen Patienten, bei denen auch umgehend eingeleitete Reanimationsmaßnahmen ineffektiv blieben, als kontraindiziert[6, 9, 10a, 10b, 14i].

Auf Grund der neueren Untersuchungen wird die Indikation zur programmierten Stimulation jedoch wieder als gegeben angesehen (s. o.).

Nach bisheriger Ansicht galt die **Bandspeicher-Überwachung** als beste Kontrollmethode für Patienten mit hypertropher Kardiomyopathie[6, 10a, 10b, 14i, 16]. Die Durchführung von Bandspeicher-EKG-Kontrollen wurde bisher bei Patienten mit hypertropher Kardiomyopathie jährlich einmal über mehrere Tage empfohlen, um das Auftreten der oben angeführten asymptomatischen aber prognosebelastenden Rhythmusstörungen rechtzeitig zu erkennen[6, 10a, 10b, 14i].

In den oben angeführten neueren Untersuchungen[5a, b] wurde gezeigt, daß die Elimination aller asymptomatischen Kammertachykardien im Bandspeicher-EKG unter Amiodaron nicht als prognostisch günstiges Kriterium angesehen werden kann, weil sie auch bei vielen Patienten, die später an plötzlichem Herztod starben, zu beobachten war.

Bandspeicher-EKG's gelten nach früheren Untersuchungen bei Patienten mit hypertropher Kardiomyopathie als aussagefähiger als **Belastungs-EKG's.**

Umgebungsuntersuchungen mittels Echokardiographie
sind bei Patienten mit hypertropher Kardiomyopathie indiziert, weil die Erkrankung bei jedem dritten Patienten familiär auftritt.

Chagas-Myokarditis

(Lit. s. S. 419; *L 40*)

Bei der Chagas-Myokarditis handelt es sich um eine vorwiegend in Südamerika vorkommende Erkrankung, die auf Grund ihrer berüchtigten Arrhythmien als **Modell für therapeutisch schwer beeinflußbare Rhythmusstörungen** gilt.

Sie beruht auf einem durch Trypanosama Cruzi[3, 6] ausgelösten Immunprozeß, der sich an verschiedenen Organen manifestiert, wobei die kardialen Veränderungen häufig führend sind.

Es kommt zu einer chronischen monozytären Myokarditis, sowie Entzündungen und Degeneration der myokardialen Ganglien mit entsprechenden Störungen der autonomen Innervation und überwiegend sympathikotonen Effekten[8]. Klinisch stehen Kardiomegalie und hypertrophe Dilatation oft mit apikaler Aneurysmabildung, Herzinsuffizienz, Störungen der Erregungsbildung und -leitung sowie Arrhythmien im Vordergrund[6]. **Rhythmusstörungen sind praktisch immer in hoher Dichte vorhanden**[3]. Sie bestehen neben polymorphen ventrikulären Extrasystolen vorwiegend in multiformen Kammertachykardien[3] und anderen malignen ventrikulären Rhythmusstörungen. Die **Prognose wird vorwiegend durch den plötzlichen Herztod bestimmt.**

Neben den oben angeführten organischen Veränderungen scheinen **sekundäre Faktoren** an der Entstehung der Rhythmusstörung beteiligt zu sein. Mindestens von den Patienten mit **Herzinsuffizienz** zeigen 1/3 erniedrigte Magnesium-Serum-Werte und 2/3 erniedrigte Magnesiumwerte im Muskel, die eine enge Beziehung zu Kammertachykardien (die bei 75 % der Patienten mit erniedrigter Magnesium-Muskel-Konzentration vs. 0 % bei normalem Magnesiumgehalt nachweisbar sind) aufweisen, und zu Digitalis-abhängigen Rhythmusstörungen (100 % der Patienten mit erniedrigtem Magnesiumwert im Muskel vs. 25 % der Patienten mit normalem Wert)[1] führen.

Die **Resistenz** dieser Rhythmusstörungen **gegenüber den meisten Antiarrhythmika** ist seit langem bekannt. Antiarrhythmika, die die Erregungsleitung beeinflussen wie Ajmalin, werden schlecht toleriert und teilweise sogar als diagnostischer Test zum Nachweis latenter Erregungsleitungsstörungen eingesetzt[3]. Günstige Effekte wurden teilweise unter Antiarrhythmika mit geringer Wirkung auf die Erregungsleitung wie Mexiletin (s. d.)[7] gesehen, das häufig auch die Induktion ventrikulärer Tachykardien verhindert.

Einzelne Behandlungserfahrungen wurden auch für Disopyramid mitgeteilt[2].

Die hohe Wirksamkeit von **Amiodaron** bei dieser Rhythmusstörung ist seit langem bekannt[A 71b].

Amiodaron ist nach verschiedenen Vergleichsuntersuchungen den übrigen Antiarrhythmika überlegen, das gilt gegenüber Disopyramid[2, 5] und Verapamil[5]. Im Vergleich zu Mexiletin zeigt Amiodaron eine höhere Wirksamkeit gegenüber den spontanen Rhythmusstörungen[5], während Mexiletin offensichtlich häufiger die Induktion ventrikulärer Tachykardien unterdrückt[7].

Unter Behandlung mit Amiodaron wurde **bei fast allen Patienten** (22/24)[3] eine **Besserung** der **klinischen Symptome,** vorwiegend ein **Verschwinden der Synkopen,** beobachtet. Außerdem fand sich eine Verlängerung des Extrasystolen-Kupplungsintervalls mit Verhinderung der „R on T"-Phänomene[3] sowie eine Unterdrükkung der Couplets und Kammertachykardien und eine mehr als 93%ige Unterdrükkung der gesamten ventrikulären Extrasystolen, während die Zahl der Typen multiformer Extrasystolen sich nicht veränderte.

Die Amiodaron-Dosen, die zu einer weitgehenden Unterdrückung der Rhythmusstörungen bei Chagas-Myokarditis erforderlich waren, lagen allerdings teilweise recht hoch[3, 6, A 71c].

Massive suizidale Digitalisintoxikation (Abb. II_{70})

(Lit. s. S. 420; *L 41*)[1, 2, A 81a]

Suizidale Digitalisintoxikationen gehören zu den gefährlichsten Vergiftungen. Die schwersten Verlaufsformen sind geprägt durch bradykarde und tachykarde Rhythmusstörungen und zunehmende Hyperkaliämie als Ausdruck der Hemmung der Natrium-Kalium-ATPase mit zunehmendem Kaliumaustritt aus der Zelle. Schrittmacherversagen bei hoher Reizschwelle und Ineffektivität der Defibrillation trotz gleichzeitiger Behandlung mit Lidocain und Phenytoin sind die Gründe für die häufig tödlichen Verläufe. Die wesentliche Behandlungsmethode besteht heute in der rechtzeitigen Gabe von Fab-Antikörpern (in Abhängigkeit von klinischer Symptomatik, eingenommener Dosis und Anstieg des Kalium-Serum-Spiegels).
Dennoch sind zwei eindrucksvolle Kasuistiken schwerster Intoxikationen von Interesse, bei denen Fab-Antikörper nicht rechtzeitig zur Verfügung standen. In beiden Fällen handelte es sich um schwerste Intoxikationen mit Wechsel zwischen Asystolie und Kammerflimmern, Pacemakerresistenz und Defibrillationsresistenz trotz Lidocain und Phenytoin. Auffallend war, daß es nach Amiodaron-Anwendung nicht nur gelang das Kammerflimmern durch erneute Defibrillation endlich zu beseitigen und Rezidive

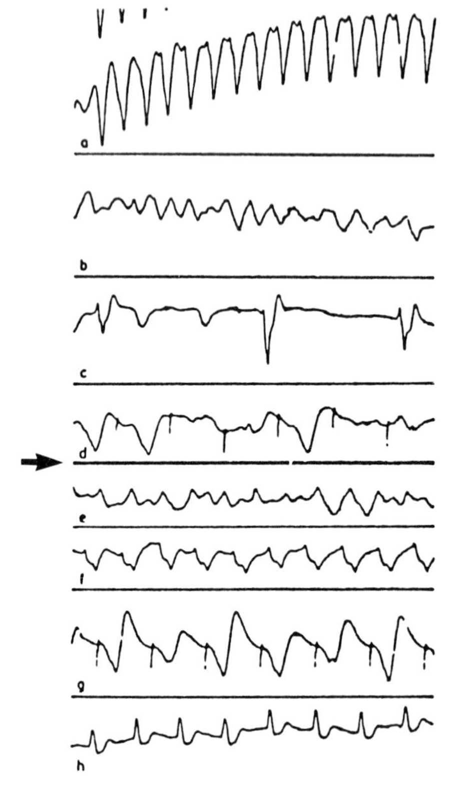

Electrocardiogram (lead II) showing rhythms ((a)–(d)) before and ((e)–(h)) after the intravenous administration of amiodarone 150 mg: (a) ventricular tachycardia; (b) ventricular fibrillation; (c) asystole with external cardiac compression; (d) failure of capture of pacing despite maximum output (12 V); (e) ventricular fibrillation at one minute; (f) a regular rhythm at two minutes; (g) capture of pacing (threshold 1.3 V) at three minutes; and (h) a junctional rhythm of four minutes.

Abb. II_{70}
EKG-Verlauf bei **schwerster Digitalisintoxikation** vor (a–d) und nach (e–h) **Amiodaron-Therapie**

- a Kammertachykardie
- b Kammerflimmern
- c Asystolie und Artefakte bei Herzmassage
- d Schrittmacherversagen

Amiodaron
- e–f allmähliche Reorganisation des Kammerflimmerns (nach 1 Min.)
- g befolgter Schrittmacher (nach 3 Min.)
- h junktionaler Ersatzrhythmus (nach 4 Min.)

(aus *Nicholls*[2])

zu verhindern, sondern daß es auch zu einer erheblichen Abnahme der Reizschwelle mit Schrittmacherbeantwortung kam[2] (s. Abb. II_{70}). Der Mechanismus ist unklar[2] und sollte durch experimentelle Untersuchungen geklärt werden.

Auch wenn die von *Nicholls*[2] ausgesprochene Empfehlung, Digitalisintoxikationen zunächst mit Amiodaron und Pacing zu behandeln und nur bei weiterem Anstieg des Kalium-Serum-Spiegels Fab-Antikörper einzusetzen, solange keine weiteren Erfahrungen vorliegen, recht fragwürdig erscheinen, geben sich aus den oben angeführten Kasuistiken doch praktische Konsequenzen, so z. B. in Situationen, in denen schwere Komplikationen auftreten ehe Fab-Antikörper verfügbar sind, wie beispielsweise im Notarztwagen oder möglicherweise auch bei Antikörperunverträglichkeit.

Klasse Ic-Antiarrhythmika-induzierte Rhythmusstörungen

(Lit. s. S. 420; *L 42*)

Klasse Ic-Antiarrhythmika-induzierte Rhythmusstörungen sind zwar selten, aber wegen ihrer Therapieresistenz eine Crux der modernen Kardiologie. Auf die Details wurde an anderer Stelle schon eingegangen[A 81d]. Das Hauptproblem ist ihre Defibrillationsresistenz. Therapeutisch wirksam ist gelegentlich Lidocain, neuere interessante Ansatzpunkte sind die Behandlung mit Magnesium[2a, b] und Natrium[1].

Eine eindrucksvolle Kasuistik liegt auch über die Wirksamkeit von Amiodaron vor[3]. Nach ineffektiver Therapie mit Lidocain, Bretylium und Pacing sowie mehrmaliger – hier effektiver – Defibrillation, ließ sich die Rhythmusstörung durch Amiodaron (600 mg in 20 min.; 2 g in 24 Std.) unterdrücken.

Kapitel III

Nebenwirkungen (Tab. III_{1-12}, Abb. III_{1-13})

(**Übersichtstabelle III_{12}** über die beschriebenen Nebenwirkungen s. S. 303)

Übersicht, Häufigkeit und Bedeutung (Tab. III_1)

(Lit. s. S. 421; *L 43*)

Amiodaron unterscheidet sich in bezug auf seine Nebenwirkungen erheblich von den übrigen Antiarrhythmika.

Die bei schwer Herzkranken besonders gefürchteten **kardialen Komplikationen** treten weitgehend in den Hintergrund.

Die Verträglichkeit von seiten der **Hämodynamik** ist relativ gut, auch bei Patienten mit erheblicher vorbestehender Beeinträchtigung[A 27a, A 41].

Ebenso sind Störungen von seiten der **Erregungsbildung und -leitung** selbst bei Risikopatienten extrem selten (s. u.).

Hinzu kommt, daß **proarrhythmogene Effekte** auch bei Patienten mit malignen Rhythmusstörungen unter Amiodaron seltener vorkommen als unter den meisten übrigen Antiarrhythmika[A 27b, A 41].

Die **relativ gute kardiale Verträglichkeit** der Substanz ist auch daraus zu ersehen, daß die in verschiedenen Studien applizierten – wenn auch **keineswegs zur Nachahmung empfohlenen!** –

extrem hohen Dosen wie
  Tagesdosen in der Sättigungsphase
    bis zu
      6 g(!) (= 30 Tabl.)
        teilweise appliziert als Einzeldosis zu 2 g! (= 10 Tabl.)[A 56b]
oder
  Sättigungsdosen
    von
      – 1000 mg über 6 Wochen[A 55a]
      – 1200 mg über unbestimmte Zeit[A 49b]
      – 1400 mg über 28 Tage[A 67]
      – 1400 mg über 11 Monate[A 86 nach 3]
oder
  Erhaltungsdosen
    von
      600 mg über 2 Jahre[1]
      800 mg über > 3 Monate[6]
      1800–2000 mg für 6 Monate[A 33a]
vertragen wurden.

Derartige **extreme Überdosierungen** ohne tödliche Zwischenfälle wären bei keinem anderen Antiarrhythmikum denkbar.

Das wesentliche Problem unter der Amiodaron-Behandlung sind die **extrakardialen Nebenwirkungen** (s. u.), die, wie man heute weiß, erheblich dosisabhängig sind. Das gilt nicht nur für die unliebsamen Erscheinungen in der Aufsättigungsphase sondern auch für die teilweise gefürchteten Komplikationen unter Dauertherapie (s. Tab. III_1), einschließlich pulmonaler Störungen (s. d.).

Kardiovaskuläre Nebenwirkungen im Rahmen der *Akuttherapie* sind vorwiegend ein Problem der Intensivstation. Ihre Häufigkeit und Bedeutung wurden schon weiter oben im Zusammenhang mit den Erfahrungen mit der intravenösen Anwendung ausführlich besprochen.

Im Rahmen der *Dauerbehandlung* sind kardiovaskuläre Probleme – nach den Ergebnissen verschiedener größerer Studien (s. Tab. II_6)[A 42c] – extrem selten (1,6 % der behandelten Patienten mit Erhaltungsdosen von $\leq$ 350 mg/Tag und 4 % der Patienten mit Dosen von $\geq$ 300 mg/Tag).

Extrakardiale Nebenwirkungen (s. S. 263) sind somit das eigentliche Problem und für > 96 % aller Nebenwirkungen verantwortlich[A 42c].

Tab. III_1

Nebenwirkungen

bei intravenöser Verabreichung

⚠ Venenreizung, einschließlich Lymphadenitis[34], Flush

besonders in der Aufsättigungsphase und bei überhöhter Dosierung

Übelkeit, Erbrechen
Schwäche, Muskelschwäche (proximale Nervenleitungsstörung)
Müdigkeit, Sedierung
Anstieg von SGOT und SGPT
„rush" (dosisunabhängig)

im Rahmen der Dauertherapie

Obstipation
Photosensibilität
evtl. Pigmentverschiebung
Hornhautablagerungen
besonders bei hohen Dosen
Sedierung, Müdigkeit
Schlaflosigkeit, lebhafte Träume
Tremor, Ataxie
Parästhesie
Neuropathie (sehr selten)

In der **Aufsättigungsphase** treten bei höheren Dosen zwar auch bei den meisten Patienten zu irgendeinem Zeitpunkt Nebenwirkungen auf[A 32]. Sie sind jedoch vielfach durch eine der Pharmakokinetik besser angepaßte Dosierung zu vermeiden und stellen nicht das eigentlich therapeutische Problem dar.

Klinisch wichtiger ist die Klärung der Frage, inwieweit sich Nebenwirkungen im Rahmen der **Langzeittherapie** durch systematische – wenn auch auf Grund der langen Halbwertszeit sehr schwierige – Anpassung der Dosierung erreichen läßt.

Nebenwirkungen am Herz-Kreislauf-System

Daß die therapeutische Breite von Amiodaron in bezug auf die kardialen Nebenwirkungen wesentlich größer ist als die der meisten anderen Antiarrhythmika, ist bekannt.

Blutdruck und Hämodynamik

(Lit. s. S. 390; *L 5*)

Die vorliegenden Daten über die Wirkung von Amiodaron auf die Hämodynamik wurden schon oben (s. Kapitel „Einfluß auf die Hämodynamik") ausführlich besprochen. Die Verträglichkeit ist – bei adäquater Dosierung und Applikationsgeschwindigkeit – sehr gut.

Akute Zwischenfälle

Unter **Bolusinjektion** – die zu kurzfristigen extremen Spiegelspitzen führt und die daher außer im Rahmen der Reanimation (s. S. 126) möglichst unterbleiben sollte – wurden

- selbst bei jungen Patienten mit **supraventrikulären Tachykardien** unerwartete Zwischenfälle beobachtet.
  Berichtet wurde unter anderem über
  - akute Todesfälle[A 53 nach *Barillon*],
  - Blutdruckabfall,
  - Reanimationsnotwendigkeit[14],
  - Blutdruckabfall mit Schwitzen, teilweise
  - Sinusbradykardie (3/8)[A 62].

Alle bisher beobachteten Todesfälle unter Amiodaron ereigneten sich im Rahmen der Bolusinjektion, keiner unter Infusion [A 53a nach *Barillon*]!

Blutdruck

Blutdruckabfälle wurden unter **Bolusinjektion** gesehen (s. o.).
Unter **Kurzinfusion** wurde nur ein leichter Abfall (maximal –15mmHg)[A 35b] und unter Dauerinfusion (1200 mg/24 Std.)[A 37] keine wesentlichen Blutdrucksenkungen gesehen.
Bei **oraler** Verabreichung wurde ebenfalls keine bedeutende Blutdrucksenkung (durchschnittlich 141/89 → 135/86) beobachtet[A 19].

Hämodynamik

Auch in bezug auf die übrigen hämodynamischen Parameter wurden je nach Verabreichungsform unterschiedliche Wirkungen festgestellt.

Kurzinfusion und Dauerinfusion (s. a. S. 63)

Im Anschluß an die Kurzinfusion wurden bei Patienten mit schwerer Herzinsuffizienz im Laufe der ersten Stunde mittels hämodynamischer Untersuchungen Hinweise auf eine gewisse kardiodepressive Wirkung gefunden, die sich dann trotz Dauerinfusion im Laufe der nächsten Std. wieder zurückbildeten.

Die inzwischen recht umfangreichen klinischen Erfahrungen (s. S. 125 ff.) mit der intravenösen Applikationsform zeigen auch bei Hochrisikopatienten eine recht gute Verträglichkeit[A 49a].

Orale Langzeitbehandlung (s. a. S. 65)

Obwohl auch hier in einzelnen Fällen eine Verschlechterung der Herzinsuffizienz gesehen wurde, sprechen die Ergebnisse aller großen Studien dafür, daß die hämodynamische Verträglichkeit im allgemeinen ausgezeichnet ist. Die Häufigkeit einer Verschlechterung der Herzinsuffizienz wird in den USA mit 1,8 % und in den übrigen Ländern mit 0,2 % angegeben[A 86 nach A 38].

Die gute Toleranz von seiten der Hämodynamik gilt

selbst für Patienten mit

- **malignen Rhythmusstörungen bei schwerer koronarer Herzkrankheit**[A 40] und
- **schlechter Ventrikelfunktion** (EF $<$ 40 %)[5, 10, A 33b, A 60a] und
- **früher dekompensierter Herzinsuffizienz**[A 12, A 71b],

bei denen trotz teilweise sehr hoher Dosierung keine Verschlechterung der kardialen Situation zu beobachten war.

Bei Patienten mit *extrem schlechter Ausgangssituation* – **Überlebende nach akutem extrahospitalem Herz-Kreislauf-Stillstand** – mit

- **schwerer Herzinsuffizienz** – war allerdings bei den meisten (3/4) der Patienten und bei
- **mäßiger Herzinsuffizienz** bei einzelnen (1/8) eine Zunahme der Herzinsuffizienz zu verzeichnen[8].

Erregungsbildung und -leitung[A 21, A 71b, A 73a, A 73b, A 86]

(Lit. s. S. 389; *L 3*)

Obwohl Patienten mit malignen ventrikulären Rhythmusstörungen häufig eine **vorbestehende Schädigung des Reizleitungssystems** haben, sind Störungen der Erregungsbildung und -leitung unter Amiodaron – im Gegensatz zu den meisten anderen Antiarrhythmika – *extrem selten*[A 21, A 71b, A 73a, A 73b, A 86].

Der Hauptgrund dafür ist, daß Amiodaron die Natrium-abhängigen Vorgänge und damit die Erregungsleitung in den „fast respone"-Zellen nur bei sehr hohen Frequenzen (s. Kapitel Erregungsbildung und -leitung) (und daher nicht bei Sinusrhythmus) verzögert, und daß es selbst bei Verzögerung der Erregungsleitung und Unterdrükkung von Ersatzzentren in der AV-Region, die **Ersatzzentren** im His-Purkinje-System und in der Kammer **nicht beeinflußten**[A 23].

Sinusfrequenz

Bei Patienten mit

- **normaler Sinusknotenfunktion**
  führt die
  - **rasche i.v. Injektion**
    oft zu einem Anstieg der Sinusfrequenz, die
  - **orale Dauerbehandlung**
    zu einer Abnahme der Sinusfrequenz um 10–15 %, die um so ausgeprägter ist, je höher die Ausgangsfrequenz war[A 18]
- **Sick-Sinus-Syndrom** (s. a. S. 80 „Indikationen")
  ist die Wirkung auf die Sinusknotenerholungszeit ausgeprägter[7, A 72].

Sinusbradykardie

Die Sinusbradykardie im Rahmen der Amiodaron-Behandlung wird oft bis zu relativ niedrigen Werten (teilweise sogar bis 40/min.)[3] verhältnismäßig gut toleriert (Winterschlafbradykardie). Gelegentlich wurden aber klinische Symptome beobachtet[10].

Die Häufigkeit „klinisch relevanter Bradykardien" wird nach den amerikanischen Erfahrungen mit hohen Dosen mit ~ 2 % angegeben[A 86 nach A 38]. Sie bildet sich – erstaunlicherweise angesichts der langen Halbwertszeit von Amiodaron – nach Dosisreduktion[A 86] oder Absetzen[A 29c, A 53a] gewöhnlich binnen weniger Tage zurück, wobei nicht immer klar angegeben wurde, wie weit andere Mitursachen wie z. B. Digitalisglykoside eine Rolle spielten. Digitalis-induzierte Bradykardien unter Amiodaron (s. auch „Interferenz") sind Atropin-empfindlich, rein Amiodaron-bedingte Formen nicht[A 86]. β-Agonisten scheinen effektiv zu sein[6, A 86].

Sinusknotenstillstand[2, 6, A 54]

wurde in Einzelfällen beschrieben. Dabei waren teilweise sehr hohe Dosen (600–1000 mg Erhaltungsdosis/Tag)[A 54] und teilweise andere Faktoren wie Narkose oder Diabetes[6] mit im Spiel.

AV-Leitung und intraventrikuläre Leitung

Bei Patienten mit

- **normaler AV-Überleitung und intraventrikulärer Erregungsleitung** sind unter Amiodaron keine Ausbreitungsstörungen zu erwarten.

Darüber hinaus haben Studien an größeren Patientenkollektiven[A 5, A 12, A 71b] mit vorbestehendem

- **AV-Block I. Grades** und **unifaszikulären oder bifaszikulären Schenkelblöcken** gezeigt,
  daß es unter Amiodaron – im Gegensatz zu den meisten anderen Antiarrhythmika – bei diesen Patienten **praktisch nie zum Auftreten eines totalen AV-Blocks** kommt, ebenso, daß **Ersatzzentren,** abgesehen von solchen in der AV-Knoten-Region, **nicht unterdrückt oder verlangsamt werden**[5, A 5, A 6, A 12, A 71b] (einzelne Ausnahmefälle wurden beobachtet[1]).

  Zur Wirkung von Amiodaron bei Patienten mit vorbestehenden Störungen der Erregungsleitung liegen nicht nur Erfahrungen mit der **intravenösen Applikationsform** im Rahmen der programmierten Stimulation[A 21] sondern auch Erfahrungen mit der **Langzeitbehandlung,** u. a. bei einem großen Kollektiv von 68 Patienten mit unterschiedlichen Erregungsleitungsstörungen – meist bei Chagas-Myokarditis[A 71b] –, vor, nach denen sich zwar gelegentlich die Erregungsleitung im betroffenen Faszikel verschlechtert, aber nie ein totaler AV-Block oder eine Unterdrückung ventrikulärer Ersatzzentren zu beobachten ist.

Daher gelten die **oben angeführten Störungen der Erregungsbildung und -leitung** nach Ansichten der Kliniker[A 73b] – im Gegensatz zu den Angaben im Prospekt[A 47a] und in der Fachinformation[A 76] – nicht als Kontraindikation gegen die Amiodaronbehandlung, wohl aber als Aufforderung zu sorgfältiger Überwachung.

Paradoxe Rhythmusstörungen (Tab. $III_{2–5}$, Abb. $III_{1–5}$)

(Lit. s. S. 421; *L 44*)

Das Problem der proarrhythmogenen Wirkung (Provokation von bradykarden und tachykarden Rhythmusstörungen) oder der schon etwas eingeschränkte Begriff der paradoxen Rhythmusstörung (Frequenzbeschleunigung bei Rhythmusstörung) ist bis heute ungelöst und bei der Behandlung mit allen Antiarrhythmika (einschl. β-Rezeptorenblockern)[20a] zu beobachten[A 1].

Umfangreiche Untersuchungen der letzten Jahre, samt notgedrungen arbiträrer Definition der verschiedenen Begriffe (s. Tab. $III_{2–3}$), mit dem Ziel, die diesbezügliche Bedeutung der verschiedenen Antiarrhythmika transparenter zu machen, haben nur wenig klinisch brauchbare Resultate gebracht.

Aus diesem Grund soll hier nur auf die klinisch **wichtigsten Formen** von Antiarrhythmika-induzierten Rhythmusstörungen eingegangen werden.

Tab. III_2

Definition und Häufigkeit proarrhythmogener Effekte unter Antiarrhythmika-Therapie
Kriterien nach dem **Bandspeicher-EKG** aus verschiedenen größeren Studien (nach *Maggioni*[14])

Authors	No.patients	Prevalence of pro-arrhythmic effects
Velebit et al. 1982[26] ▶ 4-fold increase in PVC ▶ 10-fold increased in repetitive forms ▶ SVT not present during control	1024	13%
Morganroth and Horowitz 1984[7a, 18] ▶ VT not present during control ▶ increase in number of arrhythmic events already present at control Base – Increase 1–50 – 10× 51–100 – 5× 101–300 – 4× > 300 – 3× ▶ VT of higher rate ▶ NSVT changed in SVT, SVT changed in VF or torsades de pointes	223	4%

Tab. III_3

Definition und Häufigkeit proarrhythmogener Effekte unter Antiarrhythmika-Therapie

Kriterien bei programmierter Stimulation
aus verschiedenen größeren Studien
(nach *Maggioni*[14])

Authors	No.patients	Prevalence of pro-arrhythmic effects
Poser et al. 1983[28] ▶ fewer extra stimuli to induce SVT	216	16%
Rinkenberger et al. 1982[21] ▶ NSVT converted into SVT	83	13%
Torres et al. 1985[29] ▶ spontaneous SVT ▶ fewer extra simuli to induce SVT ▶ NSVT converted into SVT ▶ SVT converted into sinusrhythm with pacing or extra stimuli before drug, but only with DC shock after drug ▶ first induction of SVT	478	13%
Furlanello et al. 1984[A 20] ▶ induction of VT of different morphology ▶ NSVT converted into SVT ▶ induction of VT of higher rate ▶ spontaneous VT ▶ induction of ventricular desynchronization	34	24%
Podrid 1985[20a] ▶ same as Poser et al.[28] ▶ induction of VT of higher rate	245	16%
Rae et al. 1985[30] ▶ NSVT converted into SVT or VF ▶ conversion of an SVT haemodynamically stable into an unstable one	144	13%

SVT: sustained ventricular tachycardia;
NSVT: non-sustained ventricular tachycardia;
VF: ventricular fibrillation

Sicher ist, daß die Häufigkeit schwerer paradoxer Rhythmusstörungen bei **Patienten, die primär wegen maligner Rhythmusstörungen** behandelt werden, unter allen Antiarrhythmika wesentlich häufiger ist, als beispielsweise bei Patienten, die wegen ventrikulärer Extrasystolen oder supraventrikulärer Rhythmusstörung therapiert werden[23]. Außerdem sind Patienten mit vorausgegangenen anhaltenden Kammertachykardien diesbezüglich stärker gefährdet als solche die wegen Nichtanhaltender Kammertachykardien oder Kammerflimmern therapiert werden[23].

Obwohl mit **Amiodaron** praktisch nur Patienten mit malignen ventrikulären Rhythmusstörungen behandelt wurden, ist das Auftreten paradoxer ventrikulärer Rhythmusstörungen unter diesem Antiarrhythmikum nach den Ergebnissen aller bisher vorliegenden Studien relativ selten[15, 15 nach *Horowitz* A 27b], ((0 %)[A 27b nach A 60d, A 29a, A 49b], (0,7 %)[A 27 nach 17], (4,6 %)[A 27b, A 89], (5 %),[A 27b, nach A 17], bzw. unter „low dose"-Amiodaron 2,8 %[A 42c]).

Im **Vergleich zu anderen Antiarrhythmika** gilt das **Risiko** proarrhythmogener Effekte – trotz aller Probleme der Vergleichbarkeit verschiedener Studien (s. o.) – nach Ansicht verschiedenster Autoren[7b, 20b, A 41, A 42c, A 60, A 80] als deutlich geringer (s. a. Tab. III_4 und III_5).

Tab. III_4

Häufigkeit der Aggravation von Rhythmusstörungen unter bestimmten Antiarrhythmika

nach **invasiven Kriterien**

nach den Ergebnissen verschiedener Studien

(nach *Maggioni*[14])

Prevalence of pro-arrhythmic effects found by PES for different drugs

Drugs	Authors									
	Torres et al. 1985[29]		*Podrid* 1985[20a]		*Furlanello* et al. 1984[A20]		*Rae* et al. 1985[30]		*Morganroth* and *Horowitz* 1984[18], 1985[7b]	
	N	%	N	%	N	%	N	%	N	%
Class IA										
Quinidine	5/49	10	5/25	20			3/59	5	6/360	2
Procainamide	8/101	8	4/19	21			6/84	7		
Disopyramide			1/21	5						
Ajmaline					3/4	75				
Aprindine			5/26	19						
Class IB										
Lignocaine	13/81	16								
Mexiletine			8/40	20			2/40	5		
Tocainide			1/21	5	2/3	66				
Ethmozin	2/7	28	1/9	11						

Tab. III_4 Fortsetzung

Class IC										
Flecainide	5/32	15							30/254	12
Lorcainide	9/99	9	4/17	23	1/2	50				
Encainide			5/14	36						
Propafenone			3/20	15						
Class II										
β-blockers			2/33	6						
Class III										
Amiodarone					2/11	18	5/87	6		
Classe IV										
Verapamil	9/45	18								

Tab. III_5

Häufigkeit der Aggravation von Rhythmusstörungen unter bestimmten Antiarrhythmika

nach **nichtinvasiven und invasiven Kriterien**
nach den umfangreichen diesbezüglichen Untersuchungen
aus der *Lown*-Klinik
(1287 nichtinvasive und 248 invasive Untersuchungen)
(nach *Podrid*[20b] nach *Poser*)

Incidence of arrhythmia aggravation

Drug	Percent	
	Noninvasive	Invasive
Amiodarone**	4	?
Disopyramide	6	5
Encainide	15	37
Ethmozine (= Morizicin)	11	14
Flecainide	12	?
Indecainide	19	?
Lorcainide	8	24
Mexiletine	7	20
Procainamide	9	21
Propafenone	8	15
Quinidine	15	20
Tocainide	8	5
Overall	9	18

** Average from several studies

Paradoxer Anstieg der Kammerfrequenz bei Vorhofflattern und -flimmern

Der von fast allen Antiarrhythmika her bekannte Effekt, daß die Verlangsamung der Vorhoffrequenz gelegentlich zu einem Anstieg der Kammerfrequenz führt, tritt bei Amiodaron – ebenso wie bei Verapamil – anscheinend nicht auf, was wahrscheinlich auf die starke Verlängerung der Refraktärzeit im AV-Knoten zurückzuführen ist.

Postkonversionsarrhythmien

wurden unter Amiodaron nicht beschrieben.

Paradoxe Zunahme ventrikulärer Rhythmusstörungen

Eine paradoxe Zunahme ventrikulärer Extrasystolen sowie das Neuauftreten von Kammertachykardien oder Kammerflimmern wurde unter Amiodaron – ebenso wie auch unter allen anderen Antiarrhythmika – beobachtet. Die Häufigkeit derartiger Komplikationen wird mit 4 % angegeben[A 33b].

Monomorphe Kammertachykardien

Monomorphe unaufhörliche Kammertachykardien sind die klassische Komplikation der Klasse Ic-Antiarrhythmika (s. d.)[13b] und gelegentlich auch unter anderen Antiarrhythmika zu beobachten. Sie sind auf Reentry-Mechanismen bei **verzögerter Erregungsleitung** zurückzuführen[13b].

Daneben ist zu berücksichtigen, daß monomorphe Kammertachykardien auch als Variante der Torsade de pointes (s. u.) auftreten.

Unter Behandlung von **Amiodaron** wurden im Rahmen der programmierten Stimulation (s. o.) bei Patienten mit bekannten Kammertachykardien gelegentlich das Auftreten anderer ventrikulärer Tachykardien gesehen.

Ebenso gibt es einzelne Kasuistiken (ein Fall von *McGovern* [A 54] und ein Fall von *Mostow* [33]) in denen das spontane Auftreten von monomorphen Kammertachykardien unter Amiodaron beobachtet wurde. Dabei handelt es sich angesichts der großen Patientenzahl mit malignen Rhythmusstörungen, die weltweit mit Amiodaron behandelt wurden, um Raritäten, im Gegensatz zu den Klasse Ic-Antiarrhythmika, unter denen diese Komplikationen ein klinisch relevantes Problem sind.

Die Frage nach der **therapeutischen Beeinflußbarkeit** Antiarrhythmika-induzierter monomorpher Kammertachykardien ist unzureichend untersucht. Für die häufigsten Klasse Ic-Antiarrhythmika-induzierten Fälle (s. d.) liegen positive Behandlungserfahrungen mit Lidocain, Natrium und Magnesium vor. Spezielle Erfahrungen für Amiodaron-bedingte Formen fehlen noch.

Langes QT-Syndrom – Torsade de pointes

Ein erworbenes langes QT-Syndrom mit allen **Spielarten** von Rhythmusstörungen von der **Torsade de pointes** (Abb. III_1) bis hin zum **„Kammerflimmern"** (s. u. Abb. III_2) sind eine gängige Komplikation **aller Antiarrhythmika** mit repolarisationsverzögernder Wirkung[A 81c].

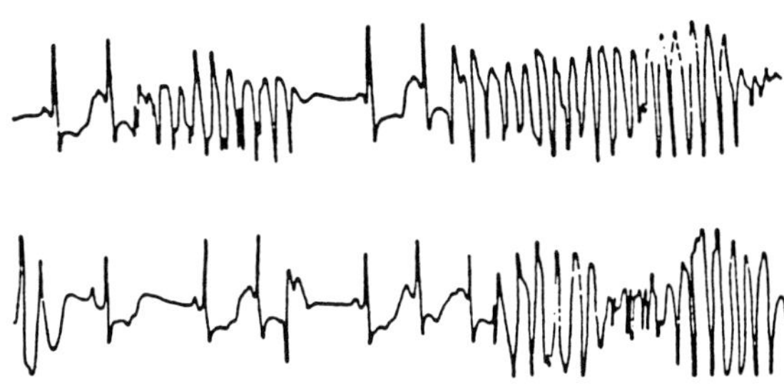

Continuous rhythm strips showing polymorphous ventricular tachycardia and prolonged QT interval. (The trace was retouched for clarity.)

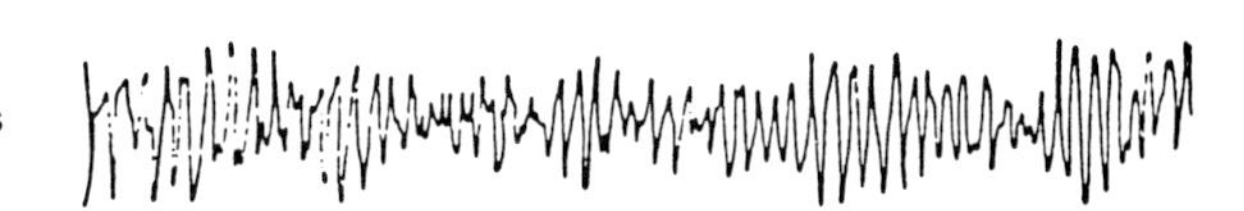

Abb. III_1
Typische Torsade de pointes unter Amiodaron
(aus *Kusniec*[32])

Derartige Probleme werden auch unter **Amiodaron** gesehen.

Neben einigen Fällen in denen diese Komplikation unter gleichzeitiger Behandlung mit Amiodaron und zusätzlich anderen Antiarrhythmika wie Chinidin[24a, 24b, 25b], Disopyramid oder Procainamid[3, 9a, A 77 nach 25a] auftrat, gibt es eine Reihe von *sporadischen Kasuistiken*[4, 16, 25b] und auch eine etwas ausführlichere Studie über 5 derartige Fälle[A 77], bei denen Amiodaron das einzig auslösende Antiarrhythmikum war.

Insgesamt gilt das Auftreten dieser Komplikation unter Amiodaron im Vergleich zu anderen Antiarrhythmika[22] als ein sehr *seltenes Ereignis*[7b, A 42a] (0,7 % bei 460 Patienten[19], 0,5 % bei 200 Patienten[2], zwei Torsaden und acht Kammertachykardieverschlechterungen bei 196 Patienten (4,1 %)[6]), auch wenn nicht auszuschließen ist, daß ein Teil der gelegentlich auch unter Amiodaron auftretenden **plötzlichen Herztodesfälle** auf diesem Mechanismus beruht.

Die **Ursache** für die **relative Seltenheit** von Rhythmusstörungen auf dem Boden von Repolarisationsanomalien unter Amiodaron ist nicht restlos geklärt.

Bekannt ist, daß z. B. im Vergleich zu Sotalol in äquieffektiven Dosen die QT-Verlängerung unter Amiodaron weniger ausgeprägt ist (Amiodaron QT +7 %, Sotalol QT +10 %)[A 1].

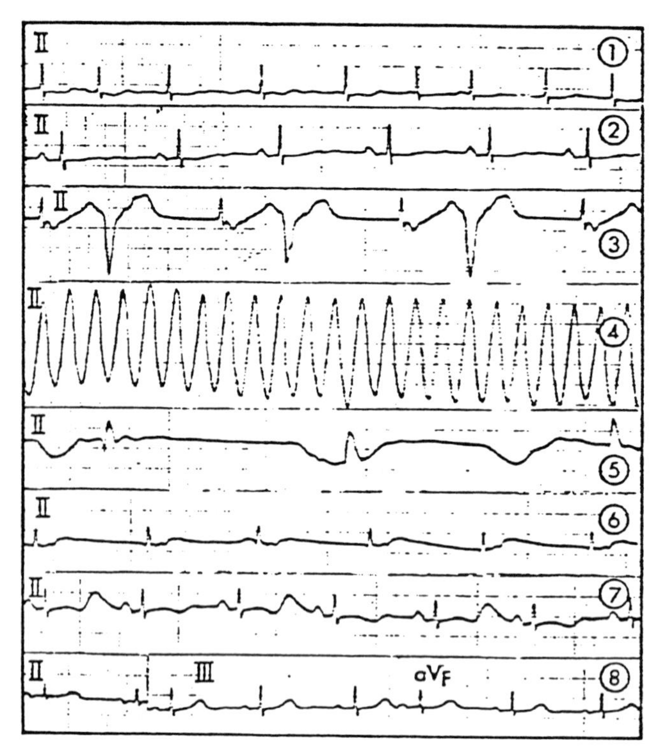

Lead II electrocardiograms (except for bottom strip with leads II, III, and aVF) illustrating episodes of (1) atrial fibrillation, (2) sinus rhythm, (3) AV junctional rhythm with retrograde atrial capture and ventricular premature beats (bigeminy), (4) ventricular flutter, (5) slow AV junctional rhythm, and (6) normal AV junctional rhythm. Paper speed 25 mm/s.

Abb. III_2

Kammerflattern als **Variante der Torsade de pointes** unter Amiodaron-Therapie bei einer Patientin, die wegen Vorhofflimmern behandelt wurde.

Digoxin 0,92 ng/ml, Kalium 3,5 mmol/l, Magnesium nicht bestimmt, Amiodaron-Serum-Spiegel nicht bestimmt, Rückbildung der Repolarisationsanomalie 11 Tage nach Absetzen von Amiodaron.

Man sieht

1 Vorhofflimmern (Ausgangsbefund)
2 Sinusbradykardie nach Amiodaron (wahrscheinlich bei Sick-Sinus-Syndrom)
3 Bigeminusartige ventrikuläre Extrasystolen bei Ersatzrhythmus und Repolarisationsanomalien (!)
4 Kammerflattern
5–6 bradykarden Ersatzrhythmus mit Repolarisationsanomalien
7 Sinusrhythmus mit anhaltendem U-Wellen-Alternans
8 Sinusrhythmus mit weitgehender Normalisierung der Repolarisation

(aus *Cui*[4])

Bedeutsamer ist wahrscheinlich[11], daß Amiodaron die Ionenströme, die zur Nachdepolarisation führen, anders beeinflußt, wie aus experimentellen Untersuchungen bekannt ist, die gezeigt haben, daß Cäsium-induzierte Nachdepolarisationen unter Chinidin gefördert, durch Amiodaron aber unterdrückt werden (s. a. o. Abb. I_{25}, S. 33).

Zu den auslösenden Ursachen von Torsaden unter der Therapie mit anderen repolarisationsverlängernden Antiarrhythmika ist heute bekannt, daß es sich um ein multifaktorelles Geschehen handelt, daß vielfach bereits vor Einsetzen der Therapie eine grenzwertige oder deutliche QT-Verlängerung bestand, und daß häufig bereits vorher eine Neigung zu polymorphen ventrikulären Extrasystolen vorlag. Das Auftreten der Rhythmusstörung ist dann meist im Rahmen der Aufsättigungsphase oder nach Dosiserhöhung und in der Mehrheit der Fälle beim Hinzukommen anderer Faktoren, gewöhnlich Elektrolytstörungen unter Diuretikatherapie, zu beobachten[1, A 81c].

Auch bei den Amiodaron-induzierten Fällen finden sich vor Behandlungsbeginn vielfach polymorphe VES[2, 27, A 77]. In Bezug auf die QT-Zeiten wurde teilweise mitgeteilt, daß sie vorher normal[A 77] oder höchstens grenzwertig[9b] waren, zum Zeitpunkt des Auftretens der Rhythmusstörungen waren die QT_c-Zeiten aber immer erheblich verlängert und betrugen mindestens 0,50 sec., fast immer aber sogar mehr als 0,60 msec.[2, 8, 9b, A 77]. Dabei gilt auch für Amiodaron, daß für die Torsade de pointes unter antiarrhythmischer Therapie – im Gegensatz zu dieser Komplikation z. B. bei angeborenem langem QT-Syndrom – der Absolutwert der QT-Zeit als aussagefähiger als die QT_c-Zeit.

Das Auftreten von Torsaden unter Amiodaron wurde in Ausnahmefällen schon nach der Initialinfusion bei normaler Dosierung (s. Abb. III_3), gelegentlich aber auch bei überhöhten Einzeldosen (1400 mg) im Anschluß an eine Initialinfusion[12] beobachtet. Meist treten sie jedoch nach einigen Tagen[2] oder noch häufiger erst zwischen dem 10. Tag und mehreren Monaten nach Behandlungsbeginn auf[A 77].

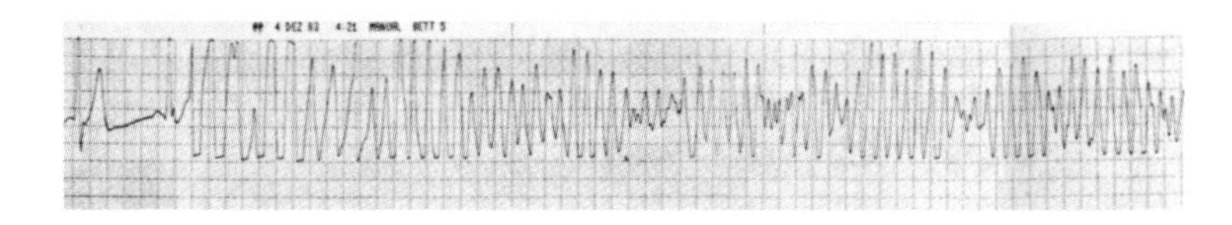

Abb. III_3
Torsade unter Amiodaron
Die Torsade trat unter Amiodaron-Therapie im Rahmen der intravenösen Aufsättigung auf und mußte manuell ausgeschrieben werden, da der Computer sie nicht erfaßte (!).
(Pat. Ö.F. Paracelsuskrankenhaus)

Ebenso wie von anderen Antiarrhythmika her bekannt, wird das Auftreten der Torsaden bevorzugt – aber keineswegs nur – in Phasen der Bradykardie, z. B. beim Umspringen von Vorhofflimmern in Sinusbradykardie oder bradykarden Ersatzrhythmus[4, 10], gesehen.

Bei einem erheblichen Anteil der Patienten bestand zum Zeitpunkt der Rhythmusstörung eine – meist Diuretika-induzierte[10] – Hypokaliämie (Patienten Paracelsuskrankenhaus Frau W. Aug. 81, Frau H. Abb. 85 in Torsaden[2, 5, A 77]) (s. a. Abb. III_4).

Zur relativen Bedeutung dieses mitauslösenden Faktors ist manches unklar. Aus einer alten Kasuistik aus unserer Klinik (Abb. III_4) ist zu ersehen, daß die Hypokali-

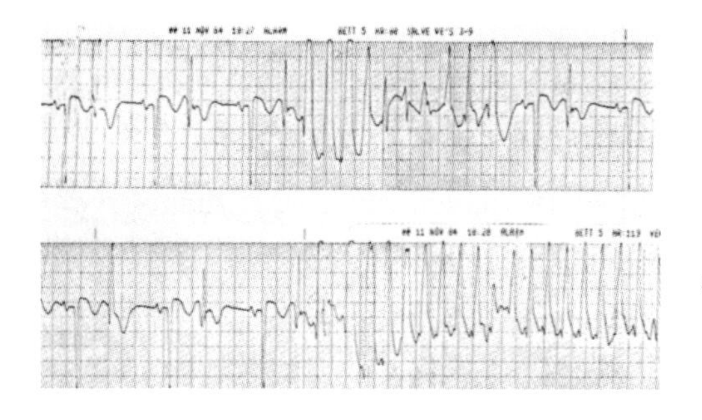

Abb. III_4
Torsade unter Amiodaron während einer gleichzeitigen Hypokaliämie. (Pat. S.A., Paracelsuskrankenhaus)

ämie der kausal entscheidende Faktor sein kann. Bei dieser Patientin, die wegen Tachyarrhythmie bei schwerster Herzinsuffizienz bei Vorderwandaneurysma nach Infarkt mit Amiodaron behandelt wurde, trat nur einmal eine Torsade auf, nachdem der Kaliumspiegel bei außerhalb erhöhter Diuretikadosis auf 3,1 gesunken war, die Rhythmusstörungen verloren sich innerhalb einiger Std. nach Normalisierung des Kaliumspiegels und wurden vorher und nachher trotz Amiodaron-Behandlung und engmaschiger Langzeitüberwachung nie beobachtet. Ähnliche Verläufe sind auch aus anderen Kasuistiken aus unserer Klinik bekannt, unter anderem bei einer Patientin, die unter Aufsättigung mit hohen Dosen nur einmalig kurz eine Torsade de pointes zeigte, als der Kaliumwert im Anschluß an eine nächtliche Polyurie morgens auf 3,1 abgefallen war. Der Magnesiumwert bei dieser Patientin war im Rahmen einer Niereninsuffizienz sogar hoch.
In einer Reihe weiterer veröffentlichter Kasuistiken[2, A 77] wird aber ausdrücklich betont, daß, obwohl die anfänglich deutliche Hypokaliämie im Laufe einiger Std. korrigiert war, über Tage – jeweils nach Abstellen der „overdrive"-Stimulation oder der Isoproterenol-Infusion – erneut Rhythmusstörungen auftraten, bis ca. 5 Tage (gelegentlich auch 10 oder 14 Tage[32, A 77]) nach Absetzen von Amiodaron eine Normalisierung der QT-Zeit eintrat[2, A 77].

Die Magnesium-Serum-Spiegel wurden in dieser Situation bisher nur selten kontrolliert[2, 12] und zeigten in den einzelnen Kasuistiken normale Werte. Weitere Kontrollen des Magnesium-Serum-Spiegels einschließlich Magnesiumretentionstests sind angezeigt.

In bezug auf die **Differentialdiagnose** paradoxer Rhythmusstörungen unter Amiodaron sei noch erwähnt, daß diese durchaus nicht immer unter dem unverkennbaren Bild der Torsade de pointes verlaufen, sondern daß – gelegentlich im zeitlichen Wechsel mit Torsaden – auch monomorphe Kammertachykardien[9b] oder Kammerflattern[4, 16] (s. Abb. III_2) oder Kammerflimmern als typische Komplikation der Torsade de pointes auftreten können.

Von klinischer Bedeutung ist schließlich noch die Tatsache, daß bei manchen Patienten, die auf **Chinidin oder Disopyramid oder Procainamid**[32] mit Torsaden reagieren, die gleiche Komplikation auch unter Amiodaron zu beobachten ist[9b], während andere Patienten, die auf sonstige Medikamente mit dieser Komplikation reagieren, letztlich erfolgreich auf Amiodaron eingestellt werden konnten (s. S. 182).

Als **Risikopatienten** für das Auftreten von Rhythmusstörungen auf dem Boden von Repolarisationsanomalien gelten Patienten mit gestörter QT-Adaptation[13a]. Sie zeigen bei Belastung schon ohne Antiarrhythmika – statt einer bei steigender Frequenz durch QT-Verkürzung gleichbleibenden QT_c-Zeit – durch fehlende Adaptation eine Zunahme der QT_c-Zeit um ∅ 10 %.

In bezug auf die **Therapie** von Torsaden unter Antiarrhythmika mit repolarisationsverlängernder Wirkung ist bekannt, daß Magnesium praktisch immer wirksam ist. Es beseitigt im Tierexperiment die – z. B. durch Cäsium-induzierten – Nachdepolarisationen (s. o. Abb. I_{22} in Kap. „Wirkungen") und unterdrückt Rhythmusstörungen dieser Art in der Klinik praktisch immer. Die Frage, bei welchem Anteil der Patienten der Effekt nur auf die diesbezügliche antiarrhythmische Wirkung von Magnesium zurückzuführen ist und wie häufig ein latenter Magnesiummangel als mitauslösende Ursache eine Rolle spielt ist unklar. Umfangreiche Erfahrungen mit Magnesium speziell bei Amiodaron-induzierten Formen fehlen noch. In einem Fall[32] wurde die Behandlung nach einem Rezidiv nach einer einzigen Bolusinjektion sofort abgebrochen, bei einem anderen Patienten, bei dem die Rhythmusstörung unter gleichzeitiger Therapie mit Chinidin und Amiodaron bei normalem Magnesium-Serum-Spiegel (0,86 mmol/l) aufgetreten war, erwies sich Magnesium als wirksam[25b] (s. Abb. III_5). Lidocain wurde gelegentlich gegeben[4, 32] und war ineffektiv. Die **„overdrive"-Stimulation** ist, wie aus älteren Kasuistiken bekannt[27, 32, A 77], wirksam und wurde gelegentlich auch über längere Phasen bis zum endgültigen Abklingen der Amiodaron-Wirkung gebraucht.

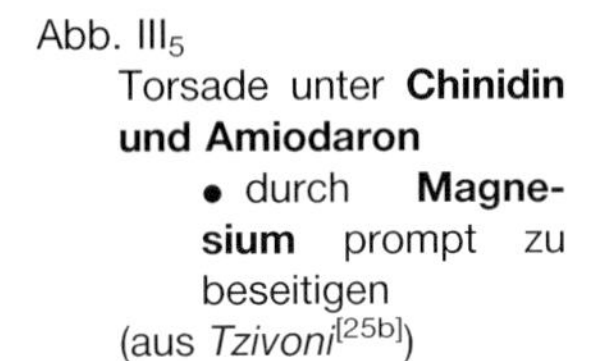

Abb. III_5
Torsade unter **Chinidin und Amiodaron**
- durch **Magnesium** prompt zu beseitigen

(aus *Tzivoni*[25b])

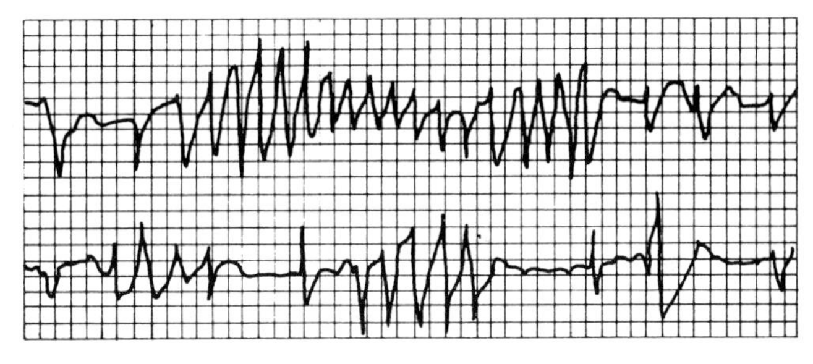

EKG-Veränderungen (Abb. III_6)

(Lit. s. S. 423; *L 45*)

Wie auf Grund der oben beschriebenen unterschiedlichen Effekte bei Akuttherapie und Dauerbehandlung sowie bei verschiedenen Frequenzen oder Konzentrationen (s. Tab. I_3 in Kapitel „Wirkungen") nicht anders zu erwarten, wurden in den verschiedenen Studien zum Teil widersprüchlich erscheinende Angaben über die Wirkung von Amiodaron auf die einzelnen EKG-Parameter mitgeteilt.

Betrachtet man das **klinisch relevante Patientenkollektiv – Patienten mit malignen ventrikulären Rhythmusstörungen unter Amiodaron-Dauerbehandlung in der „steady state"-Phase** – so findet man folgende Effekte:

Frequenz

Die Sinusfrequenz nimmt im allgemeinen deutlich ab (Größenordnung –10 bis –15 %)[1, 2, A 60a, e].

Der Effekt ist um so größer, je höher der Ausgangswert ist[A 18], entsprechend wurden in einzelnen Studien[A 88b] auch stärkere Abnahmen bis 30 % beobachtet.

PQ-Zeit

Die PQ-Zeit zeigt keine klinisch relevante Änderung. Die Details wurden schon im vorgehenden Kapitel (s. elektrophysiologische Wirkung) besprochen.

Einige Autoren
fanden gar keine Änderung
andere Autoren
eine geringe Zunahme[A 32].
bei einem gemischten Patientenkollektiv:
0,17 → 0,19 sec.[A 60a, A 60e],
bei Patienten mit malignen ventrikulären Rhythmusstörungen:
0,18 → 0,21 sec.

QRS

Die QRS-Dauer bleibt – trotz des im His-Bündel-EKG festgestellten minimalen Anstiegs der HV-Zeit – auch bei Patienten mit malignen ventrikulären Rhythmusstörungen im wesentlichen
unverändert[A 60a, A 72, A 80b].

Abb. III_6
Einfluß *toxischer* Amiodarondosen auf das EKG:
a) Ausgangs-EKG vom 30. 11. 1981 (S. 259)
b) EKG vom 4.3. 1982 nach 3monatiger ambulanter Behandlung mit 600 mg Amiodaron: Sinusbradykardie und Sinusknotenstillstände, ausgeprägte Repolarisationsstörungen mit abgeflachter T-Welle, prominenter U-Welle und kaum abgrenzbarer QTU-Dauer (S. 260).
c) EKG vom 9.3. 1982: Weitgehende Rückbildung der toxischen Erscheinungen (S. 261).

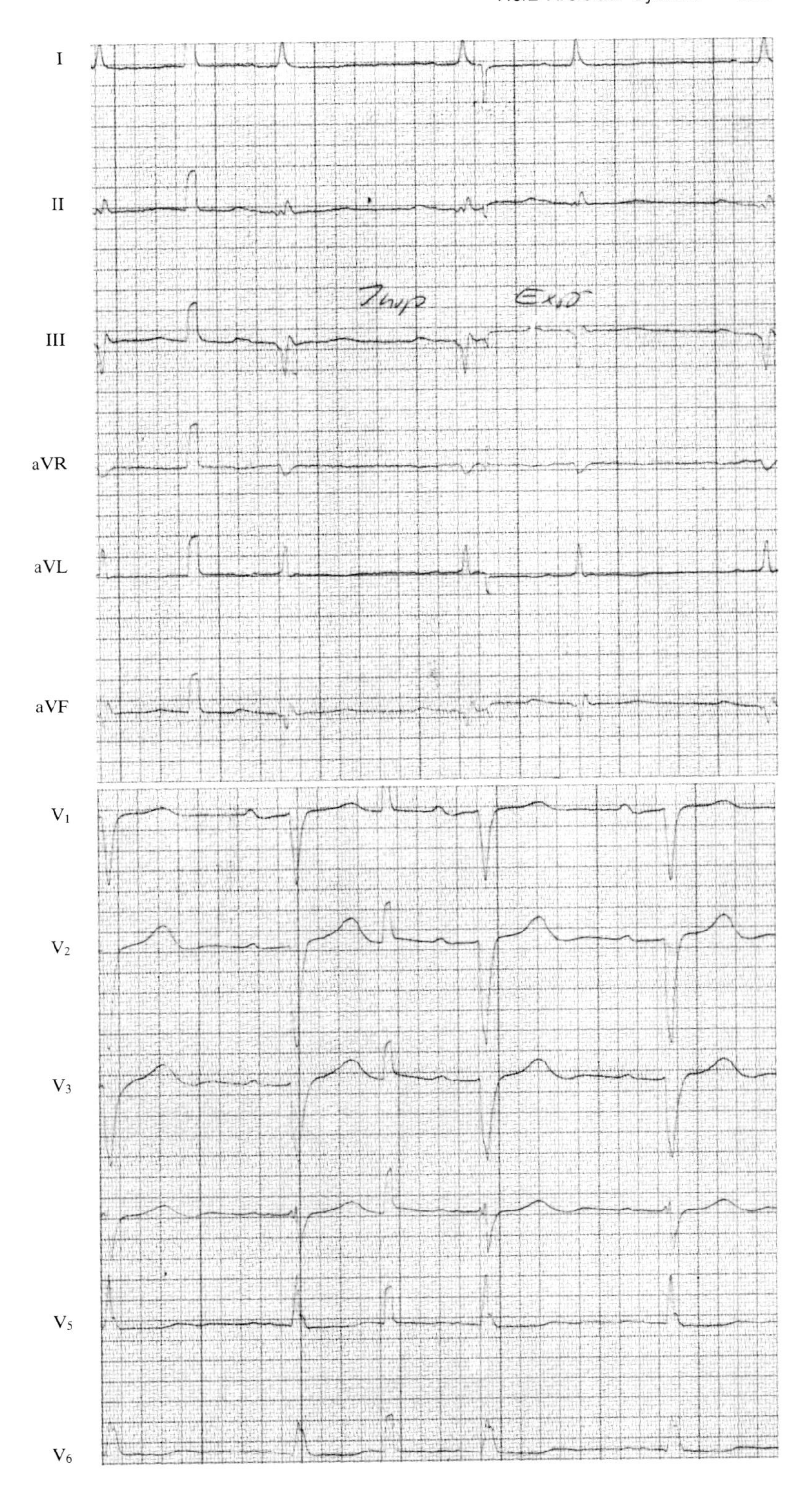

Abb. III_{6a}

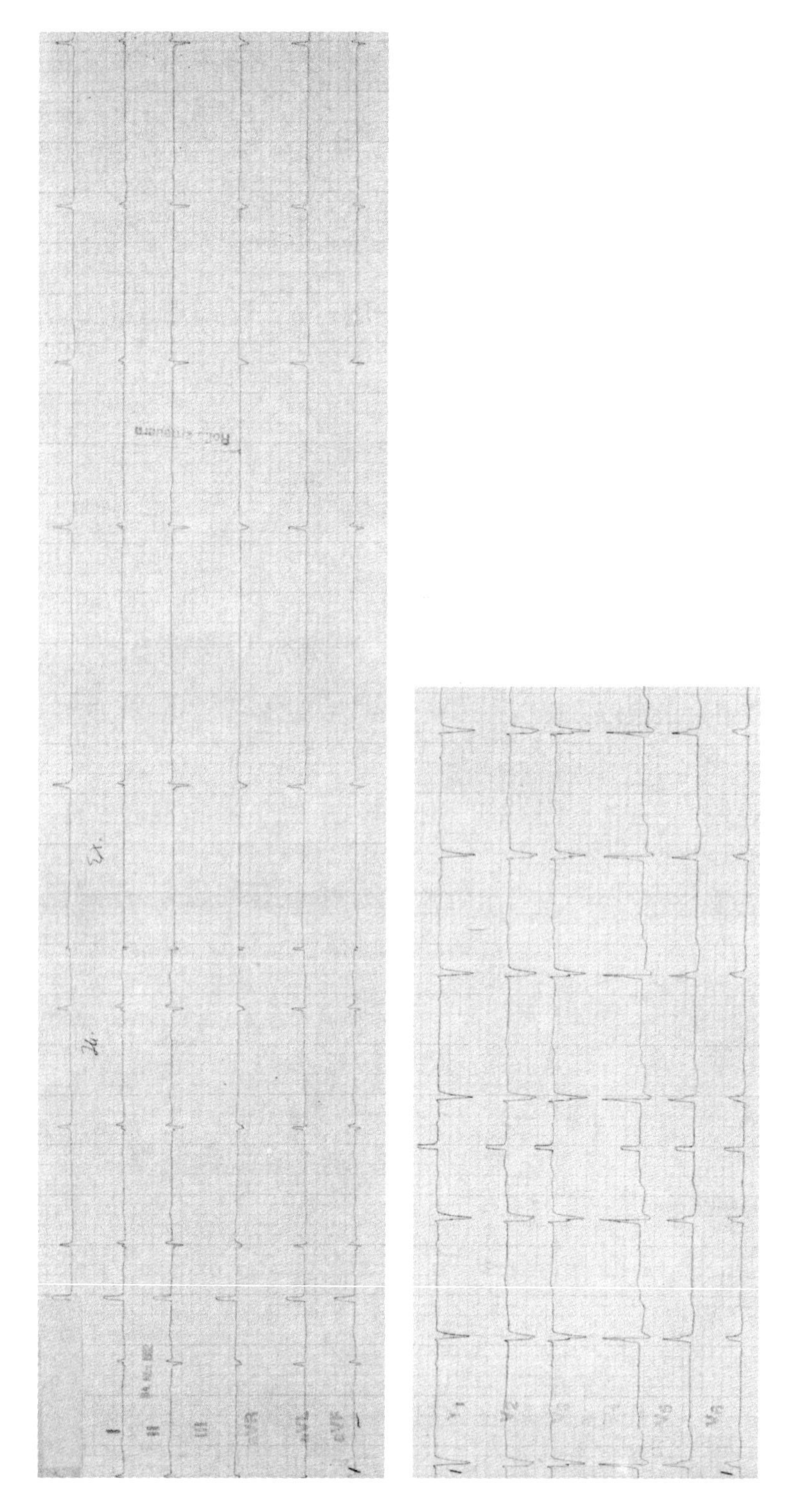

Abb. III_{6b}

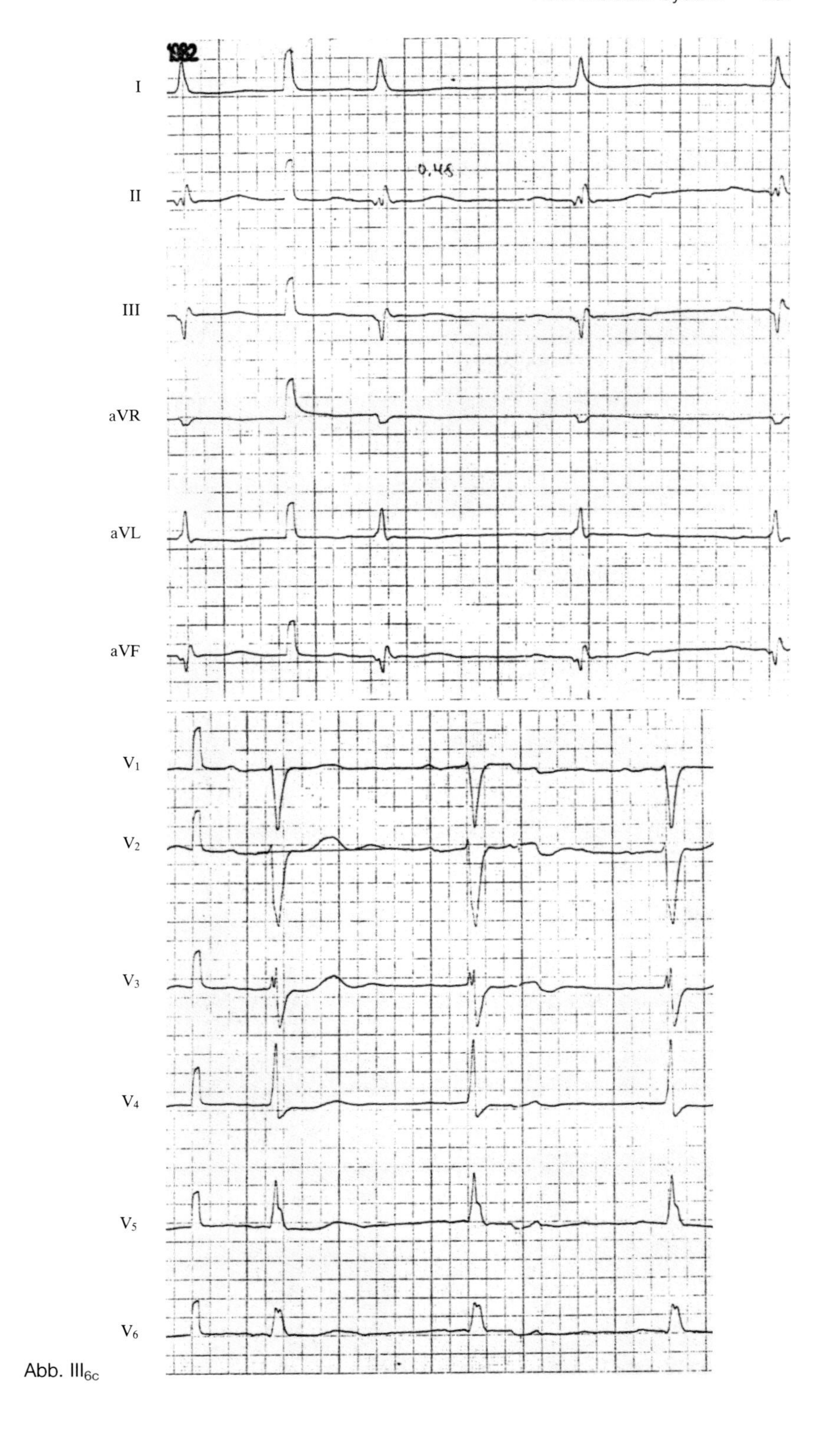

Abb. III_{6c}

In einzelnen Untersuchungen wurden aber bei Patienten mit Zustand nach Infarkt mit schon relativ langen Ausgangswerten eine
deutliche Zunahme[A 9]
0,99 → 1,14 sec. beobachtet, die dann
bei Frequenzanstieg beim Belastungs-EKG
noch weiter (0,114 → 0,127 sec.) zunahm (s. a. o. Kap. „Erregungsbildung und -leitung").

QT_C

Die relative QT_C-Zeit nimmt unter Amiodaron im allgemeinen zu.
Das Ausmaß und der zeitliche Ablauf sind abhängig von der Dosierung[1, A 71a, A 88a] (Effekte nach intravenöser Anwendung s. a. o. Tab. I_3).
Bei Erhaltungsdosen von 100–400 mg wurde eine Verlängerung von durchschnittlich + 8 % und unter 600 mg von durchschnittlich + 23 % festgestellt[A 66b nach A 60a].
Die Angaben über die Bedeutung der QT-Verlängerung im Rahmen der Therapieüberwachung sind etwas widersprüchlich[A 48, A 59a, A 84].
Nach einzelnen Untersuchungen spricht das Ausbleiben einer QT_c-Verlängerung für Ineffektivität[A 84] („Marker für plötzlichen Herztod") bei malignen Rhythmusstörungen, während die Überlebenden eine Verlängerung von ~ 10 % zeigten[A 84].
Nach anderen Untersuchungen[A 59a] wurden bei Patienten mit schlechter Prognose besonders lange QT-Zeiten (+ 20 % vs. + 10 % bei solchen mit guter Prognose) gefunden (möglicherweise weil die Patienten mit paradoxen Reaktionen in dieses Kollektiv mit eingingen).
Komplikationen im Sinne von Torsaden wurden ab 0,50 sec. beobachtet.
QT_c-Verlängerungen unter Amiodaron können gelegentlich – wahrscheinlich unter dem Einfluß von Belastung und Katecholaminen – *kurzfristig verschwinden*[A 18].

T und U

Auch in bezug auf die T-Welle können recht unterschiedliche Befunde, wie Abflachung der T-Welle, Zweigipfligkeit, in seltenen Fällen auch Überhöhung auftreten. Vorhandene U-Wellen nahmen teils an Höhe, teils an Breite zu, teilweise wurden auch neu auftretende U-Wellen beobachtet[A 18, A 19].
Gelegentlich wurden auch Repolarisationsstörungen, die weitgehend denen der Hypokaliämie gleichen, beschrieben.

Extrakardiale Nebenwirkungen (Tab. III_6, Abb. III_{7-8})

(Lit. s. S. 423; *L 46*)

Der Grund dafür, daß Amiodaron bisher generell als **Antiarrhythmikum 2. Wahl** und von manchen Kollegen selbst bei **anderweitig therapieresistenten malignen Rhythmusstörungen** überhaupt nicht eingesetzt wird, ist die Furcht vor den extrakardialen Nebenwirkungen.

Vor dem Hintergrund der **hohen Letalität maligner ventrikulärer Rhythmusstörungen** ist die Frage „behandeln oder nicht behandeln" ein Problem von vitaler Konsequenz, das nur anhand von *klaren und realistischen Vorstellungen* über **Häufigkeit und Bedeutung dieser Nebenwirkungen** im Interesse des Patienten gelöst werden kann. Dennoch gab es zu kaum einem Thema in letzter Zeit so verwirrende und widersprüchliche Angaben, wie zur Frage nach Häufigkeit und klinischer Relevanz von Amiodaron-induzierten Nebenwirkungen.

Häufigkeit[A 32, A 42c, A 73b, A 86] (Tab. III_6, Abb. III_7)

Die Häufigkeit **extrakardialer Nebenwirkungen** ist bei Amiodaron aus den oben genannten Gründen (kardiale Nebenwirkungen < 4 %) mehr oder weniger identisch mit der **Gesamtzahl** der Nebenwirkungen.

Die vorliegenden Daten über die Häufigkeit der **Gesamtheit** der Nebenwirkungen, ebenso wie auch für die **Absetzraten oder spezielle Nebenwirkungen,** sind auf den ersten Blick recht verwirrend:

In zahlreichen Studien wurde über gute Verträglichkeit und **kaum Nebenwirkungen** berichtet[21, 25, A 19, A 33b, A 60a] und **Absetzraten von 0 %** festgestellt[19, A 40, A 60a, A 65], und zwar selbst bei Patienten mit **malignen ventrikulären Rhythmusstörungen**[A 40, A 60a] oder Überleben nach plötzlichem Herztod[19].

In anderen Untersuchungen dagegen – insbesondere aus der Anfangszeit der Amiodaron-Behandlung in den USA – fanden sich Nebenwirkungen bei **fast allen Patienten** (93 %[8], 94 %[15a]) und Absetzraten bis **33 %**[A 59a nach A 17] oder sogar die Notwendigkeit zum Absetzen oder Dosisreduktion bei ~ 50 %[15a], wobei nicht aufgeschlüsselt wurde, wie häufig allein die Dosisreduktion erfolgreich war.

Die Ursachen der Diskrepanzen sind vorwiegend in **unterschiedlichen Dosierungen** begründet. In den frühen europäischen, sowie auch in den südamerikanischen Studien wurden – ohne vorherige Aufsättigung oder auch nach vorheriger Aufsättigung mit ~ 600 mg/Tag – auf Erhaltungsdosen von meist 200 mg/Tag (teilweise auch nur 200 mg an 5 Tagen der Woche) übergegangen.

Tab. $III_{6/I}$

Häufigkeit von Nebenwirkungen unter Amiodaron-Behandlung in Abhängigkeit von der Dosierung

⚠ **Beachte, daß auch die in dieser Arbeit als „low dose"**-Regime klassifizierten Studien teilweise noch für unsere Verhältnisse relativ hohe Dosen gegeben wurden.

(aus *Kerin*[A 42c])

Cumulative Dosage and Side-Effect Profile of Low-Dose Amiodarone

Author	Amiodarone		No. Patients	Cardiac		Cutaneous		GI		Hepatic		Neuro		Pulmonary		Thyroid	
	PO Loading (g)	Maintenance (mg/d)		T	I	T	I	T	I	T	I	T	I	T	I	T	I
Collaborative Group[4]	11.2	200	58	4				7				7				5	
Kerin[A 42c]	8.5	300	110	3	1	8	4	16	7			46	11			24	
Kowey[A 45]	7.2	350	68	2		15			1	21		2			3	2	
Rosen-baum[A 71	36.0	300	251			25	1	25	1								
Wheeler[30]	84.0	250	50			1	1										
Total	7.27	280	537	9	1	49	6	48	9	21	0	55	11	0	3	31	0
Total intolerable side effects (%)		5.43			0.18		1.1		1.6		0		2.0		0.55		0
Total tolerable side effects (%)		39.4		1.6		9.1		9.1		3.9		10.2		0		5.7	

I = intolerable, T = tolerable

Tab. $III_{6/II}$

Häufigkeit von Nebenwirkungen unter Amiodaron-Behandlung in Abhängigkeit von der Dosierung

⚠ **Beachte, daß auch die in dieser Arbeit als „low dose"**-Regime klassifizierten Studien teilweise noch für unsere Verhältnisse relativ hohe Dosen gegeben wurden.

(aus *Kerin*[A 42c])

Cumulative Dosage and Side-Effect Profile of High-Dose Amiodarone

Author	Amiodarone		No. Patients	Cardiac		Cutaneous		GI		Hepatic		Neuro		Occular		Other		Pulmonary		Thyroid	
	PO Loading (g)	Maintenance (mg/d)		T	I	T	I	T	I	T	I	T	I	T	I	T	I	T	I	T	I
Heger[11]	39.2	400	45	2		3		12		17		7							4	8	1
Morady[17a]	33.6	600	154	1	2	11		11	2	24		49	5	12					8	8	1
Morady[17b]	37.8	600	58			3						22	1	3					1	3	1
Smith[14]	33.6	400	242	7	8	55	8	26	15			30	11	27	4	24	10		3	12	6
Waxmann[29]	15.4	600	51	12		2	2			8	2	2	3	2					5	1	
Total	31.92	520	550	22	10	74	10	49	17	49	2	110	20	44	4	24	10	0	21	24	9
Total intolerable side effects (%)		18.5			1.8		1.8		3.0		0.36		3.6		0.72		1.8		3.8		1.6
Total tolerable side effects (%)		71.8		4		13.4		8.9		8.9		20		8		4.3		0		4.3	

I = intolerable, T = tolerable

In den frühen Studien in den USA hingegen wurden teilweise für europäische Verhältnisse **unvorstellbare Dosen** (Einzeldosen bis zu 2 g (= 10 Tabl.), Tagesdosen in der Sättigungsphase bis zu 6 g (= 30 Tabl.) und Erhaltungsdosen über Wochen und Monate von > 1000 g (s. a. o. S. 241)) verabreicht, aber abgesehen von diesen exzentrischen Untersuchungen, auch im Durchschnitt mit häufigen Erhaltungsdosen von 600 und 800 mg/Tag viel höhere Dosen angewandt, bis nach der Erkenntnis der Dosisabhängigkeit der Nebenwirkungen der Begriff der **„low dose"**-Amiodaron-Behandlung (s. u.) eingeführt wurde, der aber teilweise immer noch für unsere Verhältnisse relativ hohe Dosen beinhaltet.

Inzwischen ist die **extreme Dosisabhängigkeit der extrakardialen Amiodaron-Nebenwirkungen** klar dokumentiert (s. Tab. III_6).

In der genannten Arbeit von *Kerin* [A 42c] wurden die Nebenwirkungsraten in verschiedenen Studien mit der sogenannten „low-" und „high dose"-Therapie gegenübergestellt.

Dabei wurde unter
„low dose"
∅ kumulative Initialdosen von ~ 7 g
∅ Erhaltungsdosen von 280 mg/Tag,
„high dose"
∅ kumulative Initialdosen von 30 g
∅ Erhaltungsdosen von 520 mg verstanden.

Klinisch wesentlich ist, daß unter der sogenannten „low dose" nicht nur eine wesentliche Verminderung sämtlicher Komplikationen (s. o. Tab. III_6), sondern auch der **pulmonalen Störungen,** als schwerwiegendste Nebenwirkung, auf
< 0,5 % zu beobachten war[A 42c].

Ähnliche Relationen sind auch aus zahlreichen anderen – teilweise tabellarischen – Zusammenstellungen über die Häufigkeit von Nebenwirkungen unter Amiodaron in Abhängigkeit von der Dosierung zu ersehen[15b, A 73b, A 86].

Noch deutlicher zeigen sich die Unterschiede beim Vergleich von Patienten aus *einem* Behandlungszentrum[A 49b] mit unterschiedlichen
Tagesdosen in der Erhaltungsphase von

- **200 mg** mit
  32 % Gesamtnebenwirkungsraten,
  0 % Absetzraten und bei
- **600 mg**
  60 % Gesamtnebenwirkungs- und
  5 % Absetzraten.

Die Abhängigkeit der Häufigkeit von Nebenwirkungen vom **Serum-Spiegel** ist auch aus der Abb. III_7 zu ersehen.

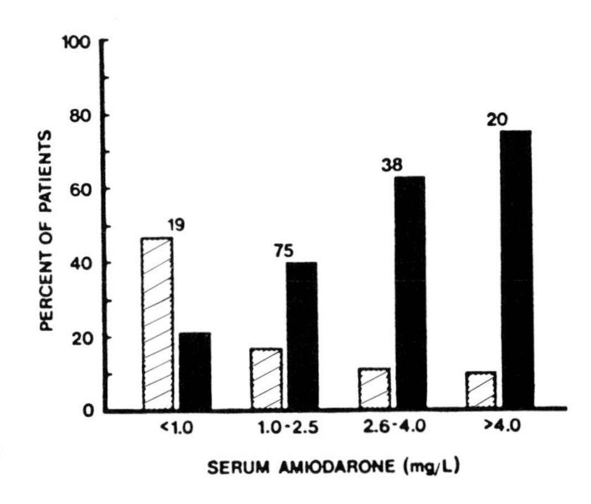

Incidence of arrhythmia recurrence *(hatched bars)* and adverse effects *(plain bars)* in relation to increasing apparent steady-state serum concentrations of amiodarone. The ordered chisquared test was done both with and without the repeated measurements and yielded similar results. The overall risk of developing adverse effects increased with increasing concentrations ($p < 0.0001$), whereas patients with serum amiodarone concentrations below 1.0 mg/L, were at higher risk of recurrence ($p < 0.005$). Numbers above columns indicate the total number of serum amiodarone determinations in each range obtained from 127 patients, 25 of whom received two maintenance doses for at least 2 months.

Abb. III_7
Abhängigkeit der Häufigkeit von **Nebenwirkungen** vom **Amiodaron-Serum-Spiegel.**

Die **Dosisabhängigkeit** gilt für **fast alle Nebenwirkungen.** Eine gewiße Ausnahme machen allerdings die Schilddrüsenerkrankungen.

Außer den Tagesdosen spielt bei einem Teil der Nebenwirkungen die **kumulative Dosis** eine Rolle. Das gilt u. a. für die pulmonalen und die dermatologischen Probleme.

Neben der Dosierung sind aber andere Faktoren von Bedeutung. So hängt z. B. die Häufigkeit der **Schilddrüsenerkrankungen** in hohem Maße von der *Jodversorgung* der Region ab, die **Hautveränderungen** vom Ausmaß der vorbestehenden *Pigmentierung* und der *Sonneneinstrahlung,* die **gastrointestinalen Nebenwirkungen** davon, ob die Gesamttagesdosis in der Aufsättigungsphase *verteilt* oder auf *einmal* verabreicht wird.

Außerdem werden Nebenwirkungen bei älteren Patienten häufiger gefunden[12].

Daneben scheinen aber noch weitere **unbekannte Faktoren** eine Rolle zu spielen, so u. a. möglicherweise die Sorgfalt der Nachuntersuchung und wahrscheinlich die Ausdauer in dem Bemühen, die Dosis trotz aller Probleme mit der Pharmakokinetik auf das erforderliche und mögliche Mindestmaß zu reduzieren.

Bedeutung, Art und Entstehungsmechanismus der Nebenwirkungen[20, A 73b, A 86]

Mindestens ebenso wichtig wie die Frage nach der Häufigkeit ist die nach der klinischen **Dignität** und insbesondere der **Reversibilität** dieser Erscheinungen.

Die klinisch wichtigsten Nebenwirkungen spielen sich im Bereich von **Lunge, Schilddrüse, Haut** und teilweise auch in **anderen Geweben** ab.

Während früher befürchtet wurde, daß diesen Veränderungen möglicherweise autoimmunologische Phänomene zugrunde lägen, steht heute fest, daß es sich um **toxische Veränderungen im engeren Sinne** mit prinzipieller **Reversibilität** nach Abklingen der überhöhten Serum- und Gewebskonzentrationen von Amiodaron und Desäthylamiodaron handelt. Als wahrscheinliche **pathophysiologische Grundlage**[20, A 73b, A 86] gilt eine durch den amphoteren Charakter von Amiodaron – ähnlich wie bei manchen anderen Medikamenten wie Psychopharmaka, Chloroquin, Perhexillin, Appetitzügler und Cholesterinreduktasehemmer[20] – verursachte Störung der Phospholipase mit einer sekundären Phospholipoidose als Ursache der in allen Organen nachweisbaren Veränderungen in Form von Schaumzellen, Einschlußkörperchen, Gewebsuntergang und Fibrose. Somit gelten die Amiodaron-induzierten Organveränderungen heute als **reversible, erworbene Lipidstoffwechselstörungen** im Sinne einer **Phospholipoidose**[6]. Daneben können zusätzliche Faktoren wie freie Radikalbildung bei den pulmonalen Veränderungen und der hohe Jodgehalt von Amiodaron bei den Schilddrüsenstörungen eine Rolle spielen.

Klinisch entscheidend ist, daß **autoimmunologische Veränderungen** offensichtlich nur in extremen Ausnahmefällen[A 86] vorkommen. Das zeigen nicht nur die entsprechenden immunologischen Untersuchungen, sondern die inzwischen recht umfangreichen Erfahrungen über die klinischen Verläufe, die ergaben, daß es vielfach schon bei Dosisreduktion, erst recht aber nach Absetzen zu einer allmählichen Rückbildung der Symptome kommt und daß nie ein Fortschreiten der Erscheinungen i. S. einer Verselbständigung des Krankheitsbildes zu beobachten ist.

Zusammenfassend
steht heute fest, daß die Nebenwirkungen von Amiodaron weit weniger heimtückisch sind als früher befürchtet wurde, und daß sie durch **sorgfältige Dosierung vielfach vermeidbar** sind.

Als
- *dosisunabhängig*[A 81b]
  - gelten die
    - Schilddrüsenfunktionsstörungen[26]
      - (und möglicherweise die Neuropathie);
- *dosisabhängig*[A 81 b]
  - sind praktisch alle übrigen wie z. B.
    - Übelkeit und Erbrechen,
    - Tremor, Kopfschmerzen, Schlafstörungen,
    - Muskelschwäche,
    - Anstieg der SGOT und LDH[A 33a],
    - Augenveränderungen;

dosis- und teilweise zeitabhängig sind[A 81b]
Lungenveränderungen,
die sich vorwiegend bei Patienten mit Herzinsuffizienz und hohen Serum-Spiegeln finden und
Pigmentationen der Haut,
die vorwiegend bei Patienten nach langfristiger Einnahme und bei intensiver Sonnenbestrahlung vorkommen.

Die wichtigsten extrakardialen Nebenwirkungen sind

1. Gastrointestinale Erscheinungen
2. Allgemeine Störungen
3. Nebenwirkungen von Seiten des Nervensystems
4. Hautveränderungen
5. Augenveränderungen
6. Lungenveränderungen
7. Sonstige extrakardiale Nebenwirkungen
8. Lungenveränderungen
9. Schilddrüsenstörungen
10. Sonstige mögliche Nebenwirkungen (s. Tab. III_{12}, S. 303)

Gastrointestinale Erscheinungen[A 32, A 59a, A 73a, A 82]

Übelkeit und Erbrechen sind vorwiegend in der **Aufsättigungsphase** mit hohen Dosen zu beobachten[A 32]. Zum Teil verschwinden sie schon, wenn auf das unsinnige Verfahren, die Gesamtdosis in der Aufsättigungsphase auf einmal zu verabreichen, verzichtet wird[A 73a], zum Teil sind sie auch Hinweis darauf, daß die Sättigung abgeschlossen ist und verschwinden mit Dosisreduktion. Gelegentlich sind sie auch durch Interaktionen (s. d.) mit anderen Medikamenten wie u. a. Digitalisglykosiden bedingt.
In der **Langzeittherapie** werden Übelkeit, Geschmacksstörungen und Obstipation vorwiegend bei hohen Spiegeln (∅ Amiodaron-Serum-Spiegel 2,3, ∅ Desäthylamiodaron-Serum-Spiegel 1,2 µg/ml)[A 73a], teilweise aber auch bei normalen Werten[A 29b] gefunden.
Die Obstipation wird – ebenso wie bei Verapamil – auf die muskelrelaxierende Wirkung zurückgeführt und vorwiegend bei Dosierungen von $\leq$ 600 mg/Tag beobachtet[A 59a nach A 29a].

Zentralnervöse und neuromuskuläre Nebenwirkungen[5, A 32, A 40, A 59a, A 73a, b, A 82, A 86]

Zentralnervöse und neuromuskuläre Erscheinungen treten fast ausschließlich bei hohen Dosen auf[A 32, A 86] und gehen entsprechend mit hohen Serum-Spiegeln

(∅ Amiodaron-Serum-Spiegel 3,3, ∅ Desäthylamiodaron-Serum-Spiegel 1,8 µg/ml) [A 73a] einher und verschwinden mit Dosisreduktion[16, A 82, A 86].

Allgemeine und zentralnervöse Nebenwirkungen[A 13b, A 32, A 59a, A 86]

Am häufigsten sind Kopfschmerzen, Schlafstörungen (6 % bei ∅ 400 mg/Tag)[A 59a], Alpträume, vorzeitiges Erwachen [A 32], Tremor (5 % bei 400 mg/Tag)[A 32, A 59a]. Hinzu kommen gelegentlich Ataxie und weitere sehr seltene Symptome (Details s. technische Broschüre)[A 13b, A 86].

Neuromuskuläre Störungen[A 32, A 86]

Sie äußern sich fast immer in Schwäche der proximalen Muskelgruppen[A 32, A 86] und kommen – häufig begleitet von schwerer Müdigkeit – ebenfalls fast nur bei hohen Dosen vor und bilden sich nach Dosisreduktion rasch zurück. Das gleiche gilt für die Parästhesien. Hingegen braucht die Rückbildung der sehr seltenen peripheren Neuropathie gelegentlich länger. In histologischen Untersuchungen wurden ähnliche Einschlußkörperchen wie in der Lunge und anderen Geweben gefunden[A 86].

Hautveränderungen[7, 22, 27, 31 aus A 82, A 32, A 40, A 73a, 73b]

Hautveränderungen unter Amiodaron sind – wenn die nötigen Vorbeugungsmaßnahmen beachtet werden – nur selten ein klinisch bedeutsames Limit der Amiodaron-Behandlung[A 86].

Die Häufigkeit von Hautveränderungen ist im hohen Maße abhängig von der Pigmentation. Bei hellhäutigen Frauen findet man sie häufiger, hingegen wurden in einem größeren argentinischen Patientenkollektiv überhaupt keine Hautveränderungen beobachtet[A 40].

Die Hautveränderungen werden vorwiegend durch ultraviolette Strahlen (UVA und UVB)[A 82] hervorgerufen und können auch bei Sonneneinwirkung hinter geschlossenen Fenstern auftreten[16, A 82, A 86].

Unter dem großen Spektrum möglicher Veränderungen[A 86] sind im wesentlichen **3 Formen** mit recht unterschiedlicher klinischer Bedeutung zu unterscheiden.

Flüchtige Exantheme[A 32]

Pruriginöse und erythematöse Ausschläge mit Bevorzugung des Rumpfes werden öfter in der Aufsättigungsphase gesehen, erforderten jedoch nie ein Absetzen der Therapie[A 32].

Photosensibilität[22, 27, A 32]

Eine durch spezielle Testmethoden feststellbare erhöhte Empfindlichkeit gegenüber UV-Licht ist bei fast allen (90 %)[22] Patienten unter Amiodaron-Behandlung nachweisbar. Sie tritt unter üblicher Dosierung (Erhaltungsdosis von 200 mg im Anschluß an eine Aufsättigung) nach ungefähr 4 Monaten und bei einer kumulativen Dosis von ∅ 75 g auf und klingt nach Absetzen der Therapie zwischen 4 Monaten und 1 Jahr wieder ab[22]. Ein kleiner Teil der Patienten nimmt diese Empfindlichkeit nicht wahr. Bei den meisten (75 %) finden sich unterschiedliche klinische Erscheinungsformen von vermehrter Neigung zu Sonnenbräune bis zu erheblich gesteigerter Sonnenbrandempfindlichkeit[A 32]. In Einzelfällen wurde bei extremer Sonnenexposition ohne Schutzmaßnahmen eine rasche Progredienz dieser Veränderungen in braungraue Hautverfärbungen beobachtet[27].

Hautverfärbungen[9, A 13b nach 3, A 32, A 73b, A 82, A 86]

Die berüchtigten blaugrauen Hautverfärbungen sind relativ seltene (1,5 % der behandelten Patienten)[A 32] Nebenwirkungen, die fast nur bei Kranken beobachtet werden, die über längere Zeit und teilweise mit hohen Dosen (14/34 $>$ 600 mg/Tag für 2 Jahre)[A 32] behandelt wurden. Sie bilden sich nach Absetzen – wenn überhaupt[A 13b nach 3] – nur sehr zögernd zurück[A 73b].
Histologisch finden sich in der betroffenen Haut hohe Amiodaron- und Desäthylamiodaron-Konzentrationen und Lipofuscin-Einschlußkörper[A 73b].

Vorbeugungsmaßnahmen

Die wichtigsten Maßnahmen, um Hautveränderungen zu verhindern, bestehen darin, die Sonne zu vermeiden und die Haut durch entsprechende Kleidung einschließlich Sonnenhut und Lichtschutzsalben abzusichern.
Zur Frage der geeignetsten Lichtschutzsalben werden in der ausländischen Literatur[A 73b, A 82] Zubereitungen auf der Basis von Zinkoxid oder Titaniumdioxid empfohlen, die einen **totalen Lichtschutz** bieten. Vom deutschen Hersteller[32] werden in Übereinstimmung mit Prof. Braun Falco von der Universitätshautklinik München entweder Ilrido® Plus 15 (Milch oder Creme, Fa. Hermal) oder Anthélios farblos 20B.10A.IR oder getönt 30B.9A.IR, Firma Roche Posay empfohlen. Erfahrungen über die Wirksamkeit im Sinne einer Vorbeugung gegen Amiodaron-induzierte Photodermatosen, liegen jedoch nach Angaben der Hersteller für beide Präparate nicht vor.

Die zeitweilig diskutierte Verwendung von Pyridoxin (Vitamin B_6) zur Verhinderung von Hautschäden hat sich nicht bewährt[9, 18, A86].

Neuerdings wird von Seiten der Dermatologen (Prof. Raab, Allergie-Ambulatorium „Innere Stadt", Wien) angegeben, daß unter β-Carotin (Carotiben®), das nach experimentellen Untersuchungen [33] einen günstigen Einfluß auf verschiedene Lichtdermatosen hat, auch bei einem Teil der mit Amiodaron behandelten Patienten, eine Besserung der Lichtempfindlichkeit zu beobachten sei. Weitere Untersuchungen müssen zeigen, ob sich diese Beobachtungen bestätigen lassen.

Auge (Abb. III_8)[12, 13, 16, 28a, b, A 29c, A 32, A 73a, A 82, A 86]

Bei längerer Behandlung mit Amiodaron lassen sich bei praktisch allen Patienten (nach 1 Jahr ~90 %)[A 82] gewöhnlich nur mit der Spaltlampe erkennbare **Mikroablagerungen auf der Hornhaut** nachweisen.

Sie bestehen aus Lipofuscin bzw. einem Medikament-Lipid-Komplex[13] und bilden zunächst kleine Punkte, die dann zu Linien zusammenfließen (s. Abb. III_8). Man findet sie im Lidspaltenbereich, unterhalb der Pupillenregion, am Übergang zum mittleren Drittel der Hornhautfläche[28a, b]. Ausdehnung bzw. Stadium der genannten Erscheinungen sind abhängig von der Dosierung und der Behandlungsdauer.

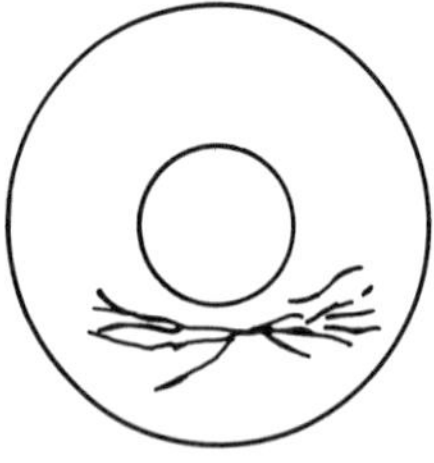

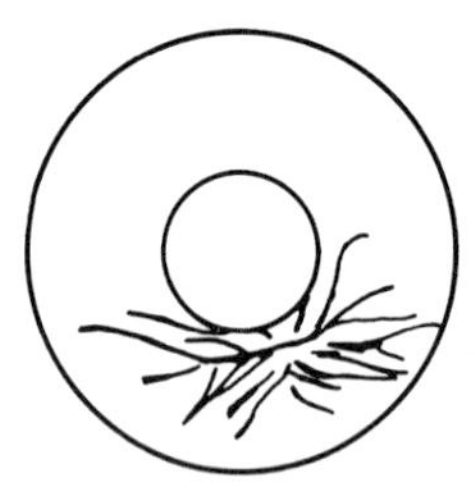

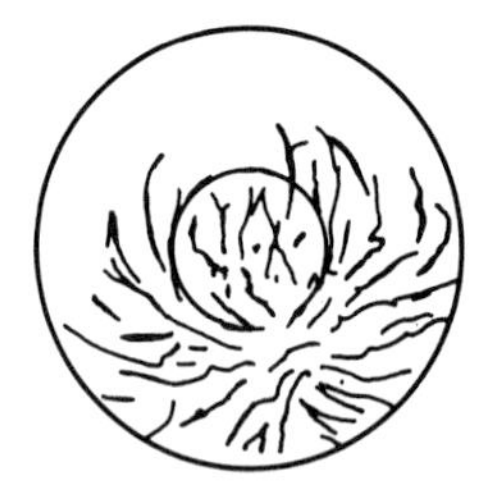

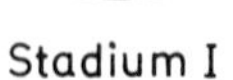

Stadium II

Stadium III (nach Miller)

Abb. III_8
Ablagerungen auf der **Hornhaut** unter Amiodaron-Therapie.
Hornhautablagerungen sind eine regelmäßige Begleiterscheinung der Amiodaron-Therapie und keineswegs ein Grund die Behandlung abzusetzen (Details s. Text).
(aus *Verin*[28a])

Sehstörungen in Form von **Farbensehen und Lichthöfen** treten im allgemeinen erst im Stadium III auf, das normalerweise mit toxischen Spiegeln einhergeht[A 29c] (14 % der behandelten Patienten, ∅ A_S: 2,9, ∅ DA_S: 1,5 µg/ml[A 73a]). Sehstörungen im Zusammenhang mit ausgedehnten Mikroablagerungen sind natürlich ein Grund, die Therapie vorübergehend zu pausieren und auf eine niedrigere Erhaltungsdosis überzugehen. Nach Absetzen der Behandlung bilden sich die Erscheinungen regelmäßig zurück[A 32, A 82]. Ausgedehnte Mikroablagerungen ohne Sehstörungen sollten zur Kontrolle des Serum-Spiegels und des rT_3-Werts veranlassen. Hingegen sind Mikroablagerungen allein niemals ein Grund, die Behandlung zu beenden, denn im Gegensatz beispielsweise zu Thesaurismosen nach Malariamitteln und anderen Stoffen führt Amiodaron nie zu bleibenden Funktionsstörungen am Auge, und Mikroablagerungen in den Stadien I und II sind eine normale Begleiterscheinung der Therapie.

Die Wirkung von Methylzellulose-Augentropfen wurde diskutiert, aber nicht bestätigt[A 86].

Im Gegensatz zum Erwachsenen treten bei **Kleinkindern** keine Mikroablagerungen auf, größere Kinder verhalten sich diesbezüglich wie Erwachsene.

Andere Amiodaron-bedingte Augenveränderungen[A 86] sind extrem selten.

Obwohl **augenärztliche Kontrollen** teilweise als Routinemaßnahmen im Rahmen der Amiodaron-Therapie empfohlen wurden[A 82], ist die Mehrzahl der Experten der Ansicht, daß sie auf Grund der oben angeführten Zusammenhänge nur dann sinnvoll sind, wenn klinische Symptome vorliegen[12, 16].

Leber[10, A 32, A 33a, A 73b, A 86]

Unter den Amiodaron-bedingten Effekten auf die Leber muß zwischen den sehr häufigen Veränderungen der **Leberwerte** und den extrem seltenen **Leberschädigungen** unterschieden werden.

Anstieg der Leberwerte

Klinisch asymptomatische Anstiege von SGOT, SGPT bei normalem Bilirubin mit[A 73a, A 73b] oder ohne[10, 11] Anstieg der alkalischen Phosphatase finden sich in der initialen Behandlungsphase bei Studien mit relativ hoher Dosierung recht häufig (10–50 %)[A 73b]. Sie treten nicht selten gleichzeitig mit anderen Nebenwirkungen auf und gelten als Hinweis auf toxische Dosen[10, A 32, A 33b]. Entsprechend sind die durchschnittlichen Serum-Spiegel (A_S: 3,5 µg/ml, DA_S: 1,7 µg/ml)[A 73a] hoch. Sie normalisieren sich meist mit Dosisreduktion[A 73b] und sind kein Grund zum Absetzen der Therapie[A 86], wohl aber zu weiteren Kontrollen. Ein Übergang dieser Befunde in klinisch relevante Leberschäden ist nicht zu erwarten[A 13b nach 23].

Leberschäden[2a, 20]

Echte Leberschäden sind mit 0,06 %[A 86] der behandelten Patienten extrem selten und können in verschiedener Form u. a. als Cholangitis[20] oder akute Hepatitis[2a, 20, A 86], nekrotisierende Hepatitis oder Fibrose oder Zirrhose auftreten[12, 20, A 86]. Histologisch[2a, 20] finden sich dieselben Veränderungen wie bei toxischen Störungen in anderen Organen, nämlich Schaumzellen, Einschlußkörperchen, Untergang von Leberzellen und Ersatz durch Fibrose und Zirrhose.

Verschiedenes

Daneben wurden eine Reihe weiterer sehr seltener Nebenwirkungen beschrieben (s. Tab. III_{12}, S. 303). Weitere Details über sehr seltene Nebenwirkungen finden sich in der Technischen Broschüre[A 82] S. 69 und 76 ff. sowie bei *Vrobel*[A 86] S. 409 ff.

Lungenveränderungen

– Alveolitis – Pneumonitis – Lungenfibrose –
(Lit. s. S. 425; *L 47*)

Bedeutung

Pulmonale Störungen sind die gefährlichste Komplikation der Amiodaron-Behandlung, weil sie nicht selten tödlich enden, wenn sie nicht **rechtzeitig erkannt** werden. Sie sind aber auch deshalb von besonderem klinischem Interesse, weil sie zwar nicht immer, aber in den allermeisten Fällen **vermeidbar** sind.

Definition[18]

Amiodaron führt zu verschiedenen Veränderungen in der Lunge, beginnend mit im Bronchialsekret nachweisbaren Schaumzellen (die bei vielen Amiodaron-behandelten Patienten nachweisbar und nicht Zeichen pulmotoxischer Wirkung sind) über eine Beeinflussung verschiedener **Lungenfunktionstests** (so z. B. dem CO-Diffusions-Test, der bei rund 1/5 der Amiodaron-behandelten Patienten deutlich abnimmt, obwohl nur einzelne davon später toxische Lungenveränderungen entwickeln[12]) über **verschiedene,** zunächst noch **reversible Veränderungen,** die häufig differentialdiagnostische Schwierigkeiten gegenüber anderen Erkrankungen (s. u.) machen, bis letztlich hin zur **Lungenfibrose.**

Eine **exakte Definition** für Amiodaron-bedingte Lungenveränderungen **gibt es nicht**[9, 18], auch wenn gewisse Kriterien (s. u.) gefordert werden.

Häufigkeit

Die Angaben zu der klinisch entscheidenden Frage nach der Häufigkeit pulmonaler Komplikationen im Rahmen der Amiodaron-Behandlung sind auf den ersten Blick extrem unterschiedlich und verwirrend.
Die erste Ursache liegt in den oben schon erwähnten Problemen der **Definition.** Die in der neueren Literatur[1, 18, 18 nach 21, nach 20] angegebenen, zum Teil recht hohen Quoten über „Lungentoxizität", beziehen sich im allgemeinen auf Veränderungen der Lungenfunktionsparameter, nicht auf klinisch manifeste Toxizität.

Der *Hauptgrund* für unterschiedliche Erfahrungen über die Häufigkeit liegt jedoch darin, daß auch diese Komplikation wie oben, s. S. 266 und Tab. III_6 schon erwähnt, **extrem dosisabhängig** ist.

Der Verdacht, daß die Häufigkeit pulmonaler Komplikationen vorwiegend ein Problem der Dosierung ist, bestand schon länger. Dafür sprachen nicht nur die Tatsache, daß die erste Kasuistik erst 1980 in den USA[32] nach Einführung der dort üblichen höheren Dosen veröffentlicht wurde oder klinische

Verläufe[35 nach 37], die zeigen, daß es bei Patienten, die die Dosierung von 200 mg/Tag über 5 Jahre ohne Probleme vertragen hatten, nach massiver Dosiserhöhung plötzlich zu Komplikationen[1, 31] kam, sondern auch die inzwischen vorliegenden umfangreichen Erfahrungen zu dieser Frage.

Bei exzessiv **hohen Sättigungsdosen**[21] (bis 1400 mg/Tag für bis zu 3 Wochen) wurden derartige Störungen in Einzelfällen schon in der **Aufsättigungsphase** gesehen.

Im allgemeinen treten sie jedoch **später** (nach 1 Monat bis 3 Jahren)[9, 12] auf und sind abhängig von der **kumulativen Dosis** (12–400 g[8, 12, A 66a], meist mehr als 200 g[A 66a])[2, 21].

Bei den in Europa vorwiegend üblichen

Erhaltungsdosen von 200 mg/Tag
wurden nur in extremen **Ausnahmefällen**[22, 39] bzw.
kaum je[9]
0/47[A 59a nach 23]
0/193[10, A 59a]
pulmonale Komplikationen gefunden.

Das gleiche gilt selbst noch für

Erhaltungsdosen von ≤ 400 mg/Tag,
unter denen sich sogar vorher unter höheren Dosen nachgewiesene Einschränkungen der Lungenfunktionstests zurückbildeten[1]
und ebenfalls
nur extrem selten
0/47[23]
1/107[A 59a]
pulmonale Komplikationen beschrieben wurden.

Das **Gros der beschriebenen Komplikationen** ereignet sich unter **monatelangen**

Erhaltungsdosen von
≤ 600 mg/Tag[7, 18] oder
≤ 800 mg/Tag[23, A 32, A 73a nach A 67a].

In bezug auf die **Serum-Spiegel** wurde angegeben, daß bei Werten von
$<$ 1,5 µg/ml Amiodaron[A 13b]
praktisch nie pulmonale Veränderungen gefunden werden und
daß die
∅ Amiodaron-Serum-Spiegel mit 2,8 µg/ml und
Desäthylamiodaron mit 2,2 µg/ml mäßig erhöht waren[A 73a].

Die ausschlaggebende Rolle scheinen die **Gewebskonzentrationen** (s. u.) zu spielen.

Für die Tatsache, daß die **Ursache** für das Auftreten pulmonaler Störungen bei den meisten Patienten darin bestand, daß **überhöhte Erhaltungsdosen** nicht rechtzeitig reduziert wurden, spricht auch das häufige
vorausgehende[23] **oder gleichzeitige Auftreten** anderer Überdosierungserscheinungen mit den

pulmonalen Komplikationen wie

Tremor[A 66a]
Neuropathie[4]
Muskelschwäche[22]
Polyarthropathie[33]
Leberschäden[A 66a]
Schilddrüsenstörungen[A 66a]
Pankreasstörungen[A 66a].

Auf Grund der heute vorliegenden Erfahrungen wird dringend empfohlen, **nach Aufsättigung rasch auf Erhaltungsdosen von 400 mg oder weniger überzugehen**[1].

Die **Gesamthäufigkeit pulmonaler Komplikationen** aus den frühen 80er Jahren lag in großen kardiologischen Zentren bei Patienten mit unterschiedlichen Dosen bei malignen Rhythmusstörungen bei um 1 %[A 29c, A 80b] und selbst in prospektiven kontrollierten Studien aus den USA bei 3–4 %[12, A 33b, A 73].

Während zeitweise noch diskutiert wurde, ob die Angaben über höhere pulmonale Komplikationsraten in den USA – abgesehen von **höheren erforderlichen Dosen** wegen stärker negativ selektionierten Patientenkollektiven – auf die dort exaktere Überwachung zurückzuführen sei, hat sich inzwischen auch in den Vereinigten Staaten durch neuere Untersuchungen[A 42c, A 45] gezeigt, daß auch von den Patienten mit malignen ventrikulären Rhythmusstörungen der größte Teil mit dem „low-dose"-Regime auskommt, und daß es darunter zu einer drastischen Verminderung der pulmonalen Komplikationen auf

0/110[19b] bzw.
3/57 bei eindeutig malignen Rhythmusstörungen

kommt.

Abgesehen von der Dosierung scheint bei der Entstehung der pulmonalen Komplikationen eine gewisse individuelle **Empfindlichkeit**[2, A 73b] eine Rolle zu spielen. Die Frage inwieweit vorbestehende Herzinsuffizienz[18, 21, 31] oder vorbestehende **pulmonale Erkrankungen** (nur vorbestehende Diffusionsstörungen, nicht aber obstruktive Störungen)[27] eine prädisponierende Bedeutung haben, wird weiterhin kontrovers beurteilt[15, 18, 21, 25, A 13b, A 73b].

Entstehungsmechanismus[2, 9, 24, A 73b]

Der Entstehungsmechanismus ist nicht restlos geklärt.

In **Einzelfällen** wurden unter normaler Dosierung immunologische Vorgänge diskutiert oder auch nachgewiesen[3, 39].

Für das Gros der Patienten werden, wie oben schon erwähnt, toxische Veränderungen angenommen. Offensichtlich führt der **amphotere Charakter der Substanz** – ebenso wie bei vielen anderen Medikamenten, z. B. Psychopharmaka, Antihistaminika u. a. Antiarrhythmika[9, 11 nach 5 und 36, 14] über eine Hemmung der Phospholipase A – zu einer Schädigung des Lungengewebes, das nach der Leber die höchsten Konzentrationen von Amiodaron und Desäthylamiodaron aufweist. Die Hemmung der Phospholipase gilt – im Sinne einer erworbenen Fettstoffwechselstörung – als Ursache für die Entstehung von Einschlußkörpern, die sich in der Lunge ebenso wie in der Leber und anderen Geweben finden[9, 11]. Daneben wird die Bedeutung freier Radikale und eine dadurch bedingte Sauerstoffempfindlichkeit, insbesondere im Zusammenhang mit postoperativen pulmonalen Komplikationen diskutiert[17].

Bei den betroffenen Patienten wurden besonders hohe Amiodaron- und Desäthylamiodaron-Konzentrationen in der Lunge gefunden[7], wobei nach experimentellen Untersuchungen Desäthylamiodaron eine größere Bedeutung zu haben scheint als Amiodaron[41].

Nach experimentellen Untersuchungen scheint eine Calcium-Überladung der Pulmonalarterienendothelzellen zu bestehen[29], die möglicherweise eine Rolle im Zusammenhang mit den Problemen im Rahmen der Pulmonalarteriographie (s. u.) hat. Die Frage ob der experimentell nachgewiesenen Schutzwirkung von Vitamin E klinische Bedeutung zukommt, ist offen[16].

Symptomologie

Das **klinische Bild** ist gekennzeichnet durch

- **zunehmende Dyspnoe** (94 %)[43, A 73b],
- **trockenen Husten** (40 %)[43, A 73b],
- **Fieber, Schwäche, Gewichtsabnahme** (33 %)[43, A 73b],
- **RG's** (40 %)[A 73b],
- **abgeschwächtes Atemgeräusch**[A 73b],
- **gelegentlich Pleurareiben und Pleuraerguß**[2, 18],
- **Hypoxämie**[A 73b]
- und andere seltene Erscheinungen[2, 18].

Gelegentlich lassen sich auch bei

▶ **klinisch asymptomatischen Patienten**[23, 35]
mit anderen Methoden (s. u., Röntgen, CT) toxische Lungenveränderungen nachweisen.

Darüber hinaus findet man im Röntgenbild

- „Lungenstauung" oder
- „Lungenödem"[30, A 13b]
- Infiltrate (90 %)[32, 44, A 67a, A 73b] vom
  - alveolären oder
  - interstitiellen Typ und
- selten Pleuraergüsse oder Pleuraverdichtungen[18, A 73b].

Ein normales Röntgenbild schließt aber eine beginnende Lungenschädigung nicht aus[A 13b nach 9 und nach 31].

Auffallend ist oft die **Diskrepanz** der Röntgendiagnose Lungenödem und dem klinischen Bild mit *mäßiger* Dyspnoe und fehlender Orthopnoe[A 81b].

Die **Diagnose**[9, A 73b] ist eine Ausschlußdiagnose[9, 12], in der Frühphase findet sich häufig ein Bild wie bei

„Pulmonalem Infekt“[9, 18],
Pneumonie[9, 12, 21],
Lungen-Tuberkulose[A 67b]
Lungenstauung[18, 21] oder
Lungenödem[2, 4, 9]
bei Herzinsuffizienz.

Die **endgültige Diagnose** ergibt sich oft erst aus dem Persistieren der Befunde nach Behandlung mit Digitalis, Diuretika und Antibiotika unter den oben angeführten Vorstellungen und letztlich erst aus dem weiteren **Verlauf** mit Abklingen der Befunde nach Absetzen von Amiodaron.

Die **Lungenfunktionsprüfung** ergibt früh vor Auftreten der klinischen Erscheinungen

restriktive Veränderungen[32, A 73b],
eingeschränkte Vitalkapazität und vor allem eine
verminderte CO-Diffusionskapazität[12, 21].

Der CO-Diffusionstest gilt zwar als brauchbarste Methode unter den Lungenfunktionstests, er zeigt jedoch bei rund 20 % der Patienten im Laufe der Behandlung eine allmählich zunehmende deutliche Verminderung, wobei aber nur ein geringer Teil (4,5 %) dieser Patienten später wirklich eine Lungenschädigung entwickelt[12]. Außerdem ergibt er auch bei einzelnen Patienten mit Pulmotoxizität normale Werte. Die Diskussion um die Bedeutung von Lungenfunktionstests zur Verlaufskontrolle gilt daher heute als dahingehend entschieden[12, 15, 25], daß Ausgangswerte vor Behandlung und eine erneute Kontrolle beim Auftreten von verdächtigen Symptomen indiziert sind, während routinemäßige Kontrollen nicht zu empfehlen sind, zumal eine Einschränkung auf Grund der oben genannten Gründe keine Indikation zum Absetzen der Therapie bedeutet[12].

Das **Galliumszintigramm** gilt als relativ spezifische Methode zum Nachweis Amiodaron-induzierter Veränderungen[18, 21].

Die **Bronchiallavage** ergibt Schaumzellen, die aber auch bei Amiodaron-behandelten Patienten ohne pathologische Lungenveränderung vorkommen[A 73b].

Histologisch findet man ebenfalls Schaumzellen sowie vermehrt Makrophagen, verdickte alveoläre Septen, Hyperplasie der Typ-II-Pneumozyten, multilamilläre Einschlußkörperchen wie in anderen Geweben unter Amiodaron und auch unter bestimmten anderen Medikamenten[A 73b] (und gelegentlich hyaline Membrane)[8, 9].

Je nach vorherrschendem Typ oder Stadium wird von

Alveolitis[2],
fibrosierender Alveolitis[A 33a],
Pneumonie[2, 18, 32, 44] oder **Hypersensibilitätspneumonie**[3],
interstitieller Fibrose[2, 10, 44] oder mehr allgemein von
Amiodaron-induzierter **Lungenschädigung** oder **Pulmotoxizität**[8, 18, 23, 31]

gesprochen.

Trotz der oben angeführten Probleme der **Definition** und der Diagnose gelten als

diagnostische Schlüssel[9]:
Alveolitis (Biopsie),
diffuse Infiltrate vorwiegend der oberen Lungenabschnitte,
Dyspnoe und unproduktiver Husten,
Ausschluß anderer Ursachen,
Besserung nach Absetzen der Therapie

⚠ Cave

Pulmonalarteriographie[42]

Auf eine Pulmonalarteriographie sollte bei Verdacht auf Amiodaron-induzierte Lungenschäden verzichtet werden, weil in Einzelfällen danach – wenn auch in fraglichem Kausalzusammenhang – akut tödliche Verläufe bei zunehmend respiratorischer Insuffizienz gesehen wurden.

Operationen[17, 18] – „Anästhesie“ (s. a. S. 346)

Im Rahmen von Operationen wurden bei Amiodaron-behandelten Patienten vermehrte Komplikationen gesehen. Dabei handelte es sich teilweise um ein zunehmendes Lungenversagen, das vorwiegend – aber keineswegs – nur bei Patienten mit vorausgegangenen Amiodaron-induzierten Lungenschädigungen gesehen wurde[17, 18].

Verlauf und Therapie

Ob es erforderlich ist, **akute und chronische Verlaufsformen**[18, 24] zu unterscheiden oder ob beide nur Ausdruck unterschiedlich schnell anflutender und abflutender Konzentrationen sind, sei dahingestellt.

In extremen Ausnahmefällen wurden, wie oben schon erwähnt, im Rahmen der Aufsättigung mit extrem hohen Dosen akut eintretende und trotz Beatmung schnell zum Tod führende Verläufe gesehen.

Häufiger wurde über rasch progrediente Verläufe im Rahmen der oralen Dauerbehandlung berichtet[23, 26a, 27, A 73a nach A 67a].

Die **Letalität** ist nicht genau bekannt. Sie wird auf 10–20 % geschätzt[15] bzw. nach älteren Studien, für die angenommen wird, daß sie auf Grund später Diagnose und Vorselektion zu einer deutlichen Überbewertung führen, mit 1/4–1/3 der Fälle angegeben[9], von den 39 Patienten von *Rakita*[A 13b nach 31] verstarben 10. In der Studie von *Dean*[8] war das Wiederauftreten von Rhythmusstörungen nach Absetzen von Amiodaron häufiger als pulmonale Komplikation als solche die eigentliche Todesursache.

Normalerweise treten die pulmonalen Erscheinungen protrahiert auf und bessern sich – soweit sie nicht relativ rasch zum Tod führen – innerhalb von 2 Wochen[A 67a] bis zu einem halben Jahr[2, 18, 28, A 73b] nach Absetzen von Amiodaron von selbst wieder. Die Rückbildung wird durch Kortikoide gefördert. Nur in Einzelfällen blieben Funktionseinschränkungen zurück. Die endgültige Rückbildung kann sich über ein halbes Jahr hinziehen. In diesem Zeitraum wurden bei verfrühtem Absetzen der Kortikoide noch Rückfälle gesehen. Dabei waren trotz schon nicht mehr meßbaren Amiodaron- und Desäthylamiodaron-Spiegeln im Serum in der Lunge noch nachweisbare Konzentrationen beider Substanzen vorhanden[18].

Ein weiteres Fortschreiten im Sinne einer Verselbständigung der Krankheit, wie man es von autoimmunologischen Prozessen her erwarten würde, wurde in keinem Fall gesehen.

Therapie

In bezug auf die **Behandlung** ist ein

- **mindestens vorübergehendes Absetzen** oder
  – im Stadium der beginnenden Toxizität[9] – wenigstens eine erhebliche Dosisreduktion[9] angezeigt.

Der Grund zu diesem Vorgehen ergibt sich **auch bei Patienten mit malignen Rhythmusstörungen** daraus, daß es sich fast immer um Patienten mit

überhöhten Dosen[40, A 33b],
hohen Amiodaron- und Desäthylamiodaron-Serum-Spiegeln[13, A 29c] und
extrem überhöhten rT_3-Werten (∅ 350 ng/dl)[19a] und
hohen Gewebskonzentrationen[2, 13]

handelt. Nur in Einzelfällen[A 73a] wurden normale Amiodaron-Serum-Spiegel von $<$ 2,5 ng/ml gefunden, bei Werten von $<$ 1,5 ng/ml wurden kaum derartige Reaktionen gesehen[A 13b].

Kortikosteroide
beschleunigen die Rückbildung der pulmonalen Veränderungen[2, 18, 28, 32]. Bei zu raschem Absetzen wurden im ersten halben Jahr gelegentlich Rezidive gesehen[2, 28, A 73b]. Die empfohlene Dosierung beträgt

- initial 40–60 mg Prednosolon/Tag
  mit allmählicher Reduktion der Dosis auf 20 mg[18].

Reexposition
Bei Patienten mit erneuten malignen Rhythmusstörungen wurde Amiodaron in niedriger Dosierung[2]
teilweise
mit Kortikoidschutz in niedriger Dosis[18, 31, 43]
teilweise
aber auch ohne Kortikoide[31, A 33b, A 59a, A 67a]
wieder angesetzt und **ohne Rezidive toleriert**[43, A 33b, A 59a, A 67a].

Bei Patienten, bei denen Amiodaron erneut angesetzt wird, sollten regelmäßige Kontrollen der Lungenfunktionstests (s. o.) vorausgehen, deren Verschlechterung rechtzeitig auf erneute Unverträglichkeit hinweist[38].

Schilddrüse (Tab. $III_{7–11}$, Abb. $III_{9–13}$)

(Lit. s. S. 427; *L 48*)

Amiodaron nimmt auf verschiedenen Wegen Einfluß auf die Schilddrüse:

Zum einen hat es einen sehr hohen **Jodgehalt** (entsprechend dem 300fachen der in den USA und dem 1500fachen der in Europa nahrungsüblichen Menge; freigesetztes Jod täglich 9 mg), so daß die tägliche Jodzufuhr unter therapeutischen Dosen 100 mal höher ist als die übliche bzw. die zur Hormonbildung erforderliche[2, 4, 11d].

Zum anderen führt Amiodaron zu einer Hemmung der hepatischen **Dejodinase,** die T_4 in T_3 umwandelt.

Klinisch wichtig ist, zu unterscheiden zwischen **Einflüssen von Amiodaron auf den peripheren Stoffwechsel der Schilddrüsenhormone,** einem Effekt der in geringerem Ausmaß auch bei verschiedenen anderen Medikamenten, wie z. B. manchen β-Rezeptoren-Blocker[35], hervorgerufen wird und den durch **Amiodaron-induzierten Schilddrüsenfunktionsstörungen.**

Die **Differentialdiagnose** ist außerordentlich schwierig und dennoch von entscheidender klinischer Bedeutung. Das gilt einmal, weil gelegentlich eine Fehlinterpretation der unter Amiodaron üblichen Veränderungen der Schilddrüsenparameter als „Schilddrüsenfunktionsstörung" zu einem unnötigen Absetzen der Therapie führt, zum anderen aber auch deshalb, weil echte Funktionsstörungen rechtzeitig erkannt und einer gezielten Therapie zugeführt werden müssen.

Der **Einfluß auf den peripheren Stoffwechsel der Schilddrüsenhormone** ist eine regelmäßige Begleiterscheinung der Amiodaron-Wirkung, die bei allen behandelten Individuen auftritt und so charakteristisch ist, daß ein Teil der diesbezüglichen Veränderungen, wie der Anstieg des rT_3-Wertes, zur Therapieüberwachung (s. a. S. 302 u. 557) herangezogen wird.
Hingegen sind echte **Amiodaron-induzierte Schilddrüsen-Funktionsstörungen** selten.

Einfluß auf den peripheren Stoffwechsel der Schilddrüsenhormone (Tab. $III_{7–8}$, Abb. III_9)

Zum besseren Verständnis sei kurz rekapituliert, daß das relativ inaktive Schilddrüsenhormon T_4 (Thyroxin) von der Schilddrüse gebildet und in den peripheren Geweben, besonders der Leber, in die biologisch aktive Form Trijodthyronin (T_3) und biologisch inaktives reverses Trijodthyronin (rT_3) umgebaut wird. Kleinere Mengen von T_3 werden auch in der Schilddrüse neu gebildet. Die Umwandlung von T_4 in T_3 erfolgt durch die T_4-Dejodase.

Amiodaron hemmt die Dejodase[32]:

Hemmung der T_4-Dejodase: $T_4 \nearrow T_3$, $T_4 \searrow rT$

Dadurch erklärt sich teilweise der T_4-Anstieg („Stau“) sowie der Abfall des T_3-Wertes.

Somit findet man bei allen mit Amiodaron-behandelten Individuen folgende Verschiebungen der Schilddrüsenhormone:

FT_4 ↑
T_3 ↓
rT_3 ↑

Es entsteht also ein **„niedriges T_3-Syndrom“,** das sich jedoch vom klassischen dadurch unterscheidet, daß dieses mit normalen T_4-Werten einhergeht, während man unter Amiodaron-Therapie erhöhte T_4-Werte findet.

Der zeitliche Ablauf – und teilweise auch das bei den einzelnen Patienten recht unterschiedliche Ausmaß – dieser Veränderungen ist inzwischen sehr genau bekannt und differentialdiagnostisch entscheidend[9, 10, 12] (s. Tab. III_7 und Abb. III_9):

TSH

Initialphase (s. Tab. III_7 und Abb. III_9)

Der TSH-Wert **steigt** in den ersten Wochen kurzfristig an und **normalisiert** sich nach 3 Monaten wieder[9, 10].

Dennoch gelten auch bis auf Null **erniedrigte TSH-Werte** in der Initialphase der Amiodaron-Behandlung als Normvarianten (s. Tab. III_7, Abb. III_9)[9].
Als **Ursache** des initialen **TSH-Anstiegs** und der häufig gleichzeitig zu beobachtenden erhöhten TSH-Antwort werden verschiedene Gründe diskutiert[12].

Langzeittherapie

Während der Dauerbehandlung wurde von verschiedenen Autoren[2, 6, 16e] ein verminderter TSH-Anstieg nach TRH bzw. die Konversion eines anfangs normal positiven TRH-Tests in einen negativen im Verlauf der Behandlung in 80 % der Fälle[6] nachgewiesen.

Abweichungen ↑ ↓ (s. Tab. III_7 und Tab. III_{10} S. 290)[4, 9, 12] des TSH-Werts und der TRH-Antwort unter Amiodaron sind daher sehr schwierig und nur im Zusammenhang mit anderen Parametern (s. Tab. III_{10}) zu beurteilen.
Neuere Untersuchungen[7, 21] sprechen dafür, daß eine gesteigerte **TRH-Antwort nach TRH** bei hohem T_4-Spiegel unter Amiodaron durch niedrige T_3-Werte bedingt ist.

Bei einem Teil der Patienten findet sich jedoch – wohl bedingt durch die schwere Allgemeinerkrankung – schon vor der Amiodaron-Therapie eine verminderte TSH-Antwort[20].

T_4 und fT_4 (s. Tab. III_7 und Abb. III_9)

steigen im Laufe von 1–2 Monaten kontinuierlich an und erreichen nach **3 Monaten den „steady state“**[10].

Die gemessenen Werte für **T_4** sind der Tab. III_7 und der Abb. III_9 zu entnehmen, die **fT_4**-Werte ändern sich proportional[4].
Gelegentlich kann der sonst übliche Anstieg durch eine jodinduzierte Hemmung der Schilddrüsenhormonproduktion (Wolff-Chaikow-Effekt) abgeschwächt werden[12].

T_3 und fT_3 (s. Tab. III_7 und Abb. III_9)
fallen im Laufe von 1–2 Monaten kontinuierlich ab und erreichen nach **3 Monaten den „steady state“.**

Die gemessenen **T_3**-Werte sind der Tab. III_7 und der Abb. III_9 zu entnehmen, die **fT_3**-Werte ändern sich proportional[4].
Bei einzelnen Patienten wurde jedoch – wahrscheinlich durch die schwere Allgemeinerkrankung – schon vor der Amiodaron-Therapie ein Low T_3-Syndrom festgestellt[22].

rT_3 (s. a. S. 302 und Tab. III_7)
steigt im Laufe der Behandlung an und gilt als **Überwachungsparameter** für die Therapie[12].

Tab. III_7

Variationen der Schilddrüsenwerte unter Amiodaronbehandlung bei euthyreoten Patienten
89 % (68/76) der behandelten Patienten
(nach *Herschmann*[9])

	Ausgangswert	1 Monat	3 Monate	6 Monate	12 Monate	78 Monate	24 Monate
T_4 (n 4–12 µg/dl) (A 5–19 µg/dl)	8	12	12	12	12	12	12
T_3 (n 66–170 µg/dl) (A 36–163 µg/dl)	108	102	91	90	90	98	98
rT_3 (n 15–50 µg/dl) (A 22–131* µg/dl)	29	65	79	77	67	69	67
TSH (n 1–6 µg/dl) (A 0-14 µg/dl)	3	5	4	4	5	5	3

n = Normalwerte
A = Normalwerte für Amiodaron-behandelte Patienten
* ⚠ (gefährlicher oberer Grenzbereich! s. S. 302)

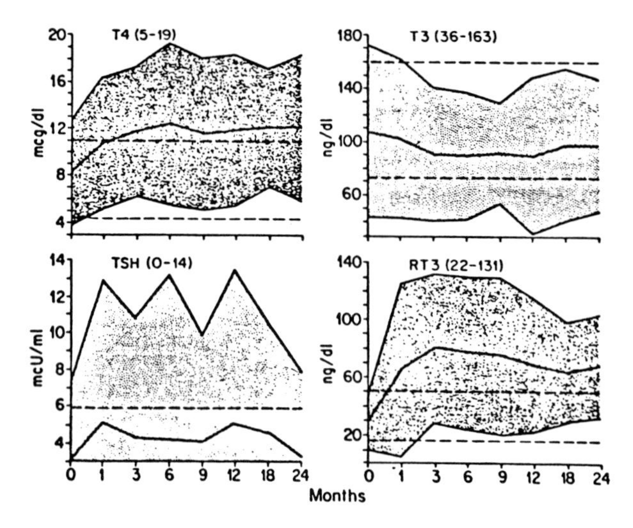

The delineation of the tolerance limits for various thyroid hormone indices in patients treated chronically with amiodarone. The ordinate in each panel shows the hormone values and the abscissa the time course of drug treatment. The shaded areas indicate the 90 percent tolerance limits of the hormone indices in patients who remained euthyroid on amiodarone during the period of treatment. The areas delimited by broken horizontal lines for T_4, T_3, and rT_3 indicate the range of values for the hormones in euthyroid subjects not taking amiodarone; in the case of TSH (thyroid-stimulating-hormone) only the upper limit is indicated since the lower limit may be zero in some subjects (From Nademanee K, Singh BN, Callahan B, et al: Amiodarone, thyroid hormone indices, and altered thyroid function: Long-term serial effects in patients with cardiac arrhythmias. *Am J Cardiol* 58:981, 1986. By permission of the authors and the journal.)

Abb. III_9

Verlauf und Variationsbreite der **Schilddrüsenhormonwerte** bei **euthyreoten Amiodaron-Patienten.**

Man sieht, daß

T_4 steigt (steady state nach 6 Monaten)

rT_3 steigt (steady state nach 1 Monat)

T_3 fällt (Minimum nach 9 Monaten)

TSH einen weiten Variationsbereich (nach unten bis 0!) zeigt.

Die in unterschiedlichen Studien ermittelten Werte zeigen zum Teil etwas verschiedene Verläufe (s. a. Kapitel Schilddrüsenwerte bei Euthyreose)[10]
(aus *Hershman*[9])

Neben den oben genannten Effekten auf die Schilddrüsenhormonspiegel hat Amiodaron einen komplexen Einfluß auf deren Pharmakokinetik[12].

Bei der **Beurteilung** der einzelnen Werte ist aber zu berücksichtigen, daß deutliche Unterschiede dieser Parameter bei Patienten mit **Euthyreose, Hypothyreose und Hyperthyreose** in Abhängigkeit von der **Jodversorgung** der entsprechenden Region bestehen (s. Tab. III_8)[16a].

Tab. III_8

Variationen der Schilddrüsenwerte bei Amiodaron-behandelten Patienten mit **Euthyreose. Hyperthyreose und Hypothyreose** in Gebieten mit **unterschiedlicher Jodversorgung**

(nach *Martino*[16a])

Comparison of Thyroid Function in Patients from West Tuscany. Italy. and Worcester. Massachusetts. Who Were Chronically Treated with Amiodarone*

	West Tuscany J ↓					Worcester J n				
	Euthyroidism	Hpyerthyroidism	Hypothyroidism	Cardiac Controls	Normal Controls	Euthyroidism	Hyperthyroidism	Hypothyroidism	Cardiac Controls	Normal Controls
Patients. *n*	160	18	10	22	50	31	1	9	11	Variable
Age. *yrs*										
Mean	64.5 ± 2.7	62.4 ± 1.5	63.6 ± 3.1	55.8 ± 2.2	53.4 ± 3.6	57.4 ± 2.5	38	65.3 ± 2.6	57.3 ± 2.5	...
Range	31–78	34–63	51–81	41–78	37–74	23–81	...	50–74	44–72	...
Sex. *n*										
Male	83	12	4	12	34	23	1	8	10	...
Female	77	6	6	5	16	8	0	1	1	...
Duration of therapy. *mos*	26.5 ± 2.5	28.5 ± 4.2	27.2 ± 3.3	...	...	18.7 ± 1.8	22	16.7 ± 1.7	...	...
Amiodarone. *mg/d*	257	238	279	...	...	277.4 ± 19.5	400	217 ± 23.5	...	...
Thyroxine. *mg/d*										
Mean	9.1 ± 0.1	17.5 ± 1.7	3.4 ± 0.5	8.5 ± 0.5	7.6 ± 0.2	11.9 ± 0.4	20.1	5.3 ± 0.5	9.4 ± 0.3	8.2 ± 1.4
Range	4.1 ± 15.9	10.3 ± 39.6	< 1.5–6.5	5.0–11.5	5.2–12.0	6.2–17.9	...	2.7–7.6	7.8–10.9	5.5–11.5
Free thyroxine. *pg/mL*										
Mean	15.9 ± 0.4	44.6 ± 4.2	5.1 ± 1.8	11.7 ± 0.5	9.9 ± 0.4	23.1 ± 1.1	11.1	11.9 ± 3.2	17.0 ± 1.2	16.3 ± 4.3
Range	5.6–28.6	19.6–97.6	1.0–13.9	6.9–15.9	6.0–16.0	9.1–33.1	...	3.5–19.4	10.3–23.0	12.0–20.6
Triiodothronine. *ng/dL*										
Mean	130 ± 1	300 ± 23	100 ± 13	162 ± 8.4	155 ± 4	124 ± 4	213	109 ± 11	146 ± 4	142 ± 4
Range	40–210	195–489	< 37.5–160	79–210	100–210	84–163	...	69–143	132–165	108–173
Free triiodothyronine. *pg/dL*										
Mean	4.2 ± 0.2	16.9 ± 1.8	2.5 ± 0.5	3.7 ± 0.2	4.0 ± 0.1	3.9 ± 0.1	10.2	3.9 ± 0.8	4.4 ± 0.1	4.2 ± 0.1
Range	2.0–7.9	7.4–27.0	1.0–3.7	2.5–6.1	2.5–5.9	2.8–5.2	...	1.8–7.0	3.7–4.9	2.8–5.5
Reverse triiodothyronine. *ng/dL*										
Mean	47.2 ± 2.5	96.0 ± 13.7	22.0 ± 0.3	20.0 ± 1.9	18.5 ± 1.7	67.3 ± 5.7	88.6	39.9 ± 1.3	22.4 ± 1.4	18.5 ± 1.7
Range	14–120	23–179	13–30	7–36	4–34	15.4–160.4	...	30.0–51.2	17.8–34.2	4.0–34.0
Thyrotrophin. µ/mL										
Mean	1.9 ± 0.2	0.4 ± 0.05	24.7 ± 3.4	1.5 ± 0.1	1.7 ± 0.1	3.8 ± 0.3	3.4	33.6 ± 6.3	2.2 ± 0.3	2.3 ± 0.6
Range	< 0.5–8.9	< 0.5–1.2	7.7–90.0	< 0.5–3.5	< 0.5–3.8	0.8–9.1	...	16.3–54.2	1.2–4.2	< 0.6–5.0
Thyroglobulin. *ng/dL*										
Mean	20.6 ± 2.9	93.9 ± 36.5	454 ± 213	16.3 ± 2.8	13.1 ± 1.1	16.7 ± 2.9	...	171 ± 78⁺	9.9 ± 1.4	13.1 ± 1.1
Range	< 1.5–212.0‡	< 3–460	60–< 1000	< 1.5–40.0	< 1.5–40.0	3–52	...	85–327	4.0–20.0	< 1.5–40.0
Patients with antimicrosomal antibody titer ≥ 1 : 600. **n (%)**	11(7)	2(11)	4(40)	0	0	2(6)	0	3(33)	1(9)	...

* Persons in West Tuscany have a moderately low iodine intake (urinary iodine excretion in 333 normal persons, 68 ± 4 µg of iodine per gram of creatinine), and persons in Worcester have a sufficient iodine intake (urinary iodine excretion in 19 normal persons, 185.4 ± 21.2 µg/g). Cardiac controls included patients with cardiac disorders who were not treated with amiodarone or another drug that affects thyroid function. The number of normal controls included for each assay in Worcester was variable. Values given are mean ± SE, except for thyroxine and free thyroxine in normal controls in Worcester, which are mean ± SD.

⁺ Thyroglobulin concentrations were measured in only 3 patients.

‡ All values except one were ≤ 76 ng/mL.

Schilddrüsenfunktionsstörungen

Zum Thema Hypothyreose und Hyperthyreose unter Amiodaron, deren Entstehungsmechanismus und Differentialdiagnose gegenüber den o. g. Amiodaron-bedingten Änderungen der Schilddrüsenfunktionstests sowie zur Behandlung der Amiodaron-induzierten Hypo- und Hyperthyreose gab es in den letzten Jahren eine Reihe wesentlicher neuer Aspekte.

Häufigkeit

Die Häufigkeit von Hypo- und Hyperthyreose im Rahmen der Amiodaron-Behandlung ist – obwohl sie nicht dosisabhängig[9] sind – sehr unterschiedlich.

Sie variiert – selbst wenn nur die Ergebnisse großer prospektiver Studien bei Patienten mit initial normaler Schilddrüsenfunktion berücksichtigt werden – in einem weiten Bereich und liegt

für **Hypothyreosen** bei
3–22 %[9] und
für **Hyperthyreosen** bei
0–12 %[9].

Die Häufigkeit ist unter anderem abhängig von der Jodversorgung der Region[16a]

bei **hoher Jodversorgung**
finden sich
Hypothyreosen häufiger als Hyperthyreosen (!),
bei **niedriger Jodversorgung**
sieht man
Hyperthyreosen häufiger als Hypothyreosen (!).

Entstehungsmechanismus[10, 12, 16e]

Zum Entstehungsmechanismus von Hypo- und Hyperthyreosen unter Amiodaron wurden früher 3 Möglichkeiten diskutiert: **autoimmunologische Störungen, toxische Schädigung** und **jodinduzierte Störungen.**

Autoimmunologische Vorgänge[6, 7, 12, 15, 16c, 16e, 25, 33, 34, A 86]

Die Frage nach der Bedeutung autoimmunologischer Vorgänge wurde extensiv untersucht (Lit. s. o.) und bis heute kontrovers diskutiert[12, A 86]. Während in einer Studie bei Patienten mit Zustand nach Herzinfarkt unter Amiodaron-Behandlung (mit einer indirekten Antikörperbestimmungsmethode, die heute als nicht mehr adäquat gilt[7]) bei der Hälfte der Patienten – und im Gegensatz zur Placebogruppe – das Auftreten von Schilddrüsenantikörpern – ohne sonstige biologische und klinische

Hinweise auf Schilddrüsenfunktionsstörungen – und das Verschwinden der Antikörper nach Absetzen der Therapie beobachtet wurde[18], sprechen die meisten vorliegenden Untersuchungen[6, 12, 15, 16c, 16e, 25, 33, 34] gegen das Auftreten autoimmunologischer Vorgänge. Das gilt ebenso für zahlreiche Untersuchungen über die Bedeutung der verschiedenen Antikörper (Lit. s. o.), als auch besonders für die vorliegenden klinischen Verlaufsbeobachtungen (s. u.), die bisher keine Hinweise auf eine Verselbständigung der Krankheiten zeigen.

Die in der Literatur herumgeisternde Bezeichnung **„Amiodaron-Basedow“** ist – ebenso wie auch der Begriff des **„Jod-Basedow“**[16e, 30a] – *irreführend* und meint lediglich eine durch Amiodaron oder Jod-induzierte Hyperthyreose[14, 16e, 30a] und kein autoimmunologisches Geschehen.

Toxische Veränderungen

Die Frage, welche Rolle toxische Störungen im engeren Sinn bei der Entstehung von Schilddrüsenveränderungen spielen, ist nicht restlos klar.

Im Gegensatz zu fast allen anderen Organschäden unter Amiodaron sind die Schilddrüsenveränderungen weitgehend **dosisunabhängig.**

Andererseits wurden bei Operationen wegen Amiodaron-induzierter **Hyperthyreose**[3, 29] degenerative und destruktive Veränderungen der Follikel, Einschlußkörper und stellenweise Fibrose – also die gleichen histologischen Veränderungen wie z. B. bei Lungenschäden – aber keine Antikörper[3] gefunden.

Jodüberladung[2, 9, 12, 14]

Die Jodüberladung der Schilddrüse spielt, nach heute weitgehend übereinstimmender Auffassung[2, 9, 12, 14], die entscheidende Rolle. Das gilt
ebenso für die
Amiodaron-induzierte **Hypothyreose**
als auch für die
Hyperthyreose.

Unter normalen Bedingungen führt die Jodüberladung der Schilddrüse zu einer vorübergehenden Blockierung der Schilddrüsenhormonproduktion (Wolff-Chaikoff-Effekt).

Bei entsprechend disponierten Individuen kann offensichtlich ebenso
- ▶ das **Einsetzen des Schutzreflexes**
  scheitern und zur
  → **Hyperthyreose**[16e, 30a, 32]

als auch
- ▶ die **rechtzeitige Abschaltung des Schutzreflexes**
  bei anhaltender Jodüberladung versagen und zur
  → **Hypothyreose führen**[16e, 30a, 32].

In vollem Einklang mit dieser Annahme stehen die Erfahrungen mit dem

- **Perchloratentspeicherungstest**[9, 16d, 16f] und der
- **therapeutischen Wirksamkeit von Perchlorat**

  ebenso bei der

  Hyperthyreose

  als auch bei der

  Hypothyreose[16d].

Dabei ist ebenso für die **Hypo-** als auch für die **Hyperthyreosen** gesichert, daß sie auch bei

scheinbar **normaler Schilddrüse**[2],

bevorzugt aber bei

vorbestehenden **Schilddrüsenerkrankungen** und Schilddrüsenantikörpern,
besonders bei Struma und
vorwiegend bei autonomen Adenomen

auftreten[2].

Hypothyreose (Tab. III_{9-10}, Abb. III_{10-11})[4, 5, 8, 9, 10, 11a, 11b, 11c, 12, 16d, 16f, 27, 30a, A 86]

Vorkommen und Bedeutung

Die Hypothyreose ist die häufigere und weniger problematische Komplikation unter Amiodaron-Therapie als die der Hyperthyreose.

Sie tritt in Gegenden mit **Jodprophylaxe** öfter auf als in Jodmangelgebieten (22 vs. 5 %)[12].

Sie findet sich eher bei Patienten mit **vorbestehenden Schilddrüsenerkrankungen** und Schilddrüsenantikörpern[12]. Patienten mit Haschimoto-Thyreoiditis gelten als besonders empfindlich gegen Jod-induzierte Hemmung der Schilddrüsenhormonbildung[10, 12]. Hypothyreosen werden aber auch bei Patienten ohne Schilddrüsenerkrankung beobachtet[5]. Als besonders gefährdet gelten ältere Patienten[9, A 86].

Gelegentlich kann eine Hypothyreose auch **Endzustand einer Amiodaron-induzierten Hyperthyreose** (s. d.) sein[12].

Entstehungsmechanismus (s. a. o.)

Vorwiegend

- **überschießende Jodzufuhr** → Hemmung der Schilddrüsenhormonbildung

  bei prädisponierenden Individuen[12, 32],

in Einzelfällen möglicherweise auch

- **Autoimmunithyreoiditis?**[12].

Klinik (Tab. III_{9-10})

Im Gegensatz zur Hyperthyreose, deren Symptome unter Amiodaron häufig verschleiert sind, zeigt die Hypothyreose die **üblichen klinischen Symptome** und ist daher leicht zu diagnostizieren.

Sie nimmt gewöhnlich einen milden **Verlauf**[12]. In Einzelfällen wurde allerdings auch über rasche Progredienz zum Vollbild des Myxodems berichtet. Die vorliegenden Hinweise beziehen sich aber anscheinend fast alle auf die gleiche Kasuistik[11a nach 17, 12 nach 17, A 86 nach 17].

Tab. III_9

Variationen der Schilddrüsenwerte bei Amiodaron-behandelten Patienten mit Hypothyreose
8 % (6/76) der Gesamtpatienten

(nach *Hershman*[9])

n: Normalwerte für nichtbehandelte Individuen **ohne Schilddrüsenfunktionsstörungen** **A:** Normalwerte für Amiodaronbehandelte Patienten **ohne Schilddrüsenfunktionsstörungen**	Durchschnitts- und (Extrem)-werte bei Amiodaronbehandelten Patienten mit **Hypothyreose**	wegweisende diagnostische Kriterien	Bemerkungen	
Werte				
T_4 n 4–12 µg/dl A 5–19 µg/dl	∅ 5 (E: 4–6)	< 6	zusätzlich zum unten angeführten TSH-Test gefordertes Kriterium[9]	Die **Diagnose** gilt als **gesichert,** wenn TSH nach TRH > 20 und $T_4 < 6$
T_3 n 66–170 µg/dl A 36–163 µg/dl	∅ 78 (E: 40–110)			
rT_3 n 15–50 µg/dl A 22–130 µg/dl	∅ 37 (E: 14–84)			
TSH n 1–6 µg/ml A 0–14 µg/dl	∅ 64 (E: 25–137)	> 20 µU/ml nach TRH	bestes Kriterium[9]	
Therapie-Dauer (Monate)	∅ 9 (E: 0,5–24)			

Nach Absetzen von Amiodaron **normalisiert** sich die Schilddrüsenfunktion im allgemeinen im Verlauf von 2–6 Monaten von selbst (s. u.).

Von den Laborwerten ist[10, 11a, b, c, 12] (Tab. III_3) (s. a. Tab. III_7),

- ein **erniedrigter T_3-Wert**
  nur bedingt zu verwerten, weil er unter Amiodaron
  ohnehin niedrig ist;
- ein **erniedrigter T_4-Wert**
  diagnostisch bedeutsam, weil er unter Amiodaron
  eigentlich erhöht ist (bis 20 %[A 32] bzw. bis 40 %[9])
  (und ein normaler T_4-Test ist daher kein Gegenbeweis);
- ein **erhöhter TSH-Wert** und **überschießende TSH-Antwort**
  – nach Abschluß der ersten Behandlungswochen (s. o.)[12] –
  gelten heute als beste Parameter[9, 10].
  Die TSH-Werte bei Hypothyreose sind gewöhnlich *deutlich* erhöht (> 20 µU/ml), Patienten mit Werten zwischen 10 und 20 µU/ml entwickeln dagegen in der Regel keine Hypothyreose[9] (s. a. Tab. III_{10}).
- Der **rT_3-Wert,**
  der sonst unter Amiodaron erhöht ist, kann bei Hypothyreose weitgehend normal sein.

Tab. III_{10}

Variationen der TSH-Werte unter Amiodaron-Therapie nach TRH

bei Patienten ohne klinische oder weitere biologische Hinweise auf **Schilddrüsenfunktionsstörungen**

(nach *Hershman*[9])

		Bemerkungen
TSH (87% der Pat.) < **10** µU/ml		
T_3	∅ 95 µg/dl	**Schilddrüsenfunktion normal**
rT_3	∅ 64 µg/dl	
T_4	∅ 11 µg/dl	
TSH (8% der Pat.) **10–20** µU/ml		
T_3	∅ 95 µg/dl	bei *keinem* der Patienten wurde ein weiterer TSH-Anstieg oder Übergang in Hypothyreose beobachtet
rT_3	∅ 65 µg/dl	
T_4	∅ 9 µg/dl	
TSH (4% der Pat) > **20** µU/ml		
T_3	∅ 78 µg/dl	
rT_3	∅ 34 µg/dl	**Hypothyreose**
T_4	∅ 6 µg/dl	

Die **Diagnose** einer Amiodaron-induzierten Hypothyreose ist nur bei entsprechenden klinischen Symptomen zu stellen. Bei verdächtigen Laborwerten sind lediglich weitere Kontrollen indiziert[9].

Verlauf und Therapie (Abb. III_{10-11})

Amiodaron-induzierte Hypothyreosen werden von den betreffenden Patienten **meist gut toleriert**[A 86].

Ein **Absetzen der Behandlung** ist daher – insbesondere bei malignen Rhythmusstörungen – meist unnötig[4, 11c], auch wenn immer zu überprüfen bleibt, ob die Dosierung nicht gesenkt werden kann.

Gewöhnlich wird – insbesondere bei malignen Rhythmusstörungen – die Amiodaron-Behandlung unter **zusätzlichen Therapiemaßnahmen gegen die Hypothyreose** weitergeführt.

Nach Absetzen der Amiodaron-Behandlung

ist in bezug auf den weiteren Verlauf zu unterscheiden zwischen

- **Patienten ohne vorbestehende Schilddrüsenerkrankung**[16f],
  bei denen sich die Symptome
  spontan zurückbilden, und
- **Patienten mit vorbestehender Schilddrüsenerkrankung**
  (und/oder vorbestehenden Schilddrüsenantikörpern),
  bei denen eine
  Behandlung (s. u.)

angezeigt ist. Die Rückbildung vollzieht sich im allgemeinen sehr langsam, läßt sich aber durch therapeutische Maßnahmen beschleunigen.

Perchlorat[16d, 16f]

Kaliumperchlorat, das normalerweise zur Behandlung von Hyperthyreosen (s. u.) verwendet wird, führt nach neueren Untersuchungen bei Amiodaron-induzierter Hypothyreose

über eine Entspeicherung der Jodvorräte der Schilddrüse

- zu einer raschen (s. Abb. III_{10}) und reproduzierbaren (s. Abb. III_{11}) Normalisierung der Stoffwechsellage (2 Wochen vs. 2–6 Monate).

Nebenwirkungen wurden im Gegensatz zu früheren Studien mit höheren Dosen (Blutbildstörungen und nephrotisches Syndrom) nicht beobachtet[16d].

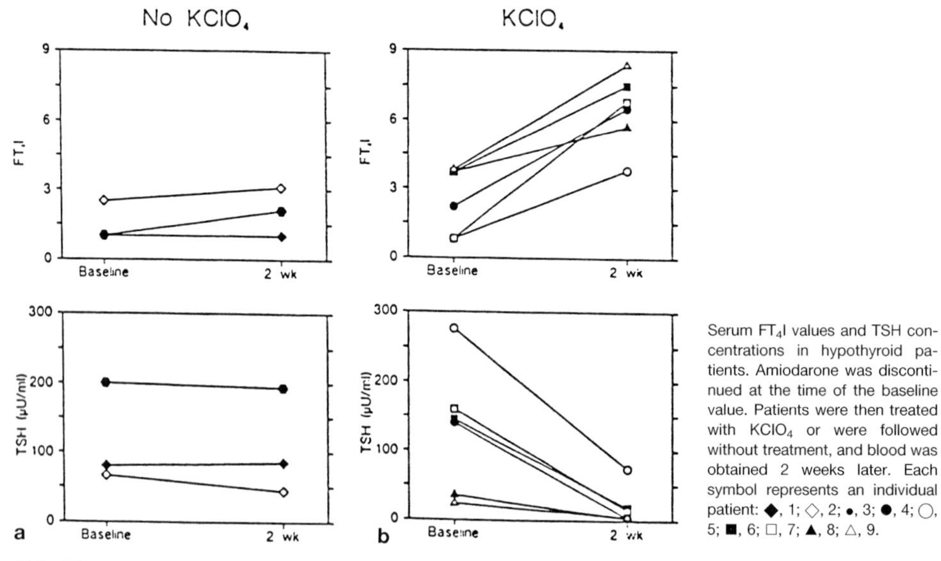

Serum FT_4I values and TSH concentrations in hypothyroid patients. Amiodarone was discontinued at the time of the baseline value. Patients were then treated with $KClO_4$ or were followed without treatment, and blood was obtained 2 weeks later. Each symbol represents an individual patient: ◆, 1; ◇, 2; •, 3; ●, 4; ○, 5; ■, 6; □, 7; ▲, 8; △, 9.

Abb. III_{10}

Verlauf der Schilddrüsenwerte nach Absetzen der Amiodaron-Therapie nach **Hypothyreose**

a) Spontanverlauf

b) Perchloratbehandlung.

Man sieht, daß sich die Werte unter Perchlorat schon nach 2 Wochen weitgehend normalisiert haben, während sie ohne Behandlung in diesem Zeitraum noch weitgehend unverändert sind.

(aus *Martino*[16d])

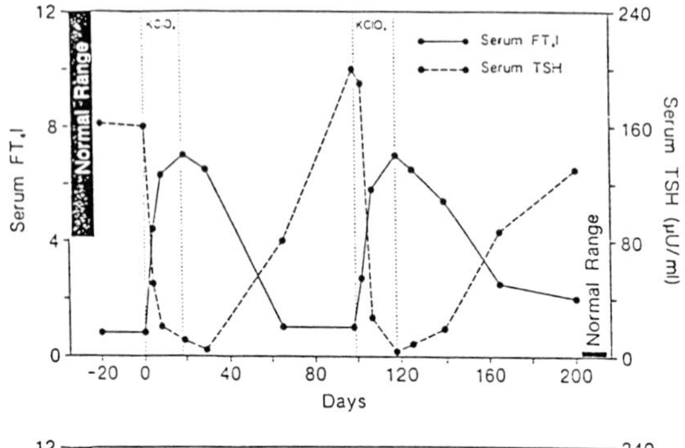

Serum FT_4I values and TSH concentrations in patient 7, who received $KClO_4$, on two occasions.

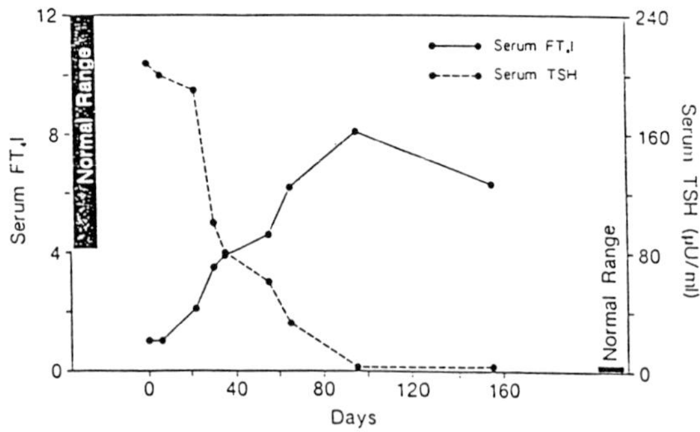

Serum FT_4I values and TSH concentrations in patient 3, who did not receive $KClO_4$.

Abb. III_{11}

Reproduzierbarkeit der Perchloratwirkung bei Hypothyreose

(aus *Martino*[16d])

Bei weiter erforderlicher Amiodaron-Behandlung

läßt sich durch Kombination mit T_4 eine Normalisierung der Stoffwechsellage erreichen. Ob Perchlorat, das bei Hyperthyreosen (s. d.) auch bei fortgesetzter Amiodaron-Behandlung wirksam war, auch bei Hypothyreosen trotz fortgesetzter Amiodaron-Behandlung effektiv ist, wurde bisher nicht untersucht.

Thyroxin

Die gleichzeitige Gabe von Thyroxin bei weitergeführter Amiodaron-Behandlung führt praktisch immer zu einer Normalisierung der Stoffwechselsituation[10, 11c, 12].

Die **Dosierung** muß mit Rücksicht auf die kardiale Grundkrankheit und die Gefahr von **Rhythmusstörungen und Dekompensation** vorsichtig erfolgen[9, 11c] und beträgt

- 20–25 µg/Tag für die ersten 4–6 Wochen[9]
  mit ggf. anschließend allmählicher Steigerung.

Eine Stabilisierung des T_4-Wertes wird gewöhnlich nach 2 Wochen erreicht. Der Abfall des TSH-Wertes kann 6 Wochen dauern[9]. Eine völlige Normalisierung des TSH-Wertes sollte jedoch aus den oben angeführten Gründen nicht angestrebt werden[9, A 86].

Hyperthyreose (Tab. III_{11}, Abb. $III_{12–13}$)[2, 10, 12, 16a, 16b, 16c, 16e]

Vorkommen und Bedeutung

Die Angaben über die Häufigkeit von Hyperthyreosen im Rahmen der Amiodaron-Therapie sind unterschiedlich (s. o.).

In Gebieten mit Jodmangelversorgung sind sie häufiger als bei hohem Jodangebot (9,6 vs. 2 %)[12, 16a].

Im Vergleich zu den Hypothyreosen sind Hyperthyreosen seltener, aber klinisch und therapeutisch problematischer.

Entstehungsmechanismus (s. a. o.)

Bei der Amiodaron-induzierten Hyperthyreose handelt es sich um eine

- ▶ **Jod-induzierte Hyperthyreose**[9, 10, 12, 14, 16e, 36].
  Von den Jod-induzierten Hyperthyreosen werden heute 50 % durch Amiodaron ausgelöst[14].

Patienten mit vorbestehenden Schilddrüsenerkrankungen, insbesondere mit subklinischen autonomen Adenomen sind besonders empfindlich[12, 14]. Da Patienten mit Schilddrüsenerkrankungen heute nach Möglichkeit von der Amiodaron-Behandlung ausgeschlossen werden, zeigen die meisten Patienten mit Amiodaron-induzierter Hyperthyreose (80 %) eine vorher normale Schilddrüsenfunktion[14].

Schilddrüsenstimulierende Immunglobuline[12] oder andere Antikörper sind – sofern sie nicht schon vorher bestanden – im allgemeinen *nicht* nachweisbar[14] (s. a. o.).

Die Bezeichnung

„Basedowartige Hyperthyreose“ (s. a. o. „Entstehungsmechanismus allgemein“), die vielfach auch für Jod-induzierte Hyperthyreosen verwendet wird, ist daher

irreführender.

Klinik (Tab. III_{11})

Amiodaron-induzierte Hyperthyreosen treten einige Monate bis Jahre (∅ 16 Monate) nach Behandlungsbeginn[A 89], gelegentlich aber auch noch Monate[11b] oder selbst 1 Jahr[A 81b] nach Absetzen der Therapie auf.

Da Amiodaron – u. a. durch Abschwächung sympathikotoner Effekte, Unterdrückung von Tachykardie und Rhythmusstörungen, Beeinflussung des peripheren Schilddrüsenstoffwechsels – die Symptome der Hyperthyreose teilweise kaschiert, ist die klinische Symptomatik oft atypisch und die **Diagnose schwierig.**

Symptome, die unter Amiodaron-Therapie den **Verdacht auf eine Hyperthyreose** wecken sollten, sind:

Gewichtsverlust[11a],
Asthenie[11a],
Unruhe, Angst[10, A 89] und Hyperkinesie[11a] sowie
Durchfälle[10].

Die Einweisungsdiagnose lautet daher vielfach

„Verdacht auf okkultes Neoplasma“[11a].

Von seiten der sonst **üblichen Schilddrüsensymptome** können

eine kurzzeitige Schwellung der Schilddrüse
vorkommen oder häufiger fehlen[11b, 12],
Augensymptome
bestehen im allgemeinen – wie bei anderen Jod-induzierten Hypothyreosen – nicht[11a, 11b, 14].

Klinisch **wichtige Frühsymptome** bei kardialen Patienten mit beginnender Hyperthyreose sind

Wiederanstieg
der **Sinusfrequenz**[9],
Wiederauftreten
der bekannten **Rhythmusstörungen**[9, 10, 11a],
Neuauftreten
von **Vorhofflimmern**[A 89] oder auch
kardiale **Dekompensation**[9, 16e].

Daß gerade die Patienten mit schwersten Rhythmusstörungen, die bisher die Hauptindikation für die Amiodaron-Behandlung darstellen, durch das Auftreten einer Hyperthyreose hochgradig gefährdet sind, weil mit Sekundärkomplikationen wie **Angina pectoris** und **Herzinfarkt** zu rechnen ist, liegt auf der Hand.

Über weitere **Verschlechterungen** nach **Absetzen der Amiodaron-Therapie** wurde berichtet[3, 24].

Von den **Laborparametern** (s. Tab. III_{11}) ist kein einziger beweisend[12].

T_3 und T_4
sind in den meisten Fällen erhöht[12].

T_4
ist aber, wenn es nur gering erhöht ist, nur bedingt verwertbar[11b, 30a], weil Anstiege bis 20 %[A 32], bzw. bis 40 %[9] unter Amiodaron-Therapie normal sind.
Die Werte bei Hyperthyreose sind allerdings meist *erheblich* erhöht[11a].

T_3
ist selbst wenn es nur mäßig erhöht ist eher beweisend, weil es unter Amiodaron-Therapie normalerweise niedrig ist[11a], kann aber – ebenso wie bei anderen Jod-induzierten Hyperthyreosen – normal sein[12] (s. Tab. III_{11}).

rT_3
hat keine diesbezügliche diagnostische Bedeutung[12, 22].

Jodisotopentest
keine Jodaufnahme in die Schilddrüse[12].

TSH-Erniedrigung und mangelnder TSH-Anstieg nach TRH[9, 10].
TSH
liegt
- bei **manifester Hyperthyreose**
praktisch immer (17/17) unter der Nachweisgrenze und
- bei **latenter Hyperthyreose**
meist (12/20) unter der Nachweisgrenze.

Tab. III_{11}

Variationen der Schilddrüsenwerte bei Amiodaron-behandelten Patienten mit Hyperthyreose

3% (4/76) der Gesamtpatienten

(nach *Hershman*[9])

n: Normalwerte für nichtbehandelte Individuen **ohne Schilddrüsenfunktionsstörungen** **A:** Normalwerte für Amiodaronbehandelte Patienten **ohne Schilddrüsenfunktionsstörungen**	Durchschnitts- und (Extrem)-werte bei Amiodaronbehandelten Patienten mit **Hyperthyreose**	wegweisende diagnostische Kriterien	Bemerkungen
T_4 n 4–12 µg/dl A 5–19 µg/dl	∅ 23 (ε : 20–29)	> 20 u./o.	beste Kriterien[9]
T_3 n 66–170 µg/dl A 36–163 µg/dl	∅ 269 (ε : 157–490)	> 200	
rT_3 n 15–50 µg/dl A 22–130 µg/dl	∅ 113 (ε : 105–122)		
TSH n 1–6 µg/dl A 0–14 µg/dl	0		

TSH

zeigt nach TRH

- bei **manifester Hyperthyreose** gar keinen Anstieg (19/20) und
- bei **latenter Hyperthyreose** einen minimalen Anstieg (< 1,7 U/l (12/12))[10],

während ein

normaler TRH-Test

unter Amiodaron also eine

- **Euthyreose** beweist,

ist eine

verminderte TRH-Antwort

unter Amiodaron *nicht* für eine Hyperthyreose beweisend, weil man sie

- **auch bei euthyreoten Patienten**[2, 11a, 11b, 11c, 12]

und sogar

- **bei für Amiodaron-Therapie vorgesehenen Patienten** vor Behandlungsbeginn (4/22)[20] findet

(s. a. o.; Schilddrüsenwerte unter Amiodaron-Behandlung).

Verlauf und Therapie (Abb. III_{12-13})

Hyperthyreosen werden von den Amiodaron-behandelten Herzpatienten im allgemeinen **schlecht vertragen** (s. o.).

Die Frage, ob ein **Absetzen von Amiodaron sinnvoll und erforderlich ist,** hängt u. a. von der Art der Rhythmusstörungen und dem zu vermutenden Wirkspiegel ab. Wenn eine maligne Rhythmusstörung soeben supprimiert ist, scheint es sinnvoll die Behandlung fortzusetzen. Wenn die Möglichkeit besteht, daß der Spiegel höher ist als unbedingt erforderlich, kann die Anwendung bei malignen Rhythmusstörungen unter strengster Rhythmusüberwachung mindestens kurzzeitig unterbrochen werden.

Interessant im Zusammenhang mit der Frage nach „Absetzen oder Fortführen" der Amiodaron-Behandlung bei Hyperthyreose sind auch die Ergebnisse von Untersuchungen, in denen bei **Nicht-Amiodaron-induzierten Hyperthyreosen** gezeigt wurde, daß die **Behandlung** mit Amiodaron unter Thyreostatika im Vergleich zur alleinigen Behandlung mit Thyreostatika zu einem rascheren Abfall der T_3- und T_4-Werte im Serum mit entsprechender klinischer Besserung führt[23, 27]. (Die Wirkung beruht wahrscheinlich teilweise auf dem Jodgehalt und teilweise auf Amiodaron-induzierten Effekten auf die Schilddrüsenhormone.)

Auf die gelegentlich nach Absetzen der Amiodaron-Therapie beschriebenen Verschlechterungen, nicht nur von seiten der kardialen Situation, sondern auch in bezug auf die Schilddrüse, wurde oben schon hingewiesen[3, 24].

Nach Absetzen von Amiodaron

ist der weitere Verlauf von der zugrunde liegenden Schilddrüsenerkrankung abhängig.

- **Bei Patienten ohne vorbestehende Schilddrüsenerkrankung**[16e]
  bilden sich die Symptome
  spontan zurück (teilweise ebenso wie bei den übrigen Jod-induzierten Formen über eine Hypothyreose[14].

- **Bei Patienten mit vorbestehender Schilddrüsenerkankung**[16e]
  findet sich auch nach
  6–9 Monaten noch eine Hyperthyreose.

Bei weiter erforderlicher Amiodaron-Therapie

gelingt es heute – obwohl bekannt ist, daß die meisten Behandlungsmaßnahmen bei Hyperthyreose bei der Amiodaron-induzierten Form ebenso wie bei anderen Jod-induzierten Varianten meist ineffektiv sind, durch spezielle Behandlungsmaßnahmen – Glukokortikoide, Perchlorat, Thyreostatika – im allgemeinen dennoch die Situation in den Griff zu bekommen.

Von den **sonst üblichen Behandlungsmaßnahmen** bei Hyperthyreose sind – ebenso wie bei den anderen Jod-induzierten Formen[1, 26] – die folgenden Maßnahmen nur begrenzt wirksam:

- ○ Radiojodtherapie,
  durch zu geringen „uptake" bei Jodkontamination wirkungslos[3, 11b],
- ○ Lithiumtherapie,
  enttäuschend[30a] und außerdem
  bei vorgeschädigtem Herzen kontraindiziert[1].
- ○ Thyreostatika,
  da sie nur die Hormonsynthese hemmen und keinen Einfluß auf die Ausschüttung der schon in riesigen Mengen vorhandenen Schilddrüsenhormone haben[26],
  als Monotherapie fast immer (14/16), trotz hoher Dosierung von 40 mg Methimazol/Tag, ineffektiv[16e].
- ○ Plummerung,
  ineffektiv[1].

Die

- ○ Plasmaphorese[3, 26, 30a]
  kann bei thyreotoxischer Krise vorübergehend wirksam sein[26],
  bringt aber keinen Dauererfolg[3].

Zu den Maßnahmen, die bei Jod-induzierten Hyperthyreosen einschließlich den **Amiodaron-induzierten Formen** – auch wenn eine alleinige Behandlung mit Thyreostatika ineffektiv ist – als zusätzliche Therapie neben Thyreostatika **wirksam** sind, gehören die Kortikosteroide und Perchlorat.

Perchlorat[10, 16e, 16b, 24]

(Ausländische Erfahrungen beziehen sich auf Kalium-Perchlorat; in Deutschland im Handel: Natrium-Perchlorat (Irenat®); Kalium-Perchlorat nur als Mischpräparat (Anthyrinium®) (Kalium-Perchlorat plus Reserpin)

Perchlorat führt zu einer Jodentspeicherung der Schilddrüse. Während seine Anwendung bei anderen Formen der Hyperthyreose wieder verlassen wurde, weil es in hohen Dosen zu ablastischer Anämie und nephrotischem Syndrom führt[24], wurden mit dieser Substanz bei der Amiodaron-induzierten Form bei einer Dosierung von

- 1 g/Tag über 15–45 Tage
  bei praktisch allen Patienten
  eine Normalisierung der Schilddrüsenfunktion erreicht, und zwar
  ebenso bei Patienten, bei denen die
  Amiodaron-Therapie abgesetzt werden konnte[16b]
  als auch bei solchen, bei denen
  Amiodaron weitergegeben werden mußte[24].

Der Effekt der Therapie ist aus der Abb. III_{12} zu ersehen.

Dabei wird angegeben, daß

- ▶ **bei Patienten ohne vorbestehende Schilddrüsenerkrankung**
  (wie Kropf oder positive Antikörper) die
  - alleinige Perchloratbehandlung reicht, während

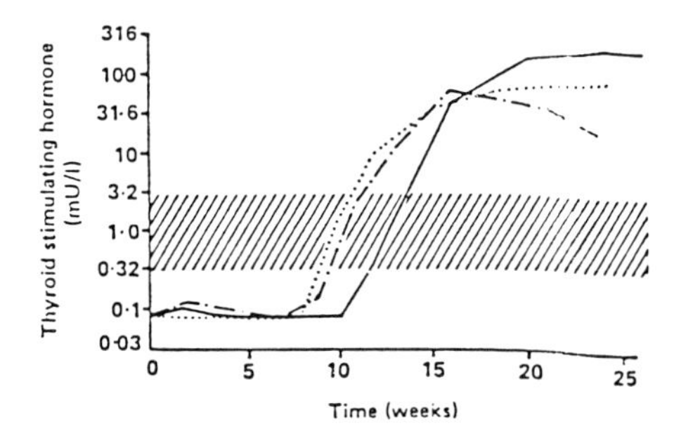

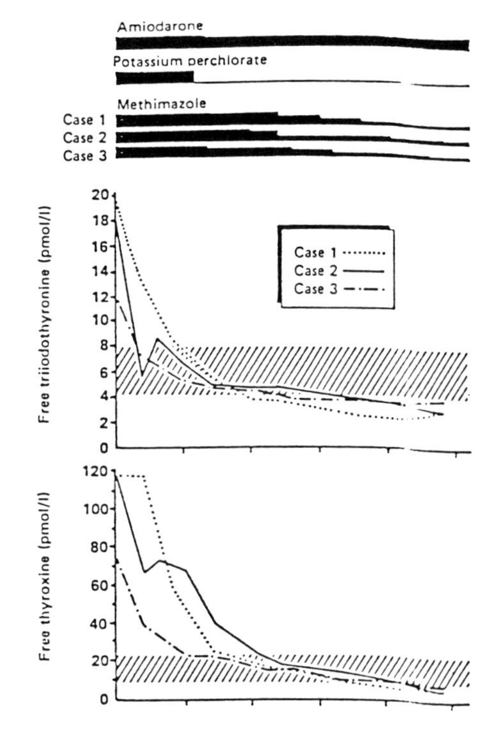

Serial free triiodothyronine, free thyroxine, and thyroid stimulating hormone concentrations in three patients (cases 1–3) with amiodarone induced hyperthyroidism during treatment with amiodarone and 1 g potassium perchlorate a day for 40 days and methimazole at starting dose of 40 mg a day. Dose of methimazole was gradually reduced but never completely stopped. Shaded areas represent normal ranges.

Abb. III_{12}
Einfluß von **Perchlorat** auf die Schilddrüsenwerte bei **Hyperthyreose**
(aus *Reichert*[24])

▶ **bei Patienten mit vorbestehender Schilddrüsenerkrankung** die
- Kombination von Perchlorat mit Thyreostatika erforderlich ist[16e, 24].

Nebenwirkungen wurden unter der oben angeführten Dosierung nicht gesehen[16e], Kontrollen von Blutbild und Urinstatus sind jedoch erforderlich.

Kortikoide[2, 12, 14, 36]

Sie bewirken bei Amiodaron-induzierter, wie auch bei anderen Jod-induzierten[14] Hyperthyreosen[36, 10 nach 28] einen prompten – und bei Absetzen und Wiederansetzen reproduzierbaren – Abfall der T_3- und T_4-Werte (s. Abb. III_{13}), die nicht etwa auf einem Einfluß auf Autoimmunvorgänge, sondern auf einer Verringerung der Jodutilisation in der Schilddrüse[12] beruhen.

Die Wirkung geht mit rascher Wiederherstellung der Euthyreose einher[12, 14, 36].

Der Effekt der Kortikoide scheint sich jedoch auf die Patienten **ohne Kropf** zu beschränken[10].

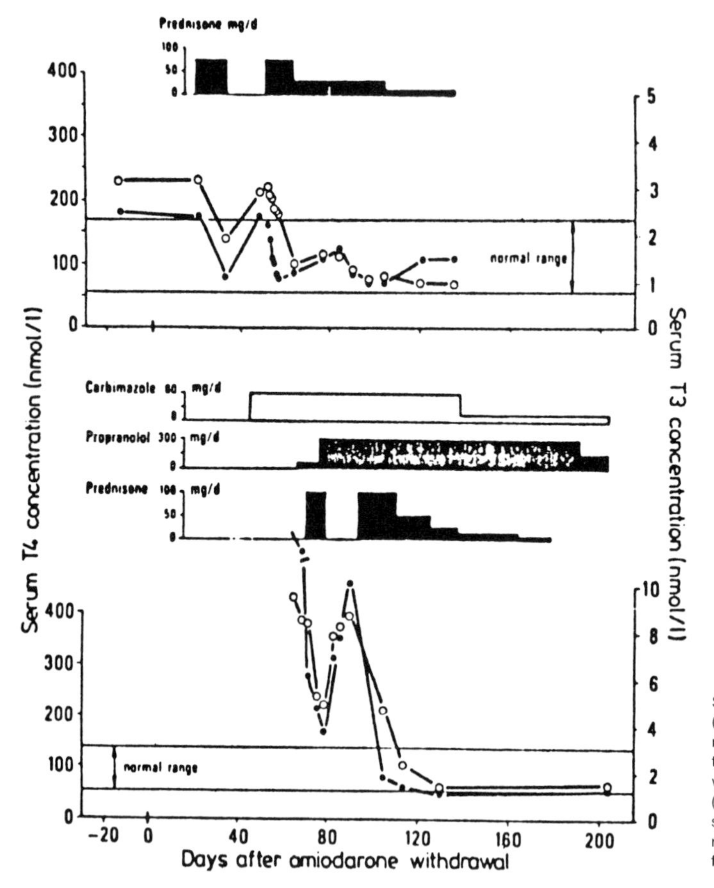

Serum T3 and T4 concentrations: (top) during treatment with prednisone alone (case 1) and (bottom) after addition of prednisone with carbimazole and propranolol (case 2). As the values in the cases were measured with different radioimmunoassays the absolute figures are not comparable.

Abb. III_{13}
Einfluß von **Kortikosteroiden** auf den Verlauf der Schilddrüsenwerte bei **Hyperthyreose** (aus *Wimpfheimer*[36])

Erfahrungen liegen mit

- **Prednison** (–60 mg/Tag)[2, 14, 36] und
- **Dexamethason**[2] vor,

wobei Dexamethason teilweise wegen der weniger Natrium-retinierenden Wirkung vorgezogen wird[2].

Thyreostatika[2, 10, 12, 36]

Sie sind allein verabreicht bei der Amiodaron-induzierten Hyperthyreose – auch in hohen Dosen (–40 mg Methimazol)[16e] – nicht ausreichend wirksam[2, 10, 12, 36], führen aber in Kombination mit Kortikosteroiden und Perchlorat im allgemeinen letztlich zur Stabilisierung der Euthyreose. Von den verschiedenen Substanzen wie Carbimazol

(Carbimazol®), Methimazol (Favistan®) und Propylthiouracyl (Propicyl®) liegen die umfangreichsten Erfahrungen mit Methimazol vor[24], vielfach wird aber

- **Propylthiuracyl** (Propicyl® und Thyreostat II®)
  wegen der gleichzeitigen Wirkung auf die periphere $T_4 \rightarrow T_3$ Konversion[2, 12] vorgezogen.

Thyreostatika müssen *rechtzeitig reduziert* werden, weil sonst die Gefahr des Übergangs in eine Hypothyreose besteht[24].

Subtotale Strumektomie[1, 3]

In Einzelfällen wurde bei weiter erforderlicher Amiodaron-Therapie und Problemen mit der konservativen Behandlung die subtotale Strumektomie vorgezogen.

Symptomatische Therapie

Gelegentlich wurde die zeitweilige Kombination mit β-Rezeptoren-Blockern[9] erforderlich.

Bestimmung der rT_3-Werte zur Therapiekontrolle* [9, 12 nach 31, 13, 19b]

Der Anstieg der rT_3-Spiegel ist ein regelmäßiger Begleiteffekt der Amiodaron-Therapie. Die Werte in der „steady state"-Phase gelten daher als relativ guter Parameter für die Konzentration im therapeutischen und toxischen Bereich und werden – insbesondere wenn keine Möglichkeit besteht die Amiodaron- und Desäthylamiodaron-Spiegel zu bestimmen, vielfach aber auch zusätzlich – zur Therapieüberwachung herangezogen.

Dabei *entsprechen*

– bei etwas **unterschiedlichen Normalwerten** für rT_3 –

rT3-Werte von $<$ 30 ng/dl[13] $<$ 50 ng/dl[12]	dem **Normalwert bei Nicht-Amiodaron-behandelten Patienten**
rT_3-Werte vom „2–3fachen der Norm"[19a] bzw. **50–100** ng/dl[12, 19a] 36–105 ng/dl[13] ∅ 64 ng/dl[13]	dem **therapeutischen** Bereich
rT_3-Werte vom „5–6fachen der Norm"[19a] bzw. $>$ **100** ng/dl[12 nach 19a] $>$ 105 ng/dl[12]	dem **toxischen** Bereich

bei Werten
$>$ 130 ng/dl wurden
gehäuft (3/4!)
plötzliche Herztodesfälle
beobachtet[13]

bei Patienten mit **Lungenfibrosen** wurden
gelegentlich extrem hohe Werte
(∅ 350 ng/dl) gefunden[12 nach 31].

* Die Laboratorien, in denen diese Werte bestimmt werden, dürfen aus wettbewerbsrechtlichen Gründen nicht mehr veröffentlicht werden, und sind beim Hersteller zu erfragen.

Sonstige mögliche Nebenwirkungen (Tab. III_{12})

(Lit. s. S. 430; *L 49*)

Antiarrhythmika sind Medikamente, die zu einem breiten Spektrum von Nebenwirkungen führen. Die unter Amiodaron beschriebenen Effekte sind aus der Tab. III_{12} zu ersehen.

Tab. III_{12}

Nebenwirkungen

– *Überblick über die unter* ***Antiarrhythmika*** *beschriebenen Nebenwirkungen* –

– *eingetragen die unter* ***Amiodaron*** *beschriebenen Nebenwirkungen* –

Häufigkeit aller Nebenwirkungen

Gesamtzahl Absetzraten	} extrem dosisabhängig (s. S. 263 ff.)
lebensbedrohliche Komplikationen	
Herz-Kreislauf-Nebenwirkungen (s. S. 244)	
Extrakardiale Nebenwirkungen (s. S. 263)	
1. **„Gastrointestinale"**	x (vÜ) (s. S. 269)
„Magenverstimmung" (upset)	
trockener Mund	
Geschmacksstörungen	x (vÜ) (ss: 0,13 %[A 86])
bitterer Geschmack	
metallischer Geschmack	x (E)[A 82]
Appetitlosigkeit	
Übelkeit	x (vÜ) (s. Text)
Erbrechen	x (vÜ) (s. Text)
„Bauchschmerzen"	
vermehrter Stuhldrang	
Durchfall	
Obstipation	x (vÜ) (s. Text)
brennendes Gefühl im Ösophagus	
Ösophagus-Ulcera	

Abkürzungen

x	= Nebenwirkungen. die vorkommen
x (Ü)	= Nebenwirkungen, die bei Überdosierung vorkommen
x (vÜ)	= Nebenwirkungen. die vorwiegend durch Überdosierung bedingt sind
xx	= Nebenwirkungen, die häufig therapielimitierend sind
x!	= Nebenwirkungen. die besonders gefährlich sind
x (ss)	= sehr seltene Nebenwirkungen
x (E)	= Nebenwirkungen, die in Einzelfällen beschrieben wurden
?	= beschriebene Nebenwirkungen ohne sicheren Kausalzusammenhang

Tab. III_{12} Fortsetzung

2. **Anticholinergische**	
verschwommenes Sehen	
trockener Mund	
Obstipation	
verzögerte Miktion	
Harnsperre	
Harnretention	
3. **Allgemeine**	
Schwindel	x (E)[11]
giddiness	
dizziness	
Schwäche	
Müdigkeit	
Kopfdruck	x [A 81b]
vermehrtes Schwitzen	
Hitzewallungen	
„flush"	
Orthostase	
orthostatischer Kollaps	
Fieber	
anaphylaktischer Schock	
verstopfte Nase	
Analgesie	
4. **Hörstörungen**	
Trinnitus	
5. **Sehstörungen**	x (Ü): reversibel nach Dosisreduktion (s. S. 272)[A 73b]
Mikroablagerungen auf der Hornhaut ohne Sehstörungen	x praktisch immer nachweisbar keine Indikation zum Absetzen der Therapie (s. Text)
verschwommenes Sehen	
Doppeltsehen	
Halovision (Hof. Heiligenschein)	
Augenflimmern	
seltene Augensymptome	x [A 86]
Sehnervenentzündung	x (E)[11]
Opticusatrophie	? [11]
6. **Metabolische Störungen**	
Hypoglykämie	
Hypokaliämie	
Laktazidose	
7. **ZNS**	x (Ü) (s. S. 270)[2]
Kopfdruck	
Kopfschmerzen	x (Ü) (s. S. 270) (14 %)[A 32]
vasodilatatorische	
vermindertes Reaktionsvermögen	
Sedierung	
Müdigkeit	

Tab. III$_{12}$ Fortsetzung

Benommenheit	
Schläfrigkeit (drowsiness)	
Gedächtnisstörungen	
Nervosität	
Unstetigkeit	
Wesensveränderungen	
Verhaltensstörungen	
Euphorie	
Verwirrung (light headness)	
Halluzinationen	
optische	
akustische	
Paranoia	
Psychose	
aggressives Verhalten	
Depression	
Schlafstörungen	x (Ü) (s. S. 270) (28 %)[A 32]
Schlaflosigkeit	x (Ü)[A 73b]
frühes Erwachen	x (Ü)[A 73b]
Alpträume	x (Ü)[A 73b]
extrapyramidale Störungen	
Tremor	x (Ü) (s. S. 270) (30 %)[A 32]
Nystagmus	
Ataxie	x (Ü)
unsicherer Gang	x (E)[11]
verwaschene Sprache	
Krämpfe	
tonische	
klonische	
generalisierte	
reversible Reizerscheinungen	
Parästhesien	x (Ü) (s. Text)
Pelzigkeit	
Kältegefühl	
Wärmegefühl	
periphere Neuropathie	x (ss)[A 73b]
8. **Muskel**	
-schwäche	x (Ü) (s. S. 270) (11 %)[A 32]
bei proximaler Nervenlähmung	x (Ü)
-krämpfe	
Myositis (histologisch gesichert)	x (E. Ü)[6]
„nekrotisierende Myopathie“	x (E. Ü)[1]
9. **Arthralgie**	
10. **Haut**	x (s. S. 270 f.)
allergische Reaktionen	x
Urticaria	
Hautrötung	
vermehrte Rötung unter Sonneneinwirkung	x sehr häufig
„rush“ (Ausschlag)	x (9 %)[A 32]
morbilliform	
macolopapulös	

Tab. III_{12} Fortsetzung

Photosensivity		
-dermatose		
mit Pigmentverschiebungen	x	(ss); (1,5 %)[A 32]
vorwiegend nach starker Sonnen-exposition		
Erythema nodosum	x	(E)[A 73b]
exfoliative Dermatitis	x	(E)[A 82]
Keratose		
11. **Einfluß auf den Kollagenstoffwechsel**		
Zahnfleischhyperplasie		
Fibrosen		
12. **Blutbild – Knochenmark**	?	(einzelne fragliche Fälle beschrieben[A 86]
Eosinophilie		
Anämie		
Leukopenie		
Granulozytopenie		
Agranulozytose		
Thrombopenie		
lymphotoxische Reaktionen		
Panzytopenie		
Petechien		
13. **Lupus erythematodes** (LE)		
ANF (antinukleäre Faktoren)		
14. **Sonstige immunologische Phänomene**		
15. **Lymphknotenschwellungen**		
16. **Leber**	x	(s. S. 273)
asymptomatischer Anstieg der „Leberwerte“	x	(Ü)
isolierter LDH-Anstieg		
Leberschäden vom	x	(ss) (0,6 %)[A 86]
cholestatischen Typ	x	
hepatozellulären Typ	x	
gemischten Typ		
granulomatöse Hepatitis		
akute Hepatitis	x	
nekrotisierende Hepatitis		
→ Fibrose o. Zirrhose	x	
CT:	x	[7, 12]
erhöhte Densität der Leber		
fragliche klinische Bedeutung		
17. **Schilddrüse**	x	(s. S. 281)

Tab. III_{12} Fortsetzung

18. **Lunge**	x	(s. S. 274)
entzündliche Veränderungen	x	
Alveolitis	x	
Fibrose	x	
19. **Haarausfall**	x	(reversibel)[10] (E):[A 73a, A 73b nach A 29a] 1: 127 (0,8 %)[A 73a] 1: 53 (1,8 %)[8] 9: 217 (5 %)[10]
20. **Sonstige**		
Knöchelödeme		
Impotenz		
Spermienimmobilisation		
Epididymitis	x	(E, wahrscheinlich Ü)[4. A 82]
leukoklastische Vaskulitis	x	(E, Ü) (keine Hinweise auf autoimmunologisches Geschehen[13]
Polyserositis		
„Petechien“	x	(E)[A 73b, A 86]
„Echymosen“		
„Hämolyse“	x	(E)[5]
„Hyperlipidämie“	x	(E)[3, A 86]
„Diabetes bei Multiorganversagen“	x	(E)[9]
„Hypercalcämie mit Zunahme der Niereninsuffizienz“	?	(1 Fall reproduzierbar)[A 86]
„Gynäkomastie“	?	(1 Fall)[A 86]
„Psoriasis“	??	(1 fraglicher Fall)[A 86]
„Lyell-Syndrom“	??	(1 fraglicher Fall)[A 86]
seltene Nebenwirkungen	x	(s technische Broschüre[A 82])
21. **nach intravenöser Verabreichung**		
Venenreizung		
meist durch alkalotischen pH	x	[A 82]
„anaphylaktischer Schock“	x	[11]
„intrakranielle Drucksteigerung (‚Pseudotumor cerebri‘)“	x	[11]
„Bronchospastik“	x	[11]
„respiratorische Insuffizienz“	x	[11]
„Apnoe“	x	[11]

Kapitel IV

Pharmakokinetik (Tab. IV_1, Abb. IV_{1-11})

(Literatur s. S. 430; *L 50*)

Übersicht (Tab. IV_1, Abb. IV_1)

Amiodaron ist eine Substanz mit einer recht ungewöhnlichen Pharmakokinetik. Auffallend sind der große **Verteilungsraum**, der beispielsweise im Vergleich zu Lidocain in der Verteilungsphase 30mal und in der „steady state"-Phase hundertmal größer ist, und die extrem lange Eliminationshalbwertszeit, die dazu führt, daß die Wirkung nach Absetzen einer Dauerbehandlung noch Tage bis Wochen, gelegentlich auch Monate anhält.
Dessen ungeachtet ist die **intravenöse Amiodaron-Applikation** im Rahmen der **Akutbehandlung** rasch wirksam – die Verteilung ins Myokard erfolgt ebenso schnell wie bei Lidocain und Mexiletin[23b] (s. Abb. IV_1) – und gut steuerbar, weil sich die applizierte Bolusdosis rasch ins Gewebe verteilt.

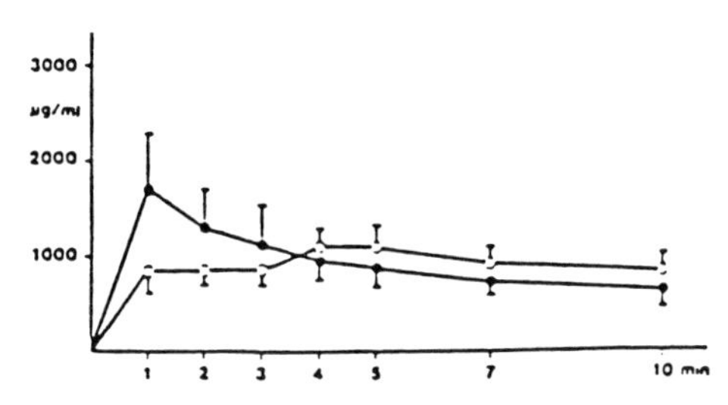

Zeitlicher Verlauf der **Lidocain**-Plasmakonzentrationen in der Aorta (geschlossene Kreise) und im Koronarsinus (offene Kreise) nach intravenöser Gabe von 25 mg **Lidocain**. Die erste Abnahme (1 min nach Injektionsbeginn) erfolgte 15 s nach Abschluß der i. v.-Applikation

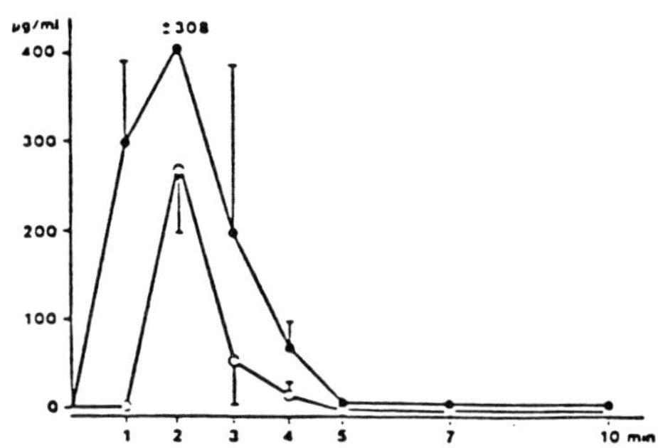

Zeitlicher Verlauf der **Mexiletin**-Plasmakonzentrationen in der Aorta (geschlossene Kreise) und im Koronarsinus (offene Kreise) nach i. v.-Gabe von 100 mg Mexiletin

Abb. IV_1

Spezifische Halbwertszeit von Amiodaron

– am Wirkungsort Herz, im Vergleich zu Lidocain und Mexiletin –

Man sieht, daß sich Amiodaron praktisch genauso schnell im Myokard anreichert wie Lidocain und Mexiletin.

(aus *Nitsch*[23b])

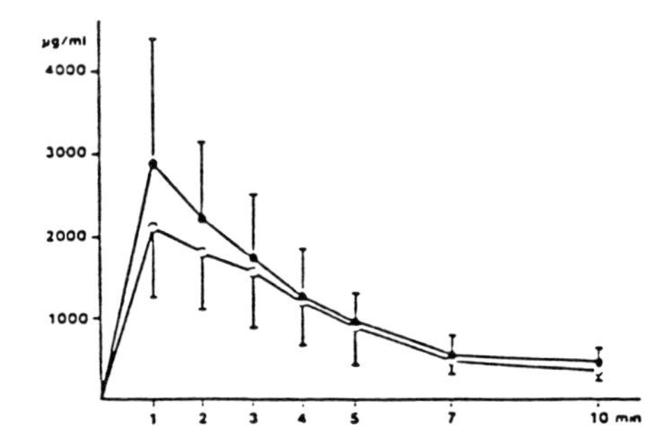

Zeitlicher Verlauf der **Amiodaron**-Plasmakonzentrationen in der Aorta (geschlossene Kreise) und im Koronarsinus (offene Kreise) nach i.v.-Gabe von 25 mg Amiodaron

Tab. IV_1

Pharmakokinetische Daten

Formel		s. Abb. IV_2
Molekulargewicht	Mg	681.8[15]
Wasserstoffionenkonzentration	pH	
Dissoziationskonstante	pka	5,6[2]–7,4[7]
Kinetik		linear
Bioverfügbarkeit		40–50 %[2, 9a, b] (E: 3–100 %[14])
Eiweißbindung (%)	Eb	96 %[14]–99,5 %[A 61] Am.: 99,5 % (freie Fraktion 0,5 %) Des.: 98,2 % (freie Fraktion 1,8 %)[A 61]
Verteilungsmodell		Multicompartementmodell[26b]
Verteilungsraum		
initial	VR_c	15 l/kg ~ 1000 l beim Erwachsenen[27a]
„steady state"-Phase	VR_{ss}	60–100 l/kg ~ 5000 l beim Erwachsenen[A 35b]
Halbwertszeit		
initial	$t_{1/2\,\alpha 1}$ (Bolus)	3–8 min.[A 35b] (initiale Verteilungshalbwertszeit) (terminale Halbwertszeit nach Bolus 10–17 Std.)[27b]
	$t_{1/2\,\alpha 2}$ (oral)	4–6 Std.[A 35b]
„steady state"-Phase	$t_{1/2\,\beta 1}$ (i.v.)	
	$t_{1/2\,\beta 2}$ (oral*)	
nach oraler Therapie in den ersten Tagen nach Absetzen der Therapie	β_1	4–10 Tage[A 35b]
endgültig	β_2	30–120 Tage[A 35b]
totale Clearance	Cl_{tot}	1–7 ml/kg/min.
hepatische Clearance EF	Cl_{hep}	85 %
renale Clearance	Cl_{ren}	15 %
renale Ausscheidung unveränderter Substanz		0 %
Serumspiegel		
therapeutischer Bereich		
i.v. Aufsättigungsphase		2–3 µg/ml[A 56a]
Dauertherapie		1–2 µg/ml (Lit. s. Text)
toxischer Bereich		> 2,5 µg/ml (Lit. s. Text)
„peak"		5–7 Std.[7, 13, A 29a] (E: 2–12 Std.)[14]

Tab. IV_1

Dosierung	
Bolus	• möglichst lieber Kurzinfusion
Kurzinfusion	• 2,5 mg/kg in 20 min. bei Patienten **mit Herzinsuffizienz** ~ 1 Ampulle in 20 min. beim Erwachsenen
	• 5 mg/kg in 20 min. bei Patienten **ohne Herzinsuffizienz** ~ 2 Amp. in 20 min. beim Erwachsenen
24-Std.-Infusion	• 1500 mg/Tag bei Patienten ohne Herzinsuffizienz
	• 750 mg/Tag bei Patienten mit Herzinsuffizienz
oral	
Initialdosis	• 1200–1500 mg/Tag
Dauerdosis	• 200 ((–600 mg))/Tag

Chemie (Abb. IV_2)

Mg: 681,8[15]
pKa: 5,6[2]–6,56[14]–7,4[7]
maximale Fettlöslichkeit bei pH 3,5–5,5[14]

Amiodaron ist ein Diäthylaminobenzofuran (s. Abb. IV_2). Die Diäthylamino-Gruppe hat es mit vielen anderen Antiarrhythmika gemeinsam, den zweifach jodierten Benzolring mit dem Schilddrüsenhormon und das Grundgerüst mit Khellin, einer Substanz mit ausgeprägter muskelrelaxierender bzw. vasodilatatorischer Wirkung.

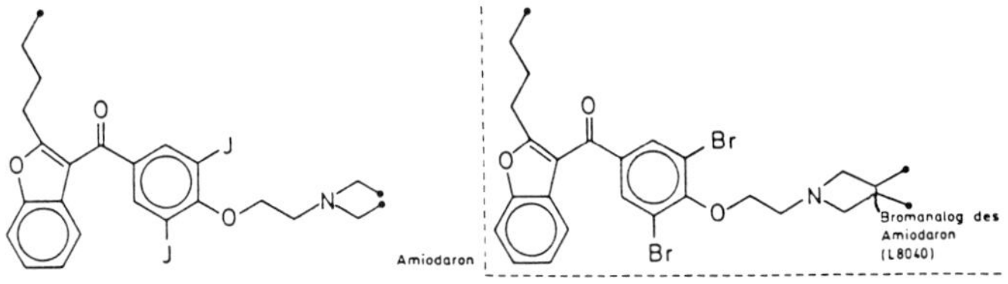

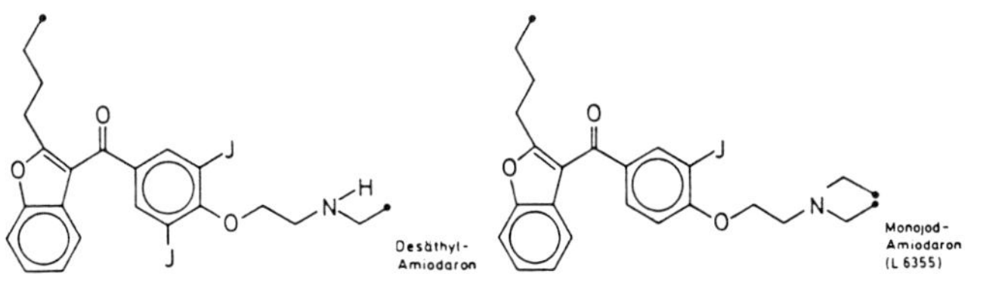

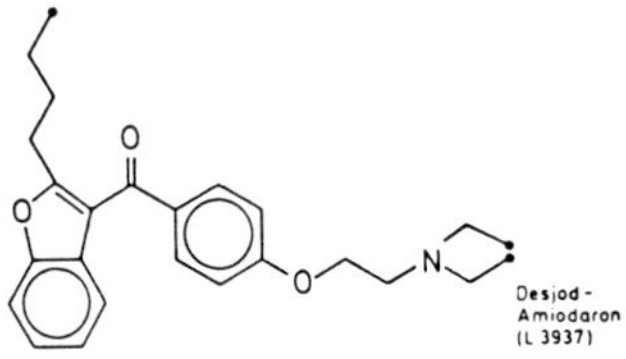

Abb. IV_2
Strukturformeln von Amiodaron und dessen Metaboliten
Desäthylamiodaron
Monojodamiodaron
Desjodamiodaron sowie dem
Amiodaron-Bromanalog, das ähnliche elektrophysiologische Wirkungen zeigt.
(aus *Singh*[A 80a])

Der hohe Jodgehalt – 400 mg Amiodaron enthalten 150 mg Jod entsprechend 24 Tropfen Lugolscher Lösung[A 71b] – ist teilweise für die möglichen Komplikationen von seiten der Schilddrüse verantwortlich.

In Bezug auf seine physikalisch-chemischen Eigenschaften wird Amiodaron als eine amphotere Substanz gekennzeichnet[14 nach 5b], die sowohl hydrophile als auch hydrophobe Gruppen enthält, aber dennoch sehr schlecht wasserlöslich, aber gut fettlöslich ist.

Bestimmungsmethoden

In früheren Studien wurden zur Bestimmung von Amiodaron indirekte Methoden, die den Jodanteil erfassen, verwendet. Die dabei ermittelte endgültige Halbwertszeit wird mit durchschnittlich 28 Tagen angegeben.

Die neueren Untersuchungen[8b, 10, 13, 23a, 27a, A 29c] wurden mit der Flüssigkeits-Hochdruck-Gaschromatographie (HPCL) durchgeführt.
Vergleichende Untersuchungen zwischen den verschiedenen Bestimmungsmethoden ergaben teilweise eine weitgehend übereinstimmende Pharmakokinetik[6] (auch wenn die initiale Halbwertszeit von Amiodaron kürzer ist als die des Jods)[33]. Mit allen neueren Bestimmungsmethoden wird neben Amiodaron auch Desäthylamiodaron getrennt bestimmt[14, A 80c].

Jüngste Entwicklungen zielen darauf ab, die noch offenen pharmakokinetischen Fragen durch markiertes Amiodaron weiter zu klären[14].

Resorption und Bio-Verfügbarkeit

Die Bio-Verfügbarkeit ist mit
40–50 %[2, 9a, 9b] (E: 3–100 %)[14]
nicht sehr hoch und außerdem extrem variabel.

Als Ursache dafür wurden früher physikalische Eigenschaften verantwortlich gemacht. Inzwischen wurde nachgewiesen, daß ein unterschiedlicher **„first-pass"-Mechanismus** der Hauptgrund ist[14, 25, 29].

Außerdem wurde schon in älteren Untersuchungen angegeben, daß die **Magenentleerungszeit** einen Einfluß auf die Resorptionsquote hat[1].

Wechselwirkungen im Rahmen des „first-pass"-Mechanismus gelten als mögliche Ursache für die **Interferenz mit Propranolol** und **Verapamil**[29].

Für die Interferenz mit **Glykosiden** (s. d.) wird angenommen, daß möglicherweise eine durch Amiodaron bedingte verzögerte Magenentleerung die Resorption fördert.

Der **maximale Serumspiegel** nach oraler Einnahme wird
nach 5[7, 13, A 29c] bis 7[2] Std.
erreicht und zeigt große individuelle Schwankungen (E: 2–12 Std.[14]).

Eiweißbindung

Die Eiweißbindung ist sehr hoch und beträgt für

Amiodaron: **99,5 %** (freie Fraktion 0,5 %)

Desäthylamiodaron: **98,2 %** (freie Fraktion 1,8 %)[A 61],

entsprechend wird Amiodaron praktisch nicht renal eliminiert und ist auch nicht dialysierbar[2, A 13b nach 5a].

Die Bindung erfolgt teils an Albumin, teils an α_1-Acidglycoprotein[14], das sogenannte akute Phase Protein, an das auch andere Antiarrhythmika, z. B. Disopyramid, gebunden werden.

Verteilung (Abb. IV_3)

Amiodaron verteilt sich in exzessivem Ausmaß, aber mit unterschiedlicher Geschwindigkeit in die verschiedensten Gewebe.

Als Verteilungsmodell wurde zunächst ein

offenes **2-**[27a] oder **3-**[8b]Kammersystem

und später ein

4- oder **„multi"-Compartementmodell**

beschrieben[26b, 29], die aber alle der Komplexizität des Geschehens nicht voll gerecht werden[26b].

In bezug auf den Verteilungsraum ist bekannt, daß der

initiale Verteilungsraum

VRc

~ 15 l/kg entsprechend

~ 1000 l beim Erwachsenen beträgt und keine großen Differenzen zwischen gesunden Versuchspersonen und Patienten mit supraventrikulären Rhythmusstörungen bestehen[27a]:

Gesunde Versuchspersonen

9–17 l/kg[27a] ≈ 1360 l

Patienten mit supraventrikulären Rhythmusstörungen

7–21 l/kg[27a] ≈ 350–1680 l

und der **endgültige Verteilungsraum**

VRss

~ 60–100 l/kg

~ 5000 l[A 35c] beträgt.

Untersuchungen bei

Patienten mit **Herzinsuffizienz** fehlen noch.

Der Verteilungsraum von Amiodaron ist also immens und in der Initialphase etwa 5–10mal und in der Verteilungsphase 30–50mal größer als der anderer Antiarrhythmika.

Die **Verteilungsgeschwindigkeit** in die verschiedenen Kompartimente ist extrem unterschiedlich, so wurde für das

Herz (spezifische Verteilungshalbwertszeit zum Wirkungsort)[A 56a]

im Rahmen von Koronarangiographien[23a] festgestellt, daß die myokardiale Aufnahme nach Bolusinjektion

- ▶ innerhalb **weniger Minuten** abgeschlossen ist[23a]

oder eine

- ▶ „peak"-Konzentration nach 10–15 min.[14]

oder eine

- ▶ Verteilungshalbwertszeit ins Myokard von 30 min.[A 13b] mitgeteilt.

Hingegen beträgt die Verteilungshalbwertszeit in die

Leber z. B.

80 Tage[A 13b].

Die **Halbwertszeit der Initialphase** (s. S. 430) wird allein durch die Verteilung aus der Blutbahn in die Gewebe geprägt. Eine nennenswerte Elimination im Stuhl oder Urin ist zu diesem Zeitpunkt noch nicht nachweisbar[A 29c].

Zur **Serum-Gewebsverteilung**[15, 23a, A 29c, A 35c] (s. Abb. IV_3) ist bekannt, daß Amiodaron sich in den Fettgeweben anreichert, wo die Konzentration dreimal höher ist als im Serum.

Aus Untersuchungen bei Herzoperationen weiß man inzwischen, daß die Konzentration am

Herzen

für Amiodaron 20–60mal höher als im Serum und
für Desäthylamiodaron 100–260mal höher ist[14].

Dabei wurden im gesunden Myokard höhere Konzentrationen gefunden als in aneurysmatischen Bezirken[A 35b].

Von den übrigen Geweben (s. Abb. IV_3) zeigen besonders die **Leber** und die **Lunge** höhere Konzentrationen, wobei bei Patienten mit toxischen Leber- und Lungenschäden höhere Konzentrationen zu beobachten sind als bei den übrigen[14 nach 11].

In der **Haut** wurden in pigmentierten Stellen 10mal höhere Konzentrationen gefunden als in nicht pigmentierten[14]. Die höchsten Konzentrationen finden sich wiederum bei Patienten mit Amiodaron-induzierten Hautveränderungen[A 35b]. Die Konzentration im Gehirn ist relativ gering[A 29c].

In bezug auf das Verhältnis von Amiodaron und dessen Metaboliten ist bekannt, daß der Serumspiegel von Amiodaron und Desäthylamiodaron in etwa in der gleichen Größenordnung[A 35b] liegt.

Nach **Absetzen** von Amiodaron sinkt der Amiodaron-Spiegel rascher, der Desäthylamiodaron-Spiegel persistiert länger. (Das ständige Abfallen des Amiodaron-Spiegels bei noch vorhandenem Desäthylamiodaron-Spiegel wird daher teilweise zur

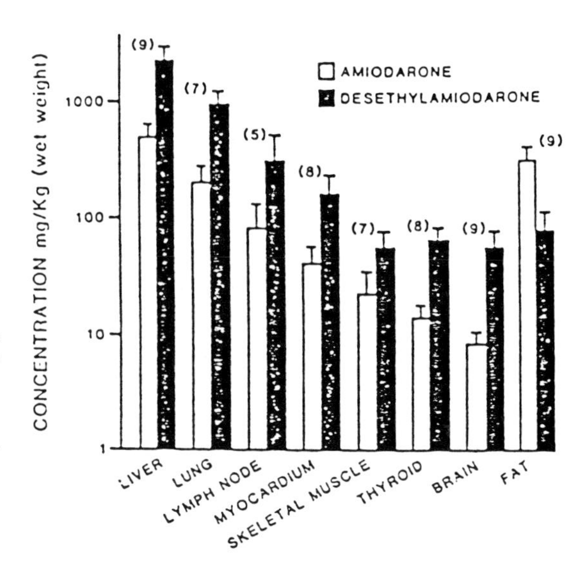

Amiodarone and desethylamiodarone concentrations in several postmortem tissues. (Reprinted with permission.)

Abb. IV_3
Amiodaron- und Desäthylamiodaronkonzentrationen
in verschiedenen Geweben
(aus *Singh*[A 80c] nach *Holt*)

Kontrolle der Patienten-Compliance herangezogen[A 13b nach 32]). Von den verschiedenen Geweben zeigt das Fettgewebe auf Grund der hohen Lipophilie der Muttersubstanz höhere Konzentrationen an Amiodaron, hingegen enthalten andere Gewebe höhere Konzentrationen von Metaboliten, die im Herz eine dreifach höhere Konzentration als Amiodaron erreichen können[20, A 35b] (s. o.).

Konstante Serumspiegel werden erst erreicht, wenn die **„Speicher" gefüllt** sind. Zu diesem Zeitpunkt sind etwa 6,6–20,8 g Amiodaron im Körper enthalten[30]. Die „Aufsättigungsphase" ist abgeschlossen, es beginnt die **„steady state"-Phase.**

Zu erwähnen bleibt noch, daß Amiodaron die Plazenta durchdringt und so zu einer fetalen Konzentration von 15–20 % im Vergleich zur Mutter führt. Ebenso geht es in die Muttermilch über und soll auf diesem Weg zu „therapeutischen Konzentrationen" im kindlichen Blut führen[A 13b].

Abbau – Metabolite – Ausscheidung

Die Abbauwege von Amiodaron sind bis heute nicht restlos geklärt[A 80c]. Nur 36 % der im Serum nachweisbaren Jodverbindungen bestehen aus Amiodaron und Desäthylamiodaron, die übrigen 64 % werden als nicht identifizierte **Metabolite** angesehen[14]. Von den 3 bisher nachgewiesenen Metaboliten[24b] (s. o. Abb. IV_2) ist beim Menschen nur Desäthylamiodaron in relevanten Konzentrationen im Serum nachweisbar[14].

Desäthylamiodaron entsteht – wahrscheinlich unter dem Einfluß der P_{450}-Oxydase[28b] – und ist nach neueren Untersuchungen[13] – im Gegensatz zu alten Angaben schon in der ersten halben Stunde nach oraler Amiodaron-Einnahme nachweisbar (s. u. Abb. IV_8).

Desäthylamiodaron zeigt, wie oben (Kapitel „Wirkungen“) schon erwähnt, antiarrhythmische Effekte. Die Desäthylamiodaron-Konzentration steigt, wie aus der Abb. IV_{11} zu ersehen, im Rahmen der Dauertherapie allmählich und parallel der Amiodaron-Konzentration an. Desäthylamiodaron zeigt auch sonst eine recht ähnliche Pharmakokinetik wie Amiodaron mit einer noch etwas längeren Halbwertszeit und einer geringfügigen anderen Gewebeverteilung (s. o. Abb. IV_3)[A 80c, 29].

Auch wenn der genaue Abbauweg für den übrigen Teil von Amiodaron nicht geklärt ist, steht doch fest, daß der **Hauptausscheidungsweg** (80–85 %) über Leber und Galle erfolgt[15]. Über die Niere werden nur 15 % eliminiert, unverändertes Amiodaron wird durch die Niere nicht ausgeschieden[15].

Die **totale Clearance** für Amiodaron in der „steady state“-Phase wird mit
1–7 ml/min.[7, 8a, A 35b] bzw.
25–27 l/Std. angegeben.

Halbwertszeit

Bei Amiodaron bestehen erhebliche Unterschiede zwischen der **Verteilungs-Halbwertszeit,** die etwa in der gleichen Größenordnung wie bei den anderen Antiarrhythmika liegt, und der **Eliminations-Halbwertszeit,** die extrem lang ist und um so länger anhält, je länger vorher behandelt wurde.
Ursache für die extreme Verzögerung der Elimination ist wahrscheinlich die protrahierte Freisetzung der Substanz aus dem Fettgewebe.
Die Zeit, die vergeht, bis der maximale Serumspiegel auf die Hälfte abfällt, beträgt in der **Initialphase**

- nach **intravenöser Kurzinfusion** (10 min.)
  $t_{1/2\ \alpha 1}$ 8 min.[A 35b]
- nach **oraler Gabe**
  $t_{1/2\ \alpha 2}$ 4–5 Std.[A 35b].

Die **endgültige Eliminations-Halbwertzeit** nach Absetzen der Substanz besteht ebenfalls aus einer endgültigen

$t_{1/2\ \beta 1}$ 4–10 Tage
$t_{1/2\ \beta 2}$ 30–118 Tage[A 35b].

Über eine etwaige Beeinflussung der Halbwertszeit durch
Herzinsuffizienz
Leberinsuffizienz
(Niereninsuffizienz)
liegen bisher keine brauchbaren Angaben vor. *Riva*[27a] fand bei Kurzzeittherapie keine wesentlichen Unterschiede zwischen **Gesunden** und Patienten mit **Rhythmusstörungen.** *Andreason*[2] fand bei zwei Herzpatienten höhere, bei zwei antikoagulierten Patienten niedrigere Serumspiegel.
Die Aussagen sind auf Grund der kleinen Fallzahlen nicht sicher zu verwerten.
Bei **Niereninsuffizienz** sind auf Grund der fehlenden renalen Ausscheidung unveränderter Substanz keine diesbezüglichen Wirkungen zu erwarten. Über eine etwaige Kumulation von Metaboliten ist nichts bekannt.

Dosis-Spiegel-Wirkungs-Beziehung* (Abb. IV_4)

Die Beziehungen zwischen **Amiodaron-Dosierung** sowie **Amiodaron- und Desäthylamiodaron-Serum und Gewebskonzentration** und
verschiedenen biochemischen Parametern wie
rT_3-Wert* (s. d.)[A 48] sowie
verschiedenen elektrophysiologischen Effekten wie u. a.
QT_c-Zeit[14, A 13b, A 48, A 61, A 80c]
ERP_V[14, A 13b, A 48, A 61, A 80c]
Unterdrückung von **VES** (s. Abb. $II_{26\ u.\ 30}$)
Verhinderung der **Induzierbarkeit von Kammertachykardien**[14, A 13b, A 15, A 48, A 61, A 80c]

wurden in zahlreichen experimentellen und klinischen Studien geprüft. Die Ergebnisse der meisten Studien wurden kürzlich diskutiert[A 48, A 61, A 80c]. Die zum Teil etwas widersprüchlichen Resultate erklären sich u. a. dadurch, daß sich Amiodaron-Patienten, was ihre Serum- und Gewebskonzentrationen für Amiodaron und Desäthylamiodaron betrifft, praktisch nie im Gleichgewicht befinden[A 56a] (s. Kap. I, Abschnitt „Soforteffekte und verzögerte Wirkung"), und daß Amiodaron und Desäthylamiodaron unterschiedliche Effekte zeigen (s. Kap. I, Abschnitt „Wirkungen des Hauptmetaboliten"). Hinzu kommen die o. g. Unterschiede der einzelnen elektrophysiologischen Kriterien.

Von den verschiedenen klinischen Wirkungen sei daher nur exemplarisch das härteste Kriterium herausgegriffen, die **Wirkung auf die Induzierbarkeit von Kammertachykardien.** Dazu zeigt die Abb. IV_4 die Beziehungen zwischen der Dosierung von Amiodaron und dem Amiodaron- und Desäthylamiodaron-Serum-Spiegel und der elektrophysiologischen Auslösbarkeit der Tachykardie.

Serumspiegel*

Der **Amiodaron**-Serum-Spiegel ist nicht als ein Absolutwert, sondern als eine dynamische Größe zu sehen, die in den verschiedenen Behandlungsphasen eine etwas unterschiedliche Bedeutung hat. Im Rahmen der Dauertherapie trägt der allmählich steigende **Desäthylamiodaron**-Spiegel zur Wirkung bei (s. o.).

* Die Laboratorien in denen diese Werte bestimmt werden, dürfen aus wettbewerbsrechtlichen Gründen nicht mehr veröffentlicht werden, und sind beim Hersteller zu erfragen.

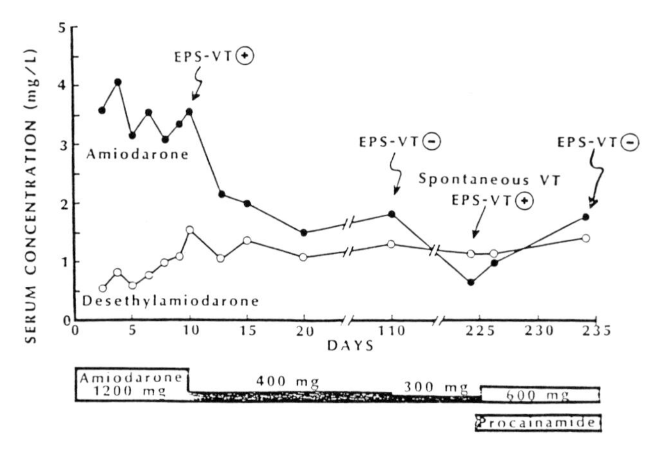

Clinical course and serum concentrations of amiodarone and its metabolite in a 58-year-old patient with recurrent, sustained ventricular tachycardia (VT) unresponsive to conventional therapy. VT was inducible during electrophysiologic study (EPS+) after 12 days of amiodarone loading, but was not inducible after chronic therapy. Four months after dosage reduction and subsequent fall in serum amiodarone concentration, the patient experienced spontaneous VT.

Abb. IV_4

Beziehungen zwischen der **Amiodaron-Dosierung,** dem **Amiodaron- und Desäthylamiodaron-Serum-Spiegel** und der **Auslösbarkeit von Kammertachykardien** in der Initialphase der Amiodaron-Behandlung.

Man sieht, daß anfangs auch bei relativ hohem Amiodaron-Serum-Spiegel noch Kammertachykardien auslösbar sind, die später bei niedrigerem Amiodaron-Spiegel, aber gleichzeitig steigendem Desäthylamiodaron-Spiegel nicht mehr ausgelöst werden können.

(aus *Rotmensch*[28b])

Initialphase

Bei **intravenöser Therapie** in der Initialphase liegt der Amiodaron-Serum-Spiegel unter Infusion, der erforderlich ist, um beispielsweise maligne Rhythmusstörungen zu unterdrücken, mit

2–3 µg/ml[A 56a, A 61 nach A 56a]

etwas höher als in der „steady state"-Phase.

Nach **oraler Anwendung** werden in der Initialphase so starke Spiegelschwankungen gefunden, daß die Bestimmung keine klinische Bedeutung hat. Dennoch ist die Kenntnis der Spiegelverläufe von Interesse um die verschiedenen Dosierungsschemen zu verstehen.

„Steady state"-Phase

In der „steady state"-Phase hat der Amiodaron- und Desäthylamiodaron-Spiegel klinische Bedeutung, z. B. um bei Ineffektivität festzustellen ob es sinnvoll ist, die Dosierung zu erhöhen oder evtl. besser mit einem anderen Medikament zu kombinieren oder, ob bei Nebenwirkungen zu hohe Serumspiegel vorliegen, auch wenn ein deutlicher Überschneidungsbereich zwischen therapeutischen und toxischen Spiegeln besteht.

Als **therapeutischer Bereich** in der „steady state"-Phase gelten Werte von
1–2 µg/ml[4, A 29c] bzw.
– 2,5 µg/ml[19, 30, A 26b, A 29c, A 56a, A 73a].

Als untere Grenze gelten

0,5–1,0 µg/ml[A 29c]
wobei bei Werten
< 1,0 µg/ml
bei ~ 50 % der Patienten mit ventrikulären und supraventrikulären Rhythmusstörungen ein
Wiederauftreten der Arrhythmien
zu beobachten ist[A 73a]

Der **erforderliche therapeutische Spiegel** scheint auch – je nach Art der **Rhythmusstörung und Grundkrankheit** – unterschiedlich zu sein.

So wurde – ebenso wie bei anderen Antiarrhythmika – festgestellt, daß bei

komplexen ventrikulären Rhythmusstörungen

zunächst bei Amiodaron-Serum-Spiegeln von
< **1,5 µg/ml** die **repetitiven Formen oder Kammertachykardien** verschwinden,
erst bei höheren Werten
> **2 µg/ml** eine signifikante **VES**-Supression auftritt[A 56a]

Zu den Situationen, in denen bisher besonders

niedrige Spiegel von 0,5–1,0 µg/ml[A 13a, A 13b]
als ausreichend gefunden wurden, gehören
▶ hypertrophe Kardiomyopathie (s. d.)
(Kinder: A_s 0,7, DA_s 0,7 µg/ml
Erwachsene: A_s 0,5–1,5 µg/ml)
Vorhofrhythmusstörung bei hypertropher Kardiomyopathie
(A_s 0,5–0,8 µg/ml).

Toxische Erscheinungen in der „steady state"-Phase werden gewöhnlich bei Werten
> 2,5 µg/ml[4, A 29c]
gefunden (s. a. Abb. III_7, Kapitel „Nebenwirkungen"). Seit sorgfältiger Titrierung der Dosierung, um einen Wert von 2,5 µg/ml nicht zu überschreiten, wurde ein deutlicher Rückgang der gesamten Nebenwirkungsrate unter 25 % beobachtet[A 73a nach A 29a].

In der „steady state"-Phase besteht – nach relativ gut übereinstimmenden Ergebnissen verschiedener Untersuchungen – eine eindeutige **Dosis-Spiegel-Beziehung:** Demnach findet man bei

- üblicher Dosierung von **200 mg/Tag**
  mittlere therapeutische Serumspiegel von
  Amiodaron: 1,1[A 80c] bzw. 1,3[28c] µg/ml
  Desäthylamiodaron: 0,8[28c] bzw. 1,0[A 80c] µg/ml

- bei einer Dosierung von **400 mg/Tag**
  ergeben sich schon Serumkonzentrationen dicht unter der toxischen Grenze
  Amiodaron: 1,9[A 80c] bzw. 2,4[28c]
  Desäthylamiodaron: 1,4[28c] bzw. 1,8[A 80c]
- (Dosierungen von **600 mg/Tag** als Dauerdosis
  sind der Grund für die in manchen Studien recht hohen Nebenwirkungsraten und sollten vermieden werden. Die entsprechenden Spiegel betragen
  Amiodaron: 3,5 µg/ml[A 80c] bzw. 3,65[28c]
  Desäthylamiodaron: 1,8 µg/ml[28c] bzw. 2,8[A 80c]).

Serum-Spiegel-Verlauf (Abb. IV_{5-11})

Zur Beurteilung der zu erwartenden Wirkungskinetik interessieren die Spiegelverläufe unter verschiedenen Applikationsformen:

- **nach intravenöser Bolusinjektion**
  werden initial sehr hohe Spiegel erreicht, die Bolusinjektion ist jedoch nur sehr selten erforderlich, weil auch die Kurzinfusion (s. u. Abb. IV_5) schon sehr rasch zu recht hohen Spiegeln führt.

- **nach Ultra-Kurzinfusion** (Abb. $IV_{5\ a\ und\ b}$)
  - 5 mg/kg (~ 300 mg = 2 Amp.) in **10 min.** bei Erwachsenen
    findet sich der
    ▶ maximale Spiegel bei Infusionsende
    er liegt mit
    18 µg/ml sehr hoch (Abb. IV_{5a})
    und geht mit einer deutlichen
    QT-Verlängerung bei Infusionsende einher.

- **nach den üblichen Kurzinfusionen**
  - von 2,5 mg/kg (~ 150 mg = 1 Amp.) in **20 min.** und
    Wiederholung von 2,5 mg/kg (~ 150 mg = 1 Amp.) in 20 min.
    werden auch relativ rasch therapeutische Serumspiegel erreicht

- **unter 24 Std. Dauerinfusion**

  wurden ausführlichere Wirkspiegeluntersuchungen bisher nur für Patienten mit Rhythmusstörungen ohne ausgeprägtere Herzinsuffizienz durchgeführt.

Bei Patienten ohne wesentliche Herzinsuffizienz
werden nur bei ausreichend hohen Dosen therapeutische Serumspiegel erreicht:
▶ bei den früher teilweise üblichen Dosen von
600 mg in 24 Std. (s. Abb. IV_6)[8a]
wird der untere therapeutische Serumspiegel von 1 µg/ml in den ersten 24 Std. überhaupt *nicht* erreicht.

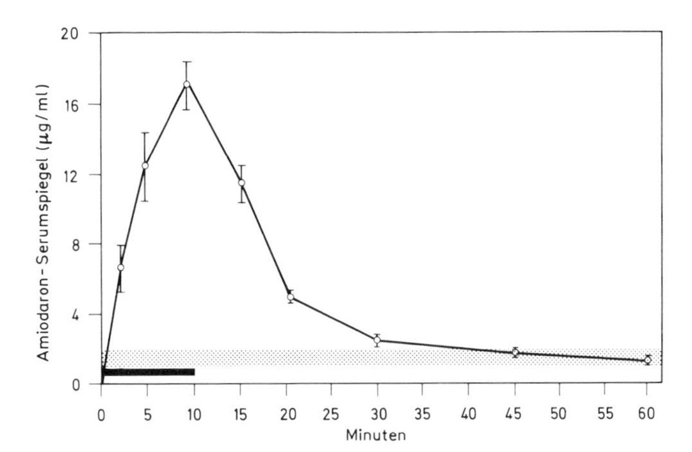

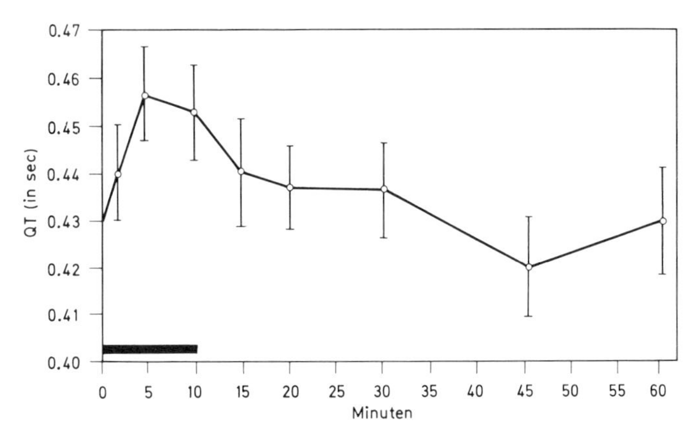

Abb. IV_5
Verlauf des Amiodaron-Serum-Spiegels und der relativen QT-Zeit unter 10 min. Infusion von 5 mg/kg Amiodaron.

A) Man sieht, daß der maximale Serumspiegel bei Infusionsende erreicht wird und mit 18 µg/ml recht hoch liegt und relativ rasch wieder abfällt.

B) Die relative QT-Zeit steigt ebenfalls deutlich an.
(aus *Holt*[A 35c])

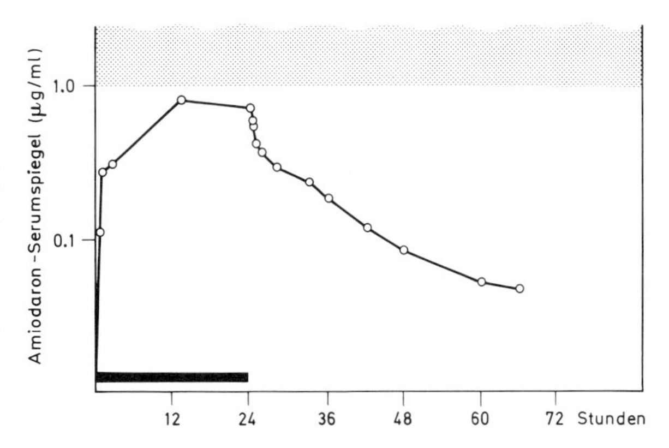

Abb. IV_6
Amiodaron-Serum-Spiegel-Verlauf unter **600 mg Amiodaron**-Dauerinfusion/24 Std. bei Patienten **ohne Herzinsuffizienz und ohne Initialdosis.**

Man sieht, daß der therapeutische Bereich in den ersten 24 Std. nicht erreicht wird.
(aus *Cano*[8a])

▶ bei der Dosierung von
- 300 mg in 15 min. als Schnellinfusion (s. Abb. IV_7)
- 1200 mg/Std. für 12 Std.
  ~ 1,44 g ~ 10 Amp./12 Std.
- 42 m/Std. ab der 12. Std.
  ~ 1,7 g oder 11 Amp./24 Std.

werden auch in den ersten 24 Std. schon
therapeutische Spiegel zwischen 1,5 und 2,5 µg/ml erreicht.

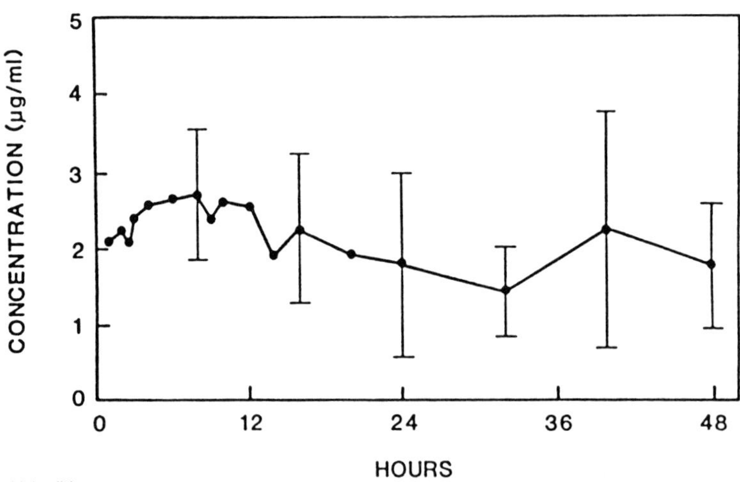

Abb. IV_7

Amiodaron-Serum-Spiegel-Verlauf unter **gestaffelter Amiodaron-Dosierung** von
- 300 mg in 15 min.
- 120 mg/Std. für 12 Std.
- 42 mg/Std. ab der 12. Std.

bei Patienten mit Rhythmusstörungen **ohne schwere Herzinsuffizienz.**
(aus *Rakita*[26b])

Bei Patienten mit schwerer Herzinsuffizienz

liegen bisher keine ausgedehnteren Spiegelmessungen vor. Auf Grund der klinischen Studien (s. S. 132 ff.) ist aber zu vermuten, daß bei gleicher Dosierung
höhere Spiegel entstehen.

- **Unter oraler Behandlung** (Abb. IV_8)

mit der früher teilweise empfohlenen Applikation der

▶ **Gesamtdosis auf einmal**[13, A 15, A 48]

wurden unsinnig hohe Spiegelspitzen erreicht, die zu akuten Nebenwirkungen im Sinne des **„injektionlike effects“**[35]
gelegentlich aber auch zu Komplikationen wie Torsaden (s. d.)[A 48] führen.

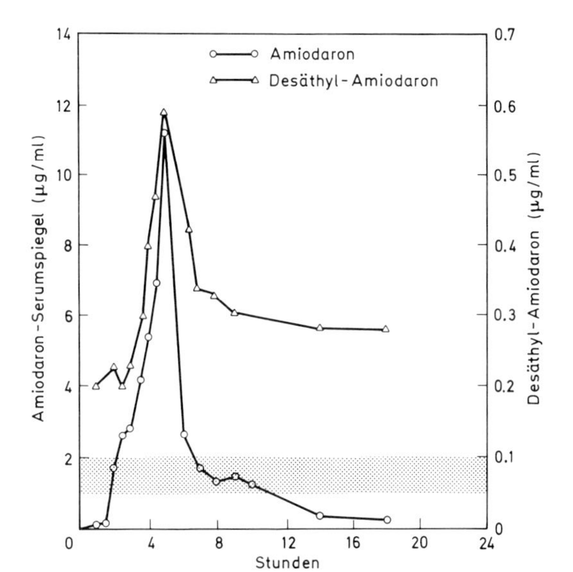

Abb. IV_8
Amiodaron- und Desäthylamiodaron-Serum-Spiegel-Verlauf nach Applikation unsinnig hoher oraler Einzeldosen (1400 mg).

Man sieht extrem hohe Spiegelspitzen als Ursache des „injectionlike effects"[35] und als Ursache von **Nebenwirkungen**[16]
(aus *Kannan*[13])

- **Unter oraler Behandlung** (Abb. IV_9)

mit ebenfalls nicht sinnvollen

▶ **Einzeldosen von 800 mg**

sind – wie aus der Abb. IV_9 zu ersehen – bei den verschiedenen Patienten recht unterschiedliche Werte zu beobachten. Einzelne Patienten bekommen – für sehr kurze Zeit – in unnötig hohe Bereiche, andere erreichen den therapeutischen Spiegel in den ersten 24 Std. gar nicht.

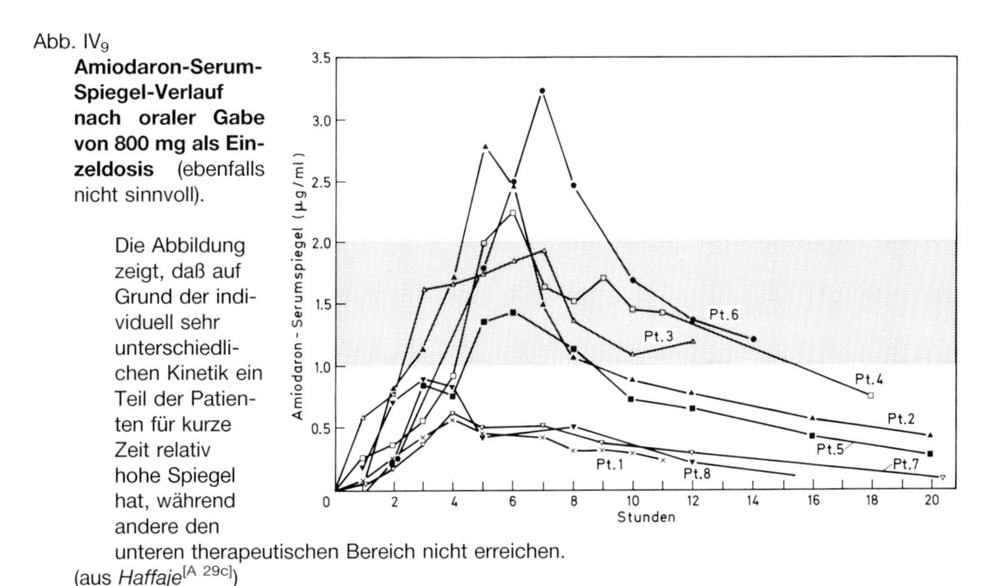

Abb. IV_9
Amiodaron-Serum-Spiegel-Verlauf nach oraler Gabe von 800 mg als Einzeldosis (ebenfalls nicht sinnvoll).

Die Abbildung zeigt, daß auf Grund der individuell sehr unterschiedlichen Kinetik ein Teil der Patienten für kurze Zeit relativ hohe Spiegel hat, während andere den unteren therapeutischen Bereich nicht erreichen.
(aus *Haffaje*[A 29c])

- **Unter oraler Dauerbehandlung mit Einzeldosen** von 600 mg/Tag

  ohne vorausgehende Aufsättigung
  wird der
  - ▶ untere therapeutische Serumspiegel erst nach
    ∅ 5–10 Tagen der
  - ▶ mittlere therapeutische Bereich erst nach
    ∅ 30 Tagen und der
  - ▶ „steady state"
    noch später erreicht (s. Abb. IV_{10})

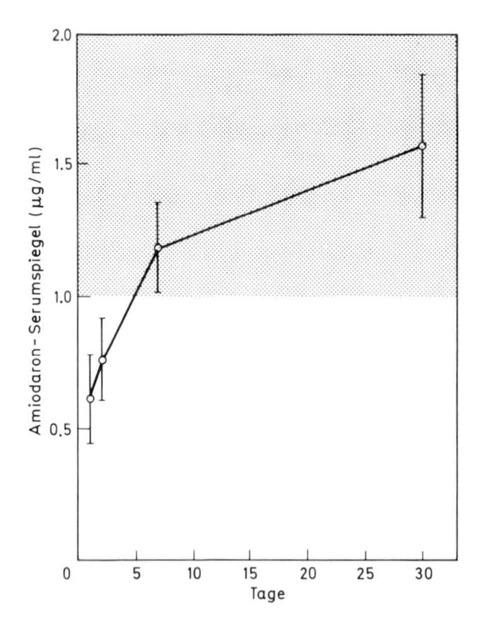

Abb. IV_{10}
Amiodaron-Serum-Spiegel-Verlauf bei Therapiebeginn mit 3 × 200 mg Amiodaron/Tag.

Man sieht, daß der untere therapeutische Bereich etwa um den 10. Tag erreicht ist und daß der Spiegel weiterhin ansteigt.
(aus *Andreasen*[2])

Auch nach oraler Aufsättigung nimmt der Serumspiegel von Amiodaron und Desäthylamiodaron im Laufe der Langzeittherapie weiter zu (s. Abb. IV_{11}), ebenso steigt die QT-Zeit bis zu einem Jahr kontinuierlich an[A 66b].

Wirkungseintritt – Wirkungsdauer

Trotz der bekannten Tatsache, daß die **Wirkung** von Amiodaron nicht nur mit der **Dosierung** sondern auch mit der **Dauer** der Applikation zunimmt, steht heute auf Grund der Erfahrungen in der Notfallbehandlung (s. S. 125 ff. „intravenöse Applikation") fest, daß Amiodaron durchaus auch eine **Sofortwirkung** hat:

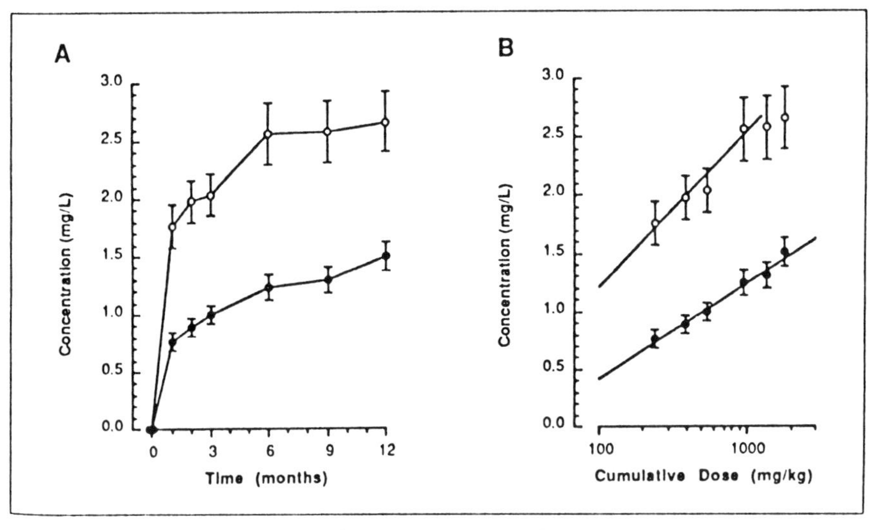

A, Mean serum concentrations versus time over 1 year. *B*, pre-steady-state relations between serum concentrations and cumulative dose. *Lines* represent least squares linear regression for the first 4 amiodarone concentrations ($r^2 = 0.91$, $p < 0.03$) and for all 6 DEA concentrations ($r^2 = 0.91$, $p < 0.0001$). *Vertical bars* represent standard errors. *Open circles* represent amiodarone; *closed circles* represent DEA.

Abb. IV_{11}
Verlauf des Amiodaron- und Desäthylamiodaron-Spiegels im Rahmen der **Langzeittherapie nach Aufsättigung.**

Man sieht, daß der Spiegel bis zum Ende des 1. Jahres weiterhin ansteigt. Ebenso nimmt die **QT-Zeit** kontinuierlich zu.
(aus *Pollak*[A 66b])

- **Bei intravenöser Bolusinfusion**[3]
  tritt der therapeutische Effekt gewöhnlich
  ▶ **unter der Injektion**[3] oder kurz danach auf und
  ist nach
  ▶ **20–60 min.** bereits wieder weitgehend **abgeklungen.**

- **Bei intravenöser Ultra-Kurzinfusion**
  – (5 mg/kg in 10 min. ~ 2 Amp./10 min.) –
  wurden
  ▶ der therapeutische Effekt und
  ▶ die maximale QT-Verlängerung
  } schon bei Infusionsende gesehen (s. o. Abb. IV_5)[A 35c].

Die **therapeutische Wirkung** hält ebenfalls nur
▶ 1/2–1 Std. an
und die **QT-Verlängerung** ist bereits
▶ nach 1/2 Std. wieder zum Ausgangswert zurückgekehrt (s. o. Abb. IV_5)[3, 12, A 35c].

- **Bei intravenöser Dauerinfusion von**
  - 1500 mg/24 Std.

    (im Anschluß an die oben angeführte Kurzinfusion von 300 mg) wird bei ventrikulären Rhythmusstörungen (Kammertachykardie, Salven und Bigeminus)

    im Laufe von

    ▶ 2–4 Std. eine > 90%ige Suppression erreicht[12].

    Die Wirkung kann nach Ende der Dauerinfusion

    ▶ nach einigen Std. wieder abklingen.

- **Bei oraler Behandlung**
  ist der **Wirkungseintritt** in hohem Maße abhängig von der Dosierung und die **Wirkungsdauer** von der Länge der vorausgehenden Therapiephase.

Wirkungsbeginn bei unterschiedlichen Dosierungen

Ein **Behandlungsbeginn mit Tagesdosen von z.B. 200–400 mg/Tag** ist *nicht sinnvoll,* da die Wirkung erst nach mehreren Wochen eintritt[A 71b].

Bei den **früher üblichen initialen Tagesdosen** von

- 600 mg/Tag

und anschließender Dosisreduktion,
beobachtet man[A 71b]

am 4. Tag den **Beginn** von
Frequenzsenkung und
QT-Verlängerung und
antiarrhythmischer Wirkung

am 7.–10. Tag das **Maximum** von
Bradykardie und
QT-Verlängerung.

Bis zur **vollen therapeutischen Wirkung** werden oft noch längere Zeiträume gebraucht:

Rakita[26a] beobachtete die volle Suppression
ventrikulärer Rhythmusstörungen

bei Gabe von
1400 mg am 1. Tag und
800 mg in der 1. Woche
} nach 12 Tagen und einer Gesamtdosis von 8 g

bei Gabe von
1400 mg täglich
} nach 10 Tagen bei einer Gesamtdosis von 13 g.

Auf Grund der o.g. Erfahrungen und pharmakokinetischen Überlegungen werden in letzter Zeit zunehmend **höhere Tagesdosen in der Aufsättigungsphase** von

- **1000–2000 mg/Tag gewählt**[18, 22, A 40, A 53a, A 60a, A 71b].

Diese führen dann im allgemeinen schon
nach **36–48** (–72 Std.) **zu beginnenden therapeutischen Effekten.**

Wirkungsdauer

Der Zeitpunkt des

Wiederauftretens von Rhythmusstörungen

nach Absetzen der Amiodaron-Behandlung ist von verschiedenen Faktoren abhängig, so u. a. von der

Dauer der vorausgehenden Behandlung,
Dosierung und der
Art der Rhythmusstörung.

Nach intravenöser Injektion oder Kurzinfusion

klingt die Wirkung – bedingt durch die oben erwähnte kurze Verteilungshalbwertszeit – bereits nach

▶ 1/2–1 Std. wieder ab. Das gilt ebenso für
die antiarrhythmische Wirkung als auch
den Effekt auf die QT-Zeit[3, 12, A 35c].

Nach oraler Behandlung

ist der Zeitpunkt, zu dem mit dem Wiederauftreten von Rhythmusstörungen gerechnet werden muß besonders schwierig abzusehen.

Im einzelnen beobachtete *Rosenbaum*[A 71b], gemessen am Therapieerfolg,
nach einer relativ kurzen Behandlungsdauer von
1–2 Monaten ein Wiederauftreten der Rhythmusstörungen nach
10–14 Tagen,
nach Langzeitbehandlung (mehrere Monate)
bei symptomatischen ventrikulären Tachykardien nach
45–60 Tagen
bei symptomatischen supraventrikulären Tachykardien nach
50–270 Tagen.

Die wiederkehrenden Tachykardieanfälle waren zunächst noch seltener und langsamer als vor der Behandlung, um erst im Laufe von weiteren 10–15 Tagen wieder das von früher her bekannte Ausmaß zu erreichen[A 71b].

Neben der Behandlungsdauer und der Art der Rhythmusstörung ist natürlich auch hier die Dosierung ausschlaggebend: Wenn nach Absetzen der Behandlung Wochen bis Monate vergehen, bis die Rhythmusstörungen wieder auftreten, wird davon ausgegangen[A 82], daß höhere Dosen gegeben wurden als erforderlich.

Kapitel V

Therapeutische Anwendung (Tab. V_{1-2}, Abb. V_1)

(Lit. s. S. 432; *L 51*)

Vor der Anwendung von Amiodaron sind – soweit es sich nicht um **Notfallsituationen (Dosierung s. S. 331; s. a. intravenöse Anwendung bei Reanimation S. 126 f.)** handelt – die Kontraindikationen zu überdenken und verschiedene vorbereitende Maßnahmen einzuleiten.

Kontraindikationen

Das Risiko der Anwendung in Situationen mit erhöhter Gefahr von **Nebenwirkungen** ist immer in Relation zur Gefährdung des Patienten durch seine **Rhythmusstörungen** zu sehen. Pauschale Angaben wie die, daß die Substanz bei „allen Formen einer Leitungsverzögerung (sinuaurikuläre oder nodale Leitungsverzögerung)" kontraindiziert sei[4c], sind sinnlos, zumal die Erregungsleitung in den meisten Stellen des Reizleitungssystems nur wenig beeinflußt wird.

Zu beachten sind

– auch in der **Akutbehandlung**

- ▶ Jodallergie
- ▶ kardiogener Schock
  soweit nicht rhythmogen bedingt
- ▶ Kardiomegalie[A 37]
  gegen die Bolusinjektion, nicht gegen andere Applikationsformen
- ▶ bei schlechter hämodynamischer Situation
  kann gelegentlich die gleichzeitige Gabe von Katecholaminen erforderlich werden, die aber meist mit Besserung der Rhythmusstörungen rasch wieder abgebaut werden können (s. o. Erfahrungen mit der intravenösen Anwendung S. 125 ff.)
- ▶ Sinusbradykardien mit gewissen Einschränkungen (s. S. 246)
  bei Werten < 55/min.[4a, c]
- ▶ AV-Block II. und III. Grades
  einschließlich Hinweisen auf die intermittierende Form, sofern kein Elektrodenkatheter liegt
- ▶ AV-Block I. Grades, unifaszikulärer oder bifaszikulärer Block
  Hier wurde bei den meisten Fällen keine Zunahme der Blockierung beobachtet (s. S. 247)[A 5, A 21]. Die Behandlung darf natürlich nur unter

Intensivbedingungen und gegebenenfalls unter Elektrodenkatheterschutz erfolgen.
In *Einzelfällen* mit vorbestehenden Störungen der Erregungsbildung und -leitung und anderweitig therapieresistenten symptomatischen Rhythmusstörungen erforderte die Dauertherapie mit Amiodaron eine gleichzeitige Schrittmacherversorgung.

▶ Langes QT-Syndrom
Auch bei dieser Störung ist die Einstellung unter strengster Überwachung angezeigt (s. a. S. 253), sie kann jedoch auf Grund der bisher vorliegenden Erfahrungen (s. a. S. 176) nicht als absolute Kontraindikation angesehen werden.
Hypokaliämie und Magnesiummangel sind auszuschließen bzw. zu behandeln.

– Vorwiegend im Rahmen der **Dauertherapie** –
Schilddrüsenerkrankungen
(s. S. 286)
Lungenerkrankungen
(s. S. 274)
Frauen in gebärfähigem Alter[4a, 12] und Stillperiode
wobei allerdings zu beachten ist, daß bisher kaum Störungen bei Mutter und Kind beobachtet wurden (s. S. 374).

Möglichst nicht vor vorhersehbaren Operationen (s. S. 346).

Akute Nebenwirkungen (s. S. 244)

Bei Bolusinjektion
akute Zwischenfälle möglich (s. S. 244)
Bei Kurzinfusion
hämodynamische Effekte (s. S. 244) beachten.

Hauptindikationen (s. S. 57 ff.)

Vorbereitende Maßnahmen (s. a. Tab. V_3)

Vor Therapiebeginn
möglichst bei **allen Patienten**
mindestens aber bei allen Patienten mit Knotenstruma[11]
▶ T_3, T_4, rT_3-Werte abnehmen
⚠ **Jodallergie** ausschließen
⚠ **zentralen Zugang** legen wegen schlechter Venenverträglichkeit
Überwachungsbogen (s. Tab. V_3) anlegen.

Dosierung

– Daten über Pharmakokinetik (s. S. 309), Wirkungskinetik (s. S. 324), Erfahrungen mit der intravenösen Applikationsform (s. S. 125) und der oralen Anwendungsform, einschließlich „low-dose"- und „high-dose"-Regime (s. S. 266) beachten –

Auch wenn verschiedene auf pharmakokinetischen Untersuchungen basierende Dosierungsschemen (s. o.) ausgearbeitet wurden, gibt es für Amiodaron **keine allgemein verbindlichen Dosierungsrichtlinien.**

Das gilt ebenso für die **intravenöse**[3] als auch für die **orale Anwendungsform.**

Der Grund dafür liegt nicht so sehr an der komplexen Pharmakokinetik, sondern an den **unterschiedlichen Anforderungen in verschiedenen klinischen Situationen.**

Als **Leitsätze** gelten
Dosierung

- um so **höher je dramatischer die Rhythmusstörung**
  – Alternative erneute Defibrillation oder Nebenwirkungen –
- um so **niedriger je schwerer die Herzinsuffizienz**
  – eingeschränkte kardiale Funktion und wahrscheinlich kleinerer Verteilungsraum und verminderter Abbau –
- **so hoch wie nötig und so niedrig wie möglich,** mit Rücksicht auf
  - ▶ kardiovaskuläre Nebenwirkungen
    bei Akuttherapie und
  - ▶ extrakardiale Nebenwirkungen
    bei Dauerbehandlung.

Was für die Dosierung gilt, ist auch für die
Applikationsgeschwindigkeit bei der
intravenösen Initialtherapie zutreffend:

Die bisher vorliegenden Erfahrungen mit der intravenösen Applikationsform zeigen, daß

die **Bolusinjektion von 5 mg/kg**

- ▶ bei allen Patienten zu einem kurzfristigen Blutdruckabfall und
- ▶ „flush" führt[2];

die **5-Minuten-Infusion von 5 mg/kg**

- ▶ bis zur 4. Minute gut toleriert wird, dann aber eine
- ▶ Minderung der kardialen Kontraktilität auftritt[7];

die **10-Minuten-Infusion von 5 mg/kg** (s. Abb. IV_5)

schon vor Infusionsende den

- ▶ maximalen therapeutischen Effekt und die

- maximale QT-Verlängerung bewirkt und
- ohne klinisch faßbare hämodynamische Nebenwirkungen,
- insbesondere ohne Blutdruckabfall, verläuft[A 35c] und mit
- sehr hohen Amiodaron-Serum-Spiegeln (s. a. S. 321) einhergeht[A 35c].

Aus den vorliegenden Erfahrungen ergeben sich folgende Konsequenzen:

- **Bolusinjektion**

  Die Bolusinjektion ist möglichst Notfällen, z. B. der
  - **Reanimation bei Kammerflimmern** (s. a. S.126) vorzubehalten, die dabei empfohlenen Dosierungen liegen bei
    - 150–300 (–600) mg

      als evtl. wiederholte Einzeldosen, anschließend kann die Applikation von
      - Katecholaminen nötig werden.

  - Dabei wird aus auch den Herstellern nicht geläufigen Gründen[15] empfohlen, Nachdosierungen nicht früher als 15 min. nach der Erstinjektion durchzuführen, selbst dann wenn bei der Erstinjektion nicht die volle Dosis gegeben wurde.

- **Kurzinfusion**

  Die Kurzinfusion ist die Methode der Wahl. Sie kann

  in dringlichen Fällen
    - innerhalb von **10 Minuten**

  besser aber
    - innerhalb von **20 Minuten** (s. u.) appliziert werden.

  In bezug auf die Dosierung haben sich die früheren Empfehlungen bestätigt. Man gibt
  - 2,5 mg/kg (~ 125–200 mg) oder
    - **1 Ampulle** bei Erwachsenen **mit Herzinsuffizienz**
  - 5 mg/kg (250–400 mg) oder
    - **2 Ampullen** bei Erwachsenen **ohne Herzinsuffizienz.**

Dauerinfusion

Auch in bezug auf die Dauerinfusion zeigen die klinischen Erfahrungen (s. S. 136) zunehmend, daß die erforderlichen Dosen bei Patienten mit schwerer Herzinsuffizienz offensichtlich niedriger sind.

Patienten ohne wesentliche Herzinsuffizienz

erreichen bei alleiniger Dauerinfusion mit einer Dosierung von 600–1000 mg/24 Std. den therapeutischen Serumspiegel in den ersten Tagen häufig nicht (s. o. Abb. IV_6)
- nach intravenöser Kurzinfusion und

- 1500 mg/24 Std. wird aber
  bei Patienten mit **komplexen ventrikulären Rhythmusstörungen**
  innerhalb von 2–4 Std.[2] und
  bei Patienten mit **akuten malignen Rhythmusstörungen** (s. S. 132 und Abb. II_{29})
  meist binnen weniger Std. bis 1 Tag
  eine weitgehende Unterdrückung der Rhythmusstörungen erreicht.

Patienten mit schwerer Herzinsuffizienz (s. S. 136)
kommen vielfach mit niedrigeren Dosen von
- 10–20 mg/kg/Tag[5] oder
- 600–1200 mg/Tag aus[5].

Zusammenfassend
haben die neueren Untersuchungen die Praktikabilität des inzwischen eingefahrenen Schemas bestätigt, das sich an der **klinischen Situation orientiert:**

Amiodaron – 20-Minuten-Infusion

– Perfusor –

für Patienten **mit Herzinsuffizienz**
- 2,5 mg/kg ~ 1 Amp. Cordarex® = 150 mg

für Patienten **ohne Herzinsuffizienz**
- 5 mg/kg ~ 2 Amp. Cordarex® = 300 mg

(in 40 ml Glukose)

Infusionsgeschwindigkeit 120 ml/Std.
= 40 ml in 20 Min.

⚠ langen Kanal

1 Amp. Cordarex® = 3 ml = 150 mg; 1 ml Cordarex® enthält 50 mg Amiodaron

Amiodaron – 24-Std.-Dauerinfusion

– Perfusor –

10 Amp. Cordarex® (= 1500 mg = 30 ml) **unverdünnt**
Infusionsgeschwindigkeit 0,6 ml/Std.
~ **750 mg/24 Std.** (720 mg/24 Std.)
Infusionsgeschwindigkeit 1,2 ml/Std.
~ **1500 mg/24 Std.** (1440 mg/24 Std.)

⚠ langen Kanal
wenn möglich 500–1000 ml Glukose durch den **gleichen Kanal**
Wenn Rhythmusstörungen beseitigt, versuchsweise auf 0,6 ml/Std. **reduzieren**

1 ml = 50 mg

Kompatibilität (Tab. V_{1-2})

Von seiten des Herstellers besteht nach wie vor[15] die – klinisch manchmal schwer zu realisierende – Forderung, Amiodaron
über einen **eigenen zentralvenösen**
Zugang laufen zu lassen.

Auf Grund

▶ **komplexer Untersuchungen**[13]

– visuelle Kontrolle auf Ausfällungen, Bestimmung der Amiodaron-Konzentration über 24 Std. mittels HPCL, pH-Messungen –
wird jedoch in der technischen Broschüre des Herstellers[A 82] angegeben, daß
- **Amiodaron in einer Konzentration von 900 mg in 500 ml Glukose**

mit verschiedenen Substanzen, wie z. B. Kalium-Chlorid, verträglich sei (s. Tab. V_1).

Tab. V_1

Kompatibilität von
- **Amiodaron**

– 900 mg in 500 ml Glukose – mit einigen, teilweise häufig gleichzeitig angewandten, Substanzen

(aus der *technischen Broschüre*[A 82] nach *Campbell 1986*[13])

Drugs Compatible with Amiodarone Hydrochloride 900 mg in 500 ml Dextrose 5 % as shown by Visual Tests, pH and HPLC Assay of Amiodarone after 24 Hours.

Drug	Additive Mixed with Amiodarone Infusion 1.8 mg/ml
Potassium chloride (Kcl)	20 meq
Procainamide HCl	2000 mg (4 mg/ml)
Lignocaine HCl	2000 mg (4 mg/ml)
Verapamil HCl	25 mg (0.05 mg/ml)

Unter alleiniger Berücksichtigung

▶ **sichtbarer Ausfällungen**[14]

wurde „Kompatibilität" für
- **Amiodaron 2 g in 500 ml Glukose**

mit einer Reihe von weiteren, in der Intensivmedizin häufig gebrauchten Substanzen, festgestellt (Tab. V_2).

Tab. V_2

Kompatibilität von
- **Amiodaron**

  – 2 g in 500 ml Glukose – mit einer Reihe weiterer, gelegentlich gleichzeitig applizierter, Substanzen

(aus der *technischen Broschüre*[A 82] nach *Hasegawa 1984*[14]

Drugs Showing Visual Compatibility with Amiodarone Hydrochloride 4 mg/ml in Dextrose 5 % after 24 Hours.

Drug	Concentration of additive mixed with Amiodarone hydrochloride (mg/ml)
Amiodarone hydrochloride 50 mg/ml	a
Bretylium tosylate 50 mg/ml	8
Dobutamine hydrochloride 250 mg/vial	2
Dopamine hydrochloride 40 mg/ml	1.6
Isoprenaline hydrochloride 0.2 mg/ml	0.004
Lignocaine hydrochloride 40 mg/ml	8
Metaraminol bitartrate 1 %	0.2
Nitroglycerin 5 mg/ml	0.24
Noradrenaline bitartrate 1 mg/ml	0.064
Phentolamine mesylate 5 mg/vial	0.04
Phenylephrine hydrochloride 1 %	0.04
Potassium chloride 3.2 meq/ml	0.04[b]
Procainamide hydrochloride 100 mg/ml	8

a Control solution. b Reported in meq/ml

Hingegen wurde für Amiodaron und

Aminophyllin[14] oder **Chinidin**[13] } **Inkompatibilität**

auf Grund von sichtbaren Ausfällungen ermittelt.

Orale Dosen in der Aufsättigungsphase

Auf Grund der obengenannten pharmakokinetischen Gesichtspunkte (s. a. S. 324) sind in der Aufsättigungsphase relativ hohe Dosen erforderlich:
- 1200–1800 mg (6–9 Tabl.)/Tag

Das sind Dosen, mit denen es gewöhnlich gelingt, nach 1–2 Tagen therapeutische Effekte zu erzielen oder die mit der intravenösen Dauerinfusion erzielten Erfolge aufrechtzuerhalten.

Die Einzeldosen sollten in der Aufsättigungsphase – im Gegensatz zur Dauertherapie – *nicht* als einmalige Tagesdosis, sondern entsprechend der Verteilungs-Halbwertzeit von 4 Std. in mindestens 6 Einzeldosen – bei Übelkeit eventuell noch stärker fraktioniert – gegeben werden. Höhere Einzeldosen in der Aufsättigungsphase wurden zwar immer wieder empfohlen, führen jedoch nicht nur zu mehr gastrointestinalen Nebenwirkungen, sondern auch zu unsinnig hohen Spiegelspitzen (s. Abb. IV_8) und gelegentlich zur „Exarzerbation von Rhythmusstörungen“[6]. Mit Abschluß der Sättingungsphase oder nach ca. einer Woche wird auf die Erhaltungsdosis zurückgegangen.

Hinweise auf **Abschluß der Sättigungsphase** sind:

- Unterdrückung der Rhythmusstörung – im Anschluß an ein immer
- länger werdendes Kupplungsintervall –
- Frequenzsenkung
- Übelkeit und andere Nebenwirkungen (s. a. S. 269)

Die kumulative Gesamtdosis nach Abschluß der Sättigungsphase liegt bei ~ 10 g (mit erheblichen Schwankungen in den verschiedenen Studien[A 42b].

Orale Erhaltungsdosen

Die Wahl der optimalen, d. h. der niedrigst therapeutisch noch wirksamsten Erhaltungsdosis ist das Schlüsselproblem zur Verminderung der Amiodaron-Nebenwirkungen (s. o. „high dose“ und „low dose“, Amiodaron-Therapie s. S. 266).

Nach Angaben der Hersteller in Europa benötigen

- die **meisten Patienten**
  $<$ **200 mg/Tag**[4c, 9] und
  (E: 1,5–5 mg/kg/Tag 100–300 mg/Tag)[A 24]
- nur **wenige Patienten** (10 % der Fälle mit malignen ventrikulären Rhythmusstörungen[A 73b]
  $>$ 400 mg/Tag[9, A 73b]
  (oder Amiodaron-Serum-Spiegel von
  $>$ 2,5 ng/ml[A 73b])

Die erforderlichen Dosen und Serumspiegel sind teilweise abhängig von der Art der Rhythmusstörung und im allgemeinen bei **supraventrikulären** Arrhythmien niedriger als bei **ventrikulären**[A 73b, A 89] (s. a. S. 319).

Die früher in den USA üblichen Dosen waren wesentlich höher (s. Tab. III_6, S. 264) und durch entsprechend häufige Nebenwirkungsraten belastet.

Leider fehlen bisher exakte **Langzeitstudien mit konsequenter Dosisanpassung.**

Die einzige Studie[A 45], in der bisher bei **malignen ventrikulären Rhythmusstörungen** versucht wurde, eine ambulante Rücktitration der Dosierung (aber nur in dem

Sinn, daß bei Patienten mit anfangs – wegen mangelndem QT-Anstieg – hochgewählten Dosen eine Dosisreduktion durchgeführt wurde, während z. B. beim Auftreten von Nebenwirkungen keine Dosisreduktion und keine Kontrolle der Serumspiegel und der rT_3-Werte durchgeführt wurde) ergab durchschnittlich „erforderliche" Erhaltungsdosen von 350 mg.

Die gelegentlich noch empfohlenen **Wochenendpausen,** unter der Vorstellung damit Nebenwirkungen insbesondere am Auge zu verhindern, sind sinnlos[1, 11], unter anderem deshalb weil sich ein Spiegelabfall – wenn überhaupt – sicher eher am Herzen als beispielsweise am Auge bemerkbar machen würde.

Wenn **übliche Dosen nicht ausreichen,** wird heute mit Rücksicht auf Nebenwirkungen empfohlen, lieber mit anderen **Antiarrhythmika** zu kombinieren[10, A 73b], als sehr hohe Amiodaron-Dosen zu wählen.

Absetzen

Noch schwieriger – so *Greene*[A 27b] – als zu wissen, wann man Amiodaron ansetzt, ist es, sich klar zu werden, was man bei Patienten mit malignen Rhythmusstörungen tut, bei denen es wieder abgesetzt werden muß. Sicher ist, daß eine ebenso engmaschige wie langfristige **Nachkontrolle** erforderlich ist. Der **Zeitpunkt,** zu dem mit dem **Wiederauftreten von Rhythmusstörungen** gerechnet werden muß, ist abhängig von der vorausgegangenen Behandlungsdauer und der Schwere der Rhythmusstörungen. Nach kurzer Behandlungsdauer wurden Rezidive nach ca. 1 Woche, nach jahrelanger Behandlungsdauer nach bis zu 6–9 Monaten beobachtet[A 27b], bei ernsten Rhythmusstörungen im allgemeinen zwischen 10 und 45 Tagen, bei gutartigen Rhythmusstörungen oft erst zwischen 45 und 270 Tagen[A 27b].

Ein weiteres Problem besteht in der Beurteilung der Wirksamkeit evtl. **neu angesetzter Antiarrhythmika,** weil der bestehende Amiodaron-Restspiegel noch zur Effektivität mit beitragen kann. Als unterster wirksamer Amiodaron-Serum-Spiegel werden 0,4 µg/ml angegeben[A 27b].

Der Hauptgrund zum Absetzen sind im allgemeinen **Nebenwirkungen.** Dabei sei in diesem Zusammenhang nochmals darauf hingewiesen, daß Nebenwirkungen (s. d.) häufig eine Folge von Überdosierung sind, und daß es deshalb oft genügt, eine **Reduktion der Dosis** vorzunehmen, die allerdings bei malignen Rhythmusstörungen auch unter Beachtung der verschiedenen Parameter der Überwachung (s. d.) zu geschehen hat.

Tab. V_3

Amiodaron – Therapiedokumentation
(Cordarex®)

Patientenadressette

Diagnosen:

Amiodaron-Dosierung Dauer: vom – bis mg/Tag	Gesamtdosis (mg)	Parameter Normalwerte	**T_4**	**T_3**	**rT_3**
		Amiodaron-Therapieeffekt $T_4 \nearrow T_3$ $T_4 \searrow rT_3$ s. S. 281 ff. u. Tab. III_7	↑ (bis 20 % bzw. bis 40 %)	↓	↑ **therapeutisc** *deutlicher* An (s. S. 302) ↑ **toxisch!** *erheblicher* Ar (s. S. 302)
		Hypothyreose unter Amiodaron-Therapie s. S. 289 u. Tab. III_{9-10}	↓	sowieso niedrig	
		Hyperthyreose unter Amiodaron sicher: fraglich: s. S. 295 u. Tab. III_{11}	↑ (> 20%) ↑	↑ normal	
Amiodaron-Dosierung Dauer: vom – bis mg/Tag	Gesamtdosis (mg)	Ausgangswerte Verlaufskontrolle vom			

Datum

Prätherapeutisch auszuschließende
Kontraindikation
☐ Jodallergie (absolute Kontraindikation)
☐ Schilddrüsenerkrankungen (s. S. 281)
anamnestische Hinweise, Struma, etc.

TSH	Serumspiegel	
nitialphase (bis 3 Monate) ↑ häufig ↓ (–0 ebenfalls möglich) *.angzeittherapie* verminderter TSH-Anstieg nach TRH häufig (s. S. 282)	**Amiodaron-** Serumspiegel (s. S. 319) therapeutischer Bereich (0,5–) 1–2 µg/ml toxischer Bereich > 2,5 µg/ml **Desäthylamiodaron-** Serumspiegel (s. S. 319)	
↑		
*v*ie üblich *z*u verwerten		

EKG

Frequ./ min.	PQ sec.	(QRS sec.)	QT	QT_c	Bemer-kungen

Dosierungsanpassung bei Organinsuffizienz

Die Frage nach dem Einfluß von Herzinsuffizienz, Leberinsuffizienz und Niereninsuffizienz auf den Amiodaron-Stoffwechsel und daraus resultierende Dosierungsänderung ist unzureichend untersucht worden.

Niereninsuffizienz

Einigermaßen klar sind die Verhältnisse nur bei Niereninsuffizienz, bei der auf Grund der pharmakokinetischen Daten (s. o. „renale Elimination") und einiger klinischer Erfahrungen[A 82] keine Kumulation zu erwarten ist. Außerdem ist nachgewiesen, daß Amiodaron und Desäthylamiodaron durch Dialysebehandlung nicht entfernt werden[A 82].

Leberinsuffizienz

Obwohl Amiodaron vorwiegend hepatisch abgebaut wird, fehlen bisher Untersuchungen zur Frage nach dem Einfluß einer eingeschränkten Leberfunktion auf den Amiodaron-Stoffwechsel.

Herzinsuffizienz

Die klinisch wichtigste Frage ist zweifelsohne die nach der Situation bei Herzinsuffizienz.

Soweit aus den bisherigen Erfahrungen zu ersehen ist, bestehen hier Unterschiede zwischen der Akutbehandlung und der Dauertherapie.

Akutbehandlung

Bei der Akutbehandlung scheinen bei Patienten mit Herzinsuffizienz

- niedrigere Dosen für die
  Schnellinfusion und Dauerinfusion
  auszureichen und vertragen zu werden (s. S. „Erfahrungen mit der intravenösen Anwendung", s. S. 125 „Hämodynamik")

Die Frage, ob in dieser Situation – wie auch für andere Antiarrhythmika – ein kleinerer Verteilungsrahmen besteht, ist nicht untersucht.

Dauerbehandlung

Im Rahmen der Dauerbehandlung hingegen wurden bei Patienten mit Herzinsuffizienz

- niedrigere Serumspiegel[A 73a] und ein
  deutlich späterer Wirkungseintritt (12–16 Tage vs. 9 Tage)[A 40] festgestellt.

Als wahrscheinliche Ursache gilt eine verminderte Resorption bei Stauung.

Interaktionen[A 53c]

(Lit. s. S. 433; *L 52*)

Wechselwirkungen zwischen verschiedenen Medikamenten werden in mehreren Typen unterteilt:

Pharmakokinetische Interaktionen
spielen besonders bei Infusionen eine Rolle und betreffen z. B.
Amiodaron – Elektrolytausfällung
(Verapamil – Bikarbonat)
(Katecholamine – Bikarbonat)

Pharmakologische Interaktionen
ereignen sich auf dem Boden von
Resorption, Eiweißbindung, Verdrängung aus Gewebs- und Eiweißbindung oder von Rezeptoren, Abbau und Ausscheidung.

Pharmakodynamische Interaktionen
spielen sich am Wirkungsort ab und betreffen besonders
Störung der Erregungsbildung und -leitung
Amiodaron –
Glykoside, β-Rezeptoren-Blocker, Calciumantagonisten
Intraventrikuläre Erregungsleitung
Amiodaron –
Flecainid[1]
Repolarisation
Amiodaron –
Chinidin, Procainamid, Disopyramid und andere repolarisationsverlängernde Antiarrhythmika (s. a. Torsaden)
Hämodynamik

Neben den überschaubaren *pharmazeutischen* Interaktionen und anhand des Wirkungsmechanismus leicht ableitbaren *pharmakodynamischen* Effekten spielen unter Amiodaron ***pharmakologische Interaktionen*** **mit zahlreichen Medikamenten,** die relativ häufig gleichzeitig eingesetzt werden, eine wesentliche Rolle. Die wichtigsten betreffen Digitalisglykoside, andere Antiarrhythmika, orale Antikoagulantien, gelegentlich spielt auch die Wirkung auf die Defibrillationsschwelle eine Rolle.

Digoxin[A 53c]

(Lit. s. S. 434; *L 53*)

Zum **Entstehungsmechanismus** der Interaktion zwischen Amiodaron und Digoxin ist bekannt[A 53c], daß

Amiodaron die
- ▶ Glykosidbindung an der Natrium-Kalium-ATPase[7] nicht beeinflußt und daher die
  - ◆ Digitaliswirkung nicht beeinflußt
- ▶ Resorption von Digoxin fördert[5]

▶ renale und nicht renale Digitalisclearance vermindert und so zu höheren Digoxinkonzentrationen
im Serum + 100 %
im Gehirn + 100 %
im Skelett + 170 % führt.

Neben **Amiodaron** ist auch der Metabolit **Desäthylamiodaron** an der Interaktion mit Digoxin beteiligt[A 53c].

Bei **digitalisbehandelten Patienten** (mit 0,25 mg Digoxin/Tag)[4] im „steady state" findet sich

- bei einer **zusätzlichen Sättigungsbehandlung**[4] mit
  - 600–1800 mg Amiodaron/Tag

  im Lauf von 2 Wochen ein Anstieg des Digoxin-Serum-Spiegels von
  0,9 → 1,8 ng/ml.
  In Einzelfällen können aber auch höhere Anstiege bis zum vierfachen des Ausgangswertes vorkommen[6 „Diskussionsbemerkung" in A 53c]

- bei einer **Steigerung der Amiodaron-Erhaltungsdosis**[3]
  von 200 mg auf 600 mg bei bereits laufender Digitalisbehandlung hingegen ist – abgesehen von einem minimalen Gipfel am 3. Tag –
  ▶ **kein weiterer Anstieg** des Digoxin-Serum-Spiegels zu verzeichnen.

Die **zusätzliche Digitalisaufsättigung** (1 mg)[1] bewirkt
bei Patienten unter Amiodaron-Therapie im Vergleich zum gleichen Kollektiv
vor Amiodaron-Behandlung ebenfalls eine
▶ verminderte nicht renale und renale Digoxinclearance mit verlängerter Halbwertszeit (40 vs. 34 Std.)
▶ erhöhte Resorption[5].

Bei **Kindern** kommt es zu einem
stärkeren Anstieg des Digoxin-Serum-Spiegels als bei Erwachsenen[2].

Als **klinische Manifestation** der erhöhten Digoxinspiegel sind gelegentlich – besonders in der Aufsättigungsphase – auftretende Nebenwirkungen wie

◆ **Übelkeit, Erbrechen, Farbsehen** und **Kopfschmerzen**[3, 4, A 53c] und
◆ **Sinusknotenstillstände**[4] anzusehen.

Hingegen wurden – sofern nicht gleichzeitig eine Hypokaliämie besteht –
◆ keine Digitalis-induzierten tachykarden Rhythmusstörungen
beobachtet[A 53c], was auf die antiarrhythmische Wirkung von Amiodaron zurückzuführen ist, das gelegentlich auch bei Rhythmusstörungen im Rahmen **schwerster suizidaler Digitalisintoxikation** (s. d.) erfolgreich eingesetzt wurde[A 53c].

An **klinischen Konsequenzen** ergibt sich die Notwendigkeit die

- **Digoxindosis auf 1/2**[A 53c] **bis 3/4**[1] **zu reduzieren** (oder auf Digitoxin umzusetzen, wobei allerdings nicht nachgewiesen ist ob hier keine Interaktionen auftreten) und die Spiegel regelmäßig zu kontrollieren[1].

Digitoxin

Für Digitoxin liegen bisher keine Untersuchungen über eventuelle Interaktionen mit Amiodaron vor.
Auf Grund theoretischer Überlegungen ist zwar anzunehmen, daß hier keine Interaktionen auf renaler Ebene stattfinden. Eine Förderung der Resorption oder eine Verminderung der extrarenalen Clearance oder andere Interaktionen sind jedoch nicht ausgeschlossen. Weitere Untersuchungen zu dieser Frage sind dringend erforderlich.

Einstweilen sind auch bei gleichzeitiger Gabe von Amiodaron und Digitoxin Glykosidspiegel-Kontrollen erforderlich.

Orale Antikoagulantien[A 82]

(Lit. s. S. 434; *L 54*)

Zwischen Amiodaron und oralen Antikoagulantien können verschiedene Interaktionen auftreten.
Zum einen bewirken orale Antikoagulantien eine vermehrte Gefäßdurchlässigkeit und verstärken auf diesem Weg die **Lichtempfindlichkeit** unter Amiodaron[5, 17], zum anderen verstärkt Amiodaron durch bisher nicht geklärte Mechanismen[A 53c, A 82] die Wirkung – und damit die **Blutungsneigung** – unter oraler Antikoagulation.
Die Wechselwirkungen von Amiodaron mit den oralen Antikoagulantien sind für das bei uns kaum gebräuchliche **Warfarin,** gut für das hier selten eingesetzte **Acenocoumarol** in einzelnen Untersuchungen und für das hier am häufigsten eingesetzte **Phenprocoumon** kaum untersucht.

Warfarin (Coumadin®, Marion Merrell)[3, 4, 6, 7, 16, A 33a, A 53c, A 65]

Unter Warfarin-Behandlung wurde schon seit längerem beobachtet, daß die zusätzliche Gabe von Amiodaron zu

- ♦ Blutungen bei einem
  - **Abfall des Quick-Wertes,** der bei
    - *Behandlungsbeginn* mit Amiodaron
      - meist nach 3–4 Tagen,
      - gelegentlich aber auch erst nach 3 Wochen einsetzt und
    - *nach Absetzen* von Amiodaron
      - noch über Monate anhalten kann[7, A 53c] führt;
- ♦ als **klinische Konsequenz** wird eine
  - Halbierung der Warfarindosis bei Beginn der Amiodaron-Therapie[4]
    bzw. eine Reduktion um 25 %[6]
    unter entsprechender Kontrolle des Quick-Wertes

  empfohlen.

Der exakte Entstehungsmechanismus der Interaktionen ist noch unklar (s. o.)[6].

Acenocoumarol (Sintrom®, Geigy)[2b, 10, A 53c]

Für Acenocoumarol gelten die gleichen Gesichtspunkte wie für Warfarin. Bei Zugabe von Amiodaron kommt es nach einigen Tagen zum Abfall des Quick-Wertes und bei unveränderter Dosierung bei rund 20 % der Patienten zu Blutungen[2b]. Daher wird auch hier die Verminderung der Acenocoumaroldosis zunächst auf die Hälfte und später je nach Quick-Wert empfohlen[2b], nach Absetzen von Amiodaron kann auch hier wieder eine Dosiserhöhung nötig werden.
Im Gegensatz zu Warfarin wurde für Acenocoumarol festgestellt, daß die Interaktion abhängig von der Amiodaron-Dosierung ist[10].

Phenprocoumon (Marcumar®, Roche)[1, 12, 13, 14, 15]

Für Phenprocoumon liegen weniger einheitliche Angaben[13] vor. In einzelnen Studien wurden keine **Interaktionen**[14] gefunden, in anderen Untersuchungen wurden mindestens in einem **Teil der Fälle**[9, 12] Interaktionen festgestellt und eine individuelle Dosisverminderung um 1/3[1] bei späterer Anpassung an den Quick-Wert und nach Absetzen von Amiodaron ggf. erneute Erhöhung empfohlen[1].

Antiarrhythmika (Tab. V_4)[A 53c, A 82]
(Lit. s. S. 435; *L 55*)

(Weitere Details zu einzelnen Substanzen siehe techn. Broschüre[A 82])
Für eine Reihe von Antiarrhythmika ist nachgewiesen, daß Amiodaron bei kombinierter Anwendung **deren Serumspiegel erheblich erhöht** und so **Intoxikationserscheinungen von Seiten dieser Medikamente** hervorrufen kann, wenn nicht eine erhebliche Reduktion der Dosis des anderen Antiarrhythmikums vorgenommen wird. Die Medikamente, deren Pharmakologie diesbezüglich untersucht ist und bei denen eine erhebliche Dosisverminderung erforderlich ist, sind aus der Tab. V_4 zu ersehen.

Für die **übrigen Antiarrhythmika** kann jedoch

- ⚠ keineswegs davon ausgegangen werden, daß keine Interaktionen oder Nebenwirkungen auftreten, es fehlen jedoch bislang entsprechende Untersuchungen.

Einfluß auf die Defibrillations- und Schrittmacherreizschwelle
(Lit. s. S. 435; *L 56*)

Einfluß auf die Schrittmacherreizschwelle
Ob Amiodaron die **Schrittmacherreizschwelle** beeinflußt, ist nicht untersucht.

Einfluß auf die Defibrillationsschwelle
Die Wirkung von Amiodaron auf die erforderliche Energie zur Regularisierung der Herztätigkeit interessiert klinisch unter verschiedenen Aspekten.

Tab. V_4

Interaktionen zwischen **Amiodaron** und **anderen Antiarrhythmika**

Die gleichzeitige Anwendung von Amiodaron mit verschiedenen anderen Substanzen erhöht deren Spiegel im Blut und erfordert eine Dosisreduktion der anderen Substanz.

(nach *Marcus*[A 53c])

	Spiegelanstieg um	Dosisreduktion um
Digoxin	+ 100%	1/2
Phenytoin	+ 100%	1/3
Chinidin	+ 50%	1/3–1/2
Procainamid		1/3–1/2
Procainamidserumspiegel	+ ~ 60%	
NAPA-Serumspiegel (wirksamer Metabolit)	+ ~ 30%	
Aprindin	+ 100%	1/2
Flecainid	+ 100%	1/3
übrige Antiarrhythmika	nicht ausreichend untersucht	

Zum Beispiel

- Kardioversion bei Vorhofflimmern
- Defibrillation im Rahmen der Reanimation
- Defibrillation durch antitachykarde Schrittmacher

Bisher sind – ebenso wie auch für andere Antiarrhythmika[2 nach verschiedenen] – nicht alle Fragen ausreichend untersucht.

Einige klinisch wesentliche Gesichtspunkte beginnen sich nach experimentellen Untersuchungen[2, 4] und klinischen Erfahrungen abzuzeichnen. Unter anderem bestehen erhebliche Unterschiede zwischen der Wirkung von akut verabreichtem Amiodaron und der Wirkung einer Langzeitbehandlung:

Nach den Ergebnissen *experimenteller Untersuchungen* scheint

- **akut intravenös verabreichtes Amiodaron** die Defibrillationsschwelle zu senken[2],
- **chronisch verabreichtes Amiodaron** in therapeutischen Dosen die Defibrillationsschwelle dosisabhängig zu erhöhen[4].

Aus *klinischen Studien* ist bekannt, daß

- die **akute Amiodaron-Injektion** im Rahmen der Reanimation die **Defibrillation** erleichtert (s. S. 126),
- die **Amiodaron-Dauerbehandlung** bei Patienten mit automatischen implantierten Cardioverter-Defibrillatoren (AICD) die Defibrillationsschwelle erhöht (∅ 15j vs. 10j)[5, 6].

Einige Kasuistiken über **Komplikationen** oder **Todesfälle** durch Defibrillationsresistenz bei Patienten unter Behandlung mit Amiodaron, teils zusammen mit anderen Antiarrhythmika (z.B. Flecainid, für das derartige Komplikationen bekannt sind)[1], teils aber auch unter alleiniger Amiodaron-Therapie[3, A 17] liegen vor, teilweise wurde ein Anstieg der Defibrillationsschwelle unter hohen Amiodaron-Dosen und deren Abfall nach Dosisreduktion gesehen[3]. Weitere Details (tox. Spiegel ? QT-Zeit ?) wurden nicht mitgeteilt[3].

Anästhesie[1, 5, 3, 6, 2]

(Lit. s. S. 435; *L 57*)

Zum Problem der Interaktion zwischen Anästhesie und Amiodaron oder – klinisch noch wichtiger – zur Frage, was bei **Amiodaron-vorbehandelten Patienten** an Problemen **im Rahmen von Narkosen** und **Operation** zu erwarten ist, liegen eine Reihe von Erfahrungen vor, ohne daß die Bedeutung des Problems bisher voll abzusehen wäre.

Bei **allgemeinchirurgischen Eingriffen**[5] oder **Operationen von Herzvitien**[1] (allerdings bei Patienten mit nur kurzfristiger Vorbehandlung und niedrigen Spiegeln) scheinen außer gelegentlichen bradykarden Komplikationen keine großen Probleme aufzutreten.
Hingegen wurden bei **aortokoronarem Bypass**[3, 5] bei Amiodaron-vorbehandelten Patienten im Vergleich zu Patienten ohne eine solche Vorbehandlung mit gleich schlechter kardialer Ausgangssituation erheblich erhöhte Komplikationsraten gesehen[5].
Im Vordergrund stehen[5] **bradykarde Komplikationen,** besonders bradykarder Knotenersatzrhythmus bei Sinusstillstand und totaler AV-Block sowie Störungen von seiten der Hämodynamik, häufig Schwierigkeiten beim Abhängen von der Herz-Lungen-Maschine mit der Notwendigkeit zum Einsatz der Ballonpumpe bei der Hälfte der Patienten[5]. Gelegentlich auch „normal-“ oder „high out put“-Syndrom bei niedrigem peripherem Widerstand[3, 5, 8] durch Vasomotorenlähmung[8] und schlechtem Ansprechen auf α- und β-Agonisten in hohen Dosen[3, 5]. Aus diesen Gründen wird empfohlen, solche Patienten nur unter **strenger invasiver Überwachung** der hämodynamischen Situation und bei Risikopatienten nach Versorgung mit temporärem AV-sequentiellem **Schrittmacher** zu operieren[5].

Darüber hinaus wurden bei Amiodaron-behandelten Patienten im Anschluß an Operationen wiederholt schwere **pulmonale Komplikationen** beobachtet[4, 7]. Dabei handelt es sich teilweise um Patienten ohne vorausgegangene **Amiodaron-indu-**

zierte Lungenstörungen[4]. Bei den Patienten von *Nalos*[7] waren jedoch pulmonale Komplikationen vorausgegangen, die sich allerdings einige Monate nach Absetzen der Behandlung vor der Operation zurückgebildet hatten. Im Anschluß an die Operation – meist im Sinne einer antitachykarden Operation wegen nicht beherrschbarer Rhythmusstörungen – traten dann jedoch erneut schwere pulmonale Komplikationen mit akuter respiratorischer Insuffizienz, teilweise mit letalem Verlauf, auf. Als auslösender Faktor wurden hohe O_2-Konzentrationen im Zusammenhang mit freien Radikalen diskutiert[4].

Gravidität und perinatale Phase

(Lit. s. S. 436; *L 58*)

Amiodaron durchdringt die **Plazentaschranke** und erreicht im kindlichen Blut Konzentrationen von 10–25 % im Vergleich zum mütterlichen Blut. Die Konzentration in der **Muttermilch** entspricht der im Blut und kann sie sogar übersteigen[5 nach 3 und 4]. Hinweise auf **Terratogenität** scheinen bisher nicht vorzuliegen[A 82].
Nach den bisher vorhandenen *Kasuistiken* über Amiodaron-Behandlung in der Schwangerschaft – vorwiegend aber nicht ausschließlich in der 2. Hälfte – wurden keine gravierenden Komplikationen gesehen. Postpartal kam es bei den Kindern gelegentlich zu **vorübergehender Bradykardie** und **EKG-Veränderungen**[A 82 nach 1 und 3] oder Veränderungen der **Schilddrüsenwerte**[2], in einem Fall wurde über eine angeborene **hypothyreote Struma** berichtet. Nach kurzzeitiger Thyroxinbehandlung bildete sich sowohl die Struma als auch die Schilddrüsenfehlfunktion ohne bleibende Störungen zurück[A 82 nach 6].
Dennoch sollte Amiodaron in der Gravidität natürlich nur bei anderweitig therapieresistenten malignen Rhythmusstörungen eingesetzt werden.

Vergiftungen

(Lit. s. S. 436; *L 59*)

Suizidversuche mit Amiodaron wurden gelegentlich beobachtet und führten auf Grund der relativ großen therapeutischen Breite (s. d.) der Substanz zu keinen größeren Komplikationen.
Die eingenommenen Dosen lagen zwischen 2,6 g[1] und 15 g (75 Tbl.)[A 24].
Mit klinischen Symptomen wird bei Erwachsenen ab 4 g und bei Kindern ab 150 mg/kg Körpergewicht gerechnet[2].
In einem Fall wurde nach 3,4 g bei einem herzgesunden Patienten eine kurzzeitige selbstlimitierende Kammertachykardie gesehen[A 24]. Sonst wurden Sinusbradykardien und ein kurzzeitiger AV-Block beschrieben, wobei der prophylaktisch gelegte Schrittmacher jedoch nicht gebraucht wurde[A 24, A 82].
Therapeutisch wird wegen der häufig sehr verzögernden Resorption auch bei relativ später Aufnahme noch eine Magenspülung empfohlen[A 24]. Cholestyramin vermindert den recht ausgeprägten enterohepatischen Kreislauf. β-Rezeptorenstimulatoren und Glukagon werden als Antidote empfohlen[A 82].

Kombinationstherapie

Die Frage, inwieweit sich bei Patienten, bei denen es **weder mit einem konventionellen Antiarrhythmikum noch mit Amiodaron** gelingt, eine befriedigende therapeutische Einstellung zu erreichen, durch **Kombination** von Amiodaron mit einem anderen Antiarrhythmikum eine Besserung der Prognose bewirken läßt, ist nach wie vor nicht befriedigend geklärt. Das gilt ebenso für die Kombination mit Klasse I-Antiarrhythmika als auch für die mit β-Rezeptoren-Blocker.

Amiodaron – Klasse I-Antiarrhythmika

(Lit. s. S. 337; *L 60*)

Obwohl eine Reihe von Berichten über die kombinierte Anwendung von
  Amiodaron mit Klasse I-Antiarrhythmika
    - Amiodaron-Mexiletin[A 3b]
    - Amiodaron-Propafenon[A 3b]
    - Amiodaron-Chinidin[6a, b]
    - Amiodaron-Procainamid[6a, 9]
    - Amiodaron-Disopyramid[3]
    - Amiodaron-Flecainid[2]

vorliegen, ergeben sich aus den meisten davon keine wesentlichen klinischen Konsequenzen. Der Hauptgrund dafür ist, daß es sich in der Mehrzahl der Fälle nicht um Patienten handelte, die gegen beide Substanzen als Monotherapie resistent waren und daß häufig keine ausreichend lange Beobachtung bezüglich der Effizienz durchgeführt wurde.

Klinisch relevante Befunde wurden nur in wenigen Untersuchungen erhoben:

Für Patienten mit **rezidivierenden symptomatischen Kammertachykardien,** die

unter Monotherapie mit

▶ **Amiodaron** sowohl als auch **Procainamid**[6a] (oder bei Procainamidunverträglichkeit **Chinidin**)

weiterhin induzierbare Tachykardie mit hohen Frequenzen (> 170/min.) hatten, wurde gezeigt, daß

die Zugabe von

- **Procainamid** (oder **Chinidin**) zu **Amiodaron**
  - fast nie (6 %) zu einer Verhinderung der Induzierbarkeit führt und
    - obwohl die induzierte Tachykardie wesentlich langsamer und hämodynamisch besser toleriert wird
  - **keinen Einfluß auf die Langzeitprognose** (im Vergleich zu den nur mit Amiodaron behandelten Patienten) hat, (obwohl

in dieser Untersuchung sorgfältige Procainamidspiegelbestimmungen und -dosisanpassungen vorgenommen wurden).

Nach diesen Untersuchungen scheint bei den am stärksten gefährdeten **Amiodaron-Nonrespondern** (mit weiter induzierbarer hochfrequenter Tachykardie) die Kombination mit Procainamid oder Chinidin keine Besserung der Prognose zu bringen, selbst wenn die induzierte Tachykardie langsamer ist. Hingegen scheint es fragwürdig, diese Ergebnisse – wie es der Titel der Arbeit impliziert – auf alle Klasse I-Antiarrhythmika zu übertragen.

Für Patienten mit **rezidivierenden symptomatischen Kammertachykardien,** die

unter Monotherapie mit
- ▶ **Amiodaron** sowohl als auch **Mexitil**[A 3a]
  weiterhin induzierbar blieben
  ließ sich (allerdings nur an einem kleinen Kollektiv von 10 Patienten) zeigen, daß die

Kombination
Amiodaron: initial 1000 mg/Tag, später 600 mg/Tag
Mexitil: 800 mg/Tag
- ▶ bei allen **Patienten** zu einer **Verhinderung der Induzierbarkeit** und zu
- ▶ **Rezidivfreiheit** in einem Beobachtungszeitraum von 1 Jahr führt.

Weitere Untersuchungen über die Wirksamkeit dieser Kombination sind erforderlich, zumal andere Studien (s. u.) diskrepante Ergebnisse brachten.

Die Ursache für die unterschiedlichen Erfahrungen mit den oben genannten vielversprechenden Resultaten von *Bellocci*[A 3a] und den schlechten Ergebnissen der unten aufgeführten Untersuchungen sind unklar.

Gute Ergebnisse mit der Kombination Amiodaron/Mexiletin sind von Patienten mit **weniger schweren Rhythmusstörungen** – komplexen VES mit symptomatischen Kammertachykardien nur bei einem kleinen Teil der Patienten – her bekannt[7].

Bei den Patienten von *Bellocci*[A 3a] handelte es sich jedoch genau wie bei den folgenden Studien um Patienten mit eindeutig **symptomatischen rezidivierenden Kammertachykardien.**

Inzwischen liegen eine Reihe weiterer Untersuchungen über die Wirksamkeit einer **Kombinationsbehandlung** von Amiodaron mit verschiedenen Klasse-I-Antiarrhythmika bei Patienten

mit rezidivierenden symptomatischen Kammertachykardien vor,
- ▶ die unter **Amiodaron allein**
  rezidivierten[1, 4, 5] oder
- ▶ die unter **Amiodaron allein** sowohl als
  auch unter den **anderen Antiarrhythmika**
  induzierbar blieben[8].

Die Ergebnisse sind durchweg
→ **enttäuschend**
und zeigen, daß es durch die kombinierte Anwendung von **Amiodaron** mit Klasse I-Antiarrhythmika fast nie (**Chinidin** 0/10, **Mexiletin** 1/10, **Encainid** 0/11[8] oder **Mexiletin** 0/12, **Flecainid** 0/12, **Encainid** 0/12[4]) gelingt, die Induzierbarkeit zu verhindern. In Einzelfällen wurde zwar unter Antiarrhythmika mit starker erregungsleitungsverzögernder Wirkung, wie z. B. Encainid, eine deutliche Frequenzverlangsamung beobachtet. Dafür kam es gerade unter Encainid zu hohen Aggravationsraten (7/12)[4].

Zusammenfassend
sind die vorliegenden Erfahrungen mit der Kombination von Amiodaron mit Klasse I-Antiarrhythmika bisher nicht sehr ermutigend und weitere Untersuchungen müssen zeigen, in welchen Fällen mit welchen Kombinationspartnern evtl. doch noch Erfolge zu erzielen sind.

Amiodaron – β-Rezeptoren-Blocker

(Lit. s. S. 437; *L 61*)

Obwohl gelegentlich erwähnt wird, daß man Amiodaron, wenn eine Kombinationstherapie nötig ist, „meist mit β-Rezeptoren-Blockern" zusammen verabreicht[A 59b] oder daß sich eine solche Kombination auf Grund des Wirkungsmechanismus anbietet[12b], gibt es keine systematischen Studien über **Wirksamkeit** und **Verträglichkeit** dieser Kombination.
Wegen einer Wirkungsverstärkung mit der Gefahr von **Sinusbradykardie** und **AV-Überleitungsstörungen** kommt die gemeinsame Anwendung beider Substanzen nur unter sorgfältiger Überwachung in Frage.

Dennoch scheint diese Kombination für **Sonderfälle** eine Bedeutung zu haben:

Daß **Katecholamine** und **Sympathikomimetika** die Wirkung zahlreicher Antiarrhythmika aufheben wurde schon erwähnt. Ursache dafür ist vorwiegend, daß die durch Antiarrhythmika, wie z. B. Chinidin, verursachte
Verlängerung der Refraktärzeit von Vorhof, AV-Knoten und Kammer
$ERP_{A,AV,V}$
durch Substanzen wie
Isoprenalin oder **Adrenalin** aufgehoben wird[A 55d].

Derartige Zusammenhänge sind nachgewiesen für das
- ▶ **WPW-Syndrom**
  wo die Wirkung praktisch aller Antiarrhythmika auf die akzessorische Bahn antagonisierbar ist, das gilt für
  Amiodaron
  Isoprenalin[12a, A 7],

Flecainid
Isoprenalin[8 nach 1, nach 4, nach 10],
Encainid
Isoprenalin[8].

Ähnliche Erfahrungen liegen auch für

▶ **rezidivierende anhaltende Kammertachykardien**
vor. Hier ist ebenfalls von anderen Antiarrhythmika wie z. B.
Chinidin
her bekannt, daß zwar von den
Patienten mit nicht mehr induzierbarer Tachykardie
nur wenige (2/12), aber von den
Patienten mit weiter induzierbarer, wenn auch nicht-anhaltender Kammertachykardie,
die meisten (8/12) nach Zugabe von
Adrenalin wieder induzierbare Tachykardien zeigen[10].

Ähnliche Erfahrungen liegen auch für

Procainamid, Chinidin, Propafenon, Mexitil und Lidocain vor[9, 10],
deren Wirkung sich ebenfalls durch
Isoprenalin antagonisieren läßt[9].

Für
Amiodaron
fehlen spezielle Untersuchungen über die Antagonisierbarkeit der Wirkung durch Sympathikomimetika.
Nachgewiesen ist aber, daß

Patienten mit anhaltend rezidivierenden Kammertachykardien unter Amiodaron durch Zugabe von

- **β-Rezeptoren-Blockern**
  bei unterschiedlichen Effekten auf die Induzierbarkeit in fast allen Fällen
  rezidivfrei bleiben[11].

In Einzelfällen (3/20) wurde allerdings eine Verschlechterung der Herzinsuffizienz beobachtet. Die Wirksamkeit der β-Blocker war nicht auf die Patienten beschränkt, bei denen der Rhythmusstörung eine Beschleunigung der Herzfrequenz vorausging. Die β-Rezeptoren-Blocker sollten vorsichtig dosiert werden. Erfahrungen liegen mit „low dose"-β-Blockern[11] (Acebutolol 100 mg, β-Axolol 5–10 mg, Metoprolol 50 mg, Nadolol 20–40 mg, Pindolol 2,5 mg, Propranolol 20 mg, Sotalol 80–160 mg, Tertatolol 2,5 mg) vor.

Die **Kombination von Amiodaron mit** β-Rezeptoren-Blockern ist somit eine interessante wenn auch durchaus **nicht ungefährliche Alternative,** zu der weitere Untersuchungen in spezifischen Zentren erforderlich sind. Zu klären bleibt auch die Frage, ob sich die Vermutung[6] bestätigt, daß dazu möglicherweise die renal eliminierten β-Rezeptoren-Blocker wegen geringerer Interferenz auf der Ebene des hepatischen Abbaus eher geeignet sind.

Die Frage, bei **welchen Patienten** die Kombination von Amiodaron und β-Rezeptoren-Blockern eine Besserung der Prognose bringt, bedarf der weiteren Klärung.

Daß Amiodaron eine gewisse **antiadrenerge Eigenwirkung** hat, ist aus experimentellen Untersuchungen seit langem bekannt.

Zur klinischen Bedeutung dieses Effekts ist bisher nur für Patienten mit **ventrikulären Extrasystolen** nachgewiesen, daß Amiodaron die Isoprenalin-induzierte Sinustachykardie und die so hervorgerufenen **Extrasystolen** unterdrückt, und daß dieser Effekt selbst bei oraler Behandlung schon relativ früh (am 2. Tag) nachweisbar ist (s. Abb. I_{33}).

Die wichtigere Frage nach der Bedeutung dieser Wirkung bei Patienten mit **Kammertachykardien** bedarf noch der Klärung[A 39].

Gesichert ist, daß es bestimmte Formen von Kammertachykardien, nämlich die
sogenannten **instabilen Kammertachykardien**[5]
– häufig mit **polymorpher Konfiguration** und **hoher Frequenz** (∅ 270 vs. 200/min.) – oder
Kammerflattern oder
Kammerflimmern
sind, die bei anderweitiger Therapieresistenz häufig gut auf
- **β-Rezeptoren-Blocker** ansprechen[5].

Therapieüberwachung

(Lit. s. S. 438; *L 62*)

Überwachungsbogen anlegen (s. o. Tab. V_3)!

Die Behandlung von Amiodaron-Patienten – insbesondere mit malignen ventrikulären Rhythmusstörungen – stellt hohe Anforderungen an die Therapeuten.
Dabei geht es in der *Einstellungsphase* in erster Linie darum, zwischen **Respondern** und **Nonrespondern** – oder anders ausgedrückt zwischen Patienten, die aller Wahrscheinlichkeit nach rezidivfrei bleiben, und solchen, die durch – möglicherweise tödliche – Rezidive gefährdet sind, zu unterscheiden und für die Nonresponder die besten Alternativen auszusuchen.
Die Überwachung der Patienten im Rahmen der *Langzeittherapie* dient vorwiegend dazu, anhand verschiedener Parameter – wie EKG, Langzeit-EKG, Serumspiegel und rT_3-Werten – dafür Sorge zu tragen, daß der **schmale Weg zwischen Rezidiv und Toxizität** nicht verlassen wird.

Einstellungsphase

Auf die relative Bedeutung der **programmierten Stimulation** und des **Bandspeicher-EKG's** bei der Einstellung von Patienten mit **malignen ventrikulären Rhythmusstörungen** (s. d.) wurde schon ausführlich eingegangen.

Für eine jeweils kleine Gruppe von Patienten kommt nur die *eine* oder die *andere* Methode in Betracht:

> Rund 10 % der Patienten mit rezidivierenden Kammertachykardien und rund 25 % der Patienten mit Zustand nach Herz-Kreislauf-Stillstand haben schon bei der **Kontrollstimulation keine induzierbare Tachykardie** und sind daher für diese Methode ungeeignet.
>
> Rund 20–25 % der Patienten mit malignen ventrikulären Rhythmusstörungen haben „einsame maligne Rhythmusstörungen“, d. h. **im Bandspeicher-EKG so wenig Begleitarrhythmien,** daß diese Methode nicht zur Überwachung herangezogen werden kann.

Für die übrigen Patienten gilt die *Kombination beider Methoden* heute als das beste Überwachungsverfahren.

Programmierte Stimulation (s. a. S. 158)

Die programmierte Stimulation ist die zuverlässigste Methode bei Patienten mit malignen ventrikulären Rhythmusstörungen (s. d.).

In bezug auf die Induzierbarkeit lassen sich folgende Gruppen unterscheiden:

1. Patienten mit **nicht mehr induzierbarer Tachykardie**
   bleiben praktisch immer rezidivfrei.

2. Patienten mit **unverändert induzierbarer Tachykardie**
   haben mit keiner wesentlichen Besserung der Prognose zu rechnen.

3. Patienten bei denen nur noch
   hämodynamisch gut tolerable Tachykardien auslösbar sind, zeigen
   zwar häufig solche Rezidive aber
   keine wesentlich erhöhte Letalität.

Die programmierte Stimulation unter Amiodaron führt – wenn nur das Kriterium „Induzierbarkeit" zugrunde gelegt wird – zu einer *Unterschätzung der Wirksamkeit* der Behandlung, weil viele Patienten trotz weiterhin induzierbarer Tachykardie anfallsfrei oder mindestens vor schweren Komplikationen bewahrt bleiben.

Aus den Ergebnissen der programmierten Stimulation ergeben sich folgende therapeutische Konsequenzen:

1. Patienten mit nicht mehr induzierbarer Tachykardie und
3. Patienten mit tolerabler Tachykardie bleiben
   - auf Amiodaron eingestellt.

2. Patienten mit unveränderter Tachykardie müssen
   - alternativen Behandlungsmaßnahmen (s. S. 167) unterzogen werden.

Langzeit-EKG (s. S. 164)

Als brauchbarstes Kriterium zur Einschätzung der Prognose nach dem Langzeit-EKG gilt die **Unterdrückung aller repetitiven und frühen Extrasystolen**[6 nach A 26a].

Zwischen Patienten, bei denen auch die übrigen Extrasystolen unterdrückt oder bestehen bleiben, ergab sich in bezug auf die Prognose kein Unterschied[A 48].

Die Trennschärfe des Langzeit-EKG's in bezug auf die Prognose ist nicht sehr groß:

Patienten mit anhaltenden repetitiven Formen
erleiden in
~ der Hälfte der Fälle Rezidive.
Patienten ohne weiterhin nachweisbare repetitive Formen
zeigen in
~ 16 % der Fälle Rezidive.

Das Bandspeicher-EKG führt daher zu einer **Überschätzung der Wirksamkeit** von Amiodaron, weil auch von den anscheinend „effektiv" behandelten Patienten noch viele Rezidive bekommen.

Praktisches Vorgehen[2, A 48]

Bei Patienten mit malignen ventrikulären Rhythmusstörungen wird heute – soweit nicht andere Gesichtspunkte, wie Polymorbidität, ohnehin eingeschränkte Lebenserwartung oder Unzumutbarkeit der Untersuchung eine Rolle spielen – eine

initiale programmierte Stimulation
nach Absetzen aller Antiarrhythmika und
vor Beginn der Amiodaron-Behandlung gefordert.

Anschließend erfolgt die

- **Amiodaron-Aufsättigung** unter
  Monitor oder Telemetrie oder notfalls EKG-Langzeitüberwachung.

Zeigt die Dauer-EKG-Überwachung eine

▶ **Unterdrückung aller repetitiven Formen,** wird unter stationärer Beobachtung der günstigste Zeitpunkt für die Kontrolle der programmierten Stimulation nach 3–4 Wochen abgewartet.

Zeigt die Dauer-EKG-Überwachung

▶ **unverändert repetitive Formen,** werden noch vor der Kontrollstimulation
- **alternative Behandlungsmaßnahmen** (s. S. 167)
wie z. B.
Kombination mit anderen Antiarrhythmika (s. S. 348)
eingesetzt.

Das weitere Vorgehen richtet sich nach dem Ergebnis der

▶ **Kontrollstimulation** (s. o.), wobei zu beachten ist, daß bei einem Teil der Patienten mit anfangs noch induzierbaren Tachykardien nach einigen Monaten keine Tachykardie mehr induzierbar ist (s. o.).

Vor der Entlassung

wird heute für Patienten mit

malignen ventrikulären Rhythmusstörungen, die unter **konventionellen Antiarrhythmika** nicht mehr induzierbar waren, empfohlen, in jedem Fall ein
▶ Belastungs-EKG oder,
wenn das auf Grund der Situation des Patienten nicht möglich ist, mindestens ein
▶ Bandspeicher-EKG
unter den für den individuellen Patienten üblichen Belastungen (nicht nur im „Schongang“ klinischer Bedingungen)
durchzuführen[A 55d], weil für die meisten Antiarrhythmika nachgewiesen ist, daß vorher nicht mehr induzierbare Rhythmusstörungen unter diesen Bedingungen wieder auftreten können.
Inwieweit das auch für Amiodaron gilt bleibt zu klären (s. a. S. 350).

Ein weiterer Grund für die Indikation zur Kontrolle des Belastungs-EKG's liegt darin, daß nachgewiesen wurde, daß sich bei Patienten, die unter Klasse I-Antiarrhythmika mit proarrhythmogenen Effekten reagieren, **unter Belastung eine paradoxe Zunahme der QT_c-Zeit** (+10 % gegenüber einer Abnahme (–3 %) bei Patienten ohne solche Komplikationen) findet (s. S. 257).

Das gilt für Klasse I-Antiarrhythmika mit repolarisationsverlängernder Wirkung. Ob es auch für Amiodaron zutrifft, ist bisher offen.

Dauerüberwachung

Die Therapieüberwachung sollte bei Patienten mit malignen Rhythmusstörungen *lebenslang* durchgeführt werden.
Sie geschieht vorwiegend unter dem Aspekt potentielle Responder vor **Rückfällen** bei zu niedriger Dosierung oder **Nebenwirkungen** bei einer eventuell unnötig hohen Dosierung zu bewahren.
Das Hauptproblem im Rahmen der Amiodaron-Dauerbehandlung besteht darin, daß die **Auswirkungen von Dosierungsänderungen** durch die träge Pharmakokinetik erst nach **Wochen bis Monaten** zu erwarten sind.
Zur Überwachung der Amiodaron-Therapie stehen eine Reihe von **Parametern** zur Verfügung, von denen keiner absolut verläßlich ist, die aber in ihrer Gesamtheit doch häufig rechtzeitig auf zu hohe oder zu niedrige Dosen und/oder die Gefahr von Rezidiven oder Nebenwirkungen hinweisen. Dazu gehören:

EKG und Bandspeicher-EKG
QT- und QT_c-Zeit
ERP_v
Kupplungsintervall von Extrasystolen
Serumspiegel von Amiodaron, Desäthylamiodaron und rT_3-Werte

EKG und Bandspeicher-EKG (s. a. o.)

Zeichen der Amiodaron-Imprägnation im EKG sind
Sinusbradykardie
(häufig nur im Vergleich zum Ausgangs-EKG feststellbare geringfügige PQ-Verlängerung),
QT_c-Verlängerung.
Eine ständige Abnahme dieser Parameter spricht für ein Abklingen, eine ständige Zunahme für einen Anstieg der Amiodaron-Wirkung und -Spiegel.

QT- und QT_c-Zeit

Die QT- und QT_c-Zeit korreliert – trotz etwas **widersprüchlicher Angaben** in verschiedenen Studien[A 48, A 59a, A 80c] – mit der Amiodaron-Serumkonzentration, -Myokardkonzentration, dem rT_3-Wert und der antiarrhythmischen Wirkung[A 84 nach verschiedenen] und ist ein relativ guter Parameter für die Überwachung der Amiodaron-Behandlung:

Nonresponder
zeigen häufig
keinen Anstieg der QT_c-Zeit gegenüber den Ausgangswerten[A 84].

Responder
zeigen im ∅ einen Anstieg von
~ 10 %[A 84], der etwas niedriger ist, als z. B. unter adäquaten Dosen von Sotalol[A 1].

Paradoxe Reaktionen
im Sinne von Torsaden sind bei
QT-Verlängerungen
von
$>$ 500 msec. (s. o. Torsaden) oder
$>$ 125 %
zu befürchten.

ERP_V

Ähnlich wie für die QT_c-Zeit wurden auch für die ERP_V unveränderte Werte bei Patienten mit weiter induzierbaren Tachykardien[A 55c] oder Rezidiven[3] und verlängerte Werte bei unterdrückter Induzierbarkeit[A 55c] und rezidivfreien Patienten[3] gefunden.

Kupplungsintervall von Extrasystolen (s. a. Abb. I_{35})

Das Kupplungsintervall von Extrasystolen nimmt, wie oben (Kapitel „Wirkungen") schon erwähnt, mit steigender Dosierung allmählich zu, bis die Extrasystolen verschwinden und kann daher wahrscheinlich auch als gewisser Parameter für die Intensität der Amiodaron-Wirkung herangezogen werden.

Serumspiegel von Amiodaron, Desäthylamiodaron und rT_3-Werte

Obwohl diese Parameter, sofern nicht sehr niedrige oder sehr hohe Werte gefunden werden, keine unbedingten Rückschlüsse auf „Unterdosierung" oder „Toxizität" zulassen, sind sie doch für die **Verlaufskontrolle** vielfach hilfreich.

Amiodaron- und Desäthylamiodaron-Serum-Spiegel*

In bezug auf die Absolutwerte gilt, daß
Amiodaron-Serum-Spiegel (s. o.) von
$<$ 1,0 µg/ml häufig ineffektiv (Ausnahmen s. S. 319) und
$>$ 2,5 µg/ml häufig toxisch sind.
Der
Desäthylamiodaron-Spiegel
steigt mit der Dauer der Behandlung an und beträgt in der sogenannten „steady state"-Phase ungefähr 70–80 % des Amiodaron-Spiegels.
Auf Grund der geringeren Eiweißbindung hat Desäthylamiodaron wahrscheinlich eine relativ zum Serumspiegel stärkere antiarrhythmische Wirkung (s. S. 45 „Desäthylamiodaron"). Die Wirkung beider Substanzen addiert sich. Desäthylamiodaron hat eine relativ stärkere Natrium-antagonistische

* Die Laboratorien in denen diese Werte bestimmt werden, dürfen aus wettbewerbsrechtlichen Gründen nicht mehr veröffentlicht werden, und sind beim Hersteller zu erfragen.

Wirkung und wird auch für die in der Spätphase (nach ungefähr einem Jahr) oft noch zu beobachtende weitere Zunahme der QT_c-Zeit verantwortlich gemacht[A 66b].

Der **Verlauf** (s. a. S. 52) der Amiodaron- und Desäthylamiodaron-Serum-Spiegel ist von der Dosierung von Amiodaron in der Aufsättigungsphase in Relation zu der in der Erhaltungsphase abhängig.
Entsprechend wurde in einzelnen Studien[A 28] mit relativ hohen Aufsättigungsdosen (1200 mg über 12 Tage, entsprechen ~ 15 g) und Erhaltungsdosen von 400 mg/Tag zwischen Ende der Aufsättigungsphase und Kontrolle nach einigen Monaten nur noch ein geringer weiterer Anstieg beobachtet.
Hingegen zeigen alle früheren Studien mit relativ niedrigen Aufsättigungsdosen und auch neuere Untersuchungen mit zwar hohen Aufsättigungsdosen aber relativ noch höheren Erhaltungsdosen (z. B. 700 mg/Tag)[5] einen weiteren Anstieg der Serumspiegel nach Aufsättigung.

rT_3-Werte* (s. a. S. 302)

Der Anstieg des rT_3-Wertes, der eine regelmäßige Begleiterscheinung der Amiodaron-Therapie ist, wird als weiterer Verlaufsparameter zur Überwachung der Amiodaron-Behandlung herangezogen.

Dabei korrelieren[4]

optimale therapeutische Effekte und Serumspiegel mit
rT_3-Werten (vom 2–3fachen der Norm)
entsprechend **50–100 ng/ml**[4],
toxische Effekte und Serumspiegel mit
rT_3-Werten (vom 3–4fachen der Norm)
entsprechend $>$ **100 ng/ml**[4].

Der rT_3-Wert steigt ähnlich wie der Serumspiegel über Wochen und Monate kontinuierlich an[4, A 75], (s. o. Abb. III_9 Kap. „Schilddrüsen“).

Obwohl auch dieser Parameter von manchen Autoren als nicht zuverlässig angesehen wird[A 48], wurden doch in verschiedenen Studien gute Korrelationen festgestellt zu

- antiarrhythmischer Wirkung[4, A 55c] (s. o. Abb. IV_4 und Abb. V_1)
- **Wiederauftreten von Rhythmusstörungen** (s. Abb. IV_4)
- QT_c-Zeit (s. Abb. IV_5 und IV_{11}, V_1)
- ERP_V[A 55c]
- Ausmaß der QRS-Verbreiterung bei hochfrequenter Stimulation[A 55c]
- Induzierbarkeit von Kammertachykardien[A 55c].

* Die Laboratorien in denen diese Werte bestimmt werden, dürfen aus wettbewerbsrechtlichen Gründen nicht mehr veröffentlicht werden, und sind beim Hersteller zu erfragen.

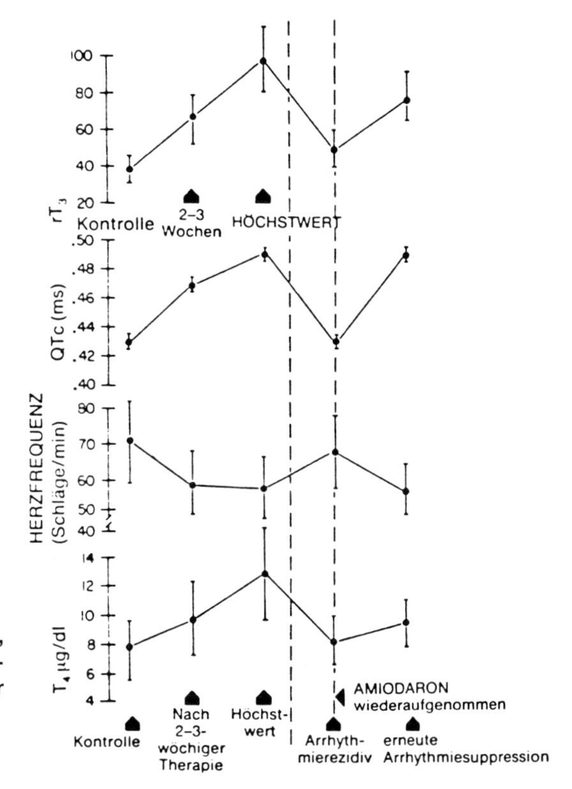

Abb. V_1
Korrelationen zwischen rT_3-Wert, QT_c-Zeit, Herzfrequenz und antiarrhythmischer Wirkung unter Amiodaron-Therapie

(aus *Nademanee*[4])

Zusammenfassend
dient die Therapieüberwachung in erster Linie dazu, rechtzeitig Hinweise auf die Gefahr von **Rezidiven** und **Nebenwirkungen** zu bekommen und diese zu vermeiden oder, wenn solche Komplikationen bereits aufgetreten sind, deren Ursache zu erkennen und sie möglichst rasch zu beseitigen.

Für das **Abklingen** einer früher effektiven Amiodaron-Wirkung sprechen unter anderem

Rückbildung vorher nachgewiesener

- Sinusbradykardie
- QT-Verlängerung
- Verlängerung des VES_{KI}

Abnahme von

- Amiodaron- und Desäthylamiodaron-Serum-Spiegel (der Amiodaron-Serum-Spiegel fällt früher als der Desäthylamiodaron-Serum-Spiegel)
- Abnahme des rT_3-Werts.

Für eine ständige **Zunahme** der Amiodaron-Wirkung – die, sofern bereits bei der letzten Kontrolle ein ausreichend therapeutischer Effekt nachweisbar war, wegen der Gefahr von Nebenwirkungen nicht erwünscht ist – spricht die

- gegensinnige Verschiebung der oben angeführten Parameter

Wiederauftreten von Rhythmusstörungen

Beim Wiederauftreten von Rhythmusstörungen unter Amiodaron-Therapie sind verschiedene mögliche Ursachen zu bedenken:

- ▶ Wiederauftreten der **„alten" Rhythmusstörungen** bei Abklingen der Amiodaron-Wirkung
  - s. u. Testinfusion
- ▶ Neuauftreten von Rhythmusstörungen bei **Hyperthyreose**
  - Kontrolle der Schilddrüsenwerte
- ▶ Paradoxe Effekte bei **QT-Verlängerung und Repolarisationsanomalien** durch
  - ▶ zu hohe Amiodaron-Spiegel und/oder
  - ▶ gleichzeitig andere Ursachen
    meist
    Hypokaliämie oder Magnesiummangel (Diuretika?!)
- ▶ Fortschreiten der **Grundkrankheit** mit
  - ▶ Zunahme des arrhythmogenen Substrats
    z. B. Narbenbezirks oder
  - ▶ Zunahme indirekter Ursachen
    z. B. ansteigende Katecholaminspiegel bei
    fortschreitender Herzinsuffizienz.

Nach den oben angeführten **diagnostischen Maßnahmen** zur Unterscheidung der verschiedenen Formen sind manche **therapeutische Interventionsmaßnahmen** geeignet, die Situation exjuvantibus zu klären. Dazu gehören die Behandlung mit einer

- zusätzlichen **Amiodaron-Testinfusion** von
  - z. B. 600 mg/24 Std.,
    wenn eine Überdosierung ausgeschlossen und ein Abklingen der Wirkung wahrscheinlich ist.
- **Magnesiuminfusion** von
  - 80 mval/10 Std.
    (nach evtl. vorausgehender Bolusinjektion von 16 mval),
    wenn eine QT-Verlängerung und Repolarisationsanomalien
    vorliegen[A 81c].
- **ACE-Hemmer**-Behandlung bei
  fortschreitender Herzinsuffizienz,
  die unter anderem die erhöhten Katecholaminspiegel senkt
  sowie die
- **Hyperthyreosebehandlung**
  mit Thyreostatika (s. o.) und ggf. initial mit β-Rezeptoren-Blockern sowie speziellen Maßnahmen (s. S. 297 ff.) bei Amiodaron-induzierter Hyperthyreose.

Nebenwirkungen

Bei Auftreten von Nebenwirkungen unter einer – üblicherweise vital induzierten – Amiodaron-Therapie ist zu unterscheiden zwischen tolerablen und nichttolerablen und dosisabhängigen und nichtdosisabhängigen

Nebenwirkungen:

Übelkeit Muskelschwäche Parästhesien Tremor Kopfschmerzen Schlafstörungen pathologische „Leberwerte"	gewöhnlich Zeichen einer Überdosierung

Hautveränderungen (s. S. 270)
Schilddrüsenparameter (s. S. 281)
Lungenveränderungen (s. S. 274)

Zu den Nebenwirkungen, die als **absolute Indikation** zu – mindestens vorläufigem – **Absetzen der Therapie** gelten, gehören[1]:

Lungenfibrose,
klinische Lebererkrankung,
drohende thyreotoxische Krise,
Myxödem und
schwere periphere Myopathie.

Auf die Besonderheiten der einzelnen Nebenwirkungen wurde oben bereits ausführlich eingegangen. Die wesentliche Frage, ob sich die Nebenwirkungen durch **Dosisreduktion** vermindern lassen, ohne die erreichte therapeutische Wirkung zu gefährden, läßt sich im allgemeinen aus den sorgfältig erhobenen Verlaufsparametern beantworten.

Diesem Ziel dient unter anderem der schon erwähnte **Überwachungsbogen** (s. o. Tab. V_3).

Kapitel VI

Amiodaron-Therapie bei Kindern (Tab. VI_{1-3})

(Lit. s. S. 439; *L 63*)[1, 2, 3, 4, 5a, c, e, 6, 7, 8, 10, 11, 12, 14, 15, A 16, A 22b, A 34b, A 82, A 86]

Überblick

Die Erfahrungen mit Amiodaron bei Kindern sind – vorwiegend bedingt durch die relative Seltenheit von Rhythmusstörungen in diesem Lebensalter – im Vergleich zu denen bei Erwachsenen relativ begrenzt.
Die größten und frühesten Untersuchungen stammen aus der **französischen Schule um *Coumel.***
Inzwischen liegen auch umfangreiche Erfahrungen aus den **USA**[A 22b] sowie eine größere **internationale Untersuchung**[7] über die Langzeittherapie vor.

Die Ansichten über die **relative Bedeutung von Amiodaron** im Vergleich zu invasiven Behandlungsmaßnahmen wie Operation und Ablation bei manchen Indikationen sind noch geteilt[A 34b].

In bezug auf die Detailerfahrungen mit Amiodaron bei Kindern sei der Pädiater auf die Originalliteratur[1–15, A 16, A 22b, A 34b, A 82, A 86] hingewiesen, auf die wichtigsten Gesichtspunkte soll im folgenden jedoch kurz eingegangen werden.

Pharmakokinetik und Pharmakodynamik

Pharmakokinetische Untersuchungen bei Kindern liegen kaum vor[2, 5a, b, d, 9, A 82].
Nach den bisherigen Untersuchungen[9] gibt es Unterschiede in bezug auf den **Metabolismus,** der rascher abläuft, und im Hinblick auf die Serum- und Gewebsbindung.

Außerdem wird angegeben[2], daß die **Serumkonzentrationen** von Amiodaron und Desäthylamiodaron, die erforderlich sind um eine wirksame Therapie zu erreichen, niedriger sind (A_s 0,98 µg/ml, DA_s 0,84 µg/ml) als bei Erwachsenen (wobei allerdings zu beachten ist, daß bei Kindern häufig supraventrikuläre Rhythmusstörungen bestehen, die ohnehin schon niedrigere Spiegel erforderlich machen). Außerdem wurden bei Kleinkindern im Rahmen einer effektiven Dauerbehandlung mit 0,6 µg/ml niedrigere Desäthylamiodaron-Spiegel gefunden als bei größeren Kindern und Erwachsenen[2]. Der raschere Metabolismus wird vorwiegend auf die geringeren Fettspeicher zurückgeführt[A 82].

Außerdem scheint nach den Angaben nach *Coumel*[5d] der **Wirkungseintritt** nach oraler Aufsättigung mit ∅ 4 Tagen (E: 1.–16. Tag) „im Vergleich zu 10 Tagen bei Erwachsenen“[5d] rascher zu erfolgen. Gelegentlich wurde bei supraventrikulären Rhythmusstörungen schon 5–7 Std. nach oraler Anwendung der Sinusrhythmus wieder hergestellt[5a].

Ebenso scheint die **Wirkungsdauer** nach Absetzen einer Langzeitbehandlung kürzer zu sein. Das Wiederauftreten von Rhythmusstörungen wurde schon nach ∅ 3,3 Wochen (in der Hälfte der Fälle schon nach weniger als 2 Wochen) „im Vergleich zu einigen Monaten bei Erwachsenen“ beobachtet[5d].

Indikationen und Erfolgsaussichten (Tab. VI_{1-3})

Die Erfahrungen mit Amiodaron bei Kindern beziehen sich bis jetzt vorwiegend auf die orale Anwendungsform.

Akute intravenöse Behandlung[1, 2]

Die veröffentlichten Erfahrungen mit der intravenösen Applikationsform bei Kindern beschränken sich bis jetzt auf relativ wenig Fälle.

Einige Kasuistiken von *Manz*[13] beziehen sich auf **fetale supraventrikuläre Tachykardien** (unklaren Ursprungsorts) mit **rhythmogener Herzinsuffizienz** (s. a. Tab. II_{32} Kap. „rhythmogene Herzinsuffizienz“), die auch als „nichtimmunologischer fetaler Hydrops“ bezeichnet wird. Dabei konnte durch eine sonographisch gesteuerte Injektion von Amiodaron und Digitalis in die Nabelvene in allen (4/4) Fällen eine Unterbrechung der Tachykardie und eine Rückbildung des Hydrops erreicht werden.

Eine Kasuistik von *Bogers*[1] betrifft ein **Neugeborenes** mit postoperativ rezidivierendem Lidocain-resistentem **Kammerflimmern** bei sehr schlechter hämodynamischer Situation, das durch Amiodaron beseitigt werden konnte.

In der Untersuchung von *Buchnall*[2] wurden 5 Kinder mit **verschiedenen Rhythmusstörungen** behandelt.

Orale Dauerbehandlung (Tab. VI_{1-3})

Obwohl Amiodaron gelegentlich auch bei **weniger gravierenden Rhythmusstörungen** – wie z. B. in verschiedenen Varianten der Idiopathischen oder Repetitiven monomorphen ventrikulären Tachykardie[14] – erfolgreich eingesetzt wurde, herrscht heute doch Einigkeit, daß sich die Anwendung bei Kindern auf **anderweitig therapieresistente lebensbedrohliche Rhythmusstörungen** beschränken sollte[7, A 22b, A 34b].

Solche **schwerwiegenden Rhythmusstörungen beim Kind** unterscheiden sich deutlich von denen Erwachsener, unter anderem im Hinblick auf **Art** und **Häufigkeit** aber auch in bezug auf die **auslösenden Grundkrankheiten sowie klinische Bedeutung** und **Verlauf.**
Insgesamt finden sich bei Kindern relativ häufiger **supraventrikuläre Rhythmusstörungen**[5d], sie werden oft **schlecht toleriert** und führen auch bei sonst normalem Herzen rasch zu Dekompensation[5d].

Die relative **Häufigkeit der einzelnen schweren Rhythmusstörungen,** die in großen Zentren mit Amiodaron behandelt wurden, ist recht unterschiedlich (s. Tab. VI_{1-2}).

In der französischen Studie von *Coumel* wurden hauptsächlich **seltene Formen von Rhythmusstörungen mit bekannter Therapieresistenz,** die häufig zu rhythmoge-

Tabelle VI_1

Übersicht über die relative Häufigkeit maligner therapieresistenter Rhythmusstörungen bei Kindern

(aus ***Coumel***[5d]**)**

Type	No. of cases	%
Atrial		
Sinus tachycardia	7	5
Coronary sinus rhythm	1	1
Extrasystole	31	23
Ectopic tachycardia	43	32
Flutter-fibrillation	4	3
Bradycardia-tachycardia syndrome	7	5
Total	93	69
Junctional		
Permanent reciprocating tachycardia	7	5
Parosysymal reciprocating tachycardia (WPW)	8	6
His tachycardia	7	5
Total	22	16
Ventricular		
Extrasystole	15	11
Ventricular tachycardia	1	1
Catecholamine-induced ventricular tachycardia	4	3
Total	20	15

ner Herzinsuffizienz führen, behandelt. Das gilt für die sogenannte Ektope oder **Fokale Vorhoftachykardie,** die **Intranodale Tachykardie (INT),** die beim Kind im Gegensatz zum Erwachsenen relativ häufig in der unaufhörlichen Variante auftritt.

Ebenso ist die **His-Tachykardie** wegen ihrer meist sehr hohen Frequenz fast immer von schwerer Dekompensation begleitet und bei ineffektiver Therapie nicht selten tödlich. Eine schlechte Prognose hat auch die sogenannte **Katecholamin-induzierte polymorphe Kammertachykardie,** die nicht selten zu tödlichem Kammerflimmern führt. Auf die Amiodaron-Behandlung bei **polymorpher Kammertachykardie** (s. S. 176) und beim **angeborenen langen QT-Syndrom** (s. S. 176) wurde oben schon eingegangen.

Angesichts der **schlechten Prognose** und der bekannten Therapieresistenz der genannten Rhythmusstörungen sind die französischen Erfahrungen bei Kindern mit **anderweitig therapieresistenten Formen** von besonderem Interesse (*Coumel*[5d] und Mitarbeiter). Die Autoren berichteten zunächst 1976 über 50 Kinder[A 16], dann 1980 über insgesamt 135 Kinder[5a] mit den verschiedenen, in der Tabelle VI_3 (s. S. 368) genannten Rhythmusstörungen, wobei bei etwa einem Drittel der Kinder eine **erhebliche kardiale Dekompensation,** bei einem weiteren Drittel eine **Herzvergrößerung** und bei etwa der Hälfte der Patienten Therapieresistenz gegenüber anderen Antiarrhythmika bestand. Die Behandlungsergebnisse waren beeindruckend: Bei mehr als 90 % der Kinder wurde eine Besserung, bei 60 % davon eine völlige Unterdrückung der Rhythmusstörungen erreicht. Das gilt, in etwa gleicher Häufigkeit, für alle genannten Rhythmusstörungen. Die Verträglichkeit wurde von den Autoren als sehr gut angesehen. Die Dekompensation bildete sich – bei gleichzeitiger Behandlung mit Digitalisglykosiden – regelmäßig zurück. Obwohl bei einem großen Teil der Kinder unilaterale und bifaszikuläre Schenkelblöcke vorlagen, trat kein distaler AV-Block auf. Bei drei Patienten war vorübergehend eine Wenckebachsche Periodik zu beobachten[5d].

In der oben genannten internationalen Studie[7] machen Kinder mit **angeborenen Vitien** (teils korrigiert, teils palliativ operiert, teils nicht operationsfähig) den größten Teil des Kollektivs (s. o. Tab. V_2) aus. Hinzu kamen einzelne Patienten mit **Kardiomyopathie oder Ventrikeltumoren.**

In bezug auf die Art der Rhythmusstörungen wurde bei rund je einem Drittel der Fälle **Vorhofflattern, supraventrikuläre Reentry-Tachykardien und ventrikuläre Rhythmusstörungen** gefunden. Die relative Häufigkeit von Vorhofflattern (s. d.) erklärt sich aus der großen Anzahl von Patienten mit Zustand nach Operation bei Transposition der großen Gefäße. Die Erfolgsquoten betrugen bei den supraventrikulären Rhythmusstörungen 75 % (21/28), bei Vorhofflattern zunächst 97 % (32/33) und bei Kammertachykardien 68 % (23/34).

Tabelle VI_2

Relative Häufigkeit schwerer therapieresistenter Rhythmusstörungen bei Kindern mit verschiedenen Grundkrankheiten

(aus *Guccioni, 1990*[7])

Cardiac Arrhythmias and Diagnosis in 95 Patients

Cardiac Diagnosis	Arrhythmia			
	VT (n = 34)	AFL (n = 33)	SVT (n = 28)	Total (n = 95)
CHD: PO repair	8	24	1	33
CHD: PO palliation	5	3	6	14
CHD: unoperated	4	4	2	10
Congestive CMP	6	1	2	9
Ventricular tumor	6	–	–	6
Otherwise normal heart	5	1	17	23

AFL = atrial flutter. CHD = congenital heart disease. CMP = cardiomyopathy. PO = postoperative. SVT = supraventricular tachycardia. VT = ventricular tachycardia

In bezug auf die Grundkrankheiten fand sich, daß Amiodaron bei Patienten mit – meist operativ entfernten – **Herztumoren** selten (1/6) und bei Rhythmusstörungen bei **schwerer Kardiomyopathie** auch nur bei etwa der Hälfte (3/6) der Patienten wirksam ist, so daß für diese letzteren Patienten wegen der bekannten Häufigkeit des plötzlichen Herztodes auf die Notwendigkeit einer rechtzeitigen Herztransplantation hingewiesen wird[7]. Bei den *übrigen* Patienten wurde aber unter Amiodaron in 91 % eine effektive Behandlung erreicht.

Die **Erfolgsaussichten** der Amiodaron-Behandlung bei Kindern (s. Tab. VI_3) entsprechen also weitgehend den umfangreicheren Erfahrungen bei Erwachsenen, die schon weiter oben (s. Tab. II_1) besprochen wurde. Wegen der klinischen Bedeutung besonders zu nennen sind die

Fokale Vorhoftachykardie
(s. S. 83 und Tab. IV_3),
bei der selbst nach ineffektiver Operation der mehrherdigen Form mit Amiodaron noch eine Unterdrückung erreicht werden konnte

Polymorphe Vorhoftachykardie besonders bei Neugeborenen
(s. S. 83 und Tab. IV_3).

Vorhofflattern
(s. S. 87 und Tab. IV_3),
das besonders häufig bei Operationen wegen Transposition der großen Gefäße auftritt

Rhythmusstörungen der AV-Region

(s. S. 109 und Tab. IV_3)
und zwar vorwiegend die sogenannten unaufhörlichen Formen

Ventrikuläre Tachykardien

(s. S. 145 und Tab. IV_3)
bei denen auch beim Kind – sofern als Grundkrankheit nicht ein Herztumor oder eine schwere Herzinsuffizienz besteht – sehr gute Behandlungsergebnisse erzielt werden.

Tabelle VI_3

Wirkungsspektrum von Amiodaron bei **Kindern**	⚠ H			
1 Sinus				
a Sinus-Tachykardie				
b Sinusknoten-Reentry-Tachykardie		•		[5e] in *L 63*
c Sinuatriale Tachykardie		•	E	[5e] in *L 63*
d Sick-Sinus-Syndrom				
e Bradykardie-Tachykardie-Syndrom				
1 Bradykardie + Sinusknoten-Reentry-Tachykardie				
2 Bradykardie + Vorhoftachykardie				
3 Bradykardie + Vorhofflattern				
4 Bradykardie + Vorhofflimmern				
5 Bradykardie + CMT				
6 Bradykardie + INT				
e Tachykardie-Bradykardie-Syndrom				
2 Vorhof				
a -Extrasystolen				
b Vorhofparasystolie				
c -Tachykardien				
1 Fokale-(oder ektope)-tachykardie	⚠ H	•		[5e, 7] in *L 63*
2 – mit Block				
3 Polymorphe – (o. chaotische o. multiforme) – („MAT")				
4 Polymorphe Vorhoftachykardie „Neugeborener"	⚠ H	•		[A 16, 5e, 7] in *L 63,* s. a. S. 83, [6] in *L 12*
5 Intraatriale Reentry-Tachykardie		•		[5e] in *L 63*
d -flattern (rhythmogene Herzinsuffizienz beim Kind)	⚠ H			
paroxysmale Form chronische Form	}	•		[A 22b, 5a, 7] in *L 63*
e -flimmern				
paroxysmale Form chronische Form	}	•		[5a] in *L 63*
f Vagalinduzierte Vorhofrhythmusstörungen	⚠ H			
g Katecholaminabhängige Vorhofrhythmusstörungen				

Tabelle VI_3 Fortsetzung

3 AV-Region			
a Rhythmusstörungen bei			
1 WPW-Syndrom		•	[5e] in *L 63*
CMT_{WPW}		•	[A 81b]
Vorhofflimmern		•	[A 81b]
2 LGL-Syndrom		•	[A 81b]
AV-Tachykardie			
Vorhofflimmern			
Kammertachykardie			
3 Mahaim-Syndrom			
Kammertachykardie			
b CMT			
WPW (s.a.o.)		•	[5a] in *L 63*
$WPW_{concealed}$		•	[5a] in *L 63*
$LGL_{concealed}$		•	
c INT			
d Extrem seltene		•	[9c] in *L 38*
1 Nicht-paroxysmale-junktionale Tachykardie bei Erwachsenen oder (Akzelerierter Idiojunktional-Rhythmus)!			
2 Intraoperative Nicht-paroxysmale-junktionale Tachykardie bei Erwachsenen			
3 Nicht-paroxysmale-junktionale Tachykardie beim Kind oder (Ektope junktionale oder) His-Tachykardie	⚠ H	•	[A 16], [5a, e, 7] in *L 63*
4 His-Purkinje-Reentry-Tachykardie			
e Unaufhörliche supraventrikuläre Tachykardien	⚠ H		
1 Fokale Vorhoftachykardie		•	(s. o.)
2 Chronisches Vorhofflattern und -flimmern		•	(s. o.)
3 Nicht-paroxysmale-junktionale Tachykardie beim Erwachsenen			
4 Nicht-paroxysmale-junktionale Tachykardie beim Kind (His-Tachykardie)		•	[A 16], [5a, e, 7] in *L 63*
5 CMT_{incess}		•	[5a] in *L 63*
6 INT_{incess}		•	[5a] in *L 63*
Supraventrikuläre Rhythmusstörungen (insgesamt)		•	(75%) [A 22b], [7] in *L 63*
4 Kammer			
a VES			
b Kammertachykardien und andere repetetive oder maligne Rhythmusstörungen			
besondere – meist seltenere – Formen			
1 Akzelerierter idioventrikulärer Rhythmus („AIVR“)			
2 „Langsame Kammertachykardie“			
3 Repetetive monomorphe idiopathische Kammertachykardie (sog. Verapamil-sensitive Kammertachykardie)		(•)	[14] in *L 63*

Tabelle VI_3 Fortsetzung

4 Sogenannte Rechtsventrikuläre Ausschlußtrakttachykardie			
5 Faszikeltachykardie			
6 Verapamil-sensitive monomorphe Kammertachykardie bei Zustand nach Infarkt			
7 Parasystolische Kammertachykardie			
8 Bidirektionale Kammertachykardie		•	[22a] in *L38*
9 Eskalierende Kammertachykardie		•	[A 16]
10 Pleomorphe Kammertachykardie (s. Tab. II_{20} in Kapitel „Kammertachykardie“)			
die häufigsten und gefährlichsten oder malignen ventrikulären Rhythmusstörungen			
Kammertachykardie (übliche monomorphe Form)		•	[A 22b]
Kammerflattern			
Kammerflimmern			
Torsade de pointes			
Sonderformen:			
Torsade de pointes idiopathische Form			
bei angeborenem langem QT-Syndrom		•	s. a. S. 176
Torsade de pointes mit normaler QT-Zeit und extrem kurzem KI (< 300 msec.)			
Polymorphe Kammertachykardie mit normaler QT-Zeit und extrem kurzem KI (< 300 msec.)			
Polymorphe Kammertachykardie		•	s. a. S. 176
Katecholamin- und belastungsabhängige Form		•	s. a. Tab. II_{21-22}
Klasse-Ic-Antiarrhythmika-induzierte Rhythmusstörungen	⚠ H		
die sogenannte Unaufhörliche Kammertachykardie	⚠ H		
Eskalierende Tachykardien s. o.		•	s. a. S. 176
„Kammertachykardien“ (insgesamt)		•	(79–91%) [A 22b, 7] in *L 63*

Abkürzungen:

k.I.	**k**eine **I**ndikation	•	wirksam
n.k.I.	**n**ormalerweise **k**eine **I**ndikation	(•)	wirksam, aber primär keine Indikation
r.KI	**r**elative **K**ontra**i**ndikation	○	ineffektiv
E	**E**rfahrungen in Einzelfällen und mitgeteilt		
kE	**k**eine **E**rfahrung	KI	**K**ontraindi**k**ation
●	wesentliches Therapieprinzip für anderweitig therapieresistente Fälle	H	Rhythmogene Herzinsuffizienz
		⚠	therapieresistente Rhythmusstörung

Verträglichkeit

Obwohl ein Vergleich über die **Häufigkeit** von Nebenwirkungen in verschiedenen Studien – durch unterschiedliche Dosierungen, Überwachungsdauer und Definition und anderes – sehr schwierig ist, scheint es, daß Nebenwirkungen bei Kindern **seltener** sind als bei Erwachsenen[5d].

Ob hier **prinzipielle Unterschiede,** z. B. durch Gegebenheiten im Stoffwechsel und in der Verteilung, die wesentliche Rolle spielen ist offen. Dafür könnte die Tatsache sprechen, daß Ablagerungen in der Hornhaut, die bei Erwachsenen nach einigen Monaten obligat sind, bei Kindern selten (3/135)[5d] vorkommen.

Die **üblichen dosisabhängigen Nebenwirkungen,** wie Schlafstörungen, Alpträume[5d], Neuropathie[7], Übelkeit und Erbrechen, wurden in Einzelfällen auch bei Kindern gesehen und verschwanden nach Dosisreduktion[2, 7].
Die Angaben über **Photosensibilität** variieren extrem (4 %[5d]–40 %[2]). Auch **Pigmentverschiebungen** wurden gelegentlich gesehen[2, 5d].
Schilddrüsenstörungen mit klinischen Symptomen wie Hypo- oder Hyperthyreose sind selten (3/135)[5d].
Von seiten der **Leber** wurden nur pathologische Lebertests, aber keine klinisch relevanten Leberstörungen gesehen[2, 5d, 7].
Die gefürchtetsten Komplikationen der Amiodaron-Therapie, **Lungenschäden,** wurden bei Kindern bisher nicht beobachtet[2, 5d, 7, A 22b].

Dosierung

Etablierte Dosierungsrichtlinien gibt es für Kinder noch weniger als für Erwachsene.

Die vorliegenden Erfahrungen mit der **oralen Applikationsform** erstrecken sich auf

∅ 800 mg/Tag/m^2 für 2 Wochen[5d],
∅ 400 mg/Tag/m^2 anschließend[5d],

∅ 10 mg/kg/Tag (3–30 mg/kg/Tag) initial[2],
∅ 6 mg/kg/Tag anschließend[2].

Die aktuellen Empfehlungen sehen folgende oralen Dosen vor:

- 10 mg/kg/Tag für 10 Tage[A 22b],
- 5 mg/kg/Tag als Erhaltungsdosis für Kinder $>$ 2 Jahre,
- 7,5 mg/kg/Tag als Erhaltungsdosis für Kinder $<$ 2 Jahre[7, A 22b]
  mit späterer Anpassung nach klinischem Verlauf und rT_3-Werten[7].

Noch weniger etabliert ist die **intravenöse Dosierung.** Behandlungserfahrungen existieren mit

- 5–7 mg/kg in 20–30 min. und[2]
- 1–2 mg/kg in 24–48 Std.[2].

Kardiale Störungen wie

- selten AV-Blockierungen (1/95),[7], oder
- proarrhythmogene Effekte (3/95)[7]
- einschließlich
  gelegentlich „Kammertachykardien und Kammerflimmern im Rahmen der Aufsättigung" (1/13)[8] oder
- Torsaden (1/95)[7] oder
- Kammerflimmern (1/95)[7]

wurden beschrieben. Insgesamt gilt aber die kardiale **Verträglichkeit** ebenso im Hinblick auf die Hämodynamik als auch auf die Erregungsbildung und -leitung als gut[5d, 5e, 7].

Bei der Durchführung der Behandlung ist zu beachten, daß die Einleitung der Therapie **stationär erfolgen** sollte[7] und daß auf mögliche **Interaktionen** geachtet werden muß, die z. B. unter Digitalisglykosiden bei Kindern eher stärker ausgeprägt sind als bei Erwachsenen[11, A 82].

Zusammenfassend
ist Amiodaron bei praktisch dem **ganzen Spektrum kindlicher Rhythmusstörungen wirksam**[5e] (s. a. Tab. V_3) und kann nach den inzwischen vorliegenden Erfahrungen in bezug auf die Nebenwirkungen bei gegebener Indikation auch mit einem durchaus vertretbaren Risiko eingesetzt werden. Die **Indikation im Vergleich zu invasiven Verfahren** ist bei den verschiedenen Indikationen unterschiedlich. Unter den ektopen Tachykardien wird für die **His-Tachykardie** inzwischen wieder Amiodaron bevorzugt wegen der hohen Letalität und schlechten Ergebnisse der invasiven Verfahren[7]. Bei der ektopen oder fokalen **Vorhoftachykardie** ist zu berücksichtigen, daß nach operativen Eingriffen erneute Tachykardien bei weiteren Herden verbleiben können. Bei den **Reentry-Tachykardien der AV-Region** werden heute – soweit sie im individuellen Fall technisch machbar sind – vielfach invasive Methoden bevorzugt, obwohl auch hier zu bedenken ist[5e], daß sich die Tendenz zu solchen Rhythmusstörungen gelegentlich „auswächst". **Vor einer geplanten Operation** sollte möglichst *keine* längerfristig hochdosierte Amiodaron-Therapie durchgeführt werden[A 34b], wegen der auch von Erwachsenen her bekannten Gefahr erhöhter **perioperativer Komplikationen** (s. S. 346).

Kapitel VII

Ausblick

Wie ein Vergleich mit dem Ausblick der letzten Auflage zeigt, sind **die meisten damals als noch offen angeschnittenen Fragen inzwischen geklärt,** so daß wenigstens ein Kapitel in diesem Buch gekürzt werden konnte. Zu den klinisch relevanten Problemen, die noch der Klärung harren, gehört die Frage, inwieweit es durch minuziöse **Dosisanpassung im Rahmen einer sorgfältigen Langzeitüberwachung** gelingt, die Nutzen- und Risikorelation weiter zu verbessern.

Gespannt wird auch auf die Resultate der Studien gewartet, die die **Position von Amiodaron im Rahmen der semimalignen Rhythmusstörungen** umreißen sollen.

Literaturverzeichnis

A Allgemeines Literaturverzeichnis und Übersichtsarbeiten (und Arbeiten die in mehreren Kapiteln zitiert sind) *(LA)*

B Spezielle Literatur

Kapitel I Wirkungen

Indirekte Wirkungen – Direkte Wirkungen *(L 1)*
Hauptmetabolit – Desäthylamiodaron *(L 2)*
Erregungsbildung und -leitung *(L 3)*
Soforteffekte und verzögerte Wirkung *(L 4)*
Sonstige elektrophysiologische Effekte *(L 5)*
Hämodynamik *(L 6)*
Therapeutische Breite *(L 7)*

Kapitel II Indikationen

Sinusknoten *(L 8)*
Vorhofextrasystolen *(L 9)*
Vorhofparasystolie *(L 10)*
Fokale Vorhoftachykardie *(L 11)*
Polymorphe Vorhoftachykardie *(L 12)*
Intraatriale Reentry-Tachykardie *(L 13)*
Vorhofflattern *(L 14)*
Vorhofflattern und -flimmern *(L 15)*
Vagal-induzierte Vorhofrhythmusstörungen *(L 16)*
Katecholamin-abhängige Vorhofrhythmusstörungen *(L 17)*
AV-Reentry-Tachykardien *(L 18)*
Nicht-paroxysmale-junktionale Tachykardie beim Kind *(L 19)*
His-Purkinje-System-Makro-Reentry-Tachykardie *(L 20)*

Kammer
Übersicht *(L 21)*
Akutbehandlung *(L 22)*
Ventrikuläre Extrasystolen *(L 23)*
Semimaligne ventrikuläre Rhythmusstörungen *(L 24)*
Wirksamkeit der Klasse I-Antiarrhythmika *(L 25)*
Wirksamkeit der β-Rezeptoren-Blocker *(L 26)*
Wirksamkeit neuer Antiarrhythmika – CAST-Studie – Konsequenzen *(L 27)*
Kammertachykardie, Kammerflattern, Kammerflimmern und Überlebende nach plötzlichem Herztod *(L 28)*

Therapeutische Alternativen *(L 29)*
Pleomorphe Kammertachykardie *(L 30)*
Bidirektionale Kammertachykardie *(L 31)*
Polymorphe Kammertachykardien – Torsade de pointes *(L 32)*
Koronare Herzkrankheit – Herzinfarkt – stabile und instabile Angina pectoris *(L 33)*
Herzinfarkt *(L 34)*
Instabile und stabile Angina pectoris *(L 35)*
Variant-Angina – Prinzmetall-Angina *(L 36)*
Dilatative Kardiomyopathie – Dekompensierte Herzinsuffizienz *(L 37)*
Rhythmogene Kardiomyopathie *(L 38)*
Hypertrophe Kardiomyopathie *(L 39)*
Chagas-Myokarditis *(L 40)*
Massive suizidale Digitalisintoxikation *(L 41)*
Klasse Ic-Antiarrhythmika-induzierte Rhythmusstörungen *(L 42)*

Kapitel III Nebenwirkungen

Übersicht, Häufigkeit und Bedeutung *(L 43)*
Blutdruck und Hämodynamik *(L 5)*
Erregungsbildung und -leitung *(L 2)*
Paradoxe Rhythmusstörungen *(L 44)*
EKG-Veränderungen *(L 45)*
Extrakardiale Nebenwirkungen *(L 46)*
Lungenveränderungen *(L 47)*
Schilddrüse *(L 48)*
Sonstige mögliche Nebenwirkungen *(L 49)*

Kapitel IV Pharmakokinetik *(L 50)*

Kapitel V Therapeutische Anwendung *(L 51)*

Interaktionen *(L 52)*
Digoxin *(L 53)*
Orale Antikoagulantien *(L 54)*
Antiarrhythmika *(L 55)*
Defibrillations- und Schrittmacherreizschwelle *(L 56)*
Anästhesie *(L 57)*
Gravidität *(L 58)*
Vergiftungen *(L 59)*
Klasse I-Antiarrhythmika *(L 60)*
β-Rezeptoren-Blocker *(L 61)*
Therapieüberwachung *(L 62)*

Kapitel VI Amiodarontherapie bei Kindern *(L 63)*

Literatur

A Allgemeines Literaturverzeichnis und Übersichtsarbeiten (und Arbeiten die in mehreren Kapiteln zitiert sind) *(LA)*

[A 1] Amiodarone vs Sotalol Study Group:
Multicentre randomized trial of sotalol vs amiodarone for chronic malignant ventricular tachyarrhythmias.
Europ. Heart J. 10: 685–694 (1989)

[A 2] Aomine, M., Singer, D.H.:
Negative inotropic effects of amiodarone on isolated guinea pig papillary muscle.
Cardiovasc. Res. 24: 182–190 (1990)

[A 3a] Bellocci, F., Santarelli, P., Montenero, A.S., Scabbia, E., Sandric, S., Loperfido, F.:
Combined administration of amiodarone and mexiletine for refractory ventricular tachycardia (Abstr.).
Eur. Heart J. 5: 286 (1984)

[A 3b] Bellocci, F., Santarelli, P., Montenero, A., Gianolla, F., Nobile, A.:
Value of Electrophysiologic Testing of Amiodarone alone or in Combination with Class I Antiarrhythmic Drugs for Ventricular Tachycardia.
Circulation 72: 274 (1985)

[A 4] Ben-David, J., Zipes, D.P.:
Differential Response to Right and Left Ansae Subclaviae Stimulation of Early Afterdepolarizations and Ventricular Tachycardia Induced by Cesium in Dogs.
Circulation 78: 1241–1250 (1988)

[A 5] Benaim, R., Uzan, C.:
Les effets antiarythmiques de l'amiodarone injectable.
Rev. Med. (Paris) 35/36: 1959–1963 (1978)

[A 6] Bexton, R.S., Camm, A.J.:
Drugs with a class III antiarrhythmic action.
Pharmacol. Therap. 17: 315–355 (1982)

[A 7] Brugada, P., Facchini, M., Wellens, H.J.J.:
Effects of isoproterenol and amiodarone and the role of exercise in initiation of circus movement tachycardia in the accessory atrioventricular pathway.
Amer. J. Cardiol. 57: 146–149 (1986)

[A 8a] Burkart, F., Pfisterer, M., Kiowski, W., Burckhardt, D., Follath, F.:
Improved Survival of Patients with Asymptomatic Ventricular Arrhythmias after Myocardial Infarction with Amiodarone: A Randomized, Controlled Trial.
Abstract, Circulation 80: (1989)

[A 8b] Burkart, F., Pfisterer, M., Kiowski, W., Follath, F., Burckhardt, D.:
Prophylaktische Therapie von asymptomatischen ventrikulären Extrasystolen nach Myokardinfarkt: Resultate der Basler Studie (BASIS).
Abstract, Schweiz. med. Wschr. 120: 32 (1990)

[A 9] Cascio, W.E., Woelfel, A., Knisley, S.B., Buchanan, J.W., Foster, J.R., Gettes, L.S.:
Use Dependence of Amiodarone During the Sinus Tachycardia of Exercise in Coronary Artery Disease.
Amer. J. Cardiol. 61: 1042–1045 (1988)

[A 10] Chew, Ch. Y. C.. Collet, J. T., Campbell, C., Kannan, R., Singh, B. N.:
Beneficial effects of amiodarone pretreatment on early ischemic myocardial blood flow in the conscious dog.
J. cardiovasc. Pharmacol. 4: 1028-1036 (1982)

[A 11] Cleland, J.G.F., Dargie, H.J., Findlax, I.N., Wilson, J.T.:
Clinical, haemodynamic, and antiarrhythmic effects of long term treatment with amiodarone of patients in heart failure.
Brit. Heart J. 57: 436-445 (1987)

[A 12] Coté, P., Bourassa, M. G., Delaye, J.:
Hämodynamische Wirkungen von Amiodaron beim Menschen.
G. Breithardt und F. Loogen: Neue Aspekte in der medikamentösen Behandlung von Tachyarrhythmien. Die Bedeutung von Amiodaron, Urban & Schwarzenberg, München: 112-119 (1983)

[A 13a] Counihan, P.J., McKenna, W.J.:
Low-Dose Amiodarone for the Treatment of Arrhythmias in Hypertrophic Cardiomyopathy.
J. Clin. Pharmacol. 29: 436-438 (1989)

[A 13b] Counihan, P.J., McKenna, W.J.:
Risk-Benefit Assessment of Amiodarone in the Treatment of Cardiac Arrhythmias.
Drug Safety 5: 286-304 (1990)

[A 14] Cowan, J.C., Gardiner, P., Campbell, R.W.F., Reid, D.S.:
Amiodarone Versus Digoxin In The Treatment Of Atrial Fibrillation Complicating Suspected Acute Myocardial Infarction.
Abstract, Amer. Heart Ass.: 938 (1984)

[A 15] Escoubet, B., Coumel, P., Poirier, J.M., Maison-Blanche, P., Jaillon, P., Leclercq, J.F., Menasche, P., Cheymol, G., Piwnica, A., Lagier, G., Slama, R.:
Suppression of Arrhythmias Within Hours After a Single Oral Dose of Amiodaron and Relation to Plasma and Myocardial Concentrations.
Amer. J. Cardiol. 55: 696–702 (1985)

[A 16] Fidelle, J., Batisse, A., Coumel, P.:
Arrhythmias in Infancy and Childhood.
In: Puech, P.: The cardiac arrhythmias.
Corbière, R.M.D.P. and Roussel-Uclaf: 228–241 (1979)

[A 17] Fogoros, R.N., Anderson, K.P., Winkle, R.A., Swerdlow, C.D., Mason, J.W.:
Amiodarone: clinical efficacy and toxicity in 96 patients with recurrent drug-refractory arrhythmias.
Circulation 68: 88–94 (1983)

[A 18] Friart, J., Rasson, G.:
Etude des modifications de l'électrocardiogramme provoquées par l'amiodarone.
Arzneimittelforsch. 21/10: 1535–1540 (1971)

[A 19] Fricke, G., Mattern, H., Runkel, W.:
Klinische Wirksamkeit von Amiodaron bei therapierefraktären supraventrikulären und ventrikulären Arrhythmien.
G. Breithardt und F. Loogen: Neue Aspekte in der medikamentösen Behandlung von Tachyarrhythmien. Die Bedeutung von Amiodaron, Urban & Schwarzenberg, München: 239–245 (1983)

[A 20] Furlanello, F., Inama, G., Ferrari, M.:
Amiodarone and amiodarone plus digitalis in the treatment of paroxysmal supraventricular reciprocating tachyarrhythmias.
Pharmacol. Res. Commun. 14: 731–737 (1982)

[A 21] Gambhir, D.S., Goel, P.K., Sriram, S., Arora, R., Khalilullah, M.:
Electrophysiological Effects of Intravenous Amiodarone in Patients with Intraventricular Conduction Disorders.
Indian Heart J. 40: 247–252 (1988)

[A 22a] Garson, A., Gillette, P.C.:
Junctional ectopic tachycardia in infants.
Amer. J. Cardiol. 46: 713–714 (1980)

[A 22b] Garson, A., Gillette, P.C., McVey, P., Hesslein, P.S., Porter, C.J., Angell, L.K., Kaldis, L.C., Hittner, H.M.:
Amiodarone Treatment of Critical Arrhythmias in Children and Young Adults.
Amer. Coll. Cardiol. 4: 749–755 (1984)

[A 23] Gloor. H. O., Urthaler, F., James, Th. N.:
The immediate electrophysiologic effects of amiodarone on the canine sinus node and AV junctional region.
Amer. J. Cardiol. 49: 981 (1982)

[A 24] Goddard, C.J.R., Whorwell, P.J.:
Amiodarone Overdose and its Management.
Brit. J. clin. Pract. 43: 184–186 (1989)

[A 25] Gomes, J., Kang, P., Behl. A., Lyons, J., El-Sherif, N.:
Intravenous amiodarone: a potent and effective drug for atrioventricular nodal reentrant paroxysmal tachycardia.
Circ. 4: 317 (198O)

[A 26a] Graboys, T.B., Lown, B., Podrid, P.J., DeSilva, R.:
Long-term survival of patients with malignant ventricular arrhythmia treated with antiarrhythmic drugs.
Amer. J. Cardiol. 50: 437–443 (1982)

[A 26b] Graboys, T.B., Podrid, P.J., Lown, B.:
Efficacy of amiodarone for refractory supraventricular tachyarrhythmias.
Amer. Heart J. 106: 870–876 (1983)

[A 27a] Greene, H.L., Richardson, D.W., Barker, A.H., Roden, D.M., Capone, R.J., Echt, D.S., Friedman, L.M., Gillespie, M.J., Hallstrom, A.P., Verter, J., CAPS Investigators:
Classification of Deaths After Myocardial Infarction as Arrhythmic or Nonarrhythmic (The Cardiac Arrhythmia Pilot Study).
Amer. J. Cardiol. 63: 1–6 (1989)

[A 27b] Greene, H.L.:
The Efficacy of Amiodarone in the Treatment of Ventricular Tachycardia or Ventricular Fibrillation.
Progr. in Cardiovasc. Dis. 5: 319–354 (1989)

[A 28] Greenspon, A.J., Volosin, K.J., Greenberg, R.M., Jefferies, L., Greenberg, R.M., Rotmensch, H.H.:
Amiodarone Therapy: Role of Early and Late Electrophysiologic Studies.
Amer. Coll. Cardiol. 11: 117–123 (1988)

[A 29a] Haffajee, C.I., Love, J.C., Alpert, J.S., Asdourian, G.K., Sloan, K.C.:
Efficacy and safety of long-term amiodarone in treatment of cardiac arrhythmias: dosage experience.
Amer. Heart J. 106: 935–943 (1983)

[A 29b] Haffajee, C.I., Love, J.C., Canada, A.T., Lesko, L.J., Asdourian, G.K., Alpert, J.S.:
Clinical Pharmacokinetics and Efficacy of Amiodarone for Refractory Tachyarrhythmias.
Circulation 67: 1347–1355 (1983)

[A 29c] Haffajee, C.I.:
Klinische Pharmakokinetik oraler Amiodaron-Gaben.
G. Breithardt und F. Loogen (Hrsg.), Neue Aspekte in der medikamentösen Behandlung von Tachyarrhythmien.
Die Bedeutung von Amiodaron, Urban & Schwarzenberg, München: 63–74 (1983)

[A 30] Hamer, A.:
Beneficial Effects of Low Dose Amiodarone in Patients With Congestive Cardiac Failure. A Placebo-Controlled Trial.
Amer. Coll. Cardiol. 14: 1768–1774 (1989)

[A 31] Hariman, R.J., Gomes, J.A., Kang, P.S., El-Sherif, N.:
Effects of intravenous amiodarone in patients with inducible repetitive ventricular responses and ventricular tachycardia.
Amer. Heart J. 107: 1109–1117 (1984)

[A 32] Harris, L.:
Nebenwirkungen der Amiodaron-Langzeittherapie.
G. Breithardt und F. Loogen (Hrsg.), Neue Aspekte in der medikamentösen Behandlung von Tachyarrhythmien.
Die Bedeutung von Amiodaron, Urban & Schwarzenberg, München: 293–299 (1983)

[A 33a] Heger, J.J., Prystowsky, E.N., Jackman, W.M.:
Clinical efficacy and electrophysiology during long-term therapy for recurrent ventricular tachycardia or ventricular fibrillation.
N. Engl. J. Med. 301: 539-545 (1981)

[A 33b] Heger, J.J., Prystowsky, E.N., Zipes, D.P.:
Amiodaron-Therapie bei rezidivierender ventrikulärer Tachykardie und Kammerflimmern.
G. Breithardt und F. Loogen (Hrsg.), Neue Aspekte in der medikamentösen Behandlung von Amiodaron.
Urban & Schwarzenberg, München: 161–166 (1983)

[A 34a] Herre, J.M., Sauve, M.J., Malone, P., Griffin, J.C., Helmy, I., Langberg, J.J., Goldberg, H., Scheinman, M.M.:
Long-Term Results of Amiodarone Therapy in Patients With Recurrent Sustained Ventricular Tachycardia or Ventricular Fibrillation.
Amer. Coll. Cardiol. 13: 442–449 (1989)

[A 34b] Herre, J.M., Ross, B.A.:
Amiodarone in Children: Borrowing From the Future?
Amer. Coll. Cardiol.: 1125–1126 (1990)

[A 35a] Holt, D. W., Storey, G. C. A.:
Measurement of Amiodaron.
D. M. Krikler, W. J. McKenna and D. A.Chamberlain (Eds), Amiodarone and Arrhythmias, Pergamon Press, Oxford: 11–17 (1983)

[A 35b] Holt, D. W., Storey, G. C. A.:
Die Pharmakokinetik von Amiodaron.
G. Breithardt und F. Loogen: Neue Aspekte in der medikamentösen Behandlung von Tachyarrhythmien. Die Bedeutung von Amiodaron.
Urban & Schwarzenberg, München: 75–79 (1983)

[A 35c] Holt, D. W., Curry P. V. L., Way, B., Storey, G., Holt, D.:
Intravenöse Amiodaron-Therapie von Tachyarrhythmien.
G. Breithardt und F. Loogen: Neue Aspekte in der medikamentösen Behandlung von Tachyarrhythmien. Die Bedeutung von Amiodaron.
Urban & Schwarzenberg, München: 148–155 (1983)

[A 36] Ikeda, N., Nademanee, K., Kannan, R., Singh, B.N.:
Electrophysiologic Effects of Amiodarone: Experimental and Clinical Observations Relative to Serum and Tissue Drug Concentrations.
Amer. Heart J. 108: 890–898 (1984)

[A 37] Installe, E., Schoevaerdts, J. C., Gadisseux, Ph., Charles, S.:
Intravenous amiodarone in the treatment of various arrhythmias following cardiac operations.
J. thoracic cardiovasc. Surg. 81/2: 302–308 (1981)

[A 38] Ives Laboratory Inc.:
FDA submission for NDA: 18–972 (1984)

[A 39] Kadish, A.H., Chen, R.-F., Schmaltz, S., Morady, F.:
Magnitude and Time Course of Beta-Adrenergic Antagonism During Oral Amiodarone Therapy.
Amer. Coll. Cardiol. 16: 1240–1245 (1990)

[A 40] Kaski, J. C., Girotti, L. A., Messuti, H., Rutitzky, B., Rosenbaum, M.:
Long-term management of sustained, recurrent, symptomic ventricular tachycardia with amiodarone.
Circ. 64/2: 273–279 (1981)

[A 41] Kehoe, R., Zheutlin, T., Davidson, C., Sarmiento, J., Mattioni, T., Parker, M., Dunnington,C., Lesch, M.:
Predictors of Long-Term Response to Amiodarone in Patients with Sustained Ventricular Tachyarrhythmias: Comparative Value of Ambulatory Monitoring and Programmed Electrical Stimulation Responses.
In: Singh, B.N.: Control Of Cardiac Arrhythmias By Lengthening Repolarization.
Futura: 459 (1988)

[A 42a] Kerin, N.Z., Blevins, R.D., Kerner, N., Faitel, K., Frumin, H., Maciejko, J.J., Rubenfire, M.:
A Low Incidence of Proarrhythmia Using Low-Dose Amiodarone.
J. Electrophysiol. 2: 289–295 (1988)

[A 42b] Kerin, N.Z., Rubenfire, M., Blevins, R.D., Frumin, D.H., Faitel, K., Jarandilla, R., Aragon, E., Marinescu, G., Luarca, R.:
Long-Term Efficacy, Safety and Survival of Patients with Potentially Letal Ventricular Arrhythmias Treated with Low-Dose Amiodarone.
Clin. Cardiol. 11: II-31–II-40 (1988)

[A 42c] Kerin, N.Z., Aragon, E., Faitel, K., Frumin, H., Rubenfire, M.:
Long-term Efficacy and Toxicity of High- and Low-Dose Amiodarone Regimens.
J. clin. Pharmacol. 29: 418–423 (1989)

[A 43] Klein, R.C., Machell, C., Rushforth, N., Standefur, J.:
Efficacy of intravenous amiodarone as short-term treatment for refractory ventricular tachycardia.
Amer. Heart J. 115: 96–101 (1988)

[A 44] Kopelman, H.A., Horowitz, L.N.:
Efficacy and Toxicity of Amiodarone for the Treatment of Supraventricular Tachyarrhythmias.
Progress in Cardiovasc. Dis. 5: 355–366 (1989)

[A 45] Kowey, P.R., Friehling, T.D., Marinchak, R.A., Sulpizi, A.M., Stohler, J.L.:
Safety and Efficacy of Amiodarone. The Low-Dose Perspective.
Coll. Chest Physic.: 54–59 (1986)

[A 46] Kusnick, J., Strasberg, B., Sclarovsky, S., Klainman, E., Agmon, J.:
The Effect of Intravenous Amiodarone on Heart Rate in Patients with Acute Myocardial Infarction or Ischemia and Sinus Tachycardia.
Chest 94: 584–588 (1988)

[A 47a] Labaz:
Wissenschaftliche Broschüre „Cordarex".
(1982)

[A 47b] Labaz, a Sanofi Company, Stockport:
Wissenschaftliche Broschüre „Cordarone X" amiodarone hydrochloride: Mai 1980

[A 48] Lavery, D., Saksena, S.:
Management of refractory sustained ventricular tachycardia with amiodarone: A reappraisal.
Amer. Heart J. 113: 49–56 (1987)

[A 49a] Leak, D.:
Intravenous Amiodarone in the Treatment of Refractory Life-Threatening Cardiac Arrhythmias in the Critically Ill Patient.
Amer. Heart J. 111: 456–462 (1986)

[A 49b] Leak, D., Eydt, J.N.:
Amiodarone for refractory cardiac arrhythmias: 10-year study.
Canan. med. Ass. J. 134: 495–501 (1986)

[A 50] Levine, J.H., Moore, N., Kadish, A.H., Weisman, H.F., Balke, W., Hanich, R.F., Spear, J.F.:
Mechanisms of Depressed Conduction From Long-term Amiodarone Therapy in Canine Myocardium.
Circulation 78: 684–691 (1988)

[A 51] Levy, S.:
Clinical Pharmacology of Intravenous Amiodarone.
Clin. Prog. Electrophysiol. and Pacing 3: 426–434 (1985)

[A 52] Lubbe, W.F., Podzuweit, T., Daries, P.S., Opie, L.H.:
The Role of Cyclic Adenosine Monophosphate in Adrenergic Effects on Ventricular Vulnerability to Fibrillation in the Isolated Perfused Rat Heart.
J. Clin. Invest.: 1260–1269 (1978)

[A 53a] Marcus, F. I., Fontaine, G. H., Frank, R., Grosgogeat, Y.:
Clinical pharmacology and therapeutic applications of the antiarrhythmic agent, amiodarone.
Amer. Heart J. 101/4: 489–493 (1981)

[A 53b] Marcus F.I.:
Drug interactions with amiodarone.
Amer. Heart J. 106: 924-930 (1983)

[A 53c] Marcus, F.I.:
Drug Interactions with Class III Antiarrhythmic Drugs.
In: Singh, B.N.: Control Of Cardiac Arrhythmias By Lengthening Repolarization.
Futura: 543 (1988)

[A 54] McGovern, B., Garan, H., Kelly, E., Ruskin, J.N.:
Unerwünschte Wirkungen schränken die Amiodaron-Therapie ein.
Dtsch. Ärzteblatt 9: 175–180 (1983)

[A 55a] Morady, F., Scheinman, M.M., Shen, E., Shapiro, W., Sung, R.J., DiCarlo, L.:
Intravenous Amiodarone in the Acute Treatment of Recurrent Symptomatic Ventricular Tachycardia.
Amer. J. Cardiol. 51: 156–159 (1983)

[A 55b] Morady, F., DiCarlo, L.A., Baerman, J.M., Krol, R.B.:
Rate-Dependent Effects of Intravenous Lidocaine, Procainamide and Amiodarone on Intraventricular Conduction.
Amer. Coll. Cardiol. 6: 179–185 (1985)

[A 55c] Morady, F., DiCarlo, L.A., Krol, R.B., Baerman, J.M., de Buitleir, M.:
Acute and Chronic Effects of Amiodarone on Ventricular Refractoriness, Intraventricular Conduction and Ventricular Tachycardia Induction.
Amer. Coll. Cardiol. 7: 148–157 (1986)

[A 55d] Morady, F., Nelson, S.D., Kou, W.H., Pratley, R., Schmaltz, S., De Buitleir, M., Halter,J.B.:
Electrophysiologic Effects of Epinephrine in Humans.
Amer. Coll. Cardiol. 11: 1235–1244 (1988)

[A 56a] Mostow, N.D., Rakita, L., Vrobel, T.R., Noon, D.L., Blumer, J.:
Amiodarone: Correlation of Serum Concentration with Suppression of Complex Ventricular Ectopic Activity.
Amer. J. Cardiol. 54: 569–574 (1984)

[A 56b] Mostow, N.D., Vrobel, T.R., Noon, D., Rakita, L.:
Rapid suppression of complex ventricular arrhythmias with high-dose oral amiodarone.
Circulation 73: 1231–1238 (1986)

[A 57] Moysey, J. O.:
Amiodarone in the management of supraventricular tachycardias.
Amiodarone in Cardiac Arrhythmias.
Int. Congr. Symp. Series No. 16: 19–24 (1978)

[A 58] Munoz, A., Karila, P., Gallay, P., Zettelmeier, F., Messner, P., Mery, M., Grolleau, R.:
A randomized hemodynamic comparison of intravenous amiodarone with and without Tween 80.
Europ. Heart J. 9: 142–148 (1988)

[A 59a] Naccarelli, G.V., Fineberg, N.S., Zipes, D.P.:
Amiodarone: Risk factors for recurrence of symptomatic ventricular tachycardia identified at electrophysiologic study.
Amer. Coll. Cardiol. 6: 814–821 (1985)

[A 59b] Naccarelli, G.V., Rinkenberger, R.L., Dougherty, A.H., Giebel, R.A.:
Amiodarone: Pharmacology and Antiarrhythmic and Adverse Effects.
Pharmacotherapy 5: 298–313 (1985)

[A 60a] Nademanee, K., Hendrickson, J., Cannom, D. S. Goldreyer, B. M., Singh, B. N.:
Control of refractory life-threatening ventricular tachyarrhythmias by amiodarone.
Amer. Heart J. 101/6: 759–768 (1981)

[A 60b] Nademanee, K., Hendrickson, J., Kannan, R., Singh, B. N.:
Antiarrhythmic efficacy and electrophysiologic actions of amiodarone in patients with life-threatening ventricular arrhythmias: Potent suppression of spontaneously occurring tachyarrhythmias versus inconsistent abolition of induced ventricular tachycardia.
Amer. Heart J. 102: 956–959 (1982)

[A 60c] Nademanee, K., Hendrickson, J., Kannan, R., Singh, B.N.:
Antiarrhythmic Efficacy and Electrophysiologic Actions of Amiodarone in Patients with Life-Threatening Ventricular Arrhythmias: Potent Suppression of Spontaneously Occurring Tachyarrhythmias Versus Inconsistent Abolition of Induced Ventricular Tachycardia.
Amer. Heart J. 103: 950–959 (1982)

[A 60d] Nademanee, K., Singh, B.N., Hendrickson, J., Intarachat, V., Lopez, B., Feld, G., Cannon, D.S., Weiss, J.L.:
Amiodarone in refractory life-threatening ventricular arrhythmias.
Ann. Int. Med. 98: 577-584 (1983)

[A 60e] Nademanee. K.:
Abstract: (????)

[A 61] Nattel, S., Talajic, M.:
Recent Advances in Understanding the Pharmacology of Amiodarone.
Drugs 36: 121–131 (1988)

[A 62] Neuss, H., Buss, J., Schlepper, M.:
Wirkungen von Amiodaron auf die elektrophysiologischen Eigenschaften akzessorischer Leitungsbahnen beim Wolff-Parkinson-White-Syndrom.
G. Breithardt und F. Loogen: Neue Aspekte in der medikamentösen Behandlung von Tachyarrhythmien. Die Bedeutung von Amiodaron.
Urban & Schwarzenberg, München: 252–256 (1983)

[A 63] Novo, S., Alaimo, G., Abrignani, M.G., Immorino, R., Cutietta, A., Indovina, A., Licata, G., Strano, A.:
Effects of low doses of amiodarone on cardiac arrhythmias in patients with chronic ischaemic heart disease.
Europ. Heart J. 9: 164–168 (1988)

[A 64] Olsson, S.B., Brorson, L., Varnauskas, E.:
Antiarrhythmic action in man: observations from monophasic action potential recordings and amiodarone treatment.
Brit. Heart J. 35: 1255–1259 (1973)

[A 65] Podrid, P.J., Lown, B.:
Amiodarone therapy in symptomatic, sustained refractory atrial and ventricular tachyarrhythmias.
Amer. Heart J. 101/4: 374–379 (1981)

[A 66a] Pollak, P.T., Sami, M.:
Acute Necrotizing Pneumonitis and Hyperglycemia after Amiodarone Therapy.
Amer. J. Med. 76: 935–939 (1984)

[A 66b] Pollak, P.T., Sharma, A.D., Carruthers, S.G.:
Correlation of Amiodarone Dosage, Heart Rate, QTc Interval and Corneal Microdeposits with Serum Amiodarone and Desethylamiodarone Concentrations.
Amer. J. Cardiol. 64: 1138–1143 (1989)

[A 67a] Rakita, L., Sobol, S.M., Mostow, N., Vrobel, T.:
Amiodarone pulmonary toxicity.
Amer. Heart J. 106: 906–916 (1983)

[A 67b] Rakita, L., Mostow, N.D.:
Side Effect Profile of Amiodarone and Approaches to Optimal Dosing.
In: Singh, B.N.: Control of Cardiac Arrhythmias by lengthening Repolarisation.
Futura Publishing, New York: 509–541 (1988)

[A 68] Reddy, C.P., Kuo, C.S.:
Effect of amiodarone on retrograde conduction and refractoriness of the His-Purkinje system in man.
Brit. Heart J. 51: 648–653 (1984)

[A 69] Remme, W.J., van Hoogenhuyze, D.C.A.:
Hemodynamic Profile Of Amiodarone During Acute And Long-Term Administration In Patients With Ventricular Dysfunction.
Cardioscience 1: 169–176 (1990)

[A 70] Riva, E., Hearse, D.J.:
Anti-Arrhythmic Effects Of Desethylamiodarone And Amiodarone Against Reperfusion-Induced Arrhythmias In The Anaesthetized Rat.
Abstract: 51A (1987)

[A 71a] Rosenbaum, M.B., Chiale, P.A., Ryba, D., Dilzari, M.V.:
Control of tachyarrhythmias associated with Wolff-Parkinson-White syndrome by amiodarone hydrochloride.
Amer. J. Cardiol. 34: 215 (1974)

[A 71b] Rosenbaum, M. B., Chiale, P. A., Halpern, M. S., Nau, G. J., Przybylski, J., Levi,R. J., Lazzari, J. O., Elizari, M. V.:
Clinical efficacy of amiodarone as an antiarrhythmic agent.
Amer. J. Cardiol. 38/7: 934–944 (1976)

[A 71c] Rosenbaum, M.B., Chiale, P.A., Haedo, A., Lazzari, J.O., Elizari, M.V.:
Ten Years Experience with Amiodarone.
Amer. Heart J. 106: 957–964 (1983)

[A 72] Rostock, K. J., Schirdewan, A., Krünes, U.:
Klinisch-elektrophysiologische Untersuchungen zur Wirkung neuer Antiarrhythmika.
Dt. Gesundh.-wesen 35/35: 1968–1974 (1980)

[A 73a] Rotmensch, H.H., Belhassen, B, Swanson, B.N., Shoshani, D., Spielman, S.R., Greenspon, A.J., Greenspan, A.M., Vlasses, P.H., Horowitz, L.N.:
Steady-State Serum Amiodarone Concentrations: Relationships with Antiarrhythmic Efficacy and Toxicity.
Ann. intern. Med. 101: 462–469 (1984)

[A 73b] Rotmensch, H.H., Belhassen, B.:
Amiodarone in the Management of Cardiac Arrhythmias: Current Concepts.
Cardiovasc. Pharmacoth. 72: 321–359 (1988)

[A 74] Rowland, E., McKenna, W., Holt, D., Harris, L., Krikler, D.:
Control of the ventricular response with oral amiodarone in patients with rapidly conducted atrial fibrillation complicating the Wolff-Parkinson-White syndrome.
Circ. 64/4: 317 (198O)

[A 75] Saksena, S., Rothbart, S.T., Cappello, G.:
Chronic Effects of Amiodarone in Patients with Refractory Ventricular Tachycardia.
Int. J. Cardiol. 3: 339–352 (1983)

[A 76] Sanofi Labaz:
Fachinformation: Cordarex.
(Stand Januar 1988)

[A 77] Sclarovsky, S., Lewin, R.F., Kracoff, O., Strasberg, B., Arditti, A., Agmon, J.:
Amiodarone-induced polymorphous ventricular tachycardia.
Amer. Heart J. 105/1: 6–12 (1983)

[A 78] Shenasa, M., Denker, S., Mahmud, R., Lehmann, M., Estrada, A., Akhtar, M.:
Effect of Amiodarone on Conduction and Refractoriness of the His-Purkinje System in the Human Heart.
Amer. Coll. Cardiol. 4: 105–110 (1984)

[A 79] Sicart, M., Besse, P., Choussat, A., Bricaud, H.:
Action hémodynamique de l'amiodarone intra-veineuse chez l'homme.
Arch. Mal. Coeur 70/3: 219–227 (1977)

[A 80a] Singh, B. N., Jewitt, D. E., Downey, J. M., Kirk, E.S., Sonnenblick, E. H.:
Effects of amiodarone and L8O4O, novel antianginal and antiarrhythmic drugs, on cardiac and coronary haemodynamics and on cardiac intracellular potentials.
Clin. exptl. Pharmacol. Physiol. 3/5: 427–442 (1976)

[A 80b] Singh, B. N., Nademanee, K., Ikeda, N., Kannan, R.:
Pharmakologie und Elektrophysiologie von Amiodaron: experimentelle und klinische Korrelationen.
G. Breithardt und F. Loogen: Neue Aspekte in der medikamentösen Behandlung von Tachyarrhythmien. Die Bedeutung von Amiodaron.
Urban & Schwarzenberg, München: 50–62 (1983)

[A 80c] Singh, B.N., Venkatesh, N., Nademanee, K., Josephson, M.A., Kannan, R.:
The Historical Development, Cellular Electrophysiology and Pharmacology of Amiodarone.
Progress in Cadiovasc. Dis.: 249–280 (1989)

[A 81a] Späth, G.:
Vergiftungen und akute Arzneimittelüberdosierungen.
Verlag Gerhard Witzstrock Baden-Baden – Köln – New York 1978
Verlag de Gruyter, Berlin-New York: (1982)

[A 81b] Späth, G.:
Amiodaron.
Ein Antiarrhythmikum für therapieresistente Rhythmusstörungen.
Verlag de Gruyter, Berlin – New York: (1984)

[A 81c] Späth, G.:
Torsade de pointes oder die andere Ursache des plötzlichen Herztodes.
Ueberreuter Verlag Wien: (1988)

[A 81d] Späth, G.:
Sekundäre Herzrhythmusstörungen.
In Vorbereitung

[A 81e] Späth, G.:
Herzinsuffizienz Update 1988.
Verlag de Gruyter 1988 Neue Perspektiven: (1989)

[A 82] Technical Brochure:
Cordarone X amiodarone hydrochloride.
Sanofi Pharma: (1990)

[A 83] Tonet, J.L., Bernardeau, C., Lechat, Ph., Frank, R., Touzet, I., Fontaine, G., Grosgogeat, Y.:
Comparison between the efficacy of amiodarone and quinidine in the treatment of atrial cardiac arrhythmias.
Brit. J. clin. Pract.: 42 (1986)

[A 84] Torres, V., Tepper, D., Flowers, D., Wynn, J., Lam, S., Keefe, D., Miura, D.S., Somberg, J.C.:
QT Prolongation and the Antiarrhythmic Efficacy of Amiodarone.
J. amer. Coll. Cardiol. 7: 142–147 (1986)

[A 85] Touboul, P., Huerta, F., Port, J., Delahaye, J.P.:
Bases électrophysiologiques de l'action antiarythmique de l'amiodarone chez l'homme.
Arch. Mal. Coeur 69/8: 845–853 (1976)

[A 86] Vrobel, T.R., Miller, P.E., Mostow, N.D., Rakita, L.:
A General Overview of Amiodarone Toxicity: Its Prevention Detection, and Management.
Progress in Cardiovasc. Diseases: 393–426 (1989)

[A 87] Ward, D.E., Camm, A.J., Pearce, R.C., Spurrel, R.A.J., Rees, G.M.:
Incessant Atrioentricular Tachycardia Involving an Accessory Pathway: Preoperative and Intraoperative Electrophysiologic Studies and Surgical Correction.
Amer. J. Cardiol. 44: 428–434 (1979)

[A 88a] Wellens, H.J.J., Lie, K.I., Bar, F.W., Wesdorf, J.C., Dohmen, H.J., Duren, D.R., Durrer, D.:
The Effect of Amiodarone in the Wolff-Parkinson-White Syndrome.
Amer. J. Cardiol. 38: 189–194 (1976)

[A 88b] Wellens, H.J.J., Brugada, P., Abdollah, H., Dassen, W.R.:
A comparison of the electrophysiologic effects of intravenous and oral amiodarone in the same patient.
Circulation 69: 120–124 (1984)

[A 89] Zipes, D.P., Prystowsky, E.N., Heger, J.J.:
Amiodarone: Electrophysiologic Actions, Pharmacokinetics and Clinical Effects.
Amer. Coll. Cardiol. 3: 1059–1071 (1984)

B Spezielle Literatur

Kapitel I Wirkungen

Indirekte Wirkungen – Direkte Wirkungen *(L 1)* (S. 5)

[1] Abdollah, H., Brien, J.F., Brennan, F.J.:
Antiarrhythmic Effect of Chronic Oral Amiodarone Treatment in Dogs with Myocardial Infarction and Reproducibly Inducible Sustained Ventricular Arrhythmias.
J. Cardiovasc. Pharmacol. 15: 799–807 (1990)

[2a] Antoni, H.:
Electrophysiological Mechanisms Underlying Some Current Experimental Models for the Study of Antiarrhythmic Drugs.
In: Jähnchen, E., Meinertz, T., Towse, G.: Prognosis and Pharmacotherapy of Live-threatening Arrhythmias.
Royal Society of Medicine: 5–13 (1981)

[2b] Antoni, H.:
Pathophysiologie der Herzrhythmusstörungen.
In: Naumann d'Alnoncour. Herzrhythmusstörungen.
Springer Verlag: 3–15 (1986)

[3a] Aomine, M., McCullough, J., Morrone, W., Cigan, A., Singer, D.:
Inhibition by amiodarone of steady-state, Na current and slow inward current in guinea pig heart.
Fedn. Proc. Fedn. Am. Soc. exp. Biol. 44, Abstract: 900 (1985)

[3b] Aomine, M.:
Acute effects of amiodarone on action potentials of isolated canine Purkinje fiber: comparison with tetrodotoxin effects.
Gen. Pharmac. 19: 601–607 (1986)

[3c] Aomine, M.:
Does Acute Exposure To Amiodarone Prolong Cardiac Action Potential Duration?
Gen. Pharmac. 19: 615–619 (1988)

[3d] Aomine, M.:
Effects Of Amiodarone On Barium-Induced Automatic Activity In Guinea Pig Ventricular Muscle.
Gen. Pharmac. 20: 35–37 (1989)

[3e] Aomine, M.:
Suggestive Evidence for Inhibitory Action of Amiodarone on Na^+, K^+-Pump Activity in Guinea Pig Heart.
Gen. Pharmac. 20: 491–496 (1989)

[4] Bailie, D.S., Inoue, H., Kaseda, S., et al.:
Magnesium suppression and ventricular tachyarrhythmias induced by cesium in dogs.
Circulation, 77 (6): 1394–1402 (1988)

[5] Balser, J.R., Hondeghem, L.M., Roden, D.M.:
Amiodarone reduces time dependent Inactivation.
Circulation 76: IV-151 (1987)

[6] Bauthier, J., Broekhuysen, J., Charlier, R., Richard, J.:
Nature of the Inhibition by Amiodarone of Isoproterenol-Induced Tachycardia in the Dog.
Archives intern. de Pharmacodynamic et de Therapie, 219: 45–51 (1976)

[7] Bjornerheim, R., Golf, S., Hansson, V.:
Amiodarone-treatment Downregulates Beta Receptors in Myocardial Preparations.
Amer. Heart Assoc., Abstract, Part II, Vol. 78, Nr. 4: 335 (1988)

[8] Brachmann, J., Scherlag, B.J., Rosenshtraukh, L.V., Lazzara, R.:
Bradycardia-dependent triggered activity: relevance to drug – induced multiform ventricular tachycardia.
Circulation 68(4): 846–856 (1983)

[9] Broekhuysen, J.:
Pharmacology of amiodarone – History and prospects.
In: D.M. Krikler, W. J. McKenna and D. A. Chamberlain (Eds).
Amiodarone and Arrhythmias, Pergamon Press, Oxford: 5–9 (1983)

[10] Cabasson. J., Puech, P., Mellet, J. M., Guimond, C., Bachy, C., Sassiné, A.:
Analyse des effets électrophysiologiques de l'amiodarone par l'enregistrement simultanédes potentiels d'action monophasique et du faisceau de His.
Arch. Mal. Coeur 69/7: 691–699 (1976)

[11a] Charlier, R.. Deltour, G., Baudone, A., Chaillet, F.:
Pharmacology of amiodarone, an anti-anginal drug with a new biological profile.
Arzneimittelforsch. 18: 1408–1417 (1968)

[11b] Charlier, R., Deltour, G.:
Correction des arythmies expérimentales par l'amiodarone.
J. Pharmacol. (Paris) 1/2: 175–182 (1970)

[11c] Charlier, R.:
Cardiac actions in the dog of a new antagonist of adrenergic excitation which does not produce competitive blockade of adrenoceptors.
Brit. J. Pharmacol. 39: 668–674 (1970)

[12] Chen, R.F., Kushner, J.A., Toivonen, L.K., Morady, F., Kadish, A.H.:
Beta Blocking Effects of Amiodarone.
Abstract Part II, 78: 499 (1988)

[13] Cohen-Armon, M., Schreiber, G., Sokolovsky, M.:
Interaction of the Antiarrhythmic Drug Amiodarone with the Muscarinic Receptor in Rat Heart and Brain.
J. Cardiovasc. Pharmacol. 6: 1148–1155 (1984)

[14] Coromilas, J., Kidwell, G.A.:
Characterization of Sodium Channel Block by Amiodarone in Cardiac Purkinje Fibers (Abstract).
Circulation 78: II-149 (1988)

[15] Damiano, B.P., Rosen, M.R.:
Effects of pacing on triggered activity induced by early after depolarizations.
Circulation 69/5: 1013–1025 (1984)

[16] Dangman, K.H., Hoffman, B.F.:
Antiarrhythmic Effects of Ethmozin in Cardiac Purkinje Fibers: Suppression of Automaticity and Abolition of Triggering.
J. Pharmacol. exp. Ther. 227: 578–586 (1983)

[17] DiFrancesco, D.:
A new interpration of the pacemaker current in calf Purkinje fibers.
J. Physiol. 314: 359 (1981)

[18] Ejvinsson, G., Orinius, E.:
Prodromal Ventricular Premature Beats. Preceded by a Diastolic Wave.
Acta Med. Scand. 208: 445–450 (1980)

[19] Elizari, M. V.:
Cellular effects of anti-arrhythmic drugs.
VIII Congrés Europ. de Cardiol., Laboratoires Labaz: (1980)

[20] Follmer, C.H., Aomine, M., Yeh, J.Z., Singer, D.H.:
Amiodarone-induced block of sodium current in isolated cardiac cells.
J. Pharmacol. exp. Ther. 243: 187–194 (1987)

[21] Gaion, R.M., Basadonna, O., Santostasi, G., Fantin, M., Maragno, I., Dorico, P.:
Antispasmodic Effect of Amiodarone on Gastrointestinal Smooth Muscle: Possible Involvement of Calcium.
Arch. int. Pharmacodyn. 294: 112–124 (1988)

[22] Giudicelli, J.-F., Chauvin, M., Boissier, J.R.:
Effets comparés de la perhexiline, de l'amiodarone et de la quinidine sur la conduction sino-ventriculaire.
J. Pharmacol. (Paris) 8/1: 15–26 (1977)

[23] Goupil, N., Lenfant, J.:
The effects of amiodarone on the sinus node activity of the rabbit heart.
Europ. J. Pharmacol. 39/1: 23–31 (1976)

[24a] Harris, A.S., Rojas, A.G.:
Initiation of ventricular fibrillation due to coronary occlusion.
Exp. Med. Surg. 1: 105–122 (1943)

[24b] Harris, A.S.:
Delayed development of ventricular ectopic rhythmus following experimental coronary occlusion.
Circulation 1: 1318 (1950)

[25] Heistracher, P.:
Pharmakologie der Antifibrillanten. III. Ajmalin.
Subsidia. med. (Wien) H. 5, 104: (1961)

[26] Hottinger, S., Mettler, D., Leupi, F., Gertsch, M.:
Der Einfluß von Amiodaron auf stimulatorische Konvertierbarkeit und Degeneration in Kammerflimmern von induzierten Kammertachykardien beim Hausschwein.
Schweiz. med. Wschr. 115: 1594–1596 (1985)

[27] Isenberg, G.:
Cardiac Purkinje Fibers: Cesium as a Tool to Block Inward Rectifying Potassium Currents.
Pflügers Arch. ges. Physiol. 365: 99–106 (1976)

[28] January, C.T., Riddle, J.M., Salata, J.J.:
A Model for Early Afterdepolarizations: Induction With the Ca2+ Channel Agonist Bay K 8644.
Circ. Res. 62: 563–571 (1988)

[29] Kaplinsky, E., Ogawa, S., Balke, C.W., Dreifus, L.S.:
Two Periods of Early Ventricular Arrhythmia in the Canine Acute Myocardial Infarction Model.
Circulation 60: 397–399 (1979)

[30a] Kiss, Z., Fazekas, T.:
Disturbances in cardiac cycle after organophosphor intoxication.
Orv. Hetil. 119: 1905–1907 (1978)

[30b] Kiss, Z., Fazekas, T.:
Arrhythmias in organophosphate poisonings.
Acta Cardiol. 34: 3223–3230 (1979)

[30c] Kiss, Z., Fazekas, T.:
Toxic ECG-signs in organophosphate and barium poisonings.
In: Antaloczy, Z., Preda, I.: Electrocardiology, 81.
Budapest: Publishing House of the Hungarian Academy of Sciences: 441–444 (1982)

[30d] Kiss, Z.:
Persönliche Mitteilung.
(1988)

[31] Kobayashi, M., Godin, D., Nadeau, R.:
Acute Effects of Amiodarone in the Isolated Dog Heart.
Canad. J. Physiol. and Pharmacol. 61: 308–314 (1983)

[32] Kohlhardt, M., Fichtner, H.:
Block of Single Cardiac Na^+ Channels by Antiarrhythmic Drugs: The Effect of Amiodarone, Propafenone and Diprafenone.
J. Membrane Biol. 102: 105–119 (1988)

[33a] Lazzara, R., Scherlag, B.J.:
Electrophysiologic basis for arrhythmias in ischemic heart disease.
Am. J. Cardiol. 53: 1B–7B (1984)

[33b] Lazzara, R.:
Ischemic Arrhythmias: Basic Mechanisms.
In: Mandel, W.J.: Cardiac Arrhythmias.
J.B. Lippincott Company: 366–395 (1984)

[34] Levine, J.H., Spear, J.F., Guarnieri, T., Weisfeldt, M.L., De Langen, C.D.J., Becker, L.C., Moore, E.N.:
Cesiumchloride-induced long QT Syndrome: demonstration of afterdepolarizations and triggered activity in vivo.
Circulation 72/5: 1092–1103 (1985)

[35a] Lubbe, W. F., McFadyen, M. L., Muller, C. A., Worthington, M., Opie, L. H.:
Protective action of amiodarone against ventricular fibrillation in the isolated perfused rat heart.
Amer. J. Cardiol. 43/3: 533–554 (1979)

[35b] Lubbe, W. F., McFadyen. M. L., Muller, C. A. Worthington, M., Opie, L. H.:
Effect of amiodarone on ventricular fibrillation in the isolated perfused rat heart.
S. Afr. J. Sci.: 76 (1980)

[35c] Lubbe, W.F. Mercer, C.J. Roche, A.H.G., Lowe, J.B.:
Amiodarone in long-term management of refractory cardiac tachyarrhythmias.
New Zealand med. J. 93/676: 31–35 (1981)

[36] Maheswaran, R., Bramble, M.G., Hardisty, C.A.:
Massive digoxin overdose: successful treatment with intravenous amiodarone.
Brit. med. J.287: 392–393 (1983)

[37] Mandel, N.J.:
Cardiac Arrhythmias.
J.B. Lippincott Company (1980)

[38] Mason, J.W., Hondeghem, L.M., Katzung, B.G.:
Block of Inactivated Sodium Channels and of Depolarization-Induced Automaticity in Guinea Pig Papillary Muscle by Amiodarone.
Circ. Res. 55: 277–285 (1984)

[39] Matsuda, K., Hoshi, T., Kameyama, S.:
Effects Of Aconitine On The Cardiac Membrane Potential Of The Dog.
Department of Physiology, University of Tokyo: 419–437 (1959)

[40] Mentrard, D., Vassort, G., Clapier, R.V.:
Effects of antiarrhythmic agents on the Ca conductance and the Na-Ca exchange in frog heart cells.
Ohne Angaben: (1999)

[41a] Nattel, S., Talajic, M., Quantz, M., De Roode, M.:
Frequency-Dependent Effects of Amiodarone on Atrio-Ventricular Nodal Function and Slow Channel Action Potentials: Evidence for Calcium Channel Blocking Activity.
Circulation 76: 442–449 (1987)

[41b] Nattel, S., Davies, M., Quantz, M.:
The antiarrhythmic efficacy of amiodarone and desethylamiodarone, alone and in combination, in dogs with acute myocardial infarction.
Circulation 77: 200–208 (1988)

[42] Naumann, G.:
Klinische Elektrophysiologie und Ergebnisse der Therapie mit Amiodaron.
Symp. „Neue Aspekte in der Therapie tachykarder Rhythmusstörungen" (im Druck)

[43] Neliat, G., Moreau, M., Ducouret, P., Gargouil, Y.M.:
Electrophysiological Effects of Butoprozine on Isolated Heart Preparations. Comparison with Amiodarone and Verapamil.
Arch. int. Pharmacodyn. 255: 220–236 (1982)

[44] Nishimura, M., Follmer, C.H., Cigan, A.L., Yeh, J.Z., Singer, D.H.:
Amiodarone blocks calcium current in guinea pig ventricular myocytes, abstr.:
Circulation 74: II-169 (1986)

[45] Ohta, M., Karagueuzian, H.S., Mandel, W.J., Peter, T.:
Acute and chronic effects of amiodarone on delayed afterdepolarization and triggered automaticity in rabbit ventricular myocardium.
Amer. Heart J. 113: 289–296 (1987)

[46] Osterrieder, W., Yang, Q.F., Trautwein, W.:
Effects of Barium on the Membrane Currents in the Rabbit S-A Node.
Pflügers Arch. 394: 78–84 (1982)

[47] Patterson, E., Eller, B.T., Abrams, G.D., Vasiliades, J., Lucchesi, B.R.:
Ventricular fibrillation in a conscious canine preparation of sudden coronary death - prevention by short- and long-term amiodarone administration.
Circulation 68: 857–864 (1983)

[48] Peper, K., Trautwein, W.:
The Effect of Aconitine on the Membrane Current in Cardiac Muscle.
II. Physiologisches Institut der Universität Heidelberg: 328–336 (1967)

[49] Roden, D.M.:
Effects of low potassium or magnesium concentrations on isolated cardiac tissue.
Amer. J. Med., 82: 18–23 (1987)

[50a] Rosen, M.R., Fisch, C., Hoffmann, B.F., Danilo, P., Lovelace, D.E., Knoebel, S.B.:
Can Accelerated Atrioventricular Junctional Escape Rhythms Be Explained by Delayed Afterdepolarizations?.
Amer. J. Cardiol. 45: 1271–1284 (1980)

[50b] Rosen, M.R., Reder, R.F.:
Does Triggered Activity Have a Role in the Genesis of Cardiac Arrhythmias?
Annals of internal Medicine 94: 794–801 (1981)

[51] Rothberger, C.J., Zwillinger, L.:
Über die Wirkung von Magnesium auf die Strophanthin- und die Barium-Tachykardie.
Arch. f. exper. Path. u. Pharmakol. 181: 301–316 (1936)

[52] Sandøe, E., Flensted-Jensen, E., Olesen, K.H.:
Symposium on Cardiac Arrhythmias.
AB Astra, Sweden: (1970)

[53] Sano, T.:
Mechanism of fibrillation.
In: Sandøe, E., Flensted-Jensen, E., Olesen, K.H.: Symposium on Cardiac Arrhythmias.
AB Astra, Sweden: 25–41 (1970)

[54] Sato, R., Hisatome, I., Singer, D.H.:
Amiodarone blocks the inward rectifier K^+ channel in guinea pig ventricular myocytes.
Circulation 76: IV-150 (1987)

[55] Scherf, D.:
Studies on auricular tachycardia caused by aconitine administration.
Proc. Soc. Exp. Biol. 64: 233–239 (1947)

[56] Schmidt, R.F.:
Versuche mit Aconitin zum Problem der spontanen Erregungsbildung im Herzen.
Pflügers Arch. ges. Physiol. 271: 526–356 (1960)

[57] Schoenfeld, M.H., McGovern, B., Garan, H., Kelly, E., Grant, G., Ruskin, J.N.:
Determinants of the Outcome of Electrophysiologic Study in Patients With Ventricular Tachyarrhythmias.
J. Am. Coll. Cardiol. 6: 298–306 (1985)

[58] Schoenfeld, P. L., Brotelle, R., Bruyninck, X.:
Comparison of effects of amiodarone and propranolol on the incidence and severity of ventricular arrhythmias following coronary artery ligation in conscious rats.
Symp. Marseille 1982 (Documentation Labaz): (1982)

[59] Sheldon, J.:
Effects of amiodarone in thyrotoxicosis.
Brit. J. Med. 286: 267–268 (1983)

[60] Sheldon, R.S., Cannon, N.J., Hill, R.J., Duff, H.J.:
Amiodarone binds to the type I anti-arrhythmic drug receptor on the cardiac sodium channel.
J. amer. Coll. Cardiol. 9: 50A (1987)

[61a] Singh, B. N., Vaughan-Williams, E.M.:
The effect of amiodarone, a new anti-anginal drug, on cardiac muscle.
Brit. J. Pharmacol. 39/4: 657–667 (197O)

[61b] Singh, B.N.:
Control Of Cardiac Arrhythmias By Lengthening Repolarization.
Futura: (1988)

[62] Smeets, J. L. R. M., Allessie, W. E., Lammers, J. P., Bonke, F. I. M., Hollen, S.J.:
Die Wirkungen von Amiodaron auf die Länge der Erregungswelle bei experimentellem Vorhof-Reentry.
In: G. Breithardt und F. Loogen: Neue Aspekte in der medikamentösen Behandlung von Tachyarrhythmien – Die Bedeutung von Amiodaron.
Urban & Schwarzenberg, München: 21–33 (1983)

[63] Sureau, D.:
Propriétés cardio-antiarythmiques du chlorhydrate d'amiodarone (Cordarone. L.3428 LABAZ).
Etude dans les conditions de courant et voltage imposés.
Med. Diss. Poitiers: (1974)

[64] Tabet, J.:
Amiodarone et angor.
Coeur med. int. 17/4: 549–551 (1978)

[65] Takanaka, C., Singh, B.N.:
Barium-Induced Nondrive Action Potentials as a Model of Triggered Potentials From Early Afterdepolarizations: Significance of Slow Channel Activity and Differing Effects of Quinidine and Amiodarone.
J. amer. Coll. Cardiol. 15: 213–221 (1990)

[66] Temesy-Armos, P.N., Legenza, M., Southworth, S.R., Hoffman, B.F.:
Effects of Verapamil and Lidocaine in a Canine Model of Sudden Coronary Death.
J. amer. Coll. Cardiol. 6: 674–681 (1985)

[67a] Varró, A., Nakaya, Y., Elharrar, V., Surawicz, B.:
Intracellular Electrophysiological Effects Of Amiodarone After Acute And Chronic Application In Guinea Pig Ventricular And Dog Purkinje Fibers.
Adv. Pharmacol. Res. Pract.: 159–163 (1986)

[67b] Varró, A., Nakaya, Y., Elharrar, V., Surawicz, B.:
The effects of amiodarone on repolarization and refractoriness of cardiac fibers.
Europ. J. Pharmacol. 154: 11–18 (1988)

[68] Wysocka, E., Wysocki, H., Siminiak, T., Szczepanik, A.:
Effect of Selected Antiarrhythmic Drugs on the Superoxide Anion Production by Polymorphonuclear Neutrophils in vitro.
Cardiology 76: 264–269 (1989)

[69a] Yabek, S.M., Kato, R., Singh, B.N.:
Acute effects of amiodarone on the elctrophysiologic properties of isolated neonatal and adult cardiac fibers.
Amer. Coll. Cardiol. 5: 1109–1115 (1985)

[69b] Yabek, S.M., Kato, R., Singh, B.N.:
Effects of Amiodarone and its Metabolite, Desethylamiodarone on the Electrophysiologic Properties of Isolated Cardiac Muscle.
J. cardiovasc. Pharmacol. 8: 197–207 (1986)

[70] Zipes, D.P., Gilmour, R.F.:
Role of the slow inward current in the genesis of cardiac arrhythmias.
In: Rosenbaum, M.B., Elizari, M.V.: Frontiers Of Cardiac Electrophysiology.
Martinus Nijhoff Publishers: 311 (1983)

Allgemeine Literatur:
A 2, A 4, A 6, A 10, A 13a, A 13b, A 23, A 47a, A 47b, A 50, A 52, A 55b, A 55d, A 61, A 70, A 71a, A 71b, A 72, A 80a, A 80b, A 80c, A 81a, A 81b, A 81c, A 81d

Wirkungen des Stabilisators
(S. 43)

Allgemeine Literatur: A 58, A 69, A 79

Hauptmetabolit – Desäthylamiodaron *(L 2)* (S. 45)

[1a] Mason, J.W., Hondeghem, L.M., Katzung, B.G.:
Amiodarone Blocks Inactivated Cardiac Sodium Channels.
Pflügers Arch. Europ. J. Physiol. 396: 79–85 (1983)

[1b] Mason, J.W., Hondeghem, L.M., Katzung, B.G.:
Block of Inactivated Sodium Channels and of Depolarization-Induced Automaticity in Guinea Pig Papillary Muscle by Amiodarone.
Circ. Res. 55: 277–285 (1984)

[2] Nattel, S., Talajic, M., Quantz, M., De Roode, M.:
Frequency-Dependent Effects of Amiodarone on Atrio-Ventricular Nodal Function and Slow-Channel Action Potentials: Evidence for Calcium Channel Blocking Activity.
Circulation 76: 442–449 (1987)

[3] Talajic, M., DeRoode, M.R., Nattel, S.:
Comparative electrophysiologic effects of intravenous amiodarone and desethylamiodarone in dogs: evidence for clinically relevant activitiy of the metabolite.
Circulation 75: 265–271 (1987)

Allgemeine Literatur: A 80c

Erregungsbildung und -leitung *(L 3)* (S. 47)

[1] Bosc, E., Souchon, H., Cabasson, J.:
Troubles de la conduction intraventriculaire aprés amiodarone.
Nouv. Presse méd. 6/3: 196 (1977)

[2] Brodine, W.N., DeSantis, J.:
Sinus arrest during treatment with amiodarone.
Brit. med. J. 285: 1047 (1982)

[3] Brown, A. K., Primhak, R. A. and Newton, P.:
Use of amiodarone in bradycardia-tachycardia syndrome.
Brit. Heart J. 40: 1149–1152 (1978)

[4] Coutte, R., Fontaine. G., Frank, R., Dragodanne, C., Phan-Thuc. H., Facquet, J.:
Etude électrocardiologique des effets de l'amiodarone sur la conduction intracardiaque chez l'homme.
Ann. Cardiol. Angéiol. 6: 543–548 (1976)

[5] Daubert, J. C., Gouffault, J.:
Etude clinique de l'amiodarone injectable.
Coeur Méd. interne 16/3: 415–421 (1977)

[6] Navalgund, A.A., Alifimoff, J.K., Jakymec, A.J., Bleyaert, A.L.:
Amiodarone-Induced Sinus Arrest Successfully Treated with Ephedrine and Isoproterenol.
Anesth. Analg. 65: 414–416 (1986)

[7] Piwowarska, W., Maciejewska. M., Szczepkowski, J.:
Effect of cordarone on conduction system with particular regard to the automaticity of sinus node.
Symp. Marseille 1982 (Documentation Labaz): (1982)

[8] Touboul, P.:
An electrophysiological classification of antiarrhythmic drug.
VIII Congres Europ. de Cardiol., Laboratoires Labaz (198O)

[9] Wilmore, B., Finerman, J., Thomas, P., Mandel. W. J.:
Studies on the electrophysiologic effects of Amiodarone in man.
Circulation 62/4: 574 (1980)

Allgemeine Literatur: A 6, A 9, A 10, A 12, A 18, A 21, A 23, A 25, A 28, A 29c, A 35a, A 35b, A 35c, A 36, A 38, A 47a, A 47b, A 50, A 52, A 53a, A 54, A 55b, A 60a, A 60b, A 60e, A 62, A 68, A 70, A 71a, A 71b, A 72, A 73a, A 73b, A 76, A 77, A 78, A 79, A 80b, A 85, A 86, A 88a, A 88b,

Soforteffekte und verzögerte Wirkung *(L 4)* (S. 52)

[1] Borbola, J., Denes, P.:
Oral amiodarone loading therapy. I. The effect on serial signal-averaged electrocardiographic recordings and the QT_c in patients with ventricular tachyarrhythmias.
Amer. Heart J. 115: 1202–1208 (1988)

[2] Buxton, A.E., Doherty, J.U.:
Amiodarone: Correlation of Electrophysiologic Effects with Control of Atrial Arrhythmias.
Circulation 72: III-127 (1985)

[3] Debbas, N.M.G., Du Cailar, C., Sassine, A., Derancourt, J.:
Determination of cardiac and plasma drug levels during long-term amiodarone therapy.
Europ. J. Clin. Invest. 13: 123–127 (1983)
[4] Helmy, I., Scheinman, M.M., Sharkey, H., Herre, J.M., Griffin, J.C.:
Isoproterenol Reversal of Flecainide Effects in Patients with Accessory Pathways.
Circulation 76: 69 (1987)
[5] Kates, R.E., Kannan, R., Singh, B.N.:
Pharmacokinetics of Class III Antiarrhythmic Agents.
In: Singh, B.N.: Control Of Cardiac Arrhythmias By Lengthening Repolarization.
Futura: 175 (1988)
[6] Kreamer, J.W., Zevitz, M., Somberg, J.C.:
The Role of Electrophysiologic Testing in the Selection of Amiodarone Therapy.
J. Clin. Pharmacol. 29: 429–435 (1989)
[7] Mas, I.J., Massumi, A., Harlan, M., Seger, J.J., Hall, R.J.:
Electrophysiologic Testing: Predictive of Amiodarone Efficacy in Recurrent Sustained Ventricular Tachycardia?.
Texas Heart Institute J. 14: 382–388 (1987)
[8] Michat, L.:
Amiodarone in the treatment of postoperative arrhythmias in cardiac surgery.
VIIIe Congrés Europ. de Cardiol. Laboratoires Labaz: (198O)
[9] Mitchell, L.B., Wyse, G., Gillis, A.M., Duff, H.J.:
Electropharmacology of Amiodarone Therapy Initiation.
Circulation 80: 34–42 (1989)
[10] Podczek, A., Borggrefe, M., Breithardt, G.:
Are The Antiarrhythmic Effects Of Class I And III Antiarrhythmic Agents Rate-Dependent?
Europ. Heart J. 8: 193 (1987)
[11] Polikar, R., Goy, J.J., Schlapfer, J., Lemarchand-Beraud, T., Biollaz, J., Magnenat, P., Nicod, P.:
Effect of Oral Triiodothyronine During Amiodarone Treatment for Ventricular Premature Complexes.
Amer. J. Cardiol. 58: 987–991 (1986)
[12] Schmidt, A., König, W., Binner, L., Mayer, U., Stauch, M.:
Efficacy and Safety of Intravenous Amiodarone in Acute Refractory Arrhythmias.
Clin. Cardiol. 11: 481–485 (1988)
[13] Somberg, J., Tepper, D., Wynn, J.:
Prolonged repolarization: A historical perspective.
Amer. Heart J. 109/2: 395–398 (1985)
[14] Teman, R.:
Etude de l'amiodarone injectable dans l'insuffisance coronaire aigu. A propos de 50 cas.
Thesies No. 266 Strasbourg: (1977)
[15] Veltri, E.P., Griffith, L.S.C., Platla, E.V., Guarnieri, T., Reid, P.R.:
Sustained Ventricular Tachycardia: Early Holter Monitoring Predicts clinical Efficacy of Amiodarone.
Circulation 72: 274 (1985)

Allgemeine Literatur: A 5, A 7, A 27b, A 28, A 31, A 35b, A 35 c, A 36, A 37, A 39, A 53a, A 55b, A 55c, A 56a, A 60a, A 60b, A 60c, A 60d, A 61, A 64, A 66b, A 67a, A 67b, A 72. A 80c, A 84, A 88b

Sonstige elektrophysiologische Effekte *(L 5)* (S. 56)

[1] Borbola, J., Denes, P.:
Oral amiodarone loading thorapy. I. The effect on serial signal-averaged electrocardiographic recordings and the QTc in patients with ventricular tachyarrhythmias.
Amer. Heart J. 115: 1202–1208 (1988)
[2] Chiale, P.A., Halpern, S., Nau, G.J., Tambussi, A.M., Przybiylski, J.O, Lázzari, J., Elizari, M.V., Rosenbaum, M.B.:
Efficacy of amiodarone during long-term treatment of malignant ventricular arrhythmias in patients with chronic chagasic myocarditis.
Amer. Heart J. 107: 656–665 (1984)
[3] Fogoros. R. N.:
Amiodarone-Induced Refractoriness to Cardioversion.
Brief Reports: 699–670 (1984)
[4] Podczek, A., Borggrefe, M., Breithardt, G.:
Are The Antiarrhythmic Effects Of Class I And III Antiarrhythmic Agents Rate-Dependent?.
Europ. Heart J. 8: 193 (1987)
[5] Smeets, J. L. R. M., Allessie, W. E., Lammers, J. P., Bonke, F. I. M., Hollen, S.J.:
Die Wirkungen von Amiodaron auf die Länge der Erregungswelle bei experimentellem Vorhof-Reentry.
In: G. Breithardt und F. Loogen: Neue Aspekte in der medikamentösen Behandlung von Tachyarrhythmien – Die Bedeutung von Amiodaron.
Urban & Schwarzenberg, München : 21–33 (1983)

Allgemeine Literatur: A 30, A 40, A 55b, A 59b, A 60a, A 64, A 71c, A 74

Hämodynamik *(L 6)* (S. 61)

[1] Bellotti, G., Silva,L.A., Filho, A.E., Rati, M., de Moraes, A.V., Ramires, J.A.F., da Luz, P., Pileggi, F.:
Hemodynamic Effects of Intravenous Administration of Amiodarone in Congestive Heart Failure from chronic Chagas'Disease.
Amer. J. Cardiol. 52: 1046–1049 (1983)

[2] Bopp, P., Rasoamanambelo, L., Crevoisier, J.L., Barthélémy, J.C., Lomazzi, F., Campanini, C., Frangos, A.:
Acute Hemodynamic Effects of Intravenous Amiodarone in Patients with Coronary Artery Disease.
J. cardiovasc. Pharmacol. 7: 286–289 (1985)

[3] De Paola, A.A.V., Horowitz, L.N., Spielman, S.R., Brady, P., Morganroth, J., Greenspan, A.M., Kay, H.R.:
Development of Congestive Heart Failure and Alterations in Left Ventricular Function in Patients with sustained Ventricular Tachyarrhythmias Treated with Amiodarone.
Amer. J. Cardiol. 60: 276–280 (1987)

[4] Ellenbogen, K.A., O'Callaghan, W.G., Colavit, P.G., Smith, M.S., German, L.D.:
Cardiac function in patients on chronic amiodarone therapy.
Amer. Heart J. 110: 376–380 (1985)

[5] Groh, W. C., Kastor, J. A., Josephson, M. E., Horowitz. L. N.:
Amiodarone: an effective drug for refractory ventricular tachycardia.
Circulation 62/3: 152 (198O)

[6] Josephson, M.A., Singh, B.N.:
Hemodynamic Effects of Class III Antiarrhythmic Agents.
In: Singh, B.N.: Control Of Cardiac Arrhythmias By Lengthening Repolarization.
Futura: 153 (1988)

[7] Kosinski, E.J., Albin, J.B., Young, E., Lewis, S.M., LeLand, S.:
Hemodynamic Effects of Intravenous Amiodarone.
Amer. Coll. Cardiol. 4: 565–570 (1984)

[8] Peter, T., Hamer, A., Weiss, D., Mandel, W.:
Sudden death survivors: experience with long-term empiric therapy with amiodarone.
Circulation 64/4: (1981)

[9] Pfisterer, M., Burkart, F., Müller-Brand, J., Kowski, W.:
Important Differences Between Short- and Long-Term Hemodynamic Effects of Amiodarone in Patients With Chronic Ischemic Heart Disease at Rest and During Ischemia-Induced Left Ventricular Dysfunction.
Amer. Coll. Cardiol. 5: 1205–1211 (1985)

[10] Scheibelhofer, W., Weber, H., Pacher, H., Probst, P.:
Langzeittherapie maligner ventrikulärer Arrhythmien mit Amiodaron.
In: G. Breithardt und F. Loogen: Neue Aspekte in der medikamentösen Behandlung von Tachyarrhythmien. Die Bedeutung von Amiodaron.
Urban & Schwarzenberg, München: 233–238 (1983)

[11] Scheininger, M., Silber, S., Theisen, F., Theisen, K.:
Einfluß von Amiodaron auf die linksventrikuläre Auswurffraktion bei Patienten mit eingeschränkter Auswurffraktion und komplexen Rhythmusstörungen.
Intensivmed. 23: 74–78 (1986)

[12a] Schmidt, G., Goedel-Meinen, L., Jahns, G., Linne, R., Schaudig, U., Kein, G., Baedeker, W., Wirtzfeld, A.:
Long-Term Efficacy of Class I Antiarrhythmic-Agents and Amiodarone in Patients with Malignant Ventricular Arrhythmias.
Drugs 29: 37–46 (1985)

[12b] Schmidt, G., Barthel, P., Honerjäger, P., Niesel, T.:
Antiarrhythmische Therapie: Kardiodepressive Nebenwirkungen.
Schattauer Verlag: (1989)

[13] Schwartz, A., Shen, E., Morady, F., Gillespie, K., Scheinman, M., Chatterjee, K.:
Hemodynamic effects of intravenous amiodarone in patients with depressed left ventricular function and recurrent ventricular tachycardia.
Amer. Heart J. 106: 848–856 (1983)

[14] Stäubli, M.:
Behandlung von Arrhythmien mit Amiodaron – Erfahrungen in der Schweiz unter Berücksichtigung der Nebenwirkungen.
Symp. „Neue Aspekte in der Therapie tachykarder Rhythmustörungen".
(im Druck)

[15] Tande, P.M., Refsum, H.:
Class III Antiarrhythmic Action Linked with Positive Inotropy: Acute Electrophysiological and Inotropic Effects of Amiodarone in Vitro.
Pharmacol. & Toxicol. 66: 18–22 (1990)

Allgemeine Literatur: A 2, A 3a, A 3b, A 4, A 5, A 11, A 12, A 19, A 27b, A 29a, A 29b, A 30, A 33a, A 33b, A 35b, A 35c, A 37, A 38, A 40, A 43, A 49, A 53a, A 53b, A 55a, A 58, A 60a, A 62, A 69, A 71b, A 75, A 79, A 81b, A 86

Therapeutische Breite *(L 7)* (S. 65)

[1] Leak, D., Eydt, J.N.:
Control of refractory cardiac arrhythmias with amiodarone.
Archs. intern. Med. 139/4: 425–428 (1979)
[2] Sobol, S.M., Rakita, L.:
Amiodarone.
Circulation 60/6: 1426 (1979)
[3] Labaz GmbH:
Pharmazeutische Präparate, München, wissenschaftliche Broschüre „Cordarex".
(1982)

Allgemeine Literatur: A 24, A 47a, A 72

Kapitel II Indikationen

Übersicht (S. 67)

Allgemeine Literatur: A 71b

Sinusknoten *(L 8)* (S. 79)

[1a] Brown, A. K., Primhak, R. A., Newton, P.:
Use of amiodarone in bradycardia-tachycardia syndrome.
Brit. Heart J. 40: 1149–1152 (1978)
[1b] Brown, A. K.:
Bradycardia/tachycardia syndrome – The place of amiodarone in its management. Amiodarone in Cardiac Arrhythmias.
Int. Congr. Symp. Series No. 16: 15–18 (1978)
[2] Hoffmann, A., Kappenberger, L., Jost, M., Burckhardt, D.:
Effect of Amiodarone on Sinus Node Function in Patients with Sick Sinus Syndrome.
Clin. Cardiol. 10: 451–452 (1987)
[3] Rod, J.L., Shenasa, M.:
Functional Significance of Chronotropic Response during Chronic Amiodarone Therapy.
Cardiology 71: 40–47 (1984)

Allgemeine Literatur: A 44, A 46. A 57

Vorhofextrasystolen *(L 9)* (S. 81)

[1] Coumel, P., Fidelle, J.:
Amiodarone in the treatment of cardiac arrhythmias in children: One hundred thirtyfive cases.
Amer. Heart J. 100: 1063–1069 (1980)
[2] Runkel, W., Mattern, H., Fricke, G.R.:
Die Wirksamkeit von Amiodaron auf therapierefraktäre supraventrikuläre und ventrikuläre Arrhythmien.
Bergmann Congr. Wiesbaden: 505–507 (1983)

Allgemeine Literatur: A 71a, A 83

Vorhofparasystolie *(L 10)* (S. 81)

[1] Santinelli, V., Chiariello, M., Clarizia, M., Riviezzo, G., Condorelli, M.:
Atrial parasystole and amiodarone.
Amer. Heart J.: 1029–1031 (1984)

Fokale Vorhoftachykardie *(L 11)* (S. 83)

[1] Antonelli Incalzi, R., Gemma, A., Frustaci, A., Rossi, E., Carbonin, P.U.:
Low Atrial Tachycardia As Primary Cause Of The Heart Faiulure Complicating Congestive Cardiomyopathy.
Acta Cardiol. XLIV: 335–339 (1989)

[2] Coumel, P., Fidelle, J.:
Amiodarone in the treatment of cardiac arrhythmias in children: One hundred thirtyfive cases.
Amer. Heart J. 100: 1063–1069 (1980)

[3] Holt, P., Crick, J.C.P., Davies, D.W., Curry, P.:
Intravenous amiodarone in the acute termination of supraventricular arrhythmias.
Intern. J. Cardiol. 8: 67–76 (1985)

[4] Kunze, K.P., Kuck, K.H., Schlüter, M., Bleifeld, W.:
Effect of Encainide and Flecainide on Chronic Ectopic Atrial tachycardia.
Amer. Coll. Cardiol. 7: 1121–1126 (1986)

[5] Moro, C., Rufilanchas, J.J., Tamargo, J., Novo, L., Martinez, J.:
Evidence of abnormal automaticity and triggering activity in incessant ectopic atrial tachycardia.
Amer. Heart J.: 550–552 (1988)

[6] Wiener, I., Lyons, H.:
Amiodarone for Refractory Automatic Atrial Tachycardia: Observations on the Electrophysiological Actions of Amiodarone.
Pace, 7: 707–709 (1984)

Allgemeine Literatur: A 22b

Polymorphe Vorhoftachykardie *(L 12)* (S. 83)

[1] Chadha, J. S.:
A symposium supplement. The place of amiodarone in cardiology today. Discussion.
Brit. J. clin. Pract., Suppl. 44, 40: 46 (1985)

[2] Iseri, L.T., Fairshter, R.D., Hardemann, J.L., Brodsky, M.A.:
Magnesium and potassium therapy in multifocal atrial tachycardia.
Amer. Heart J. 110: 789 (1985)

[3] Kouvaras, G., Cokkinos, D.V., Halal, G., Chronopoulos, G., Ioannou, N.:
The Effective Treatment of Multifocal Atrial Tachycardia with Amiodarone.
Jap. Heart J. 30/3: 301–312 (1989)

[4a] Levine, J.H., Michael, J.R., Guarnieri, T.:
Treatment of multifocal atrial tachycardia with verapamil.
N. Engl. J. Med. 312: 21–22 (1985)

[4b] Leviné, J.H., Michael, J.R., Guarnieri, T.:
Multifocal Atrial Tachycardia: A Toxic Effect Of Theophylline.
The Lancet: 12–14 (1985)

[5] Shine, K.I., Kastor, J.A., Yurchak, P.M.:
Multifocal Atrial Tachycardia.
New Engl. J. Med.: 344–349 (1968)

[6] Zeevi, B., Berant, M., Sclarovsky, S., Blieden, L.C.:
Treatment of Multifocal Atrial Tachycardia with Amiodarone in a Child with Congenital Heart Disease.
Amer. J. Cardiol. 57: 344–345 (1986)

Allgemeine Literatur: A 16, A 57

Intraatriale Reentry-Tachykardie *(L 13)* (S. 87)

[1] Coumel, P., Flammang, D., Attuel, P.:
Intra-atrial reentry tachycardia. The Cardiac Arrhythmias. The Arrhythmia Working Group of the French Cardiac Society.
P. Puech and R. Slama (eds.).
Roussel UCLAF. p. 108. Paris: (1979)

[2] Haines, D.E., Lerman, B.B., Sellers, T.D., DiMarco, J.P.:
Intra-Atrial Reentrant Tachycardia: Clinical Characteristics And Response To Chronic Amiodarone Therapy.
Circulation (Abstracts) Vol. 72, Suppl. III-126: 501 (1985)

Allgemeine Literatur: A 16, A 20, A 44

Vorhofflattern *(L 14)* (S. 87)

[1] Garson, A., Bink-Boelkens, M., Hesslein, P.S.:
Atrial flutter in the young: a collaborative study of 380 cases.
Amer. Coll. Cardiol. 6: 871–888 (1985)

[2] Guccione, P., Paul, T., Garson, A.:
Long-Term Follow-Up of Amiodarone Therapy in the Young: Continued Efficacy, Unimpaired Growth, Moderate Side Effects.
Amer. Coll. Cardiol. 15: 1118–1124 (1990)

Allgemeine Literatur: A 22b

Vorhofflattern und -flimmern *(L 15)* (S. 88)

[1] Alpert, J.S., Petersen, P., Godtfedsen, J.:
Atrial Fibrillation: Natural History, Complications, and Management.
Ann. Rev. Med. 39: 41–52 (1988)

[2] Anastasio, R., Facchin, L., Gualandi, G., Zannini, L., Caturelli, G.:
Utilità Del Pretrattamento Dei Pazienti Affetti Da Fibrillazione Atriale Candidati Alla Cardioversione Elettrica.
Minerva cardioangiol. 36: 557–561 (1988)

[3] Anastasiou-Nana, M.I., Levis, G.M., Moulopoulos, S.D.:
Amiodarone-application and clinical pharmacology in atrial fibrillation and other arrhythmias.
Int. J. clin. Pharmacol. 22: 229–235 (1984)

[4] Ang, E.L., Chan, W.L., Cleland, J.G.F., Moore, D., Krikler, S.J., Alexander, N.D.E., Oakley, C.M.:
Placebo controlled trial of xamoterol versus digoxin in chronic atrial fibrillation.
Br. Heart J. 64: 256–260 (1990)

[5] Beck, O.A.:
Medikamentöse Kardioversion. Fortschritte bei chronischem Vorhofflimmern und -flattern.
Z. Allg. Med. 59: 1122–1127 (1983)

[6] Benaim, R., Denizeau, J.P., Melon, J., Domengie, B., Kolsky, M., Chiche, P.:
Les effets antiarythmiques de l'amiodarone injectable.
Arch. Mal Coeur 69/5: 513–522 (1976)

[7] Bennett, M.A., Pentecost, B.L.:
The Pattern of Onset and Spontaneous Cessation of Atrial Fibrillation in Man.
Circulation 41: 981 (1970)

[8] Berns, E., Rinkenberger, R.L., Jeang, M.K., Dougherty, A.H., Jenkins, M., Naccarelli, G.V.:
Efficacy and Safety of Flecainide Acetate for Atrial Tachycardia of Fibrillation.
Amer. J. Cardiol. 59: 1337–1341 (1987)

[9] Blandford, R. L., Crampton, J., Kudlac, H.:
Intravenous amiodarone in atrial fibrillation complicating myocardial infarction.
Brit. med. J. 284: 16–17 (1982)

[10] Blevins, R.D., Kerin, N.Z., Benaderet, D., Frumin, H., Faitel, K., Jarandilla, R., Rubenfire, M.:
Amiodarone in the Management of Refractory Atrial Fibrillation.
Arch. Intern. Med. 147: 1401–1404 (1987)

[11] Blomström, P., Edvardsson, N., Olsson, S.B.:
Amiodarone in Atrial Fibrillation.
Acta Med. Scand. 216: 517–524 (1984)

[12a] Breithardt, G., Borggrefe, M., Podczeck, A., Haerten, K.:
Prognostic significance of programmed ventricular stimulation for identification of patients at risk of ventricular tachyarrhythmias.
In: Iwa, T., Fontaine, G.: Cardiac Arrhythmias: Recent Progress In Investigation And Management.
Elsevier Amsterdam – New York – Oxford: 153–164 (1988)

[12b] Breithardt, G.:
A-FIT – Atrial Fibrillation Intervention Trial.
Vorl. Kurzbericht der 1. Randomisierungsphase, unveröffentlicht: (1999)

[13a] Brodsky, M.A., Allen, B.J., Walker C.J., Casey, T.P., Luckett, C.R., Henry, W.L.:
Amiodarone for Maintenance of Sinus Rhythm After Conversion of Atrial Fibrillation in the Setting of a Dilated Left Atrium.
Amer. J. Cardiol. 60: 572–575 (1987)

[13b] Brodsky, M.A., Allen, B.J., Capparelli, E.V., Luckett, C.R., Morton, R., Henry, W.L.:
Factors Determining Maintenance of Sinus Rhythm After Chronic Atrial Fibrillation with left Atrial Dilatation.
Amer. J. Cardiol. 63: 1065–1068 (1989)

[14] Bushe, C.:
The treatment of atrial flutter with high-dose amiodarone.
J. roy. Soc. 82: 52–53 (1989)

[15] Buxton, A.E., Doherty, J.U.:
Amiodarone: Correlation of Electrophysiologic Effects with Control of Atrial Arrhythmias.
Circulation 72: III-127 (1985)

Channer, s. [55] am Ende des Kapitels

[16a] Cowan, J.C., Gardiner, P., Campbell, R.W.F., Reid, D.S.:
Amiodarone Versus Digoxin In The Treatment Of Atrial Fibrillation Complicating Suspected Acute Myocardial Infarction.
Abstract, Amer. Heart Ass.: 938 (1984)

[16b] Cowan, J.C., Gardiner, P., Reid, D.S., Newell, D.J., Campbell, R.W.F.:
Amiodarone in the management of atrial fibrillation complicating myocardial infarction.
Brit. J. clin. Pract.: 155–160 (1986)

Crijns, s. [56] am Ende des Kapitels

Donovan, s. [57] am Ende des Kapitels

[17] Door, J.P.:
Eine neue Methode zur Unterdrückung des Vorhofflimmerns.
L'Information Cardiol.: 803–806 (1981)

[18] Dreifus, L.., Naito, M., David, D., Michelson, E.L.:
Atrial fibrillation: symptoms and haemodynamics.
In: Kulbertus, H.E., Olsson, S.B., Schlepper, M.: Atrial Fibrillation.
Astra: (1981)

Edhag, s. [58] am Ende des Kapitels

Falk, s. [59] am Ende des Kapitels

[19a] Faniel, R., Schoenfeld, Ph.:
Intravenous amiodarone: a successful treatment for rapid atrial fibrillation in intensive car patients.
Europ. Heart J. 2: 115 (1981)

[19b] Faniel, R., Schoenfeld, Ph.:
Efficacy of i.v. amiodarone in converting rapid atrial fibrillation and flutter to sinus rhythm in intensive care patients.
Europ. Heart J. 4: 180–185 (1983)

[20] Gold, R.L., Haffajee, C.I., Charos, G., Sloan, K., Baker, S., Alpert, J.S.:
Amiodarone for Refractory Atrial Fibrillation.
Amer. J. Cardiol. 57: 124–127 (1986)

Haertel, s. [60] am Ende des Kapitels

[21] Henry, W.L., Morganroth, J., Pearlman, A.S.:
Relation between echocardiographically determinded left atrial size and atrial fibrillation.
Circulation 53: 273–279 (1976)

Hillestad, s. [61] am Ende des Kapitels

[22] Hohnloser, S.H., et. al.:
Electrocardiographic and antiarrhythmic effects of intravenous amiodarone: results of a prospective, placebo-controlled study.
Am. Heart J. 121: 89–95 (1991)

[23] Horowitz, L.N., Spielman, S.R., Greenspan, A.M., Mintz, G.S., Morganroth, J., Brown, R., Brady, P.M., Kay, H.R.:
Use of Amiodarone in the Treatment of Persistent and Paroxysmal Atrial Fibrillation Resistant to Quinidine Therapy.
J. amer. coll. Cardiol. 6: 1402–1407 (1985)

[24] Kerin, N.Z.:
Discussion.
In: Graboys, T.B., Podrid, P.J., Lown, B.:
Efficacy of amiodarone for refractory supraventricular tachyarrhythmias.
Amer. Heart J. 106: 875 (1983)

[25] Killip III, T., Kimball, J.T.:
Treatment of Myocardial Infarction in a Coronary Care Unit. A Two Year Experience with 250 Patients.
Am. J. Cardiol. Vol. 20: 457–464 (1967)

[26] Klein, H.O., Kaplinsky, E.:
Digitalis and Verapamil in Atrial Fibrillation and Flutter. Is Verapamil Now the Preferred Agent?
Drugs 31: 185–197 (1986)

[27] Kondili, A., Kastrati, A., Popa, Y.:
Comparative evaluation of verapamil, flecainide and propafenone for the acute conversion of atrial fibrillation to sinus rhythm.
Wien. klin. Wschr.: 510 (1990)

[28] Lewis, R.V., McDevitt, D.G.:
Factors affecting the clinical response to treatment with digoxin and two calcium antagonists in patients with atrial fibrillation.
Br. J. Clin. Pharmacol. 25: 603–606 (1988)

Lowenstein, s. [62] am Ende des Kapitels

[29] Martin, A., Benbow, L.J., Leach, C., Bailey, R.J.:
Comparison of Amiodarone and Disopyramide in the Control of Paroxysmal Atrial Fibrillation and Atrial Flutter (Interim Report).
Brit. J. clin. Pract. 40: 52–60 (1986)

[30] McAlister, H.F., Luke, R.A., Whitlock, R.M., Smith, W.M.:
Intravenous amiodarone bolus versus oral quinidine for atrial flutter and Fibrillation after cardiac operations.
J. thorac. cardiovasc. Surg. 99: 911–918 (1990)

[31] McCarthy, S.T., McCarthy, G.L., John, S., Chadwick, D., Wollner, L.:
Amiodarone as a Treatment for Atrial Fibrillation Refractory to Digoxin Therapy.
Brit. J. clin. Pract. 40: 49–51 (1986)

[32] Morris, D.C., Hurst, J.W.:
Atrial fibrillation.
Yb. Med. 5: 5–50 (1980)

Ochs, s. [63] am Ende des Kapitels

Perelman, s. [64] am Ende des Kapitels

[33] Petch, M.C.:
Lessons from ambulatory electrocardiography.
Br. Med. J. 291: 617–618 (1985)

[34] Peters, K.G., Kienzle, M.G.:
Severe Cardiomyopathy due to Chronic Rapidly Conducted Atrial Fibrillation: Complete Recovery after Restoration of Sinus Rhythm.
Amer. J. Medic., 85: 242–244 (1988)

[35] Pitcher, D.W., Papouchado, M., James, M.A., Rees, J.R.:
24 hour ambulatory electrocardiography in patients with chronic atrial fibrillation.
Br. Med. J. 292: 594 (1986)

[36] Pomfret, S.M., Beasley, C.R.W., Challenor, V., Holgate, S.T.:
Relative efficacy of oral verapamil and digoxin alone and in combination for the treatment of patients with chronic atrial fibrillation.
Clin. Sci. 74: 351–357 (1988)

[37] Pritchett, E.L.C., Anderson, J.L.:
Antiarrhythmic strategies for the chronic management of supraventricular tachycardias.
Am. J. Cardiol. 62: 1D-2D (1988)

[38a] Rowland, E., Krikler, D. M.:
Clinical electrophysiology of oral amiodarone.
Amiodarone in Cardiac Arrhythmias.
Int. Congr. Symp. Series No. 16: 29–30 (1978)

[38b] Rowland, E., Krikler, D. M.:
Electrophysiological assessment of amiodarone in treatment of resistant supraventricular arrhythmias.
Brit. Heart J. 44/1: 82–90 (1980)

[38c] Rowland, E., McKenna, W.J., Krikler, D.M.:
Amiodarone for the Conversion of Established Atrial Fibrillation and Flutter.
Brit. J. clin. Pract. 40: 39–41 (1986)

[39] Sannia, L., Ibba, V., Castellaccio, M., Scorcu, P.P., Piras, L.:
L'Amiodarone nella conversione farmacologica dell'aritmia da fibrillazione atriale. La terapia endovena versus il trattamento per os.
Minerva cardioangiol. 35: 539–544 (1987)

[40] Santos, A.L., Aleixo, M., Landeiro, J., Luis, A.S.:
Conversion of Atrial Fibrillation to sinus rhythm with amiodarone.
Acta Med. Portugueas 1: 15–23 (1979)

[41] Sarembock, I.J., Horak, A.R., Commerford, P.J.:
Tachycardia-induced reversible left ventricular dysfunction.
SAMT, 73: 484–485 (1988)

[42] Schlepper, M.:
Control of ventricular rate in atrial fibrillation: role of the autonomous nervous system.
In: Kulbertus, H.E., Olsson, S.B., Schlepper, M.: Atrial Fibrillation.
Astra: 307 (1982)

[43a] Sheehan, J., White, A.:
Diuretic-associated hypomagnesaemia.
Brit. Med. J. 285: 1157–1159 (1982)

[43b] Sheehan, J., Seelig, M.S.:
Interactions of magnesium and potassium in the pathogenesis of cardiovascular disease.
Magnesium 3: 301–314 (1984)

Stevenson, s. [54] am Ende des Kapitels

[44] Störelli, A., Andriulo, C., Chisena, A., De Giorgi, M., De Giorgio, N.A., Gallone, V., Guadalupi, M., Lupis, O., Nadovezza, S., Tarentini, A., Valzano, A., Verrienti, A.:
L'amiodarone endovena nella terapia delle tachiaritmie parossistiche sopraventricolari.
G. Ital. Cardiol.: 290–297 (1985)

[45] Strasberg, B., Arditti, A., Sclarovsky, S., Lewin, R.F., Buimovici, B., Agmon, J.:
Efficacy of intravenous amiodarone in the management of paroxysmal or new atrial fibrillation with fast ventricular response.
Int. J. Cardiol. 7: 47–55 (1985)

[46] Tuzcu, E.M., Gilbo,J., Masterson, M., Maloney, J.D.:
The usefulness of amiodarone in management of refractory supraventricular tachyarrhythmias.
Cleve. Cli. J. Med. 56: 238–242 (1989)

[47] Uebis, R., Merx, W., Fritzsche, V.:
Asystolische Pausen bei Vorhofflimmern.
Dtsch. med. Wschr. 110: 1157–1160 (1985)

[48] Vitolo, E., Tronci, M., Larovere, M.T., Rumolo, R., Morabito, A.:
Amiodarone versus Quinidine in the Prophylaxis of Atrial Fibrillation.
Acta Cardiol. 36: 431–444 (1981)

[49] Ward, D. E., Camm, A. J., Pearce, R. C., Spurrell, R. A. J., Rees, G. M.:
Incessant atrioventricular tachycardia involving an accessory pathway: preoperative and intraoperative electrophysiologic studies and surgical correction.
Amer. J. Cardiol. 44/3: 91–95 (1980)

[50] Waxman, H.L.:
Intravenous amiodarone: discordant pharmacologic and electrophysiologic properties.
Int. J. Cardiol. 7: 57–58 (1985)

[51] Weismann, H.:
Aktueller Bericht vom 12. Kongreß der Europäischen Gesellschaft für Kardiologie.
Stockholm: (1990)

[52] Wheeler, P. J., Ingram, D. V., Puritz, R., Chamberlain, D. A.:
Amiodarone in the treatment of refractory supraventricular and ventricular arrhythmias.
Postg. med. J. 55/639: 1–9 (1979)

[53a] Zehender, M., Meinertz, T., Geibel, A., Hohnloser, S., Mueller, B., Just, H.:
Vergleich der akuten und präventiven Wirksamkeit von Chinidin/Verapamil und Amiodaron bei chronischem Vorhofflimmern.
In: Bender, F., Brisse, B., Lüderitz, B.: Herzrhythmusstörungen.
Steinkopff: 109–119 (1988)

[53b] Zehender, M., Hohnloser, S., Müller, B., Meinertz, T., Just, H.:
Persistent Atrial Fibrillation – Randomized Comparison of the Acute Benefit of Quinidine/Verapamil and Amiodarone and a 2–Year Follow-up.
JACC: (1991)

[54] Stevenson, W.G., Rieders, D., Nademanee, K., Weiss, J., Singh, B.N.:
Amiodarone in the Management of Supraventricular Tachycardias.
In: Singh, B.N.: Control of Cardiac Arrhythmias by Lengthening Repolarization.
Futura Publishing Company: 419–434 (1988)

[55] Channer, K.S., Papouchado, M., James, M.A., Pitcher, D.W., Rees, J.W.:
Towards improved control of atrial fibrillation.
Europ. Heart J. 8: 141–147 (1987)

[56] Crijns, H.J.G., van Wijk, L.M., van Gilst, W.H., Kingma, J.H., van Gelder, I.C., Lie, K.I.:
Acute conversion of atrial fibrillation to sinus rhythm: clinical efficacy of flecainide acetate. Comparison of two regimens.
Europ. Heart J. 9: 634–638 (1988)

[57] Donovan, K.D., Dobb, G.J., Coombs, L.J., Lee, K.Y., Weekes, J.N., Murdock, C.J., Clarke, G.M.:
Reversion of Recent-Onset Atrial Fibrillation to Sinus Rhythm by Intravenous Flecainide.
Amer. J. Cardiol. 67: 137–141 (1991)

[58] Edhag, O., Erhardt, L.R., Lundman, T., Södermark, T., Sjögren, A.:
Verapamil and Quinidine in Maintaining Sinus Rhythm after Electroconversion of Atrial Fibrillation.
Opuscula Medica 27: 22–24 (1982)

[59a] Falk, R.H.:
Flecainide-Induced Ventricular Tachycardia and Fibrillation in Patients Treated for Atrial Fibrillation.
Amer. Coll. Physicians 111: 107–111 (1989)

[59b] Falk, R.H.:
Atrial Fibrillation: Mechanisms and Management.
Editied by Falk, R.H. and Podrid, P.J.: Control of the Ventricular Rate in Atrial Fibrillation.
Raven Press. New York: 255–282 (1992)

[60] Haertel, G., Louhija, A., Konttinen, A.:
Disopyramide in the prevention of recurrence of atrial fibrillation after electroconversion.
Clin. Pharmacol. and Therap. 15: 551–555 (1974)

[61] Hillestad, L., Bierkelund, C., Dale, J., Maltau, J., Storstein, O.:
Quinidine in maintenance of sinus rhythm after electroconversion of chronic atrial fibrillation. A controlled clinical study.
Brit. Heart J. 33: 518–521 (1971)

[62] Lowenstein, S.R., Gabow, P.A., Cramer, J., Oliva, P.B., Ratner, K.:
The Role of Alcohol in New-Onset Atrial Fibrillation.
Arch. Intern. Med. Vol. 143: 1882–1885 (1983)

[63] Ochs, H.R., Anda, L., Eichelbaum, M., Greenblatt, D.J.:
Diltiazem, Verapamil, and Quinidine in Patients With Chronic Atrial Fibrillation.
J. Clin. Pharmacol. 25: 204–209 (1985)

[64] Perelman, M.S., McKenna, W.J., Rowland, E., Krikler, D.M.:
A comparison of bepridil with amiodarone in the treatment of established atrial fibrillation.
Brit. Heart J. 58: 339–344 (1987)

Allgemeine Literatur: A 5, A 14, A 25, A 26b, A 29b, A 37, A 49, A 57, A 59b, A 62, A 64, A 65, A 71a, A 71b, A 74, A 81d, A 88b, A 89

Vagal-induzierte Vorhofrhythmusstörungen *(L 16)* (S. 105)

[1] Chouty, F., Coumel, P.H.:
Oral flecainide for prophylaxis of paroxysmal atrial fibrillation.
Amer. J. Cardiol. 62: 35D-37D (1988)

[2a] Coumel, P., Attuel, P., Lavallée, J., Flammang, D., Leclercq, J.F., Slama, R.:
Syndrome d'arythmie auriculaire d'origine vagale.
Arch. Mal. Coeur, 71: 645–656 (1978)

[2b] Coumel, P., Friocourt, P., Mugica, J., Attuel, P., Leclercq, J.:
Long-term Prevention of Vagal Atrial Arrhythmias by Atrial Pacing at 90/Minute: Experience with 6 Cases.
Pace 6: 552–560 (1983)

[2c] Coumel, P., Escoubet, B., Attuel, P.:
Beta-blocking therapy in atrial and ventricular tachyarrhythmias: Experience with nadolol.
Amer. Heart J. 108: 1098–1108 (1984)

[3] Leclercq, J.F., Coumel, Ph.:
La flécainide: un nouvel antiarythmique.
Arch. Mal. Caur. 76: 1218–1230 (1983)

Katecholamin-abhängige Vorhofrhythmusstörungen *(L 17)* (S. 107)

[1a] Coumel, P., Leclercq, J.-F., Attuel, P.:
Nadol in Arrhythmia.
In: Royal Society of Med. Nr. 37.
International Experience with Nadolol Symposium, Paris Dez. 1980: 103–130 (1980)

[1b] Coumel, P., Attuel, P., Leclercq, J.F., Friocourt, P.:
Arythmies auriculaires d'origine vagale ou catécholergique. Effets comparés du traitement beta-bloquant et phénomène d'échappement.
Arch. Mal. Coeur 75: 373–387 (1982)

[1c] Coumel, P., Escoubet, B., Attuel, P.:
Beta-blocking therapy in atrial and ventricular tachyarrhythmias: Experience with nadolol.
Amer. Heart J. 108: 1098–1108 (1984)

AV-Reentry-Tachykardien *(L 18)* (S. 109)

[1] Alboni, P., Shantha, N., Pirani, R., Baggioni, F., Scarfo, S., Tomasi, A.M., Masoni, A.:
Effects of Amiodarone on Supraventricular Tachycardia Involving Bypass Tracts.
Amer. J. Cardiol. 53: 93–98 (1984)

[2a] Brugada, P., Wellens, H.J.J.:
Electrophysiology, Mechanisms, Diagnosis, and Treatment of Paroxysmal Recurrent Atrioventricular Nodal Reentrant Tachycardia.
In: Surawicz, B., Reddy, C.P., Prystowsky, E.N.: Tachycardias.
Martinus Nijhoff Publ. The Hague: 131 (1984)

[2b] Brugada, P., Abdollah, H., Wellens, H.J.J., Paulussen, G.:
Suppression of Incessant Supraventricular Tachycardia by Intravenous and Oral Encainide.
Amer. J. Cardiol. 4: 1255–1260 (1984)

[3a] Coumel, P., Fidelle, J., Cloup, M., Toumieux, M.C., Attuel, P.:
Les tachycardies réciproques à évolution prolongée chez l'enfant.
Arch. Mal. Coeur 1: 23–38 (1974)

[3b] Coumel, P.:
Junctional reciprocating tachycardias. The permanent and paroxysmal forms of AV nodal reciprocating tachycardias.
J. Electrocardiol. 8: 79–90 (1975)

[4a] Feld, G.K., Nademanee, K., Weiss, J., Stevenson, W., Singh, B.N.:
Electrophysiologic Basis for the Suppression by Amiodarone of Orthodromic Supraventricular Tachycardias Complicating Pre-excitation Syndromes.
Amer. Coll. Cardiol. 3: 1298–1307 (1984)

[4b] Feld, G.K., Nademanee, K., Stevenson, W., Weiss, J., Klitzner, T., Singh, B.N.:
Clinical and electrophysiologic effects of amiodarone in patients with atrial fibrillation complicating the Wolff-Parkinson-White syndrome.
Amer. Heart J. 115: 102–107 (1988)

[5a] Garson, A., Gillette, P.C., McNamara, D.G.:
Supraventricular tachycardia in children: clinical features, response to treatment and long-term follow up in 217 patients.
J. Pediatr. 98: 875–882 (1981)

[5b] Garson, A., Gillette, P.C.:
Electrophysiologic studies of supraventricular tachycardia in children. II. Prediction of specific mechanism by noninvasive features.
Am. Heart J. 102: 383–388 (1981)

[6] Holt, P., Crick, J.C.P., Davies, D.W., Curry, P.:
Intravenous amiodarone in the acute termination of supraventricular arrhythmias.
Intern. J. Cardiol. 8: 67–76 (1985)

[7] Kappenberger, L.J., Fromer, M.A., Steinbrunn, W., Shenasa, M.:
Efficacy of Amiodarone in the Wolff-Parkinson-White Syndrome with Rapid Ventricular Response Via Accessory Pathway During Atrial Fibrillation.
Amer. J. Cardiol. 54: 330–335 (1984)

[8] Khalilullah, M., Gupta, R., Garnbhir, D.S., Ahmad, M.:
Electrophysiologic Assessment of Amiodarone in WPW Syndrome.
Abstract: 296 (1999)

[9] Kuck, K.H., Schlüter, M.:
Wolff-Parkinson-White-Syndrom: Die kurative Behandlung mit Hochfrequenzstrom.
Dt. Ärztebl. 88: B-2408–2410 (1991)

[10] Lucet, V., Ngoc, D., Sidi, D., Batisse, A., Fidelle, J., Coumel, Ph.:
Traitement médical et évolution long terme des tachycardies réciproques permanentes de l'enfant.
Arch. Mal. Coeur, 78: 210–216 (1985)

[11] Maggioni, A.P., Volpi, A., Cavalli, A., Giani, P.:
Incessant atrioventricular nodal reciprocating tachycardia successfully treated with intravenous amiodarone.
Amer. Heart J.:159–161 (1985)

[12] Rasmussen, V., Berning, J.:
Effect of amiodarone in the Wolff-Parkinson-White syndrome.
Acta med. scand. 201/1–2: 31–37 (1979)

[13] Rosenberg, E.M., Elbl, F., Solinger, R.E., Palakurthy, P., Rees, A.H.:
Neonatal Refractory Supraventricular Tachycardia: Successful Treatment With Amiodarone.
Southern Med. J. Vol. 81, Nr. 4: 539–540 (1988)

[14] Rowland, E., Krikler, D. M.:
Electrophysiological assessment of amiodarone in treatment of resistant supraventricular arrhythmias.
Brit. Heart J. 44/1: 82–90 (1980)

[15] Scheinman, M.M., Gonzales, R., Thomas, A., Ullyot, D., Bharati, S., Lev, M.:
Reentry confined to the atrioventricular node: electrophysiologic and anatomic findings.
Am. J. of Cardiol. 49: 1814–1818 (1982)

[16] Schützenberger, W., Leisch, F., Gmeiner, R.:
Enhanced accessory pathway conduction following intravenous amiodarone in atrial fibrillation. A case report.
Int. J. Cardiol. 16: 93–95 (1987)

[17] Shahar, E., Barzilay, Z., Frand, M., Feigl, A.:
Amiodarone in Control of Sustained Tachyarrhythmias in Children with Wolff-Parkinson-White Syndrome.
Pediatrics 72: 813–816 (1983)

[18] Sharma, A.D., Yee, R., Guiraudon, G., Klein, G.J.:
Sensitivity and Specificity of Invasive and Noninvasive Testing for Risk of Sudden Death in Wolff-Parkinson-White Syndrome.
Amer. Coll. Cardiol. 10: 373–381 (1987)

[19] Singh, B.N.:
Control Of Cardiac Arrhythmias By Lengthening Repolarization.
Futura: (1988)

[20] Stevenson, W.G., Rieders, D., Nademanee, K., Weiss, J., Singh, B.N.:
Amiodarone in the Management of Supraventricular Tachycardias.
In: Singh, B.N.: Control of Cardiac Arrhythmias by Lengthening Repolarization.
Futura Publishing Company: 419–434 (1988)

[21] Störelli, A., Andriulo, C., Chisena, A., De Giorgi, M., De Giorgio, N.A., Gallone, V., Guadalupi, M., Lupis, O., Nadovezza, S., Tarentini, A., Valzano, A., Verrienti, A.:
L'amiodarone endovena nella terapia delle tachiaritmie parossistiche sopraventricolari.
G. Ital. Cardiol.: 290–297 (1985)

[22] Waleffe, A., Bruninx, P., Kulbertus, H.E.:
Effects of amiodarone studies by programmed electrical stimulation of the heart in patients with paroxysmal re-entrant supraventricular tachycardia.
J. E]ectrocardiol. 11/3: 253–260 (1978)

[23a] Wellens, H.J.J., Bär, F.W., Dassen, W.R.M., Brugada, P., Vanagt, E.J., Farre, J.:
Effect of Drugs in the Wolff-Parkinson-White Syndrome. Importance of Initial Length of Effective Refractory Period of the Accessory Pathway.
Am. J. of Cardiol. Vol. 46: 665–669 (1980)

[23b] Wellens, H.J.J., Brugada, P., Roy, D., Weiss, J., Bar, F.W.:
Effect of isoproterenol on the anterograde refractory period of the accessory pathway in patients with the Wolff-Parkinson-White syndrome.
Amer. J. Cardiol. 50: 180–184 (1982)

[23c] Wellens, H.J.J., Brugada, P., Abdollah, H.:
Effect of amiodarone in paroxysmal supraventricular tachycardia with or without Wolff-Parkinson-White syndrome.
Amer. Heart J. 106: 876–880 (1983)

[23d] Wellens, H.J.J., Brugada, P., Farré, J., Roy, D., Bär, F.W., Gorgels, A.P., Dulk, K.:
Diagnosis and treatment of concealed accessory pathways in patients suffering from paroxysmal AV junctional tachycardia.
In: Rosenbaum, M.B., Elizari, M.V.: Frontiers of Cardiac Electro-physiology.
Nijhoff 19: 773 (1983)

[23e] Wellens, H.J.J., Brugada, P.:
Amiodarone in the Wolff-Parkinson-White-Syndrome.
In: Singh, B.N.: Control Of Cardiac Arrhythmias By Lengthening Repolarization.
Futura: 435–448 (1988)

Allgemeine Literatur: A 7, A 13a, A 16, A 20, A 22b, A 34a, A 34b, A 44, A 71a, A 71b, A 74, A 87, A 88a, A 88b

Nicht-paroxysmale-junktionale Tachykardie beim Kind *(L 19)* (S. 118)

[1] Coumel, P., Fidelle, J.E., Attuel, P., Brechenmacher, C., Batisse, A., Bretagne, J., Clementy, J., Gérard, R., Grolleau, R., Huault, G., Mouy, A., Nouaille, J., Kachaner, J., Ribière, M., Toumieux, M.C.:
Tachycardies focales hissiennes congénitales.
Arch. Mal. Coeur 69: 899–909 (1976)

[2] Garson, A., Gillette, P.C.
Junctional ectopic tachycardia in children: electrocardiography, electrophysiology and pharmacologic response.
Amer. J. Cardiol. 44: 298–302 (1979)

[3] Gillette, P.C., Garson, A., Porter, C.J.:
Junctional automatic ectopic tachycardia: new proposed treatment by transcatheter His bundle ablation.
Amer. Heart J. 106: 619–623 (1983)

[4] Laurent, M., Almange, C., Biron, Y., Coeurderoy, A., Foulgoc, J., Raoul, P., Leborgne, P.:
Junctional ectopic tachycardia in a young woman with chronic complete heart block.
Amer. Heart J. 111: 597–599 (1981)

[5] Peters, K.G., Kienzle, M.G.:
Severe Cardiomyopathy due to Chronic Rapidly Conductes Atrial Fibrillation: Complete Recovery after Restoration of Sinus Rhythm.
Amer. J. Medic. 85: 242–244 (1988)

[6] Villain, E., Vetter, V.L., Garcia, J.M., Herre, J., Cifarelli, A., Garson, A.:
Evolving Concepts in the Management of Congenital Junctional Ectopic Tachycardia.
Circulation 81: 1544–1549 (1990)

Allgemeine Literatur: A 16, A 22a

His-Purkinje-System-Makro-Reentry-Tachykardie *(L 20)* (S. 120)

[1] Akhtar, M., Damato, A.N., Batsford, W.P., Ruskin, J.N., Ogenkelu, J.B., Vargas, G.:
Demonstration of reentry within the His-Purkinje system in man.
Circulation 49: 1150 (1974)

[2] Ruskin, J.N., Akthar, M., Foster, J.R., Damato, A.N.:
The effect of lidocaine on reentry within the His-Purkinje system in man (abstr.).
Circulation 52: II-137 (1975)

Allgemeine Literatur: A 31, A 68, A 78, A 85

Kammer

Überblick *(L 21)* (S. 121)

[1] Iseri, L.T., Chung, P., Tobis, J.:
Magnesium Therapy for Intractable ventricular Tachyarrhythmias in Normomagnesemic Patients.
The Western J. of Medicine 138/6: 823–828 (1983)

[2] Kochs, M., Hombach, V.:
Die Notfalltherapie tachykarder Herzrhythmusstörungen.
Therapiewoche 38: 720–732 (1988)

[3] Levine, S.R., Crowley, T.J., und Hai, H.A.:
Hypomagnesemia and Ventricular Tachycardia.
Chest 81: 244–246 (1982)

[4] Loeb, H.S., Pietras, R.J., Gunnar, R.M., Tobin, J.R., Jr.:
Paroxysmal ventricular fibrillation in two patients with hypomagnesemia; treatment by transvenous pacing.
Circulation 37: 210–215 (1968)

[5] Ramee, S.R., White, Ch., J., Svinarich, J.T., Watson, T.D., Fox, R.F.:
Torsade de pointes and magnesium deficiency.
Amer. Heart J.: 164–167 (1985)

[6] Krikler, D.M., Curry, P.V.L.:
Torsade de pointes, an atypical ventricular tachycardia.
Br. Heart J. 38: 117–120 (1976)

Allgemeine Literatur: A 81c, A 81d

Akutbehandlung *(L 22)* (S. 125)

[1] Alves, L.E., Rose, E.P., Cahill, T.B.:
Intravenous amiodarone in the treatment of refractory arrhythmias.
Critical Care Med. 13: 750–752 (1985)

[2] Armstrong, P.W., Brien, J.F., Brennan, F.J.:
Intravenous Amiodarone In Malignant Ventricular Arrhythmias (Abstract).
Amer. H. Ass. Meeting: 822 (1984)

[3] Bedell, S.E., Delbanco, T.L., Cook, F., Epstein, F.H.:
Survival After Cardiopulmonary Resuscitation in the Hospital.
New Engl. J. Med. 309: 569–576 (1983)

[4] Benaim, R., Denizeau, J.P., Melon, J., Domengie, B., Kolsky, M., Chiche, P.:
Les effets antiarythmiques de l'amiodarone injectable.
Arch. Mal Coeur 69/5: 513–522 (1976)

[5] Bexton, R.S.:
Intravenous amiodarone – a savoiur?.
Intern. J. Cardiol. 8: 77–79 (1985)

[6] Bodemann, T., Nunberger, D., Hochrein, H.:
Mehrfache systemische Frühlyse bei akutem Myokardinfarkt mit rezidivierendem Kammerflimmern.
Dtsch. med. Wschr. 113: 467–469 (1988)

[7] Chapman, J.H., Schrank, J.P., Crampton, R.S.:
Idiopathic Ventricular Tachycardia.
Amer. J. Med. 59: 470–480 (1975)

[8] Drexler, H., Meinertz, T., Zeiher, A., Kasper, H., Just, H.:
Wirksamkeit von Amiodaron i.v. in der Akuttherapie lidocainrefraktärer ventrikulärer Tachykardien.
Intensivmed. 23: 179–182 (1986)

[9a] Fauchier, J.-P., Brochier, M., Raynaud, R.:
Etude clinique des effets anti-arythmiques ventriculaires de l'amiodarone (orale et injectable).
Ann. Cardiol. Angéiol. 22/5: 427–435 (1978)

[9b] Fauchier, J.-P., Charbonnier, B., Brochier, M., Raynaud, R.:
L'amiodarone injectable et par voie orale dans le traitement de l'angor de Prinzmétal R. sévére et syncopal.
Ann. Cardiol. Angéiol. 27/3: 188–197 (1978)

[10] Gramann, J., Lange-Braun, P., Bodemann, T., Hochrein, H.:
Einsatzmöglichkeiten der Thrombolyse in der Reanimation.
Intensivmed. 25: 425–429 (1988)

[11] Haynes, R.E., Chinn, T.L., Copass, M.K., Cobb, L.A.:
Comparison of Bretylium Tosylate and Lidocaine in Management of Out of Hospital Ventricular Fibrillation:
A Randomized Clinical Trial.
Amer. J. Cardiol. 48: 353–356 (1981)

[12] Helmy, I., Herre, J.M., Gea, G., Sharkey, H., Malone, P., Sauve, M.J., Griffin, J.C., Scheinman, M.M.:
Use of intravenous amiodarone for emergency treatment of lifethreatening ventricular arrhythmias.
Amer. Coll. Cardiol. 12: 1015–1022 (1988)

[13] Holder, D.A., Sniderman, A.D., Fraser, G., Fallen, E.L.:
Experience with Bretylium Tosylate By a Hospital Cardiac Arrest Team.
Circulation 55/3: 541–544 (1977)

[14] Horowitz, L.N., Mattleman, S.J., Spielman, S.R., Frye, S.J., Greenspan, A.M., Swanson, B.N., Vlasses, P.H., Rotmensch, H.H.:
Intravenous Amiodarone Loading For Ventricular Tachycardia.
Abstract, Circulation 66: 222 (1982)

[15] Iseri, L.T., Freed, J., Bures, A.R.:
Magnesium Deficiency and Cardiac Disorders.
Amer. J. of Medicine 58: 837–846 (1975)

[16] Kadisch, A.H., Morady, F.:
The use of intravenous amiodarone in the acute therapy of life-threatening tachyarrhythmias.
Prog. Cardiovasc. Dis. 31/4: 281–294 (1989)

[17] Kentsch, M., Berkel, H., Bleifeld, W.:
Intravenöse Amiodaron-Applikation bei therapierefraktärem Kammerflimmern.
Intensivmed. 25: 70–74 (1988)

[18] Kerin, N.Z., Blevins, R.D., Frumin, H., Faitel, K., Rubenfire, M.:
Intravenous and Oral Loading Versus Oral Loading Alone with Amiodarone for Chronic Refractory Ventricular Arrhythmias.
Amer. J. Cardiol. 55: 89–91 (1985)

[19] Klein, L.S., Fineberg, N., Heger, J.J., Miles, W.M., Kammerling, J.M., Chang, M.S., Zipes, D.P., Prystowsky, E.N.:
Prospective Evaluation of a Discriminant Function for Prediction of Recurrent Symptomatic Ventricular Tachycardia or Ventricular Fibrillation in Coronary Artery Disease patients Receiving Amiodarone and Having Inducible Ventricular Tachycardia at Electrophysiologic Study.
Amer. J. Cardiol. 61: 1024–1030 (1988)

[20] Köppel, C.:
Ajmalin bei therapierefraktärem Kammerflimmern.
Intensivmed. 27: 476–479 (1990)

[21] Kutalek, S.P., Horowitz, L.N., Spielman, S.R., Greenspan, A.M.:
Emergent use of intravenous Amiodarone for Refractory Ventricular Tachyarrhythmia.
Circulation 72: 274 (1985)

[22] Liberatore, M.A., Low, R.B.:
Intravenous Amiodarone For Malignant Dysrhythmias Of Hypertrophic Cardiomyopathy.
Americ. J. Emergency Med. 5: 262–265 (1987)

[23] Lindner, K.H., Ahnefeld, F.W., Schuster, H.P.:
Neue Empfehlungen und Richtlinien der American Heart Association zur kardiopulmonalen Reanimation.
Intensivmed. 23: 277–285 (1986)

[24] Michat, L.:
Amiodarone in the treatment of postoperative arrhythmias in cardiac surgery.
VIIIe Congrés Europ. de Cardiol. Laboratoires Labaz: (1980)

[25] Moos, A.N., Mohiuddin, S.M., Hee, T.T., Esterbrooks, D.J., Hilleman, D.E., Rovang, K.S., Sketch, M.H.:
Efficacy and Tolerance of High-Dose Intravenous Amiodarone for Recurrent, Refractory Ventricular Tachycardia.
Amer. J. Cardiol. 65: 609–614 (1990)

[26] Morady, F., Scheinman, M., Shen, E., Shapiro, W., Rung, R., DiCarlo, L.:
Clinical Research: Antiarrhythmic Drugs IV Wednesday Morning.
Abstract, Circulation 66: 222 (1982)

[27] Mostow, N.D., Rakita, L., Vrobel, T.R., Noon, D., Blumer, J.:
Amiodarone: Intravenous Loading for Rapid Suppression of Complex Ventricular Arrhythmias.
Amer. Coll. Cardiol. 4: 97–104 (1984)

[28] Ochi, R.P., Goldenberg, I.F., Almquist, A., Pritzker, M., Milstein, S., Pedersen, W., Gobel, F.L., Benditt, D.G.:
Intravenous Amiodarone for the Rapid Treatment of Life-Threatening Ventricular Arrhythmias in Critically Ill Patients with Coronary Artery Disease.
Amer. J. Cardiol. 64: 599–603 (1989)

[29] Saksena, S., Rothbart, S.T., Shah, Y., Capello, G.:
Clinical efficacy and electropharmacology of continuous intravenous amiodarone infusion and chronic oral amiodarone in refractory ventricular tachycardia.
Amer. J. Cardiol. 54: 347–352 (1984)

[30] Schmidt, A., König, W., Binner, L., Mayer, U., Stauch, M.:
Efficacy and Safety of Intravenous Amiodarone in Acute Refractory Arrhythmias.
Clin. Cardiol. 11: 481–485 (1988)

[31] Slama, R., Leclerq, J. F.:
The clinical use of intravenous amiodarone.
D. M. Krikler, W. J. McKenna and D. A. Chamberlain (Eds).
Amiodarone & Arrhythmias: 53–58 (1983)

[32] Stang, J.M., Washington, S.E., Barnes, S.A., Dutko, H.J., Cheney, B.D., Easter, C.R., O'Hara, J.T., Kessler, J.H., Schall, S.F., Lewis, R.P.:
Treatment of Prehospital Refractory Ventricular Fibrillaton with Bretylium Tosylate.
Ann. Emer. Med. 13: 234–236 (1984)

[33] Störk, T., Bodemann, T., Gramann, J., Hochrein, H.:
Überwindung von therapierefraktärem Kammerflimmern bei akutem Myokardinfarkt durch systemische Thrombolyse und Amiodaron.
Intensivmed. 27: 99–101 (1990)

[34] Teman, R.:
Etude de l'amiodarone injectable dans l'insuffisance coronaire aigu. A propos de 50 cas.
Thesies No. 266 Strasbourg: (1977)

[35] Urberg, M., Ways, C.:
Survival After Cardiopulmonary Resuscitation for an In-Hospital Cardiac Arrest.
J. Fam. Pract. 25: 41–44 (1987)

[36] White, H.D., Antman, E.M., Glynn, M.A., et al:
Efficacy and safety of timolol for prevention of supraventricular tachyarrhythmias after coronary artery bypass surgery.
Circulation 70: 479–484 (1984)

[37] Williams, M.L., Woelfel, A., Cascio, W.E., Simpson, R.J., Gettes, L.S., Foster, J.R.:
Intravenous Amiodarone during Prolonged Resuscitation from Cardiac Arrest.
Ann. Int. Med. 110: 839–842 (1989)

[38] Olson, D.W., Thompson, B.M., Darin, J.C., Milbrath, M.H.:
A Randomized Comparison Study of Bretylium Tosylate and Lidocaine in Resuscitation of Patients from Out-of-Hospital Ventricular Fibrillation in a Paramedic System.
Ann. Emer. Med. 13: 807–810 (1984)

Allgemeine Literatur: A 5, A 31, A 43, A 49, A 53b, A 55a, A 55c, A 56a, A 64, A 80b

Ventrikuläre Extrasystolen *(L 23)* (S. 125 u. 138)

[1a] Cairns, J., Connolly, S., Holder, D., Fallen, E., Finkelstein, L., Sealey, B., Tanser, P.:
Suppression of Post-myocardial Infarction VPDs by Amiodarone: Randomized Double-blind Placebo-controlled Study.
Abstract, Circulation 78: (1988)

[1b] Cairns, J., Connolly, S., Gent, M., Roberts, R.:
Canadian Amiodarone Myocardial Infarction Arrhythmia Trial (CAMIAT) Pilot Results.
12. Kongreß der Europ. Gesellsch. für Kardiologie, Stockholm: (1990)

[2] Chiale, P.A., Halpern, M.S., Nau, G.J., et. al.:
Malignant ventricular arrhythmias in chronic chagasic myocarditis.
Pace 5: 162–172 (1982)

[3] Connolly, S.J., Gupta, R.N., Hoffert, D., Roberts, R.S.:
Concentration response relationships of amiodarone and desethylamiodarone.
Amer. Heart J. 115: 1208–1213 (1988)

[4] Nakanishi, T., Nishimura, M., Kubota, S., Hirabayashi, M., Nishimura, M., Watanabe, Y.:
Effects Of Antiarrhythmic Agents on Ventricular Premature Systoles, With Special Reference To The Coupling Interval.
Cardiovasc. Drugs Ther. 3: Suppl. 2, 615 Abstr. (1989)

[5] Polikar, R., Goy, J.J., Schlapfer, J., Lemarchand-Beraud, T., Biollaz, J., Magnenat, P., Nicod, P.:
Effect of Oral Triiodothyronine During Amiodarone Treatment for Ventricular Premature Complexes.
Amer. J. Cardiol. 58: 987–991 (1986)

[6] Stäubli, M., Studer, H.:
Behandlung der Arrhythmien mit Amiodaron.
Schweiz. med. Wschr. 111: 460–465 (1981)

Allgemeine Literatur: A 8a, A 8b, A 42b, A 56a, A 63, A 80b

Semimaligne ventrikuläre Rhythmusstörungen *(L 24)* (S. 141)

[1] Akhtar, M., Breithardt, G., Camm, A. J., Coumel, P., Janse, M.J., Lazzara, R., Myerburg, R.J., Schwartz, P.J., Waldo, A.L., Wellens, H.J.J., Zipes, D.P.:
CAST and beyond Implications of the Cardiac Arrhythmia Suppresion Trial.
Europ. Heart J. 11: 194–199 (1990)

[2a] Bigger, J.T., Fleiss, J.L., Kleiger, R., Miller, J.P., Rolnitzky, L.M., The Multicenter Post-Infarct Research Group:
The relationships among ventricular arrhythmias, left ventricular dysfunction, and mortality in the 2 years after myocardial infarction.
Circulation 69: 250–258 (1984)

[2b] Bigger, J.T.:
Why patients with congestive heart failure die: arrhythmias and sudden cardiac death.
Circulat., Vol. 75, Supp. IV: 28–35 (1987)

[3] Dargie, H.J., Cleland, J.G.F., Leckie, B.J., Inglis, C.G., Ford, I.:
Relation of arrhythmias and electrolyte abnormalities to survival in patients with severe chronic heart failure.
Circulat., Vol. 75, Suppl. IV: 89–107 (1987)
[4] Huang, S.K., Messer, J.V., Denes, P.:
Significance of ventricular tachycardia in idiopathic dilated cardiomyopathy: observations in 35 patients.
Amer. J. Cardiol. 51: 507–511 (1983)
[5] McKenna, W.J.:
Arrhythmias in primary cardiomyopathy.
Medical Management of Arrhythmias: 165–176 (1986)
[6] Mukharji, J., Rude, R.E., Poole, K., Gustafson, N., Thomas, L.J., Strauss, W., Jaffe, A.S., Muller, J.E., Roberts, R., Raabe, D.S., Croft, C.H., Passamani, E., Braunwald, E., Willerson, J.T., Milis Study Group:
Risk Factors for Sudden Death After Acute Myocardial Infarction: Two-Year Follow Up.
Amer. J. Cardiol. 54: 31–36 (1984)

Wirksamkeit der Klasse I-Antiarrhythmika *(L 25)* (S. 142)

[1] Campbell, R.W.F.:
Criteria for selection of antiarrhythmic drugs in treating ventricular arrhythmias.
Cardiologia 34: 335–339 (1989)
[2a] Furberg, C.D.:
Effect of Antiarrhythmic drugs on mortality after myocardial infarction.
Amer. J. Cardiol. 52: 32C (1983)
[2b] Furberg, C.D.:
Secondary Prevention Trials After Myocardial Infarction.
J. Cardiovasc. Pharmacol. 12: 83–87 (1988)
[3] Pfeiffer, D.:
Klasse-I-Antiarrhythmika: Wer soll behandelt werden?.
In: Schmidt, G.: Medikamentöse Behandlung des Postinfarktpatienten nach CAST.
Steinkopff-Verlag: 35–44 (1991)
[4] Rathgen, K.:
Klinische Studien zur Verbesserung der Prognose von Postinfarktpatienten mittels antiarrhythmischer Therapie.
In: Schmidt, G.: Medikamentöse Behandlung des Postinfarktpatienten nach CAST.
Steinkopff-Verlag: 11–14 (1991)
[5a] Yusuf, S.:
An Overview of the Clinical Trials of Agents (Other than ß-Blockers) That Potentially Limit Myocardial Infarct Size.
J. Cardiovasc. Pharmacol. 12: 48–55 (1988)
[5b] Yusuf, S., Wittes, J., Friedman, L.:
Overview of Results of Randomized Clinical Trials in Heart Disease.
JAMA 260: 2088 (1988)
[6] Zehender, M., Hohnloser, S., Meinertz, T., Just, H.:
Indikationsbereiche von Klasse-I-Antiarrhythmika – differentialtherapeutische Aspekte bei ventrikulären Herzrhythmusstörungen.
In: Schmidt, G.: Medikamentöse Behandlung des Postinfarktpatienten nach CAST.
Steinkopff-Verlag: 23–34 (1991)

Wirksamkeit der β-Rezeptoren-Blocker *(L 26)* (S. 142)

[1] Fournier, C., Brunet, M., Bah, M., Kindermans, M., Boujon, B., Tournadre, P., Giudicelli, J.F., Blondeau, M.:
Comparison of the efficacy of propranolol and amiodarone in suppressing ventricula arrhythmias following myocardial infarction.
Europ. Heart J. 10: 1090–1100 (1989)
[2] Furberg, C.D.:
Effect of Antiarrhythmic drugs on mortality after myocardial infarction.
Amer. J. Cardiol. 52: 32C (1983)
[3] ISIS-1 (First International Study of Infarct Survival) Collaborative Group:
Randomised Trial of Intravenous Atenolol Among 16 027 Cases of Suspected Acute Myocardial Infraction.
Lancet 7: 57–65 (1986)
[4] Pasternak, R.C., Braunwald, E., Sobel, B.E.:
Acute Myocardial Infarction.
In: Braunwald, E.: Heart Disease: A Textbook of Cardiovascular Medicine.
W.B. Saunders Company :1222–1313
[5] Stefenelli, T., Weber, H.:
Betablocker: Wer soll behandelt werden?.
In: Schmidt, G.: Medikamentöse Behandlung des Postinfarktpatienten nach CAST.
Steinkopff-Verlag: 85–92 (1991)

[6] Taylor, S.H.:
Influence of Drug Therapy on Survival Following Acute Myocardial Infarction.
Z. Kardiol. 77: 43–51 (1988)

[7a] Yusuf, S.P.R., Lewis, J.C.R., Sleight, P.:
Beta-blockade during and after myocardial infarction: an overview of the randomized trials.
Prog. Cardiovasc. Dis. 27: 335–371 (1985)

[7b] Yusuf, S.:
Early intravenous beta blockade in acute myocardial infarction.
In: Gorlin R: A quarter-century of beta-blockade: lessons from the past, an eye to the future.
BMI/Mc-Graw-Hill, New York: 92–95 (1988)

[8] Zehender, M., Hohnloser, S., Meinertz, T., Just, H.:
Indikationsbereiche von Klasse-I-Antiarrhythmika – differentialtherapeutische Aspekte bei ventrikulären Herzrhythmusstörungen.
In: Schmidt, G.: Medikamentöse Behandlung des Postinfarktpatienten nach CAST.
Steinkopff-Verlag: 23–34 (1991)

Wirksamkeit neuerer Antiarrhythmika – CAST-Studie – Konsequenzen *(L 27)* (S. 143)

[1] Akhtar, M., Breithardt, G., Camm, A. J., Coumel, P., Janse, M.J., Lazzara, R., Myerburg, R.J., Schwartz, P.J., Waldo, A.L., Wellens, H.J.J., Zipes, D.P.:
CAST and beyond Implications of the Cardiac Arrhythmia Suppresion Trial.
Europ. Heart J. 11: 194–199 (1990)

[2] Bigger, J.T.:
Antiarrhythmic treatment: An overview.
Am. J. Cardiol. 53: 8B-16B (1984)

[3a] CAPS – The Cardiac Arrhythmia Pilot Study (CAPS) Investigators:
Effects of Encainide, Flecainide, Impiramine and Moricizine on Ventricular Arrhythmias During the Year After Acute Myocardial Infarction: The CAPS.
Amer. J. Cardiol. 61: 501–509 (1988)

[3b] CAPS – The Cardiac Arrhythmia Pilot Study (CAPS) Investigators:
Recruitment and Baseline Description of Patients in the Cardiac Arrhythmia Pilot Study.
Amer. J. Cardiol. 61: 704–713 (1988)

[4] Current Medical Views:
Aktuelle Aspekte der Therapie mit Klasse-III-Antiarrhythmika.
13. Kongreß der Europäischen Gesellschaft für Kardiologie: (1991)

[5] Farre, J., Grande, A., Albo, P.S., Marti, F., Martines-Romero, P., Rábago, A., Rábago, P.:
Arrhythmogenic effects of antiarrhythmic drugs in patients with an old myocardial infarction and asymptomatic ventricular ectopic activity as studied by programmed electrical stimulation.
Eur. Soc. Cardiol.: 404–409 (1987)

[6] Julian, D.G., Prescott, R.J., Jackson, F.S., Szekely, P.:
Controlled trial of sotalol for one year after myocardial infarction.
Lancet 1: 1142–1147 (1982)

[7] Ruskin, J.N.:
The Cardiac Arrhythmia Suppression Trial (CAST).
New Engl. J. Med.: 386–388 (1989)

Kammertachykardie, Kammerflattern, Kammerflimmern und Überlebende nach plötzlichem Herztod *(L 28)* (S. 145)

[1] Belhassen, B., Shapira, I., Keren, G., Laniado, S.:
Clinical significance of nonclinical ventricular tachycardia induced in amiodarone-treated patients.
Europ. Heart J. 6: 266–275 (1985)

[2a] Borggrefe, M., Breithardt, G.:
Predictive value of electrophysiologic testing in the treatment of drug-refractory ventricular arrhythmias.
Europ. Heart J. 7: 735–742 (1986)

[2b] Borggrefe, M., Leibner, M., Breithardt, G.:
Clinical-Electrophysiologic Effects of Combining Class I Antiarrhythmic Agents With Amiodarone in Drug-Refractory Tachycardia.
Circulation 74: (1986)

[2c] Borggrefe, M., Trampisch, H.J., Breithardt, G.:
Reappraisal of Criteria for Assessing Drug Efficacy in Patients With Ventricular Tachyarrhythmias: Complete Versus Partial Suppression of Inducible Arrhythmias.
Amer. Coll. Cardiol. 12: 140–149 (1988)

[3] Breithardt, G., Borggrefe, M., Podczeck, A., Haerten, K.:
Prognostic significance of programmed ventricular stimulation for identification of patients at risk of ventricular tachyarrhythmias.
In: Iwa, T., Fontaine, G.: Cardiac Arrhythmias: Recent Progress In Investigation And Management.
Elsevier Amsterdam – New York – Oxford: 153–164 (1988)

[4] Burckhardt, D., White, R.A., Hoffmann, A.:
Replacement of amiodarone by sotalol for repetitive ventricular premature beats.
Amer. Heart J.: 167–168 (1984)

[4] Burkart, F., Pfisterer, M., Kiowski, W., Follath, F., Burckhardt, D.:
Effect of Antiarrhythmic Therapy on Mortality in Survivors of Myocardial Infarction With Asymptomatic Complex Ventricular Arrhythmias: Basel Antiarrhythmic Study of Infarct Survival (BASIS).
Amer. Coll. Cardiol. 16: 1711–1718 (1990)

[5] DiCarlo, L.A., Morady, F., de Buitleir, M., Baerman, J.M., Schurig, L., Annesley, T.:
Effects of chronic amiodarone therapy on ventricular tachycardia induced by programmed ventricular stimulation.
Amer. Heart J. 113: 57–64 (1987)

[6] Flaker, G.C., Alpert, M.A., Webel, R.R., Ruder, M.A., Sanfelippo, J.F., Tsutakawa, R.K.:
Amiodarone and sustained ventricular arrhythmias: Statistical evidence of drug effectiveness.
Amer. Heart J. 110: 371–376 (1985)

[7] Fogoros, R.N., Anderson, K.P., Winkle, R.A., Swerdlow, C.D., Mason, J.W.:
Amiodarone: clinical efficacy and toxicity in 96 patients with recurrent drug-refractory arrhythmias.
Circulation 68: 88–94 (1983)

[8] Goedel-Meinen, L., Hofmann, M., Schmidt, G., Maier-Rudolph, W., Barthels, P., Baedecker, W., Blömer, H.:
Zusammenhang zwischen der Effektivität von Klasse-Ib- und Klasse-Ic-Antiarrhythmika und ihrem Einfluß auf das signalgemittelte EKG im Akkutest.
In: Schlepper, M.: Neue und alte Behandlungsmöglichkeiten bei Herzrhythmusstörungen.
Schattauer Verlag Stuttgart – New York: 10–16(1990)

[9] Gottlieb, C., Josephson, M.E.:
The Preference of Programmed Stimulation-Guided Therapy for Sustained Ventricular Arrhythmias.
In: Brugada, P., Wellens, H.J.J.: Cardiac Arrhythmias.
Cardiovasc. Dis.: 421–434 (1987)

[10] Graboys, T.B., Almeida, E.C., Lown, B.:
Recurrence of Malignant Ventricular Arrhythmia After Antiarrhythmic Drug Withdrawal.
Amer. J. Cardiol. 58: 59–62 (1986)

[11a] Heger, J.J., Prystowsky, E.N., Zipes, D.P.:
Clinical efficacy of amiodarone in treatment of recurrent ventricular tachycardia and ventricular fibrillation.
Amer. Heart J. 105: 887–894 (1983)

[11b] Heger, J.J., Prystowsky, E.N., Miles, W.M., Klein, L.S., Zipes, D.P.:
Relative Efficacy of Amiodarone and Propafenone in Patients with Recurrent Ventricular Tachycardia and Ventricular Fibrillation.
In: Singh, B.N.: Control Of Cardiac Arrhythmias By Lengthening Repolarization.
Futura: 449–458 (1988)

[12a] Horowitz, L.N., Josephson, M.E., Farshidi, A., Spielman, S.R., Michelson, E.L., Greenspan, A.M.:
Recurrent sustained ventricular tachycardia. III. Role of the electrophysiologic study in selection of antiarrhythmic regimes.
Circulation 58: 986 (1978)

[12b] Horowitz, L.N., Spielman, S.R., Greenspan, A.M.:
Ventricular arrhythmias: Use of electrophysiologic studies.
Amer. Heart J. 106: 881–885 (1983)

[12c] Horowitz, L.N., Greenspan, A., Spielman, S.R., Webb, C.:
Usefulness of electrophysiologic testing in evaluation of amiodarone therapy for sustained ventricular tachycardias associated with coronary heart disease.
Amer. J. Cardiol. 55: 367–371 (1985)

[12d] Horowitz, L.N.:
Sudden arrhythmic death: prediction and prevention.
In: Iwa, T., Fontaine, G.: Cardiac Arrhythmias: Recent Progress In Investigation And Management.
Elsevier Amsterdam – New York – Oxford: 165–170 (1988)

[13a] Kim, S.G., Felder, S.D., Figura, I., Johnston, D.R., Mercando, A.D., Fisher, J.D.:
Prognostic Value of the Changes in the Mode of Ventricular Tachycardia Induction During Therapy with Amiodarone or Amiodarone and a Class 1A Antiarrhythmic Agent.
Amer. J. Cardiol. 59: 1214–1318 (1987)

[13b] Kim, S.G.:
The management of patients with life-threatening ventricular tachyarrhythmias: Programmed stimulation or Holter monitoring (either or both)?.
Circulation 76: 1–5 (1987)

[14] Klein, L.S., Fineberg, N., Heger, J.J., Miles, W.M., Kammerling, J.M., Chang, M.S., Zipes, D.P., Prystowsky, E.N.:
Prospective Evaluation of a Discriminant Function for Prediction of Recurrent Symptomatic Ventricular Tachycardia or Ventricular Fibrillation in Coronary Artery Disease patients Receiving Amiodarone and Having Inducible Ventricular Tachycardia at Electrophysiologic Study.
Amer. J. Cardiol. 61: 1024–1030 (1988)

[15] Krafchek, J., Lin, H.T., Beckman, K.J., Nielsen, A.P., Magro, S.A., Hargis, J., Wyndham, C.R.C.:
Cumulative Effects of Amiodarone on Inducibility of Ventricular Tachycardia: Implications for Electrophysiological Testing.
Pace 11: 434–444 (1988)

[16] Kreamer, J.W., Zevitz, M., Somberg, J.C.:
The Role of Electrophysiologic Testing in the Selection of Amiodarone Therapy.
J. Clin. Pharmacol. 29: 429–435 (1989)

[17] Lo, K.S., Gantz, K.B., Stetson, P.L., Lucchesi, B.R., Pitt, B.:
Disopyramide-Induced ventricular Tachycardia.
Arch. Intern. Med. 140: 413–414 (1980)

[18] Lo, Y.S.A., Nguyen, K.P.V.:
Electrophysiologic study in the management of Cardiac arrest survivors: A Critical review.
Division of Cardiol.: 596–604 (1987)

[19] Manz, M., Jung, W., Mletzko, R., Lüderitz, B.:
Hämodynamik bei ventrikulären Tachyarrhythmien und deren Behandlung.
In: Lüderitz, B.: Arrhythmiebehandlung und Hämodynamik.
Springer-Verlag: 103–117 (1990)

[20] Martin, W., Howard, D.:
Amiodarone-induced lung toxicity: In vitro evidence for the direct toxicity of the drug.
Am. J. Pathol. 120: 344–350 (1985)

[21a] Mason, J.W., Winkle, R.A.:
Accuracy Of The Ventricular Tachycardia-Induction Study For Predicting Long-Term Efficacy And Inefficacy Of Antiarrhythmic Drugs.
N. Engl. J. Med. Vol. 303, No. 19: 1073–1077 (1980)

[21b] Mason, J.W.:
Toxicity Of Amiodarone.
Abstract, Circulation 72: ? (1985)

[22] McGovern, B., Garan, H., Malacoff, R.F.:
Long-term clinical outcome of ventricular tachycardia or fibrillation treated with amiodarone.
Amer. J. Cardiol. 53: 1558–1563 (1984)

[23a] Morady, F., Sauve, M.J., Malone, P., Shen, E.N., Schwartz, A.B., Bhandari, A., Keung, E.:
Long-Term Efficacy and Toxicity of High-Dose Amiodarone Therapy for Ventricular Tachycardia or Ventricular Fibrillation.
Amer. J. Cardiol. 52: 975–979 (1983)

[23b] Morady, F., Scheinman, M.M., Hess, D.S., Sung, R.J., Shen, E., Shapiro, W.:
Electrophysiologic testing in the management of survivors of out-of-hospital cardiac arrest.
Amer. J. Cardiol. 51: 85–89 (1983)

[23c] Morady, F., Scheinman, M.M., Hess, D.S.:
Amiodarone in the management of patients with ventricular tachycardia and ventricular fibrillation.
Pace 6: 609–615 (1983)

[24] Ostermeyer, J., Borggrefe, M., Breithardt, G., Blackstone, E.H., Bricks, W.:
Chirurgische Verfahren zur Behandlung tachykarder ventrikulärer Rhythmusstörungen.
In: Schlepper, M.: Neue und alte Behandlungsmöglichkeiten bei Herzrhythmusstörungen.
Schattauer Verlag Stuttgart – New York: 17–35 (1990)

[25] Platia, E.V., Reid, P.R.:
Comparison of Programmed Electrical Stimulation and Ambulatory Electrocardiographic (Holter) Monitoring in the Management of Ventricular Tachycardia and Ventricular Fibrillation.
Amer. Coll. Cardiol.: 493–500 (1984)

[26] Rae, A.P., Kay, H.R., Horowitz, L.N., Spielman, S.R., Greenspan, A.M.:
Proarrhythmic Effects of Antiarrhythmic Drugs in Patients With Malignant Ventricular Arrhythmias Evaluated by Electrophysiologic Testing.
Amer. Coll. Cardiol. 12: 131–139 (1988)

[27] Reddy, C.P., Kuo, C.S., Jivrajka, V.:
Effect of amiodarone on electric induction, morphology, and rate of ventricular tachycardia and its relation to clinical efficacy.
Pace 7: 1055–1062 (1984)

[28] Saksena, S., Rothbart, S.T., Shah, Y., Capello, G.:
Clinical efficacy and electropharmacology of continuous intravenous amiodarone infusion and chronic oral amiodarone in refractory ventricular tachycardia.
Amer. J. Cardiol. 54: 347–352 (1984)

[29] Santarelli, P., Bellocci, F., Nobile, A., Gianolla, F., Loperfido, F., Denes, P.:
Programmed Stimulation vs Holter Monitoring In Patients Treated With Amiodarone For Ventricular Tachycardia.
Abstract, World Congress Of Cardiology: (1986)

[30] Seipel, L., Borggrefe, M., Breithardt, G., Ostermeyer, J.:
Klinische Elektrophysiologie des Herzens.
Georg Thieme Verlag Stuttgart – New York: (1987)

[31] Sokoloff, N.M., Spielman, S.R., Greenspan. A.M., Rae, A.P., Brady, P.M., Kay, H.R., Horowitz, L.N.:
Utility of Ambulatory Electrocardiographic Monitoring for Predicting Recurrence of Sustained Ventricular Tachyarrhythmias in Patients Receiving Amiodarone.
Amer. Coll. Cardiol. 7: 938–941 (1986)

[32] Swerdlow, C.D., Winkle, R.A., Mason, J.W.:
Determinants Of Survival In Patients With Ventricular Tachyarrhythmias.
New Engl. J. Med. 308: 1436–1442 (1983)

[33] Talajic, M., DeRoode, M.R., Nattel, S.:
Comparative electrophysiologic effects of intravenous amiodarone and desethylamiodarone in dogs: evidence for clinically relevant activitiy of the metabolite.
Circulation 75: 265–271 (1987)

[34] Veltri, E.P., Reid, P.R., Platia, E.V., Griffith, L.S.:
Amiodarone in the Treatment of Life-Threatening Ventricular Tachycardia: Role of Holter Monitoring in Prediction Long-Termin Clinical Efficacy.
Amer. Coll. Cardiol. 6: 806–813 (1985)

[35] Waller, T.J., Kay, H., R., Spielman, S.R., Kutalek, S.P., Greenspan, A.M.:
Reduction in Sudden Death and Total Mortality by antiarrhythmic Therapy Evaluated by Electrophysiologic Drug Testing: Criteria of Efficacy in Patients With Sustained Ventricular Tachyarrhythmia.
Amer. Coll. Cardiol. 10: 83–89 (1987)

[36a] Waxman, H.L., Groh, W.C., Marchlinski, F.E.:
Amiodarone for control of sustained ventricular tachyarrhythmia: Clinical and electrophysiologic effects in 51 patients.
Amer. J. Cardiol. 50: 1066–1074 (1982)

[36b] Waxman, H.L.:
The efficacy of amiodarone for ventricular arrhythmias cannot be predicted with clinical electrophysiologic studies.
Internat. J. Cardiol. 3: 76–80 (1983)

[37] Yazaki, Y., Haffajee, C.L., Gold, R.L.:
Electrophysiologic predictors of long-term clinical outcome with amiodarone for refractory ventricular tachycardia secondary to coronary artery disease.
Amer. J. Cardiol. 60: 293–297 (1987)

Allgemeine Literatur: A 1, A 8a, A 8b, A 26a, A 27a, A 27b, A 28, A 29b, A 33a, A 34a, A 34b, A 39, A 41, A 48, A 59a, A 59b, A 60c, A 60d, A 65, A 71c, A 81b, A 89

Therapeutische Alternativen *(L 29)* (S. 166)

[1] Anderson, M., Camm, A.J.:
Clinical trials with implantable cardioverter defibrillators.
In: Lindemans, F.W., Rankin, I.R., Vegter, J.:
Symposium on PCDTM Clinical Results – Proceedings.
Medtronic, Interlaken, Switzerland, February 17–19: 105–110 (1991)

[2] Bigger, J.T.:
Prophylactic Use of Implantable Cardioverter Defibrillators: Medical, Technical, Economic Considerations.
PACE, 14: 376–380 (1991)

[3] Block, M., Borggrefe, M., Hammel, D., Isbruch, F.:
Clinical results with non-thoracotomy lead systems.
In: Lindemans, F.W., Rankin, I.R., Vegter, J.: Symposium on PCDTM Clinical Results – Proceedings.
Medtronic, Interlaken, Switzerland, February 17–19: 93–98 (1991)

Bonnet s. [25] am Ende des Kapitels

[4] Borggrefe, M., Budde, Th., Martinez-Rubio, A., Hief, C., Breithardt, G.:
Katheterablation ventrikulärer Tachykardien.
In: Schlepper, M.: Neue und alte Behandlungsmöglichkeiten bei Herzrhythmusstörungen.
Schattauer Verlag Stuttgart – New York: 162–177 (1990)

[5] Brachmann, J.:
Clinical results with non-thoracotomy lead systems for PCD.
In: Lindemans, F.W., Rankin, I.R., Vegter, J.: Symposium on PCDTM Clinical Results - Proceedings.
Medtronic, Interlaken, Switzerland, February 17–19: 99 (1991)

[6] Cammilli, L., Mugelli, A., Grassi, G., Alcidi, L., Melissano, G., Menegazzo, G., Silvestri, V.:
Implantable Pharmacologica Defibrillator (AIPhD): Preliminary Investigations in Animals.
PACE 14: 381–386 (1991)

[7] Chevalier, P., Touboul, P.:
Antiarrhythmic drug prescription for ICD patients.
In: Lindemans, F.W., Rankin, I.R., Vegter, J.: Symposium on PCDTM Clinical Results – Proceedings.
Medtronic, Interlaken, Switzerland, February 17–19: 59–62 (1991)

[8] Coumel, P., Leenhardt, A., Leclercq, J.F.:
Prediction of device use in PCD patients.
In: Lindemans, F.W., Rankin, I.R., Vegter, J.: Symposium on PCDTM Clinical Results – Proceedings.
Medtronic, Interlaken, Switzerland, February 17–19: 85–92 (1991)

[9] Faerestrand, S., Ohm, O.J.:
PCD follow up requirements.
In: Lindemans, F.W., Rankin, I.R., Vegter, J.: Symposium on PCDTM Clinical Results – Proceedings.
Medtronic, Interlaken, Switzerland, February 17–19: 63–68 (1991)

[10] Fogoros, R.N., Fiedler, S.B., Elson, J.J.:
The Automatic Implantable Cardioverter-Defibrillator in Drug-Refractory Ventricular Tachyarrhythmias.
Ann. intern. Med. 107: 635–641 (1987)

[11] Fromer, M., Kappenberger, L.:
Effectiveness of cardioversion.
In: Lindemans, F.W., Rankin, I.R., Vegter, J.: Symposium on PCDTM Clinical Results – Proceedings.
Medtronic, Interlaken, Switzerland, February 17–19: 49–54 (1991)

[12] Guarnieri, T., Levine, J.H., Griffith, L.S.C., Veltri, E.P.:
When „sudden cardiac death" is not so sudden: Lessons learned from the automatic implantable defibrillator.
Amer. Heart J. 115: 205–207 (1987)

[13] Jung, W., Manz, M., Lüderitz, B.:
Antiarrhythmic drug prescription for ICD patients.
In: Lindemans, F.W., Rankin, I.R., Vegter, J.: Symposium on PCDTM Clinical Results – Proceedings.
Medtronic, Interlaken, Switzerland, February 17–19: 55–58 (1991)

[14] Kappenberger, L.J.:
Foreword.
In: Lindemans, F.W., Rankin, I.R., Vegter, J.: Symposium on PCDTM Clinical Results – Proceedings.
Medtronic, Interlaken, Switzerland, February 17–19: 3–8 (1991)

[15] Kelly, P.A., Cannom, D.S., Garan, H., Mirabal, G.S., Harthorne, J.W., Hurvitz, R.J., Vlahakes, G. J., Jacobs, M.L., Ilvento, J.P., Buckley, M.J., Ruskin, J.N.:
The Automatic Implantable Cardioverter-Defibrillator: Efficacy, Complications and Survival in Patients With Malignant Ventricular Arrhythmias.
Amer. Coll. Cardiol. 11: 1278–1286 (1989)

Kemkes, s. [23] am Ende des Kapitels

[16a] Lindemans, F.W., Rankin, I.R., Vegter, J.:
Symposium on PCDTM Clinical Results – Proceedings.
Medtronic, Interlaken, Switzerland, February 17–19: (1991)

[16b] Lindemans, F.W., van Berlo, A.M.W., Bourgeois, I.M.:
Summary of PCD clinical study results.
In: Lindemans, F.W., Rankin, I.R., Vegter, J.: Symposium on PCDTM Clinical Results – Proceedings.
Medtronic, Interlaken, Switzerland, February 17–19: 111–120 (1991)

[17a] Lüderitz, B.:
Indikationen für und Behandlungserfolge mit antitachykarden Systemen bei ventrikulären Rhythmusstörungen.
In: Schlepper, M.: Neue und alte Behandlungsmöglichkeiten bei Herzrhythmusstörungen.
Schattauer Verlag Stuttgart – New York: 36–42 (1990)

[17b] Lüderitz, B.:
The Impact of Antitachycardia Pacing with Defibrillation.
PACE 14: 312–316 (1991)

[18] Obel, I.W.P., Lasersohn, B., Dateling, F.:
General and psychological aspects of PCD implantation.
In: Lindemans, F.W., Rankin, I.R., Vegter, J.: Symposium on PCDTM Clinical Results – Proceedings.
Medtronic, Interlaken, Switzerland, February 17–19: 69–74 (1991)

[19] Ostermeyer, J., Borggrefe, M., Breithardt, G., Blackstone, E.H., Bricks, W.:
Chirurgische Verfahren zur Behandlung tachykarder ventrikulärer Rhythmusstörungen.
In: Schlepper, M.: Neue und alte Behandlungsmöglichkeiten bei Herzrhythmusstörungen.
Schattauer Verlag Stuttgart – New York: 17–35 (1990)

[20] Schoels, W., Brachmann, J.:
Prevention and treatment of PCD complications.
In: Lindemans, F.W., Rankin, I.R., Vegter, J.: Symposium on PCDTM Clinical Results – Proceedings.
Medtronic, Interlaken, Switzerland, February 17–19: 81–84 (1991)

[21] Siebels, J., Kuck, K.H.:
Effectiveness of anti-tachy pacing.
In: Lindemans, F.W., Rankin, I.R., Vegter, J.:Symposium on PCDTM Clinical Results – Proceedings.
Medtronic, Interlaken, Switzerland, February 17–19: 43–48 (1991)

[22] Stiefelhagen, P.:
Aktuelle Gesichtspunkte der Herzschrittmachertherapie.
Der Internist 32: 561–562 (1991)

[23] Kemkes, B.M., Steinbeck, G.:
Herztransplantation – Alternative zur medikamentösen Therapie bei malignen Tachyarrhythmien.
In: Steinbeck, G.: Lebensbedrohliche ventrikuläre Herzrhythmusstörungen.
Steinkopf Verlag Darmstadt: 247–253 (1986)

[24] Troup, P.J., Chapman, P.D., Olinger, G.N., Kleinman, L.H.:
The Implanted Defibrillator: Relation of Defibrillating Lead Configuration and Clinical Variables to Defibrillation Threshold.
Amer. Coll. Cardiol. 6: 1315–1321 (1985)

[25] Bonnet, C.A., Fogoros, R.N., Elson, J.J.:
Einfluß der antiarrhythmischen Therapie auf die Prognose von Patienten mit malignen Arrhythmien und eingeschränkter linksventrikulärer Funkion.
Pace 14: 814–822 (1991)

Allgemeine Literatur: A 34a

Pleomorphe Kammertachykardie *(L 30)* (S. 171)

[1] Josephson, M.E., Horowitz, L.N., Farshidi, A., Spielman, S.R., Michelson, E.L., Greenspan, A.M.:
Recurrent sustained ventricular tachycardia:
4. Pleomorphism
Circulation 59: 459–468 (1979)

[2] Tonet, R., Frank, R., Fontaine, G., Grosgogeat, Y.:
Efficacy and Safety of Low Dose of Beta-Blocker Agents Combined with Amiodarone in Refractory Ventricular Tachycardia.
Pace 11: 1984–1989 (1988)

Allgemeine Literatur: A 83

Bidirektionale Kammertachykardie *(L 31)* (S. 172)

[1] Ward, D.E., Camm, A.J., Pearce, R.C., Spurrell, R.A.J., Rees, G.M.:
Incessant atrioventricular tachycardia involving an accessory pathway: preoperative and intraoperative electrophysiologic studies and surgical correction.
Amer. J. Cardiol. 44/3: 91–95 (1980)

Polymorphe Kammertachykardien – Torsade de pointes *(L 32)* (S. 173)

Bashour, s. [12] am Ende des Kapitels

[1] Bernuth, von G., Bernsau, U., Gutheil, H., Hoffmann, W., Huschke, U., Jüngst, B.-K., Kallfelz, H.C., Lang, D., Sandhage, K., Schmaltz, A.A., Schmidt-Redemann, B., Weber, H., Weiner, C.:
Tachyarrhythmic Syncopes in Children with Structurally Normal Hearts with and without QT-Prolongation in the Electrocardiogram.
Amer. J. Pediatr. 138: 206–210 (1982)

[2a] Coumel, P., Leclercq, J.-F., Attuel, P.:
Drug-resistant paroxysmal ventricular tachycardia: approach to drug management by intracardiac electrography and ambulatory electrocardiographic monitoring
In: Sandøe, E., Julian, D.G., Bell, J.W.: Management of ventricular tachycardia-role of mexiletine.
Excerpta Medica, Amsterdam, Oxford: (1978)

[2b] Coumel, P., Leclercq, J.-F., Rosengarten, M., Attuel, P., Milosevic, D.:
Unusual forms of severe ventricular tachyarrhythmias: their relationships with the QT interval and the vagosympathetic balance.
In: Kulbertus, H.E., Wellens, J.J. ed.: Sudden Death.
The Hague Martinus Nijhoff Publishers: 199–215 (1980)

[2c] Coumel, P., Attuel, P.:
Which Arrhythmias are specifically susceptible to Calcium Antagonists?
In: Rosenbaum, M.B., Elizari, V.M.: Frontiers of Cardiac Electrophysiology.
Martinus Nijhoff Publ., The Hague: 341–348 (1983)

[3] Horowitz, L.N., Greenspan, A.M., Spielman, S.R., Josephson, M.E.:
Torsades de pointes: electrophysiological studies in patients without transient pharmacologic or metabolic abnormalities.
Circulation 63: 1120–1128 (1981)

Jost, s. [13] am Ende des Kapitels

[4] Kadish, A.H., Levine, J.:
Acquired Torsade de Pointes: Diagnosis and Management.
Arrhythmia clinic: 92–99 (1989)

[5] Keren, A., et al.:
Atypical ventricular tachycardia (torsades de pointes) introduced by amiodarone
Chest 81: 384–386 (1982)

[6] Lewis, B.H., Antman, E.M., Graboys, T.B.:
Detailed Analysis of 24 Hour Ambulatory Electrocardiographic Recordins During Ventricular Fibrillation or Torsade de Pointes.
Amer. Coll. Cardiol. 2: 426–436 (1983)

[7] Mattioni, T.A., Zheutlin, T.A., Sarmiento, J.J., Parker, M., Lesch, M., Kehoe, R.F.:
Amiodarone in Patients with Previous Drug-Mediated Torsade de Pointes.
Amer. Coll. Phys. 111: 574–580 (1989)

[8] Nguyen, P.T., Scheinman, M.M., Seger, J.:
Polymorphous ventricular tachycardia: clinical characterization, therapy, and the QT interval.
Circulation 74: 340–349 (1986)

[9] Prystowsky, E.N.:
III. Antagonist's Viewpoint.
JACC 12: 274–283 (1988)

[10] Qi, W.H., Shi Lei, Gong Lan-sheng:
Verapamil Treatment Of Torsades De Pointes Venticular Tachyarrhythmia In Particular Pattern.
Chin. med. J. 101: 249–250 (1988)

[11] Tzivoni, D., Banai, S., Schuger, C., Benhorin, J., Keren, A., Gottlieb, S., Stern, S.:
Treatment of torsade de pointes with magnesium sulfate.
Circulation 77 (2): 392–397 (1988)

[12] Bashour, T., Jokhadar, M., Cheng, T.O.:
Effective Management of the long O-T syndrome with amiodarone.
Chest 79/6: 704–706 (1981)

[13] Jost, M., Hoffman, A., White, R. A., und Burckhardt, D.:
Niedrigdosierte Amiodaron-Therapie bei der Behandlung therapierefraktärer komplexer ventrikulärer Rhythmusstörungen.
Cardiology 70/1: 122–128 (1983)

Allgemeine Literatur: A 51, A 81a, A 81c,

Koronare Herzkrankheit – Herzinfarkt – stabile und instabile Angina pectoris *(L 33)* (S. 188)

[1] Charlier, R.:
Cardiac actions in the dog of a new antagonist of adrenergic excitation which does not produce competitive blockade of adrenoceptors.
Brit. J. Pharmacol. 39: 668–674 (1970)

[2a] Lubbe, W. F., McFadyen, M. L., Muller,C. A., Worthington, M., Opie, L. H.:
Protective action of amiodarone against ventricular fibrillation in the isolated perfused rat heart.
Amer. J. Cardiol. 43/3: 533–554 (1979)

[2b] Lubbe, W. F., McFadyen, M. L., Muller, C. A. Worthington, M., Opie, L. H.:
Effect of amiodarone on ventricular fibrillation in the isolated perfused rat heart.
S. Afr. J. Sci.: 76 (198O)

[3] Petta, J. M., Zaccheo, V. J.:
Comparative profile of L3428 and other antianginal agents on cardiac hemodynamics.
J. Pharmacol. exp. Ther. 176/2: 328–338 (1971)

[4] Remme, W. J., Krauss, X. H., van Hoogenhuyze, D. C. A., Kruyssen, H. A. C. M., Storm, C. J.:
Effects of intravenous amiodarone on pacing induced coronary sinus bloodflow changes and myocardial ischemia in patients with coronary artery disease.
Abstr.-Symp. „Amiodarone in Cardiology", Utrecht: (1983)

[5] Rutitzky, B., Girotti, A. L.:
Efficacy of chronic amiodarone therapy in patients with variant angina pectoris and inhibition of ergonovine coronary constriction.
Am. Heart J, 103/1: 38–43 (1982)

Allgemeine Literatur: A 63, A 80a

Herzinfarkt *(L 34)* (S. 189)

[1a] Bigger, J.T., Fleiss, J.L., Kleiger, R., Miller, J.P., Rolnitzky, L.M., The Multicenter Post-Infarct Research Group.
The relationships among ventricular arrhythmias, left ventricular dysfunction, and mortality in the 2 years after myocardial infarction.
Circulation 69: 250–258 (1984)

[1b] Bigger, J.T.:
Risk stratification after myocardial infarction.
Z. Kardiol. 74: 147–157 (1985)

[2] Burkart, F., Pfisterer, M., Kiowski, W., Follath, F., Burckhardt, D.:
Effect of Antiarrhythmic Therapy on Mortality in Survivors of Myocardial Infarction With Asymptomatic Complex Ventricular Arrhythmias: Basel Antiarrhythmic Study of Infarct Survival (BASIS).
Amer. Coll. Cardiol. 16: 1711–1718 (1990)

[3a] Cairns, J., Connolly, S., Holder, D., Fallen, E., Finkelstein, L., Sealey, B., Tanser, P.:
Suppression of Post-myocardial Infarction VPDs by Amiodarone: Randomized Double-blind Placebo-controlled Study.
Abstract, Circulation 78: (1988)

[3b] Cairns, J., Connolly, S., Gent, M., Roberts, R.:
Canadian Amiodarone Myocardial Infarction Arrhythmia Trial (CAMIAT) Pilot Results.
12. Kongreß der Europ. Gesellsch. für Kardiologie, Stockholm: (1990)

[4] CAST-Special Report:
Preliminary Report: Effect Of Encainide und Flecainide On Mortality In A Randomized Trial Of Arrhythmia Suppression After Myocardial Infarction.
New Engl. J. Med.: 406–412 (1989)

[5] CAST-Studie:
CAST and beyond Implications of the Cardiac Arrhythmia Suppression Trial.
Europ. Heart J. 11: 194–199 (1990)

[6] EMIAT:
European Myocardial Infarct Amiodarone Trial.
Study Protocol: 1436 (1999)

[7] Kay, G.N., Pryoar, D.B., Lee, K.K., Harrell, F.E., Pressley, J.C., Gilbert, M.R., German, L.D.:
Comparison of Survival of Amiodarone-Treated Patients With Coronary Artery Disease and Malignant Ventricular Arrhythmias With That of a Control Group With Coronary Artery Disease.
Amer. Coll. Cardiol. 9: 877–881 (1987)

[8] Mukharji, J., Rude, R.E., Poole, K., Gustafson, N., Thomas, L.J., Strauss, W., Jaffe, A.S., Muller, J.E., Roberts, R., Raabe, D.S., Croft, C.H., Passamani, E., Braunwald, E., Willerson, J.T., Milis Study Group:
Risk Factors for Sudden Death After Acute Myocardial Infarction: Two-Year Follow Up.
Amer. J. Cardiol. 54: 31–36 (1984)

[9] Pagnoni, F., Finzi, A., Lomasto, M., Lotto, A.:
Predictive Accuracy Of Electrophysiologic Testing In The Treatment Of Post-Infarctional Ventricular Tachycardia With Amiodarone.
Abstract, Europ. Heart J. 5: 286 (1984)

[10] Sanofi Labaz:
Interne Übersicht über die derzeitigen (1991) laufenden großen Amiodaron-Studien sowie die zugehörigen Pilotstudien.
(1991)

[11] Sanofi Pharma, Manchester:
Technical Brochure, Cordaron X.
(Stand November 1990)

[12] Schmidt, A., König, W., Binner, L., Mayer, U., Stauch, M.:
Efficacy and Safety of Intravenous Amiodarone in Acute Refractory Arrhythmias.
Clin. Cardiol. 11: 481–485 (1988)

[13] Schwartz, P.J.:
22. Cardiac Innervation And Sudden Death: New Strategies For Prevention.
Kluwer Academic Publ. Boston: 293–308 (1989)

Skoularigis, s. [17] am Ende des Kapitels
Stefenelli, s. [16] am Ende des Kapitels

[14] Tzivoni, D., Banai, S., Schuger, C., Benhorin, J., Keren, A., Gottlieb, S., Stern, S.:
Treatment of torsade de pointes with magnesium sulfate.
Circulation 77 (2): 392–397 (1988)

[15] Zehender, M., Hohnloser, S., Meinertz, T., Just, H.:
Indikationsbereiche von Klasse-I-Antiarrhythmika – differentialtherapeutische Aspekte bei ventrikulären Herzrhythmusstörungen.
In: Schmidt, G.: Medikamentöse Behandlung des Postinfarktpatienten nach CAST.
Steinkopff-Verlag: 23–34 (1991)

[16] Stefenelli, T., Weber, H.:
Betablocker: Wer soll behandelt werden?.
In: Schmidt, G.: Medikamentöse Behandlung des Postinfarktpatienten nach CAST.
Steinkopff-Verlag: 85–92 (1991)

[17] Skoularigis, J.:
Erweiterte Einsatzmöglichkeiten des Antiarrhythmikums Amiodaron. 64th Scientific Sessions of the American Heart Association.
Abstract, Kongress-Newsletter, USA: (1991)

Allgemeine Literatur: A 8a, A 8b, A 14, A 46, A 51, A 76, A 81c, A 81d

Instabile und stabile Angina pectoris *(L 35)* (S. 188)

[1] Camous, J. P., Baudouy, M., Guarino, L., Patouraux, G., Falewee, M. N., Guiran, J. B.:
Traitement de certains troubles du rythme ventriculaire par perfusion d'amiodarone.
Rev. Médit. Sc. Méd. 8: 415–416 (1979)

[2] Cassagnes, J., Lamaison, D., Palcoux, M. C., Gachy, B., Teysonnere, B., Jallut, H.:
Interet de l'amiodorone injectable dans le syndrome de menace.
Rev. Med. Mars/Avril: (1980)

[3] Daubert, C., Bourdonnec, A., Jourbrel, P., Kombila, P., Pony, J. C., Gouffault, J.:
Traitement des syndromes de menace rebelles de l'infarctus du myocarde par l'amiodarone injectable.
Manuskript, Documentation Labaz: (o. J.)

[4] Fauchier, J.P.:
La place de l'amiodarone dans le traitement de l'insufficence coronaire.
Rev. Méd. (Paris), I/2: 29–34 (1979)

[5] Kulbertus, H.E., Bertholet, M., Hastir, F., Renier, J., Demoulin, J.C.:
The value of amiodarone for the treatment of unstable angina.
Abstr.-Symp., Amiodarone in Cardiology, Utrecht: (1983)

[6] Lesbre, J.P., Eloy, J.P.:
An Open Comparison of Amiodarone with Diltiazem and Glyceryl Tinitrate in Patients with Stable Exertional Angina.
Drugs 29: 31–36 (1985)

[7] Medvedowsky, J.L., Barnay, C., Hanvic, G.:
Le traitement de l'angine de poitrine instable par l'association amiodarone-diltiazem.
Ann. Cardiol. Angéiol. 4: 339–344 (1982)

[8] Seiler, A.J., Gimmi, C.D., Descoeudres, C.E.:
Angina-Pectoris-Behandlung bei Dialysepatienten: Amiodaron versus Propranolol.
Kardiologie: 100 (19??)

[9] Singh, B. N., Vaughan-Williams, E.M.:
The effect of amiodarone, a new anti-anginal drug, on cardiac muscle.
Brit. J. Pharmacol. 39/4: 657–667 (197O)

[10] Slama, R., Leclerq, J. F.:
The clinical use of intravenous amiodarone.
D. M. Krikler, W. J. McKenna and D. A. Chamberlain (Eds).
Amiodarone & Arrhythmias: 53–58 (1983)

[11] Vastesaeger, M., Gillot, P., Rasson, G.:
Etude clinique d'une nouvelle médicationanti-angoreuse.
Documentation Labaz Schweiz. med. Wschr. 112/45: 1585–1587 (1982)

Allgemeine Literatur: A 63

Variant-Angina – Prinzmetall-Angina *(L 36)* (S. 200)

[1] Brochier, M., Fauchier. J.-P., Charbonnier, B., Latour, F., Perrotin, D.:
Effets bénéfiques de l'amiodarone injectable sur l'état de mal syncopal de l'angor de Prinzmétal.
Nouv. Presse méd. 6/17: 148O (1977)

[2] Chiche, P., Haiat, R., Steff, P.:
Angina pectoris with syncope due to paroxysmal atrioventricular block: role of ischaemia. Report of two cases.
Br. Heart J. 36: 577–581 (1974)

[3] Fauchier, J.-P., Charbonnier, B., Brochier, Raynaud, R.:
L'amiodarone injectable et par voie orale dans le traitement del'angor de Prinzmétal R. sévére et syncopal.
Ann. Cardiol. Angéiol. 27/3: 188–197 (1978)

[4] Przybojewski, J.Z.:
Multiple coronary vasospasm: a cause of repeated myocardial infarction and symptomatic „torsade de pointes“ (atypical ventricular tachycardia).
Mediese Tyd skrif Deel 63: 103–112 (1983)

[5] Ruskin, J.N.:
The Cardiac Arrhythmia Suppression Trial (CAST).
New Engl. J. Med.: 386–388 (1989)

[6] Rutitzky, B., Girotti, A. L.:
Efficacy of chronic amiodarone therapy in patients with variant angina pectoris and inhibition of ergonovine coronary constriction.
Amer. Heart J., 103/1: 38–43 (1982)

Allgemeine Literatur: A 51

Dilatative Kardiomyopathie – Dekompensierte Herzinsuffizienz *(L 37)* (S. 203)

[1a] Bigger, J.T., Weld, F.M., Rolnitzky, L.M., Ferrick, K.J.:
Is Digitalis Treatment Harmful in The Year After Acute Myocardial Infarction?
Abstr. Circul. 64/4: 1–2 (1981)

[1b] Bigger, J.T.:
Why patients with congestive heart failure die: arrhythmias and sudden cardiac death.
Circulat., Vol. 75, Supp. IV: 28–35 (1987)

[2] Chakko, C.S., Gheorghiade, M.:
Ventricular arrhythmias in severe heart failure: incidence, significance, and effectiveness of antiarrhythmic therapy.
Amer. Heart J. 109: 497–504 (1985)

[3a] Chatterjee, K.:
Antiarrhythmic drugs and congestive heart failure. II. Protagonist's Viewpoint.
Amer. Coll. Cardiol. 12: 274–283 (1988)

[3b] Chatterjee, K.:
Amiodarone in Chronic Heart Failure.
Amer. Coll. Cardiol. 14: 1775–1776 (1989)

[4a] Cleland, J.G.F., Dargie, H.J., Robertson, I.S.:
Angiotensin converting enzyme inhibition in heart failure.
Brit. J. clin. Pharmac. 18: 157–160 (1984)

[4b] Cleland, J.G.F., Dargie, H.J., Findlax, I.N., Wilson, J.T.:
Clinical, haemodynamic, and antiarrhythmic effects of long term treatment with amiodarone of patients in heart failure.
Brit. Heart J. 57: 436–445 (1987)

[5a] Cohn, J.N., Levine, T.B., Olivari, M.T., Garberg, V., Lura, D., Francis, G.S., Simon, A.B., Rector, T.:
Plasma Norepinephrine As A Guide To Prognosis In Patients With Chronic Congestive Heart Failure.
New Engl. J. Med. 311/13: 819–823 (1984)

[5b] Cohn, J.N., Archibald, D.G., Ziesche, S., Franciosa, J.A., Harston, W.E., Tristani, F.E., Dunkman, W.B., Jacobs, W., Francis, G.S., Flohr, K.H., Goldman, S., Cobb, F. R., Shah, P.M., Saunders, R., Fletcher, R.D., Loeb, H.S., Hughes, V.C., Baker, B.:
Effect of Vasodilator Therapy on Mortality in Chronic Congestive Heart Failure.
New Engl. J. Med. 314/24: 1547–1552 (1986)

[6] Condorelli, L.:
L'azione degli ioni magnesio sulle turbe batmotrope del miocardio ventricolare.
Autorizzazione del Tribunale di Roma 5498: 381–418 (1956)

[7] Consensus Trial Study Group:
Effects of Enalapril on Mortality in Severe Congestive Heart Failure.
New. Engl. J. Med. 316: 1429–1435 (1987)

[8] Dargie, H.J., Cleland, J.G.F., Leckie, B.J., Inglis, C.G., B.W., Ford, I.:
Relation of arrhythmias and electrolyte abnormalities to survival in patients with severe chronic heart failure.
Circulat., Vol. 75, Suppl. IV: 89–107 (1987)

[9] Das, S.K., Morady, F., DiCarlo, L., Baerman, J., Krol, R., De Buitleir, M., Crevey, B.:
Prognostic Usefulness of Programmed Ventricular Stimulation in Idiopathic Dilated Cardiomyopathy Without Symptomatic Ventricular Arrhythmias.
Amer. J. Cardiol. 58: 998–1000 (1986)

[10] Davis, J.O., Freeman, R.H.:
Renin Release Mechanisms in Congestive Heart Failure.
J. Hypertension 2/1: 89–94 (1984)

[11] Dawson, K.:
Endocrine physiology of electrolyte metabolism.
Drugs 28 (Suppl. I): 98–111 (1984)

[12] Follansbee, W.P., Michelson, E.L., Morganroth, J.:
Nonsustained ventricular tachycardia in ambulatory patients: characteristics and associations with sudden cardiac death.
Ann. Intern. Med. 92: 741–747 (1980)

[13] Franciosa, J.A., Wilen, M., Ziesche, S., Cohn, J.N.:
Survival in men with severe chronic left ventricular failure due to either coronary heart disease or idiopathic dilated cardiomyopathy.
Amer. J. Cardiol. 51: 831–836 (1983)

[14a] Francis, G.S., Goldsmith, S.R., Levine, T.B., Olivari, M.T., Cohn, J.N.:
The neurohumoral axis in congestive heart failure.
Ann. Intern. Med. 101: 370 (1984)

[14b] Francis, G.S.:
Development of Arrhythmias in the patient with Congestive Heart Failure: Pathophysiology, Prevalence and Prognosis.
Amer. J. Cardiol. 57: 3B-7B (1986)

[14c] Francis, G.S.:
Should Asymptomatic Ventricular Arrhythmias in Patients With Congestive Heart Failure Be Treated With Antiarrhythmic Drugs?.
Amer. Coll. Cardiol. 12: 274–283 (1988)

[15] Gottlieb, S.S.:
Arrhythmias and sudden death in congestive heart failure.
Current Opinion in Cardiology 4: 368–371 (1989)

[16] Hofmann, T., Meinertz, T., Hartmüller, E., Treese, N., Kasper, W., Pop, T., Meyer, J.:
Plötzlicher Herztod bei idiopathischer dilatativer Kardiomyopathie.
Dokumentation im 24-Stunden-Langzeit-EKG.
Internist 25: 510–513 (1984)

[17] Holmes, J., Kubo, S.H., Cody, R.J., Kligfield, P.:
Arrhythmias in Ischemic and Nonischemic Dilated Cardiomyopathy: Prediction of Mortality by Ambulatory Electrocardiography.
Amer. J. Cardiol. 55: 146–151 (1985)

Huang, s. [41] am Ende des Kapitels

[18] Kleber, F.X.:
Überlebenszeitverlängerung durch ACE-Hemmer.
Münch. med. Wschr. 129: 1–9 (1987)

[19] Kuchar, D.L., Rottman, J., Berger, E., Freeman, C.S., Garan, H., Ruskin, J.N.:
Prediction of successful suppression of sustained ventricular tachyarrhythmias by serial drug testing from data derived at the initial electrophysiologic study.
Amer. Coll. Cardiol. 12: 982–988 (1988)

[20] McKee, P.A., Castelli, W.P., McNamara, P.M., Kannel, W.B.:
The natural history of congestive heart failure: the Framingham study.
N. Engl. J. Med. 285: 1441–1446 (1971)

[21] Meinertz, T., Hofman, T., Kasper, W., Treese, N., Bechtold, H., Stienen, U., Pop, T., Leitner E.R.V., Andersen, D., Meyer, J.:
Significance of ventricular arrhythmias in idiopathic dilated cardiomyopathy
Amer. J. Cardiol 53: 902–907 (1984)

[22] Meissner, M.D., Kay, H.R., Horowitz, L.N., Spielman, S.R., Greenspan, A.M., Kutalek, S.P.:
Relation of acute antiarrhyhmic drug efficacy to left ventricular function in coronary artery disease.
Amer. J. Cardiol. 61: 1050–1055 (1988)

[23] Neri, R., Mestroni, L., Salvi, A., Pandullo, C., Camerini, F.:
Ventricular arrhythmias in dilated cardiomyopathy: Efficacy of amiodarone.
Amer. Heart J. 113: 707–715 (1987)

[24] Nicklas, J.M., Mickelson, J.K., Das, S.K., Morady, F., Schork, M.A., Bitt, B.:
Prospective, Randomized, Double-Blind, Placebo-Controlled Trial of Low Dose Amiodarone in Patients with Severe Heart Failure and Frequent Ventricular Ectopy.
Abstract, Circulation 78: II-27 (1988)

[25] Packer, M.:
Sudden unexpected death in patients with congestive heart failure: a second frontier.
Brit. Heart J., Vol. 72: 681–685 (1985)

[26] Parmley, W.W., Chatterjee, K.:
Congestive Heart Failure and Arrhythmias: An Overview.
Amer. J. Cardiol. 57: 34B-37B (1986)

Perticone, s. [42] am Ende des Kapitels

[27] Pitt, B.:
Natural history of patients with congestive heart failure.
Amer. J. of Med. 81: Suppl. 4C, 32–35 (1986)

[28a] Poll, D.S., Marchlinski, F.E., Buxton, A.E., Doherty, J.U., Waxman, H.L., Josephson, M.E.:
Sustained ventricular tachycardia in patients with idiopathic dilated cardiomyopathy: electrophysiologic testing and lack of response to antiarrhythmic drug therapy.
Circulation 70: 451–456 (1984)

[28b] Poll, D.S., Marchelinsky, E., Buxton, A.E., Josephson, E.:
Usefulness of Programmed Stimulation in Idiopathic Dilated Cardiomyopathy.
Amer. J. Cardiol. 58: 992–997 (1986)

[29] Poole-Wilson, P.A.:
The myocardial cell membrane: the effect of diuretics.
R. Soc. Med. Int. Congress & Symposium Ser. 44: 9–16 (1981)

[30] Prystowsky, E.N.:
III. Antagonist's Viewpoint.
JACC 12: 274–283 (1988)

[31] Rae, A.P., Kay, H.R., Horowitz, L.N., Spielman, S.R., Greenspan, A.M.:
Proarrhythmic Effects of Antiarrhythmic Drugs in Patients With Malignant Ventricular Arrhythmias Evaluated by Electrophysiologic Testing.
Amer. Coll. Cardiol. 12: 131–139 (1988)

[32] Reams, G.P., Bauer, J.H.:
Effect of Enalapril in Subjects With Hypertension Associated With Moderate to Severe Renal Dysfunction.
Arch. Int. Med. 146: 2145–2148 (1986)

[33] Sanofi Labaz:
Interne Übersicht über die derzeitigen (1991) laufenden großen Amiodaron-Studien sowie die zugehörigen Pilotstudien.
(1991)

[34] Stevenson, W.G., Stevenson, L.W., Weiss, J., Tillisch, J.H.:
Inducible ventricular arrhythmias and sudden death during vasodilator therapy of severe heart failure.
Amer. Heart J. 116: 1447–1454 (1988)

[35] Stewart, R.A., McKenna, W.J., Poloniecki, J.D., Michelson, J.K., Das, S.K., Morady, F., Schorfk, M.A., Pitt, B., Nicklas, J.M.:
Prospective randomised double blind placebo controlled trial of low dose amiodarone in patients with severe heart failure and frequent ventricular extrasystoles.
Brit. Heart J. 61: 459–464 (1989)

[36] Surawicz, B.:
Ventricular Arrhythmias in Patients With Congestive Heart Failure.
Primary Cardiology: 12–16 (1989)

[37] Taggart, P., Sutton, P.M.I., Treasure, T., Lab, M., O'Brien, W., Runnalls, M., Swanton, R.H., Emanuel, R.W.:
Monophasic action potentials at discontinuation of cardiopulmonary bypass: evidence for contraction-excitation feed back in man.
Circulation 77: 1266–1275 (1988)

[38] Webster, M.W.I., Fitzpatrick, A., Nicholls, G., Ikram, H., Isells, E.:
Effect of Enalapril on Ventricular Arrhythmias in Congestive Heart Failure.
Amer. J. Cardiol. 56: 566–569 (1985)

[39] Wilson, J.R., Schwartz, J.S., Sutton, M.S., Ferraro, N., Horowitz, L.N., Reichek, N., Josephson, M.F.:
Prognosis in severe heart failure: relation to hemodynamic measurements and ventricular ectopic activity.
JACC 2: 403–410 (1983)

[40] Ziskoven, R., Hedding-Eckerich, M.:
Der Einfluß von Kalium- und Magnesiumaspartat auf Rhythmusstörungen und Insuffizienz des Herzens.
Herz und Gefäße 7: 546–557 (1987)

[41] Huang, S.K., Messer, J.V., Denes, P.:
Significance of ventricular tachycardia in idiopathic dilated cardiomyopathy: observations in 35 patients.
Amer. J. Cardiol. 51: 507–511 (1983)

[42] Perticone, F., Borelli, D., Ceravolo, R., Mattioli, P.L.:
Antiarrhythmic Short-Term Protective Magnesium Treatment in Ischemic Dilated Cardiomyopathy.
J. amer. Coll. Nutr. 9: 492–499 (1990)

Allgemeine Literatur: A 26a, A 30a, A 81e

Rhythmogene Kardiomyopathie *(L 38)* (S. 218)

[1] Alves, L.E., Buser, J.W., Rose, E.P.:
Cardiomyopathy due to Chronic Tachycardias.
JAMA, 253: 3092 (1985)

[2] Antonelli Incalzi, R., Gemma, A., Frustaci, A., Rossi, E., Carbonin, P.U.:
Low Atrial Tachycardia As Primary Cause Of The Heart Faiulure Complicating Congestive Cardiomyopathy.
Acta Cardiol. XLIV: 335–339 (1989)

[3a] Brugada, P., Abdollah, H., Wellens, H.J.J., Paulussen, G.:
Suppression of Incessant Supraventricular Tachycardia by Intravenous and Oral Encainide.
Amer. Heart Ass., Abstract: (1983)

[3b] Brugada, P., Wellens, H.J.J.:
Long-term follow-up of incessant supraventricular tachycardia treated with oral encainide.
Europ. Heart J. 8: 369–371 (1987)

[4] Coumel, P., Fidelle, J.E., Attuel, P., Brechenmacher, C., Batisse, A., Bretagne, J., Clementy, J., Gérard, R., Grolleau, R., Huault, G., Mouy, A., Nouaille, J., Kachaner, J., Ribière, M., Toumieux, M.C.:
Tachycardies focales hissiennes congénitales.
Arch. Mal. Coeur 69: 899–909 (1976)

[5] Denes, P., Wyndham, C.R.C., Rosen, K.M.:
Intractable paroxysmal tachycardia caused by a concealed retrogradely conducting Kent bundle. Demonstration by epicardial mapping and cure of tachycardias by surgical interruption of the His bundle.
Brit. Heart J. 38: 758–763 (1976)

[6] Fidelle, J., Batisse, A., Coumel, P.:
Arrhythmias in Infancy and Childhood.
In: Puech, P.: The cardiac arrhythmias.
Corbière, R.M.D.P. and Roussel-Uclaf: 228–241 (1979)

[7] Gallagher, J.J., Sealy, W.C.:
The permanent form of junctional reciprocating tachycardia: further elucidation of the underlying mechanism.
Europ. J. of Cardiol. 8/4–5: 413–430 (1978)

[8a] Garson, A., Gillette, P.C.
Junctional ectopic tachycardia in children: electrocardiography, electrophysiology and pharmacologic response.
Amer. J. Cardiol. 44: 298–302 (1979)

[8b] Garson, A., Smith, R.T., Moak, J.P., Kearney, D.L., Hawkins, E.P., Titus, J.L., Cooley, D.A., Ott, D.A.:
Incessant Ventricular Tachycardia in Infants: Myocardial Hamartomas and Surgical Cure.
Amer. Coll. Cardiol. 10: 619–626 (1987)

[9a] Gillette, P.C., Garson, A., Kugler, J.D., Cooley, D.A., Zinner, A., McNamara, D.G.:
Surgical Treatment of Supraventricular Tachycardia in Infants and Children.
Am. J. of Cardiol. Vol. 46: 281–284 (1980)

[9b] Gillette, P.C., Garson, A., Porter, C.J.:
Junctional automatic ectopic tachycardia: new proposed treatment by transcatheter His bundle ablation.
Amer. Heart J. 106: 619–623 (1983)

[9c] Gillette, P.C., Smith, R.T., Garson, A., Mullins, C.E., Gutgesell, H.P., Goh, T.H., Cooley, D.E., McNamara, D.G.:
Chronic Supraventricular Tachycardia.
Jama, 253: 391–392 (1985)

[10] Kanemoto, M., Satoh, M., Tagawa, R., Goto, Y.:
A Case of Idiopathic Sustained Ventricular Tachycardia of about 70 day's Duration
Tokai. J. Exp. Clin. Med. 11: 285–291 (1986)

[11] Krenz, M., Wagner-Kolb, D.:
Rechtzeitige Diagnose und erfolgreiche Therapie einer Herzrhythmusstörung beim Feten.
Zbl. Gynäkol. 107: 700–704 (1985)

[12] Kugler, J.D., Baisch, S.D., Cheatham, J.P., Latson, L.A., Pinsky, W.W., Norberg, W., Hofschire, P.J.:
Improvement of left ventricular dysfunction after control of persistent tachycardia.
J. Pediat. 105: 543–548 (1984)

[13] Kunze, K.P., Kuck, K.H., Schlüter, M., Bleifeld, W.:
Effect of Encainide and Flecainide on Chronic Ectopic Atrial tachycardia.
Amer. Coll. Cardiol. 7: 1121–1126 (1986)

[14] Leman, R.B., Gillette, P.C., Zinner, A.J.:
Resolution of congestive cardiomyopathy caused by supraventricular tachycardia using amiodarone.
Amer. Heart J. 112: 622–624 (1988)

[15] Lucet, V., Ngoc, D., Sidi, D., Batisse, A., Fidelle, J., Coumel, Ph.:
Traitement médical et évolution à long terme des tachycardies réciproques permanentes de l'enfant.
Arch. Mal. Coeur, 78: 210–216 (1985)

[16a] Manz, M., Gembruch, U., Nitsch, J., Hansmann, M., Lüderitz, B.:
Treatment of supraventricular tachycardia in fetus with severe hydrops: Amiodarone applied intravascularly.
Abstract: 1431 (?)

[16b] Manz, M., Mletzko, R., Jung, W., Lüderitz, B.:
Therapie ventrikulärer Arrhythmien mit Magnesium.
In: Schlepper, M.: Neue und alte Behandlungsmöglichkeiten bei Herzrhythmusstörungen.
Schattauer Verlag Stuttgart – New York: 1–9 (1990)

[17] Nademanee, K., Feld, G., Hendrickson, J., Singh, P.N., Singh, B.N.:
Electrophysiologic and antiarrhythmic effects of sotalol in patients with life-threatening ventricular tachy-arrhythmias.
Circulation 72, Nr. 3: 555–564 (1985)

[18] Peters, K.G., Kienzle, M.G.:
Severe Cardiomyopathy due to Chronic Rapidly Conducted Atrial Fibrillation: Complete Recovery after Restoration of Sinus Rhythm.
Amer. J. Medic. 85: 242–244 (1988)

[19] Podrid, P.J.:
Aggravation of Ventricular Arrhythmica. A Drug-induced Complication.
Drugs Symposium on Flecainide in Tachyarrhythmias, 29: 33–34 (1985)

[20] Rao, S.P., Najjar, H.N.:
Congestive cardiomyopathy due to chronic tachycardia: Resolution of cardiomyopathy with antiarrhythmic drugs.
Int. J. Cardiol. 17: 216–220 (1987)

[21] Sarembock, I.J., Horak, A.R., Commerford, P.J.:
Tachycardia-induced reversible left ventricular dysfunction.
SAMT, 73: 484–485 (1988)

[22a] Ward, D.E., Camm, A.J., Wang, R., Dymond, D., Spurrell, R.A.J.:
Suppression of Long-Standing Incessant Ventricular Tachycardia by Amiodarone.
J. Electrocardiol. 13: 193–198 (1980)

[22b] Ward, D.E., Nathan, A.W., Camm, A.J.:
Fascicular tachycardia sensitive to calcium antagonists.
Europ. Heart J. 5: 896–905 (1984)

[23] Wester, H.A., Grimm, G., Lehmann, F.:
Echokardiographischer Nachweis einer fetalen Herzinsuffizienz infolge supraventrikulärer Tachykardie.
Z. Kardiol. 73: 405–408 (1984)

Allgemeine Literatur: A 87

Hypertrophe Kardiomyopathie *(L 39)* (s. S. 203)

[1] Anderson, K.P., Stinson, E.B., Derby, G.C., Oyer, P.E., Mason, J.W.:
Vulnerability of Patients With Obstructive Hypertrophic Cardiomyopathy to Ventricular Arrhythmia Induction in the Operating Room.
Amer. J. Cardiol. 51: 811–815 (1983)

[2] Bahl, V.K., Kaul, U., Dev, V., Bhatia, M.L.:
Electrophysiologic evaluation of patients with hypertrophic cardiomyopathy.
Intern. J. Cardiol. 25: 87–92 (1989)

[3] Canedo, M.I., Frank, M.J., Abdulla, A.M.:
Rhythm Disturbances in Hypertrophic Cardiomyopathy: Prevalence, Relation to Symptoms and Management.
Amer. J. Cardiol. 45: 848–855 (1980)

[4] Crick, J.C.P.:
Improved survival with amiodarone in patients with hypertrophic cardiomyopathy and ventricular tachycardia.
Brit. Heart J. 54: 550–555 (1985)

[5a] Fanazapir, L., Epstein, S.E.:
Value of Electrophysiologic Studies in Hypertrophic Cardiomyopathy Treated with Amiodarone.
Amer. J. Cardiol. 67: 175–182 (1991)

[5b] Fanazapir, L., Leon, M.B., Bonow, R.O., Tracy, C.M., Cannon, R.O., Epstein, S.E.:
Sudden Death During Empiric Amiodarone Therapy in Symptomatic Hypertrophic Cardiomyopathy.
Amer. J. Cardiol. 67: 169–174 (1991)

[6] Favale, S., Di Biase, M., Rizzo, U., Minafra, F., Rizzon, P.:
Ventricular fibrillation induced by transesophageal atrial pacing in hypertrophic cardiomyopathy.
Europ. Heart J. 8: 912–916 (1987)

[7] Goodwin, J.F.:
Pharmacologic Treatment Of Hypertrophic Cardiomyopathy: Beta-Blockade Or Calcium Blockade Or What?
Cardiovasc. Drugs and Therapy 1: 665–668 (1988)

[8] Kenny, D.:
Amiodarone Prophylaxis In Hypertrophic Obstructive Cardiomyopathy.
The Lancet: 671 (1989)

[9] Krikler, D.M., Davies, M.J., Rowland, E., Goodwin, J.F., Evans, R.C., Shaw, D.B.:
Sudden death in hyperthrophic cardiomyopathy: associated accessory atrioventricular pathways.
Brit. Heart. J. 43: 245–251 (1980)

[10a] Kuck, K.H.:
Herzrhythmusstörungen bei hypertropher Kardiomyopathie.
Internist 28: 168–174 (1987)

[10b] Kuck, K.H., Kunze, K.P., Schlüter, M., Nienaber, C.A., Costard, A.:
Programmed electrical stimulation in hypertrophic cardiomyopathy. Results in patients with and without cardiac arrest or syncope.
Europ. Heart J. 9: 177–185 (1988)

[11] Lazzeroni, E., Domenicucci, S., Finardi, A., Zoni, A., Dodi, C., Franceson, P., Botti, G.:
Severity of arrhythmias and extent of hypertrophy in hypertrophic cardiomyopathy.
Amer. Heart J. 118: 734–737 (1989)

[12] Liberatore, M.A., Low, R.B.:
Intravenous Amiodarone For Malignant Dysrhythmias Of Hypertrophic Cardiomyopathy.
Americ. J. Emergency Med. 5: 262–265 (1987)

[13a] Maron, B.J., Lipson, L.C., Roberts, W.C., Savage, D.D., Epstein, S.E.:
„Malignant“ Hypertrophic Cardiomyopathy: Identification of a Subgroup of Families With Unusually Frequent Premature Death.
Amer. J. Cardiol. 41: 1133–1140 (1978)

[13b] Maron, B.J., Savage, D.D., Wolfson, J.K., Epstein, S.E.:
Prognostic significance of 24 hour ambulatory electrocardiographic monitoring in patients with hypertrophic cardiomyopathy: a prospective study.
Amer. J. Cardiol. 48: 252–257 (1981)

[14a] McKenna, W.J., Chetty, S., Oakley, C.M., Goodwin, J.F.:
Arrhythmia in Hypertrophic Cardiomyopathy: Exercise and 48 Hour Ambulatory Electrocardiographic Assessment With and Without Beta Adrenergic Blocking Therapy.
Amer. J. Cardiol. 45: 1–5 (1980)

[14b] McKenna, W.J., England, D., Doi, Y.L., Deanfield, J.E., Oakley, C., Goodwin, J.F.:
Arrhythmia in hypertrophic cardiomyopathy I: Influence on prognosis.
Brit. Heart J. 46: 168–172 (1981)

[14c] McKenna, W. J., Harris, L., Perez, G., Krikler, D. M., Oakley, C., Goodwin, J. F.:
Arrhythmia in hypertrophic cardiomyopathy II: Comparison of amiodarone and verapamil in treatment.
Brit. Heart J. 46/2: 173–178 (1981)

[14d] McKenna, W. J.:
Treatment of ventricular arrhythmias with amiodaron.
In: D. M. Krikler, W. J. McKenna and D. A. Chamberlain: Amiodarone and Arrhythmias.
Pergamon Press, Oxford: 47–52 (1983)

[14e] McKenna, W.:
Arrhythmien bei hypertrophischer Kardiomyopathie: Vergleich der Therapie mit Propranolol, Verapamil und Amiodaron.
G. Breithardt und F. Loogen: Neue Aspekte in der medikamentösen Behandlung von Tachyarrhythmien. Die Bedeutung von Amiodaron.
Urban & Schwarzenberg, München: 246–250 (1983)

[14f] McKenna, W.:
The significance and treatment of arrhythmia in hypertrophic cardiomyopathy.
Abstr.-Symp. „Amiodarone in Cardiology“, Utrecht: (1983)

[14g] McKenna, W.J., Harris, L., Rowland, E., Kleinebenne, A., Krikler, D.M., Oakley, C.M., Goodwin, J.F.:
Amiodarone for Long-Term Management of Patients with Hypertrophic Cardiomypopathy.
Amer. Heart. J. 54: 802–810 (1984)

[14h] McKenna, W.J., Kleinebenne, A.:
Arrhythmien bei hypertrophischer Kardiomyopathie. Bedeutung und therapeutische Konsequenzen.
Herz 10: 91–101 (1985)

[14i] McKenna, W.J.:
Arrhythmias in primary cardiomyopathy.
In: Kulbertus, H.E.: Medical Management of Cardiac Arrhythmias.
Churchill Livingstone: 165–176 (1986)

[14j] McKenna, W.J., Franklin, R.C.G., Nihoyannopoulos, P., Robinson, K.C., Deanfield, J.E., Dickie, S., Krikler, S.J.:
Arrhythmia and Prognosis in Infants, Children and Adolescents with Hypertrophic Cardiomyopathy.
Amer. Coll. Cardiol. 11: 147–153 (1988)

[15] Michel, D.:
Primäre hypertrophe Kardiomyopathie.
Fortschr. Med. 104, 39: 726–730 (1986)

[16] Mulrow, J.P., Healy, M.J.R., McKenna, W.J., Krikler, S.J.:
Variability of Ventricular Arrhythmias in Hypertrophic Cardiomyopathy and Implications for Treatment.
Amer. J. Cardiol. 58: 615–618 (1986)

[17] Nicholls, D.P., Murtagh, J.G., Holt, D.V.:
Use of amiodarone and digoxin specific Fab antibodies in digoxin overdosage.
Brit. Heart J. 53: 462–464 (1985)

[18] Robinson, K., Frenneaux, M.P., Stockins, B., Karatasakis, G., Poloniecki, J.D., McKenna, W.J.:
Atrial Fibrillation in Hypertrophic Cardiomyopathy: A Longitudinal Study.
Amer. Coll. Cardiol. 15: 1279–1285 (1990)

[19] Savage, D.D., Seides, S.F., Maron, B.J., Myers, D.J., Epstein, S.E.:
Prevalence of Arrhythmias During 24-Hour Electrocardiographic Monitoring and Exercise Testing in Patients with Obstructive and Nonobstructive Hypertrophic Cardiomyopathy.
Circulation 59: 866–875 (1979)

[20] Sugrue, D., Dickie, S., Myers, M.J., Lavender, J.P., McKenna, W.J.:
Effect of Amiodarone on Left Ventricular Ejection and Filling in Hypertrophic Cardiomyopathy As Assessed by Radionuclide Angiography.
Amer. J. Cardiol. 54: 1054–1058 (1984)

[21] Topol, E.J., Traill, T.A., Fortuin, N.J.:
Hypertensive hypertrophic cardiomyopathy of the elderly.
New Engl. J. of Med. 312: 277–283 (1985)

[22] Watson, R.M., Schwartz, J.L., Maron, B.J., Tucker, E., Rosing, D.R., Josephson, M.E.:
Inducible Polymorphic Ventricular Tachycardia and Ventricular Fibrillation in a Subgroup of Patients With Hypertrophic Cardiomyopathy at High Risk for Sudden Death.
Amer. Coll. Cardiol. 10: 761–774 (1987)

[23] Wellens, H.J.J., Bär, F.W., Vanagt, E.J.:
Death After Ajmaline Administration.
Amer. J. Cardiol. 45: 905 (1980)

[24] Wynne, J., Braunwald, E.:
The Cardiomyopathies and Myocarditides.
In: Braunwald, E.: Heart Disease A Textbook of Cardiovascular Medicine.
W.B. Saunders Company : 1410–1469 (1988)

Allgemeine Literatur: A 13a

Chagas-Myokarditis *(L 40)* (S. 236)

[1] Camara, E.J.N., Cruz, T.R.P., Nassari, J.M., Rodrigues, L.E.A.:
Muscle Magnesium Content And Cardiac Arrhythmias During Treatment Of Congestive Heart Failure Due To Chronic Chagasic Cardio-myopathy.
Brazilian J. Med. Biol. Res. 19: 49–58 (1986)

[2] Carrasco, H.A., Vicuna, A.V., Molina, C., Landaeta, A., Reynosa, J., Vicuna, N., Fuenmayor, A., Lopez, F.:
Effect of low oral doses of disopyramide and amiodarone on ventricular and atrial arrhythmias of chagasic patients with advanced myocardial damage.
Intern. J. Cardiol. 9: 425–438 (1985)

[3] Chiale, P.A., Halpern, S., Nau, G.J., Tambussi, A.M., Przybiylski, J., Lázzari, J., Elizari, M.V., Rosenbaum, M.B.:
Efficacy of amiodarone during long-term treatment of malignant ventricular arrhythmias in patients with chronic chagasic myocarditis.
Amer. Heart J. 107: 656–665 (1984)

[4] Correa de Araujo, R., Bestetti, R.B., Godoy, R.A., Oliveira, J.S.M.:
Chronic Chagas' heart disease in children and adolescents: a clinicopathologic study.
Intern. J. Cardiol. 9: 439–449 (1985)

[5] Haedo, A.H., Chiale, P.A., Bandieri, J.D., Lázzari, J.O., Elizari, M.V., Rosenbaum, M.B.:
Comparative Antiarrhythmic Efficacy of Verapamil, 17–Monochloracetylajmaline, Mexiletine and Amiodarone in Patients With Severe Chagasic Myocarditis: Relation With the Unterlying Arrhythmogenic Mechanism.
J. Am. Coll. Cardiol. 7: 1114–1120 (1986)
[6] Kaski, J.C., Haedo, A., Chiale, P., Elizari, M., Rosenbaum, M.B.:
Efficacy of amiodarone in patients with Chagas' disease and life-threatening arrhythmias.
Br. J. Clin. Pract. Symp. 44: 11–15 (1986)
[7] Mendoza, I., Camardo, J., Moleiro, F., Castellanos, A., Medina, V., Gomez, J., Acquatella, H., Casal, H., Tortoledo, F., Puigbo, J.:
Sustained Ventricular Tachycardia in Chronic Chagasic Myocarditis: Electrophysiologic and Pharmacologic Characteristics.
Amer. J. Cardiol. 57: 423–427
[8] Oliveira, J.S.M.:
A natural human model of intrinsic heart nervous system denervation: Chagas' cardiopathy.
Amer. Heart J. 110: 1092–1098 (1985)

Allgemeine Literatur: A 71b, A 71c

Massive suizidale Digitalisintoxikation *(L 41)* (S. 238)

[1] Maheswaran, R., Bramble, M.G., Hardisty, C.A.:
Massive digoxin overdose: successful treatment with intravenous amiodarone.
Brit. med. J.287: 392–393 (1983)
[2] Nicholls, D.P., Murtagh, J.G., Holt, D.V.:
Use of amiodarone and digoxin specific Fab antibodies in digoxin overdosage.
Brit. Heart J. 53: 462–464 (1985)

Allgemeine Literatur: A 81a, A 81d

Klasse Ic-Antiarrhythmika-induzierte Rhythmusstörungen *(L 42)* (S. 239)

[1] Gardner, M.L., Brett-Smith, H., Batsford, W.P.:
Treatment of Encainide Proarrhythmia with Hypertonic Saline.
PACE 13, 191: 1232–1235 (1990)
[2a] Manz, M., Lüderitz, B.:
Differentialtherapie supraventrikulärer und ventrikulärer Tachyarrhythmien.
Inn. Med. 14: 145–154 (1987)
[2b] Manz, M., Mletzko, R., Jung, W., Lüderitz, B.:
Therapie ventrikulärer Arrhythmien mit Magnesium.
In: Schlepper, M.: Neue und alte Behandlungsmöglichkeiten bei Herzrhythmusstörungen.
Schattauer Verlag Stuttgart – New York: 1–9 (1990)
[2c] Manz, M., Jung, W., Mletzko, R., Lüderitz, B.:
Hämodynamik bei ventrikulären Tachyarrhythmien und deren Behandlung.
In: Lüderitz, B.: Arrhythmiebehandlung bei Hämodynamik.
Springer-Verlag. 103–117 (1990)
[3] Sagie, A., Strasber, B., Kusniec, J., Sclarovasky, S., Rechavia, E., Agmon, J.:
Rapid Suppression of Flecainide-Induced Incessant Ventricular Tachycardia with High-Dose Intravenous Amiodarone.
Chest. 4: 879–880 (1988)

Allgemeine Literatur: A 81d,

Kapitel III Nebenwirkungen

Übersicht, Häufigkeit und Bedeutung *(L 43)* (S. 241)

[1] Harris, L., McKenna, W.J., Rowland, E., Holt, D.W., Storey, G.C.A., Krikler, D.M.:
Side Effects of Long-term Amiodarone Therapy.
Circulation 67: 45–41 (1983)

[2] Hyatt, R.H.:
Noncardiac Side-Effects Of Long-Term Oral Amiodarone In The Elderly.
Age and Ageing 17: 116–122 (1988)

[3] Martinez-Arizala, A., Sobol, S.M., McCarty, G.E.:
Amiodarone neuropathy.
Neurology 33: 643–645 (1983)

[4] Morady, F. Scheinman, M., Hess, D.S.:
Amiodaron-Therapie bei Patienten mit ventrikulären Tachykardien und Kammerflimmern.
In: G. Breithardt und F. Loogen: Neue Aspekte in der medikamentösen Behandlung von Tachyarrhythmien.
Die Bedeutung von Amiodaron: 173–180 (1983)

[5] Raeder, E.A., Podrid, P.J., Lown, B.:
Side effects and complications of amiodarone therapy.
Amer. Heart J. 109: 975–983 (1985)

[6] Waxman, H. I., Marchlinski, F. E., Buxton, A.E., Josephson, M. E.:
Amiodaron-Therapie anhaltender ventrikulärer Tachyarrhythmien: klinische und elektrophysiologische Wirkungen.
In: G. Breithardt und F. Loogen: Neue Aspekte in der medikamentösen Behandlung von Tachyarrhythmien.
Die Bedeutung von Amiodaron, Urban & Schwarzenberg, München: 219–221 (1983)

[7] Weber, H., Weissel, M., Haddad, R., Scheibelhofer, W., Konrad, K., Mlczoch, J., Probst, P., Mainitz, M.:
Antiarrhythmischer Effekt und Nebenwirkungen von „Amiodaron".
Wiener klin. Wochenschrift 18: 685–696 (1984)

Allgemeine Literatur: A 27a, A 32, A 33a, A 41, A 42c, A 49, A 54, A 56b, A 67a, A 67b, A 73a, b, A 86

Blutdruck und Hämodynamik *(L 5)* (s. *L 5,* S. 390)

Erregungsbildung und -leitung *(L 3)* (s. *L 2,* S. 389)

Paradoxe Rhythmusstörungen *(L 44)* (S. 448)

[1] Baumann, J.L., Bauernfeind, R.A., Hoff, J.U., Strasberg, B., Swiryn, S., Rosen, K.M.:
Torsade de pointes due to quinidine: Observations in 31 Patients.
Amer. Heart J. 107: 425–430 (1984)

[2] Bhandari, A.K., Quock, C., Sung, R.J.:
Polymorphous Ventricular Tachycardia Associated with a Marked Prolongation of the Q-T Interval Induced by Amiodarone.
Pace 7: 341–345 (1984)

[3] Brochier, M., Fauchier, J.P.:
Torsades de pointe et rentrées provoquées par les antiarythmiques.
Arch. Mal. Coeur 71: 477–488 (1978)

Brown, s. [31] am Ende des Kapitels

[4] Cui, G., Huang, W., Urthaler, F.:
Ventricular Flutter During Treatment With Amiodarone.
Amer. J. Cardiol. 51: 609–610 (1983)

[5] Forfar, I.C., Gribbin, B.:
Torsade de pointes after amiodarone withdrawal; effects of mild hypokalaemia on repolarization.
Eur. Heart J. 5: 510–512 (1984)

[6] Gallastegui, J.L., Bauman, J.L., Anderson, J.L., Winkle, R.A., Ezri, M.D., Westveer, D.C., Swiryn, S.:
Worsening of Ventricular Tachycardia by Amiodarone.
J. Clin. Pharmacol. 28: 406–411 (1988)

[7a] Horowitz, L.N., Josephson, M.E.:
Torsade de Pointes.
In: Surawicz, B., Reddy, C.P., Prysstowsky, E.N.: Tachycardias.
Martinus Nijhoff Publ. The Hague: 282–291 (1984)

[7b] Horowitz, L.N., Spielman, S.R., Greenspan, A.M., Mintz, G.S., Morganroth, J., Brown, R., Brady, P.M., Kay, H.R.:
Use of Amiodarone in the Treatment of Persistent and Paroxysmal Atrial Fibrillation Resistant to Quinidine Therapy.
J. Amer. coll. Cardiol. 6: 1402–1407 (1985)

[8] Jorens, P.G., Van Den Heuvel, P.A., Ranquin, R.E.F., Van Den Branden, F.A., Parizel, G.A.:
Amiodarone Induced Torsades De Pointe.
Acta Cardiol. XLIV, 5: 411–421 (1989)

[9a] Keren, A., Tzivoni, D., Gavish, D., et al.:
Etiology, warning signs and therapy of torsade de pointes: a study of 10 patients
Circulation 64: 1167–1174 (1981)

[9b] Keren, A., et al.:
Atypical ventricular tachycardia (torsades de pointes) introduced by amiodarone.
Chest 81: 384–386 (1982)

[10] Kumana, C.R., Tanser, P., Eydt, J.:
Life-threatening Ventricular Arrhythmias Provoked by Amiodarone Treatment.
Human Toxicol. 4: 169–176 (1985)

Kusniec s. [32] am Ende des Kapitels

[11] Lazzara, R.:
Amiodarone and Torsade de Pointes.
Ann. intern. med. 111: 549–550 (1989)

[12] Leroy, G., Haiat, R., Barthelemy, M., Lionnet, F.:
Torsade de pointes during loading with amiodarone.
Europ. Heart J. 8: 541–543 (1987)

[13a] Levine, J.H., Luke, R., Veltri, E.P., Kadish, A.H.:
Proarrhythmia: A Manifestation of Latent Long QT Syndrome ? (Abstract).
Circulation 76: IV-415 (1987)

[13b] Levine, J.H., Morganroth, J., Kadish, A.H.:
Mechanisms and Risk Factors for Proarrhythmia With Type Ia Compared With Ic Antiarrhythmic Drug Therapy.
Circulation 80: 1063–1069 (1989)

[14] Maggioni, A.P., Cavalli, A., Latini, R., Tognoni, G., Volpi, A.:
Arrhythmogenic effects of antiarrhythmic drugs.
Adv. Drug React. Ac. Pois. Rev. 4: 203–214 (1986)

[15] Mattioni, T.A., Zheutlin, T.A., Dunnington, C., Kehoe, R.F.:
The Proarrhythmic Effects of Amiodarone.
Progr. cardiovasc. Dis. 31: 439–446 (1989)

[16] McComb, J. M., Logan. K. R., Khan, M.M., Geddes, J. S., Adgey, A. A. J.:
Amiodarone-induced ventricular fibrillation.
Europ. J. Cardiol. 11/5: 381–385 (1980)

[17] Morady, F., Sauve, M.J., Malone, P., Shen, E.N., Schwartz, A.B., Bhandari, A., Keung, E.:
Long-Term Efficacy and Toxicity of High-Dose Amiodarone Therapy for Ventricular Tachycardia or Ventricular Fibrillation.
Amer. J. Cardiol. 52: 975–979 (1983)

[18] Morganroth, J., Horowitz, L.N.:
Flecainide: Its proarrhythmic effect and expected changes on the surface electrocardiogram.
Am. J. Cardiol. 53: 89B-94B (1984)

Mostow, s. [33] am Ende des Kapitels

[19] Nguyen, P.T., Scheinman, M.M., Seger, J..
Polymorphous ventricular tachycardia: clinical characterization, therapy, and the QT interval.
Circulation 74: 340–349 (1986)

[20a] Podrid, P.J.:
Aggravation of Ventricular Arrhythmia. A Drug-induced Complication.
Drugs Symposium on Flecainide in Tachyarrhythmias, 29: 33–34 (1985)

[20b] Podrid, P.J.:
Aggravation Of Arrhythmia By Antiarrhythmic Drugs.
9th International Congress „The New Frontiers of Arrhythmias" – Satellite Symposium: 71 (1990)

[21] Rinkenberger, R.L., Prystowsky, E.N., Jackman, W.M., Naccarelli, G.V., Heger, J.J., Zipes, D.P.:
Drug conversion of nonsustained ventricular tachycardia to sustained ventricular tachycardia during serial electrophysiologic studies: Identification of drugs that exacerbate tachycardia and potential mechanisms.
Am. Heart J. 103: 177–184 (1982)

[22] Roden, D.M., Woosley, R.L.:
QT prolongation and arrhythmia Supression.
Amer. Heart Journal 109/2: 411–415 (1985)

[23] Stanton, M.S., Prystowsky, E.N., Fineberg, N.S., Miles, W.M., Zipes, D.P., Heger, J.J.:
Arrhythmogenic Effects of Antiarrhythmic Drugs: A Study of 506 Patients Treated for Ventricular Tachycardia or Fibrillation.
J. Amer. coll. Cardiol. 14: 209–215 (1989)

[24a] Tartini, R., Kappenberger L., Steinbrunn, W.:
Dangerous Interactions between Amiodarone and Class 1 Antiarrhythmic Agents.
Schweiz. med. Wschr. 112: 1585–1587 (1982)

[24b] Tartini, R., Steinbrunn, W., Kappenberger, L., Meyer, U.A.:
Dangerous Interaction between Amiodarone and Quinidine.
Lancet 1: 1327–1329 (1982)

[25a] Tzivoni, D., Keren, A., Stern, S., Gottlieb, S.:
Disopyramide-Induced Torsade de Pointes.
Arch. Intern. Med. 141: 946–947 (1981)

[25b] Tzivoni, D., Keren, A., Cohen, A.J., Loebel, H., Zahavi, I., Chenzbraun, A., Stern, S.:
Magnesium Therapy for Torsades de Pointes.
Amer. J. Cardiol. 53: 528–530 (1984)

Veglia, s. [34] am Ende des Kapitels

[26] Velebit, V., Podrid, P., Lown, B., Cohen, B.H., Graboys, T.B.:
Aggravation and Provocation of Ventricular Arrhythmias by Antiarrhythmic Drugs.
Circulation 60, No. 5: 886–894 (1982)

[27] Westveer, D.C., Gadowski, G.A., Gordon, S.:
Amiodarone-induced ventricular tachycardia.
Ann. Intern. Med. 97: 561–562 (1982)

[28] Poser, R.F., Podrid, P.J., Lombardi, F.:
Aggravation of arrhythmias induced by antiarrhythmic drugs during electrophysiologic testing.
Amer. Heart J. 110: 4–16 (1985)

[29] Torres, V., Flowers, D., Somberg, J.C.:
The arrhythmogenicity of antiarrhythmic agents.
Amer. Heart J. 104: 1040–1047 (1985)

[30] Rae, A.P., Kay, H.R., Horowitz, L.N., Spielman, S.R., Greenspan, A.M.:
Proarrhythmic Effects of Antiarrhythmic Drugs in Patients With Malignant Ventricular Arrhythmias Evaluated by Electrophysiologic Testing.
Amer. Coll. Cardiol. 12: 131–139 (1988)

[31] Brown, M.A., Smith, W.M., Lubbe, W.F., Norris, R.M.:
Amiodarone-induced torsades de pointes.
Europ. Heart J. 7: 234–239 (1986)

[32] Kusniec, J., Sclarowsky, S., Agmon, J., Strasberg, B., Rechavia, E.:
Amiodarone-Induced Polymorphous Ventricular Tachycardia.
Isr. J. Med. Sci. 25: 585–586 (1989)

[33] Mostow, N.D., Vrobel, T.R., Rakita, L.:
Transient exacerbation followed by control of ventricular tachycardia with amiodarone.
Amer. Heart J.: 178–180 (1986)

[34] Veglia, L., Scandiffio, T., Guerricchio, G.:
„Torsioni di Punta" e amiodarone.
Ital. Cardiol. 9/5: 540–541 (1979)

Allgemeine Literatur: A 1, A 17, A 20, A 27a, A 29a, A 33b, A 41, A 42a, A 42c, A 49, A 54, A 60d, A 77, A 81c, A 89

EKG-Veränderungen *(L 45)*
(S. 258)

[1] Pritchard, D. A., Singh, B. N., Hurley, P.J.:
Effects of amiodarone on thyroid function in patients with ischaemic heart disease.
Brit. Heart J. 37/8: 856–860 (1975)

Allgemeine Literatur: A 9, A 18, A 19, A 32, A 42c, A 48, A 59a, A 60a, A 60e, A 66a, A 66b, A 71a, A 72, A 80b, A 84, A 88a, A 88b

Extrakardiale Nebenwirkungen *(L 46)*
(S. 263)

[1] Adams, G.D., Kehoe, R., Lesch, M., Glassroth, J.:
Amiodarone-induced Pneumonitis.
Chest 93: 254–263 (1988)

[2a] Adams, P.C., Bennett, M.K., Holt, D.W.:
Hepatic effects of amiodarone.
Brit. J. Clin. Pract.: 81–95 (1986)

[2b] Adams, P.C., Gibson, G.J., Morley, A.R., Wright, A.J., Corris, P.A., Reid, D.S., Campbell, R.W.F.:
Amiodarone Pulmonary toxicity: Clinical and Subclinical Features.
Quarterly J. Med. New Series 59: 449–471 (1986)

[3] Beukema, W.P., Graboys, T.B.:
Spontaneous disappearance of bluegrey pigmentation during amiodarone therapie (out of the blue).
Amer. J. Cardiol. 62: 1146–1147 (1988)

[4] Collaborative Group For Amiodarone Evaluation:
Multicenter Controlled Observation of a Low-Dose Regimen of Amiodarone for Treatment of Severe Ventricular Arrhythmias.
Am. J. Cardiol. 53: 1564–1569 (1984)

[5] Coulter, D. M., Edwards, R., Savage, R.L.:
Survey of neurological problems with amiodarone in the New Zealand Intensive Medicines Monitoring Programme.
NZ Med. J. 103: 98–100 (1990)

[6] Dean, P.J., Groshart, K.D., Porterfield, J.G., Iansmith, D.H., Golden, E.B.:
Amiodarone-Associated Pulmonary Toxicity.
Amer. J. Clin. Pathol. 87: 7–13 (1986)

[7] Ferguson, J., Addo, H.A., Jones, S., Johnson, B.E., Frain-Bell, W.:
A study of cutaneous photosensitivity induced by amiodarone.
Brit. J. Derm. 113: 537–549 (1985)

[8] Greene, H.L.:
The Efficacy of Amiodarone in the Treatment of Ventricular Tachycardia or Ventricular Fibrillation.
Progr. in Cardiovasc. Dis. 5: 319–354 (1989)

[9] Guerciolini, R., Del Favero, A., Cannistraro, S.:
Amiodarone-Induced Photosensitivity And Pyridoxine.
The Lancet: 962 (1984)

[10] Harris, L.:
Amiodarone clinical experience survey.
Chamberlain (Eds).
Amiodarone and Arrhythmias,Pergamon Press, Oxford: 81–88 (1983)

[11] Heger, J.J., Prystowski, E.N., Jackman, W.M.:
Amiodarone: Clinical efficacy and electrophysiology during long-term therapy for recurrent ventricular tachycardia or ventricular fibrillation.
N. Engl. J. Med. 305: 549–554 (1981)

[12] Hyatt, R.H.:
Noncardiac Side-Effects Of Long-Term Oral Amiodarone In The Elderly.
Age and Ageing 17: 116–122 (1988)

[13] Kaplan, L. J., Cappaert, W. E.:
Amiodarone Keratopathy.
Arch. Ophthalmol., 100/4: 601–602 (1982)

[14] Mason, J.R., Marek, J.C., Loeb, H.S., Scanlon, P.J.:
Intravenous propranolol in the treatment of repetitive ventricular tachyarrhythmias during resuscitation from sudden death.
Amer. Heart. J. 100: 161–165 (1985)

[15a] Mason, J.W.:
Toxicity Of Amiodarone.
Abstract, Circulation 72: ? (1985)

[15b] Mason, J.W.:
Amiodarone.
New. Engl. J. Med. 316: 455–466 (1987)

[16] McKenna, W.J., Rowland, E., Krikler, D.M.:
Amiodarone: the experience of the past decade.
Brit. Med. J. 287: 1654–1656 (1983)

[17a] Morady, F., Scheinman, M.M., Hess, D.S.:
Amiodarone in the management of patients with ventricular tachycardia and ventricular fibrillation.
Pace 6: 609–615 (1983)

[17b] Morady, F., Sauve, M.J., Malone, P., Shen, E.N., Schwartz, A.B., Bhandari, A., Keung, E.:
Long-Term Efficacy and Toxicity of High Dose Amiodarone Therapy for Ventricular Tachycardia or Ventricular Fibrillation.
Amer. J. Cardiol. 52: 975–979 (1983)

[18] Mulrow, J.P., Mulrov, C.D., McKenna, W.J.:
Pyridoxine and Amiodarone-Induced Photosensitivity.
Ann. intern. Med. 103: 68–69 (1985)

[19] Peter, T., Hamer, A., Weiss, D., Mandel, W.:
Sudden death survivors: experience with long-term empiric therapy with amiodarone.
Circulation 64/4: (1981)

[20] Poucell, S., Ireton, J., Valencia-Mayoral, P., Downar, E., Larratt, L., Patterson, J., Blendis, L., Phillips, M.J.:
Amiodarone-Associated Phospholipidosis and Fibrosis of the Liver.
Gastroenterology 86: 926–936 (1984)

Raab [33] am Ende des Kapitels

[21] Rakita, L., Sobol, S., Mostow, N.:
Amiodaron-Therapie bei refraktären Arrhythmien: Wahl der Dosierung und Bedeutung hoher Sättigungsdosen.
In: G. Breithardt und F. Loogen: Neue Aspekte in der medikamentösen Behandlung von Tachyarrhythmien.
Die Bedeutung von Amiodaron, Urban & Schwarzenberg, München: 156–160 (1983)

[22] Rappersberger, K., Hönigsmann, H., Ortel, B., Tanew, A., Konrad, K., Wolff, K.:
Photosensitivity and Hyperpigmentation in Amiodarone-Treated Patients: Incidence, Time Course, and Recovery.
J. Invest Dermatol. 93: 201–209 (1989)

[23] Robinson, K., Johnston, A., Walker, S., Holt, D.W., McKenna, W.J.:
Effects of amiodarone on the kinetics of antipyrine.
Amer. J. Cardiol. 63: 991–992 (1989)
Sanofi, s. [32] am Ende des Kapitels
[24] Smith, W.N., Lubbe, W.F., Whitlock, R.M., Mercer, J., Rutherford, J.D., Roche, A.H.:
Long-term of amiodarone treatment for cardiac arrhythmias.
Amer. J. Cardiol. 57: 1288–1293 (1986)
[25] Sobol, S. M., Rakita, L.:
Amiodarone.
Circulation 60/6: 1426 (1979)
[26] Stäubli, M., Bircher, J., Galeazzi, R.L., Remund, H., Studer, H.:
Serum Concentrations of Amiodarone During Long Term Therapy. Relation to Dose, Efficacy and Toxicity.
Eur. J. Clin. Pharmacol. 24: 485–494 (1983)
[27] Trimble, J.W., Mendelson, D.S., Fetter, B.F., Ingram, P., Gallagher, J.J., Shelburne, J.D.:
Cutaneous Pigmentation Secondary to Amiodarone Therapy.
Arch. Dermatol. 119: 914–918 (1983)
[28a] Verin, Ph., Sekkat, A.:
Eine neue medikamentös bedingte Augenerkrankung: Die Amiodaron-Thesaurismose.
Klin. Mbl. Augenheilk. 162/5: 675–680 (1973)
[28b] Verin, Ph., Vildy, A.:
The oculo-cutaneous effects of amiodarone. Amiodarone in Cardiac Arrhythmias.
Int. Congr. Symp. Series No. 16: 63–66 (Academic Press, London 1978)
[29] Waxman, H.L., Groh, W.C., Marchlinski, F.E.:
Amiodarone for control of sustained ventricular tachyarrhythmia: Clinical and electrophysiologic effects in 51 patients.
Amer. J. Cardiol. 50: 1066–1074 (1982)
[30] Wheeler, P.J., Puritz, R., Ingram, D.V., Chamberlain, D.A.:
Amiodarone in the treatment of refractory supraventricular and ventricular arrhythmias.
Postgrad. Med. J. 55: 1–9 (1979)
[31] Zachary, C.B., Slater, D.N., Holt, D.W.:
The Pathogenesis of Amiodarone-Induced Pigmentation and Photosensitivity.
Brit. J. Dermatol. 110: 451–456 (1984)
[32] Sanofi:
Persönliche Mitteilung.
12.11.1991: (1991)
[33] Raab, W.,
Photoprotektive Wirkung von Beta-Carotin.
Ärztliche Kosmetologie 21: 187–210 (1991)

Allgemeine Literatur: A 13b, A 17, A 19, A 27a, A 27b, A 29a, A 29b, A 29c, A 32, A 33a, A 33b, A 40, A 42b, A 42c, A 45, A 49, A 59a, A 59b, A 60a, A 65, A 71b, A 73a, A 73b, A 82, A 86

Lungenveränderungen *(L 47)* (S. 274)

[1] Adams, G.D., Kehoe, R., Lesch, M., Glassroth, J.:
Amiodarone-induced Pneumonitis.
Chest 93: 254–263 (1988)
[2] Adams, P.C., Gibson, G.J., Morley, A.R., Wright, A.J., Corris, P.A., Reid, D.S., Campbell, R.W.F.:
Amiodarone Pulmonary toxicity: Clinical and Subclinical Features.
Quarterly J. Med. New Series 59: 449–471 (1986)
[3] Akoun, G.M., Gauthier-Rahman, S., Milleron, B.J., Perrot, J.Y., Mayaud, C.M.:
Amiodarone-induced Hypersensitivity Pneumonitis.
Chest 85: 133–135 (1984)
[4] Clarke, B., Ward, D.E., Honey, M.:
Pneumonitis with pleural and pericardial effusion and neuropathy during amiodarone therapy.
Intern. J. Cardiol. 8: 81–88 (1985)
[5] Cooper, J.A.D., White, D.A., Matthay, R.A.:
Drug-induced pulmonary disease. Part 2: noncytotoxic drugs.
Am. Rev. Respir. Dis. 133: 488 (1986)
[6] Damato, A.H., Lau, S.H., Bobb, G.A.:
Digitalis-induced bundle-branch ventricular tachycardia studied by electrode catheter recordings of the specialized conducting tissues of the dog.
Circ. Res. 28: 16–22 (1971)
[7] Darmanata, J.I., van Zandwijk, N., Düren, D.R., van Royen, E.A., Mooi, W.J., Plomp, T.A., Jansen, H.M., Durrer, D.:
Amiodarone pneumonitis: three further cases with a review of published reports.
Thorax 39: 57–64 (1984)
[8] Dean, P.J., Groshart, K.D., Porterfield, J.G., Iansmith, D.H., Golden, E.B.:
Amiodarone-Associated Pulmonary Toxicity.
Amer. J. Clin. Pathol. 87: 7–13 (1986)
[9] Dunn, M., Glassroth, J.:
Pulmonary Complications of Amiodarone Toxicity.
Progr. cardiovasc. Dis. 31: 447–453 (1989)

[10] Finnegar, M.J., Faragher, E.B.:
Amiodarone and chronic lung fibrosis.
Postgrad. Med. J. 61: 497–499 (1985)

[11] Foresti, V., Pepe, R., Parisio, E., De Filippi, G., Scolari, N., Frigerio, C.:
Angiotensin-Converting Enzyme As A Possible Marker For Lung Toxicity In Amiodarone-Treated Patients.
Int. J. Clin. Pharm. Res. 4: 261–267 (1989)

[12] Gleadhill, I.C., Wise, R.A., Schonfeld, S.A., Scott, P.P., Guarnieri, T., Levine, J.H., Griffith, L.S.C., Veltri, E.P.:
Serial Lung Function Testing in Patients Treated with Amiodarone: A Prospective Study.
Amer. J. Med. 86: 4–10 (1989)

[13] Haffajee, C. I., Lesko, L., Canada. A., Alpert, J. S.:
Clinical pharmacokinetics of amiodarone.
Circulation 4: 263 (????)

[14] Hesselmann, J., Huep, W.W., Schröder, E.:
Lebensbedrohliche Alveolitis und Hämolyse nach Amiodarone.
Med. Welt, Bd. 34, Heft 31/32: 54–60 (1983)

[15] Horowitz, L.N.:
Detection of Amiodarone Pulmonary toxicity: To Screen or Not to Screen, That Is the Question!
Amer. Coll. Cardiol. 12: 789–790 (1988)

[16] Kachel, D.L., Moyer, T.P., Martin, W.J.:
Amiodarone-Induced Injury of Human Pulmonary Artery Endothelial Cells: Protection by α-Tocopherol.
J. Pharm. exp. Ther. 254: 1107–1112 (1990)

[17] Kay, G.N., Epstein, A.E., Kirklin, J.K., Diethelm, A.G., Graybar, G., Plumb, V.J.:
Fatal Postoperative Amiodarone Pulmonary Toxicity.
Amer. J. Cardiol. 62: 490–492 (1988)

[18] Kennedy, J.I.:
Clinical Aspects of Amiodarone Pulmonary Toxicity.
Clin. Chest Med. 11: 119–129 (1990)

[19a] Kerin, N.Z., Blevins, R.D., Benaderet, D., Faitel, K., Jarandilla, R., Garfinkel, C., Klein,S., Rubenfire, M.:
Relation of Serum Reverse T_3 to Amiodarone Antiarrhythmic Efficacy and Toxicity.
Amer. J. Cardiol. 57: 128–130 (1986)

[19b] Kerin, N.Z., Blevins, R.D., Goldman, L., Faitel, K., Rubenfire, M.:
The Incidence, Magnitude, and Time Course of the Amiodarone-Warfin Interaction.
Arch. Intern. Med. 148: 1779–1781 (1988)

[20] Kudenchuk, P.J., Pierson, D.J., Greene, H.L.:
Prospective evaluation of amiodarone pulmonary toxicity.
Chest 86: 541–548 (1984)

[21] Magro, S.A., Lawrence, E.C., Wheeler, S.H., Krafchek, J., Lin, H., Wyndham, C.C.:
Amiodarone Pulmonary Toxicity: Prospective Evaluation of Serial Pulmonary Function Tests.
Amer. Coll. Cardiol. 12: 781–788 (1988)

[22] Manicardi, V., Bernini, G., Bossini, P., Bertorelli, G., Pesci, A., Bellodi, G.:
Low-Dose amiodarone-Induced Pneumonitis: Evidence Of An Immunologic Pathogenetic Mechanism.
Amer. J. Med. 86: 134–135 (1989)

[23] Marchlinski, F.E., Gansler, T.S., Waxman, H.L., Josephson, M.E.:
Amiodarone Pulmonary Toxicity.
Amer. Coll. Phys. 97: 839–845 (1982)

[24] Martin, W.J.:
Mechanisms of Amiodarone Pulmonary Toxicity.
Clin. Chest Med. 11: 131–138 (1990)

[25] Mason, J.W.:
Prediction of Amiodarone-Induced Pulmonary Toxicity.
Amer. J. Med. 86: 2–3 (1989)

[26a] McGovern, B., Garan, H., Kelly, E., Ruskin, J.N.:
Adverse reactions during treatment with amiodarone hydrochloride.
Brit. med. J. 287: 175–180 (1983)

[26b] McGovern, B., Hasan, G., Malacoff, R.F.:
Long-term clinical outcome of ventricular tachycardia or fibrillation treated with amiodarone.
Amer. J. Cardiol. 53: 1558 (1984)

[27] McKenna, W.J., Rowland, E., Krikler, D.M.:
Amiodarone: the experience of the past decade.
Brit. Med. J. 287: 1654–1656 (1983)

[28] Parra, O., Ruiz, J., Ojanguren, I., Navas, J.J., Morera, J.:
Amiodarone toxicity: recurrence of interstitial pneumonitis after withdrawal of the drug.
Eur. Respir. J. 2: 905–907 (1989)

[29] Powis, G., Olsen, R., Standing, J.E., Kachel, D., Martin, W.J.:
Amiodarone-Mediates Increase in Intracellular Free Ca^{2+} Associated with Cellular Injury to Human Pulmonary Artery Endothelial Cells.
Toxical appl. Pharmacol. 103: 156–164 (1990)

[30] Prayer, L., Hübsch, P., Frank, H.:
Lungenveränderungen bei Amiodarontherapie.
Pneumologie 43: 673–675 (1989)

[31] Rakita, L., Sobol, S., Mostow, N.:
Amiodaron-Therapie bei refraktären Arrhythmien: Wahl der Dosierung und Bedeutung hoher Sättigungsdosen.
In: G. Breithardt und F. Loogen: Neue Aspekte in der medikamentösen Behandlung von Tachyarrhythmien.
Die Bedeutung von Amiodaron, Urban & Schwarzenberg, München: 156–160 (1983)

[32] Rotmensch, H. H., Liron, M., Tupilski, M., Laniado, S.:
Possible association of pneumonitis with amiodarone therapy.
Amer. Heart J. 100/3: 412–413 (198O)
[33] Russell, D.C., Paton, L., Douglas, A.C.:
Amiodarone associated alveolitis and polyarthropathy. Treatment by plasma exchange.
Brit. Heart J. 50: 491–494 (1983)
[34] Sobol, S.M., Rakita, L.:
Pneumonitis and pulmonary fibrosis associated with amiodarone treatment: a possible complication of a new antiarrhythmic drug.
Circulation 65: 819–824 (1982)
[35] Standertskjöld-Nordenstam, C.G., Wandthke, J.C., Hood, W.B., Zugibe, F.T., Butler, L.:
Amiodarone Pulmonary Toxicity.
Chest 88: 143–145 (1985)
[36] Stein, M.G., et al:
Computed tomography: pathologic correlation in lung disease due to tocainide.
Am. Rev. Resp. Dis. 137: 458 (1988)
[37] Suarez, L.D., Poseroso, J.J., Elsner, B., Bunster, A.M., Estva, H., Bellotti, M.:
Subacute pneumopathy during amiodarone therapy.
Chest 83: 566–568 (1983)
[38] Veltri, E.P., Reid, P.R.:
Amiodarone Pulmonary Toxicity: Early Changes in Pulmonary Function Tests during Amiodarone Rechallenge.
Amer. Coll. Cardiol. 6: 802–805 (1985)
[39] Venet, A., Caubarrere, I., Bonan, G.:
Five Cases of Immune-Mediated Amiodarone Pneumonitis (letter).
Lancet I. 962–963 (1984)
[40] Waxman, H. L., Groh, W. C., Marchlinski, F. E., Buxton, A. E., Sadowski, L. M., Horowitz, L. N., Josephson, M. E., Kastor, J.A.:
Amiodarone for control of sustained ventricular tachyarrhythmia: clinical and electrophysiologic effects in 51 patients.
Amer. J. Cardiol. 50/5: 1066–1074 (1982)
[41] Wilson, B.D., Lippmann, M.L.:
Pulmonary Accumulation of Amiodarone and N-desethylamiodarone.
Amer. Rev. resp. Dis. 141: 1553–1558 (1989)
[42] Wood, D.L., Osborn, M.J., Rooke, J., Holmes, D.R.:
Amiodarone Pulmonary Toxicity: Report of Two Cases Associated With Rapidly Progressive Fatal Adult Respiratory Distress Syndrome After Pulmonary Angiography.
Mayo Clin. Proc. 60: 601–603 (1985)
[43] Zaher, C., Hamber, A., Peter, Th., Mandel, W.:
Low dose steroid therapy for prophylaxis of amiodarone-induced pulmonary infiltrates.
New Engl. J. Med. 308/13: 779 (1983)

Allgemeine Literatur: A 13a, A 13b, A 29b, A 29c, A 32, A 33a, A 33b, A 42a, A 42b, A 42c, A 45, A 59a, A 66a, A 67a, A 67b, A 73a, A 73b, A 80a,

Schilddrüse *(L 48)* (S. 281)

[1] Blossey, H.C., Peitsch, W.:
Indikation zur subtotalen Thyreoidektomie bei Patienten mit Amiodarone-(Jod-)induzierter Hyperthyreose.
Wien. med. Wschr. 18: 444–447 (1988)
[2] Bonnyns, M., Sterling, I., Renard, M., Bernard, R., Demaret, B., Bourdoux, P.:
Dexamethasone Treatment Of Amiodarone-Induced Thyrotoxicosis (AIT) With Or Without Persistent Administration Of The Drug.
Acta Cardiol.: 235–243 (1989)
[3] Brennan, M.D., van Heerden, J.A., Carney, A.:
Amiodarone-associates thyrotoxicosis (AAT): Experience with surgical management.
Surgery 102: 1062–1067 (1987)
[4] Gammage, M.D., Franklyn, J.A.:
Amiodarone and the Thyroid.
Quart. J. Med. 238: 83–86 (1987)
[5] Gheri, R.G., Biagini, C., Colagrande, S., Cerisano, G., Serio, M.:
Application Of Computed Tomographic (CT) Scanning To Predict The Occurrence Of Hypothyroidism In Amiodarone Treated Patients.
Intern. Symp. on Thyroid Gland: 207–210 (1990)
[6] Goedel-Meinen, L., Schmidt, G., Wirtzfeld, A., Jahns, G., Klein, G., Böttger, I., Ulm, K., Baedeker, W.:
Einfluß von Amiodaron auf die Schilddrüsenfunktion.
Z. Kardiol. 73: 399–404 (1984)
[7] Harsha Rao, R., Buckell, H.M., Rege, V.P., Spathis, G.S.:
Thyrotropin Hyperresponsiveness to TRH Despite Hyperthyroxinemia in Amiodarone-Treated Subjects.
Metabolism 36: 1086–1090 (1987)

[8] Hawthorne, G.C., Campbell, N.P.S., Geddes, J.S., Ferguson, W.R., Postlethwaite, W., Sheridan, B., Atkinson, B.:
Amiodarone-Induced Hypothyroidism.
Arch. Intern. Med. 145: 1016–1019 (1985)

[9] Hershman, J.M.:
Thyroid Hormone Metabolism and Amiodarone.
Chapter 15: 401–418 (1988)

[10] Hoogma, R.P.L.M., v.d. Heide, D.:
Amiodarone and thyroid function.
Netherl. J. Med. 36: 209–216 (1990)

[11a] Jonckheer, M. H., Blockx, P., Broeckaert, I., Cornette, C., Beckers, C.:
Low T_3 syndrome in patients chronically treated with an iodine-containing drug, amiodarone.
Clin. Endocrinol. 9/1: 27–35 (1978)

[11b] Jonckheer, M. H.:
Amiodarone and the thyroid gland. A review.
Acta cardiol. 36/3: 199–2O5 (1981)

[11c] Jonckheer, M. H., Huyghens, L.:
Effects of Amiodarone on the thyroidgland.
Abstr.-Symp. „Amiodarone in Cardiology",Utrecht: (1983)

[11d] Jonckheer, M. H., und Huyghens, L.:
Wirkung von Amiodaron auf die Schilddrüse.
In: G. Breithardt und F. Loogen. Neue Aspekte in der medikamentösen Behandlung von Tachyarrhythmien. Die Bedeutung von Amiodaron, Urban & Schwarzenberg, München: 263–269 (1983)

[12] Kennedy, R.L., Griffiths, H., Gray, T.A.:
Amiodarone and the Thyroid.
Clin. Chem. 35/9: 1882–1887 (1989)

[13] Kerin, N.Z., Blevins, R.D., Benaderet, D., Faitel, K., Jarandilla, R., Garfinkel, C., Klein, S., Rubenfire, M.:
Relation of Serum Reverse T_3 to Amiodarone Antiarrhythmic Efficacy and Toxicity.
Amer. J. Cardiol. 57: 128–130 (1986)

[14] Leger, A.F., Massin, J.P., Laurent, M.F., Vincens, M., Auriol, M., Helal, O.B., Chomette, G., Savoie, J.C.:
Iodine-induced thyrotoxicosis: analysis of eighty-five consecutive cases.
Europ. J. Clin. Investig. 14: 449–455 (1984)

[15] Loviselli, A., Bartalena, L., Balzano, S., Aghini-Lombardi, F., Sica, V., Pilosu, R., Petrini, L., Giannessi, G., Buratti, L., Martino, E.:
Absence of serum thyroid hormone autoantibodies in patients chronically treated with amiodarone.
J. Endocrinol. Invest. 11: 323–325 (1988)

[16a] Martino, E., Safran, M., Aghini-Lombardi, F., Rajatanavin, R., Lenziardi, M., Fay, M., Pacchiarotti, A., Aronin, N., Macchia, E., Haffajee, C., Odoguardi, L., Love, J., Bigalli, A., Baschieri, L., Pinchera, A., Braverman, L.:
Environmental Iodine Intake and Thyroid Dysfunction During Chronic Amiodarone Therapy.
Annals of Internal Medic. 101: 28–34 (1984)

[16b] Martino, E., Aghini-Lombardi, F., Mariotti, S., Lenziardi, M., Baschieri, L., Braverman, L.E., Pinchera, A.:
Treatment of amiodarone associated thyrotoxicosis by simultaneous administration of potassium perchlorate and methimazole.
J. Endocrinol. Invest 9: 201–206 (1986)

[16c] Martino, E., Macchia, E., Aghini-Lombardi, F., Antonelli, A., Lenziardi, M., Concetti, R., Fenzi, G.F., Baschieri, L., Pinchera, A.:
Is Humoral Thyroid Autoimmunity Relevant In Amiodarone Iodine-Induced Thyrotoxicosis (AIIT)?
Clin. Endocrinol. 24: 627–633 (1986)

[16d] Martino, E., Mariotti, S., Aghini-Lombardi, F., Lenziardi, M., Morabito, S., Baschieri, L., Pinchera, A., Braverman, L., Safran, M.:
Short Term Administration of Potassium Perchlorate Restores Euthyroidism in Amiodarone Iodine-Induced Hypothyroidism.
J. Clin. Endocrinol. Metab. 63: 1233–1236 (1986)

[16e] Martino, E., Aghini-Lombardi, F., Mariotti, S., Bartalena, L., Braverman, L., Pinchera, A.:
Amiodarone: A Common Source of Iodine-Induced Thyrotoxicosis.
Hormone Res. 26: 158–171 (1987)

[16f] Martino, E., Aghini-Lombardi, F., Mariotti, S., Bartalena, L., Lenziardi, M., Ceccarelli, C., Bambini, G., Safran, M., Braverman, L.E., Pinchera, A.:
Amiodarone Iodine-Induced Hypothyroidism: Risk Factors And Follow-Up In 28 Cases.
Clin. Endocrinol. 26: 227–237 (1987)

[17] Mazonson, P.D., Williams, M.L., Cantley, L.K.:
Myxedema coma during long-term amiodarone therapy.
Amer. J. Med. 77: 751–754 (1984)

[18] Monteiro, F., Galvao-Teles, A., Santos, M.L., Mourao, L., Correia, M.J., Tuna, L., Ribeiro, C.:
Antithyroid antibodies as an early marker for thyroid disease induced by amiodarone.
Brit. med. J. 292: 227–228 (1986)

[19a] Nademanee, K., Hendrickson, J., Peterson, B., Cannom, D., Hecht, H., Singh, B. M.:
Amiodarone: possibly an ideal antiarrhythmic agent.
Amer. J. Cardiol. 47/4: 981 (1982)

[19b] Nademanee, K., Hendrickson, J. A., Intarachot, V., Hershman, J., Singh, B. N.:
Die Bedeutung der Serumspiegel von reverse T_3 unter Amiodaron-Therapie: eine potentielle Überwachungsmethode für die Langzeitbehandlung.
In: G. Breithardt und F. Loogen: Neue Aspekte in der medikamentösen Behandlung von Tachyarrhythmien. Die Bedeutung von Amiodaron, Urban & Schwarzenberg, München: 277–289 (1983)

[19c] Nademannee, K., Singh, B.N., Callahan, B., Hendrickson, J.A., Hershman, J.M.:
Amiodarone, Thyroid Hormone Indexes, and Altered Thyroid Function: Long-Term Serial Effects in Patients with Cardiac Arrhythmias.
Amer. J. Cardiol. 58: 981–986 (1986)

[20] Pickardt, C. R., Theisen, F., Witte, A., Leisner, B., Theisen, K., Jahrmärker, H.:
Amiodaron-Langzeitbehandlung – Auswirkung auf die Schilddrüsenfunktion und die intrathyreoidale Jodkonzentration.
In: G. Breithardt und F. Loogen: Neue Aspekte in der medikamentösen Behandlung von Tachyarrhythmien. Die Bedeutung von Amiodaron, Urban & Schwarzenberg, München: 279–273 (1983)

[21] Rao Harsha, R., Buckell, H.M., Rege, V.P., Spathis, G.S.:
Thyrotropin Hyperresponsiveness to TRH Despite Hyperthyroxinemia in Amiodarone-Treated Subjects.
Metabolism 36: 1086–1090 (1987)

[22] Rees, L. H., Ward, D. E., Al-Hamdi, A., Camm, A. L.:
The effect of amiodarone on thyroid function.
Amiodarone in Cardiac Arrhythmias.
Int. Congr. Symp. Series No. 16, Academic Press, London: 53–56 (1978)

[23] Reeth, van O., Decoster, C., Unger, J.:
Effect of Amiodarone on Serum T_4 and T_3 Levels in Hyperthyroid Patients Treated with Methimazole.
Eur. J. Clin. Pharmacol. 32: 223–227 (1987)

[24] Reichert, L.J.M., de Rooy, H.A.M.:
Treatment of amiodarone induced hyperthyroidism with potassium perchlorate and methimazole during amiodarone treatment.
Brit. Med. J. 298: 1547–1548 (1989)

[25] Safran, M., Martino, E., Aghini-Lombardi, F., Bartalena, L., Balzano, S., Pinchera, A., Braverman, L.E.:
Effect of amiodarone on circulating antithyroid antibodies.
Brit. Med. J. 297: 456–457 (1988)

[26] Seegers, O., Spapen, H., Steenssens, L., Cytryn, R., Jonckheer, M.H., Vanhaelst, L.:
Treatment Of Severe Iodine-Induced Hyperthyroidism With Plasmapheresis.
Acta Clinica Belgica 43: 335–343 (1988)

[27] Sheldon, J.:
Effects of amiodarone in thyrotoxicosis.
Brit. J. Med. 286: 267–268 (1983)

[28] Simon, C., Schlienger, J.L., Chefran, J.:
Efficacité de la dexaméthasone dans la traitement de l'hyperthyroidie à l'amiodarone.
Presse Med. 13: 2767 (1985)

[29] Smirk, T.C., Goellner, J.R., Brennon, M.D., Carney, J.A.:
Pathology of the thyroid in amiodarone-associated thyrotoxicosis.
Am. J. Surg. Pathol. 11: 197 (1987)

[30a] Stäubli, M., Bischof. P., Wimpfheimer, C., Studer, H.:
Amiodaron (Cordarone) und Schilddrüse.
Schweiz. med. Wschr. 111/13: 460–465 (1981)

[30b] Stäubli, M., Bircher, J., Galeazzi, R. L., Remund, H., Studer, H.:
Serum Concentrations of Amiodarone During Long Term Therapy. Relation to Dose, Efficacy and Toxicity.
Eur. J. Clin. Pharmacol. 24: 485–494 (1983)

[31] Stewart, R.A., McKenna, W.J., Poloniecki, J.D., Michelson, J.K., Das, S.K., Morady, F., Schorfk, M.A., Pitt, B., Nicklas, J.M.:
Prospective randomised double blind placebo controlled trial of low dose amiodarone in patients with severe heart failure and frequent ventricular extrasystoles.
Brit. Heart J. 61: 459–464 (1989)

[32] Studer, M., Stäubli, M., Meinerzhagen, A., Voegelin, M., Bircher, J.:
New aspects in the medical treatment of myocardial infarction.
Int. Symp. Zürich: (1979)

[33] Unger, J.:
Serum thyroglobulin concentration may be a clue to the mechanism of amiodarone-induced thyrotoxicosis.
J. Endocrinol. Invest. 11: 689 (1988)

[34] Weetman, A.P., Bhandal, S.K., Burrin, J.M., Robinson, K., McKenna, W.:
Amiodarone and thyroid autoimmunity in the United Kingdom.
Brit. Med. J. 297: 33 (1988)

[35] Wenzel, K.-W.:
Veränderungen der Serumkonzentrationen der Schilddrüsenhormone durch Betarezeptorenblocker.
Akt. Endokrinol. Stoffw. 3/1: 15–17 (1982)

[36] Wimpfheimer, C., Stäubli, M., Schädelin, J., Studer, H.:
Prednisone in amiodarone-induced thyrotoxicosis.
Brit. med. J. 284/6332: 1835–1836 (1982)

Allgemeine Literatur: A 32, A 60c, A 86, A 89

Sonstige mögliche Nebenwirkungen *(L 49)* (S. 303)

[1] Clouston, P.D., Donnelly, P.E.:
Acute Necrotising Myopathy Associated With Amiodarone Therapie.
Aust. NZ J. Med. 19: 483–485 (1989)

[2] Coulter, D. M., Edwards, R., Savage, R.L.:
Survey of neurological problems with amiodarone in the New Zealand Intensive Medicines Monitoring Programme.
NZ Med. J. 103: 98–100 (1990)

[3] Esterhuysen, A.J., Potgieter, G.M., Kleynhans, P.H.T.:
Amiodarone and hyperlipidaemia.
SA Med. J. 64: 153 (1983)

[4] Gasparich, J.P., Mason, J.T., Greene, H.L., Berger, R.E., Krieger, J.N.:
Amiodarone-Associated Epididymitis: Drug-Related Epididymitis In The Absence Of Infection.
J. Urol. 133: 971–972 (1985)

[5] Hesselmann, J., Huep, W.W., Schröder, E.:
Lebensbedrohliche Alveolitis und Hämolyse nach Amiodarone.
Med. Welt, Bd. 34, Heft 31/32: 54–60 (1983)

[6] Leak, D., Eydt, J.N.:
Amiodarone for refractory cardiac arrhythmias: 10-year study.
Canad. med. Ass. J. 134: 495–501 (1986)

[7] Marcus, F.I.:
Pharmacokinetic interactions between Digoxin and other Drugs.
J. amer. coll. Cardiol. 5: 82A-90A (1985)

[8] McKenna, W.J., Harris, L., Rowland, E., Kleinebenne, A., Krikler, D.M., Oakley, C.M., Goodwin, J.F.:
Amiodarone for Long-Term Management of Patients with Hypertrophic Cardiomypopathy.
Amer. Heart. J. 54: 802–810 (1984)

[9] Pollak, P.T., Sami, M.:
Acute Necrotizing Pneumonitis and Hyperglycaemia after Amiodarone Therapy.
Amer. J. Med. 76: 935–939 (1984)

[10] Raeder, E.A., Podrid, P.J., Lown, B.:
Side effects and complications of amiodarone therapy.
Amer. Heart J. 109: 975–983 (1985)

[11] Sanofi:
Kurzinformation zur Änderung der Fach-/Gebrauchsinformation Cordarex.
(1991)

[12] Shenasa, M., Vaisman, U., Wojciechowski, M., Denker, S., Murthy, V., Akhtar, M.:
Abnormal abdominal computed tomography with amiodarone therapy and clinical significance.
Amer. Heart J. 107: 929–933 (1984)

[13] Stäubli, M., Bischof. P., Wimpfheimer, C., Studer, H.:
Amiodaron (Cordarone) und Schilddrüse.
Schweiz. med. Wschr. 111/13: 469–465 (1981)

Allgemeine Literatur: A 29a, A 73a, A 73b, A 81b, A 82, A 86

Kapitel IV Pharmakokinetik *(L 50)* (S. 309)

[1] Anastasiou-Nana, M., Levis, G. M., Moulopoulos, S.:
Pharmacokinetics of amiodarone after intravenous and oral administration.
Int. J. Clin. Pharmacol., Therapy and Toxicology 20: 524–529 (1982)

[2] Andreasen, F., Agerbaek, H., Bjerregaard, P., Gotzsche, H.:
Pharmacokinetics of amiodarone after intravenous and oral administration.
Europ. J. clin. Pharmacol. 19: 293–299 (1981)

[3] Benaim, R., Uzan, C.:
Les effets antiarythmiques de l'amiodarone injectable.
Rev. Med. (Paris) 35/36: 1959–1963 (1978)

[4] Bjerregaard, P., Vejby-Christensen, H., Andersen, F., Gotzsche, H.:
Serumspiegel und das Verhältnis zwischen Serumkonzentration und Reaktion während einer Dauerbehandlung mit Amiodaron.
Int. Symposium Labaz: (1982)

[5a] Bonati, M., Galletti, F., Volp, A., Cumetti, C., Tognan, G.:
Amiodarone in patients on long term dialysis.
New Engl. J. Med. 308: 906 (1983)

[5b] Bonati, M., Gaspari, F., D'Aranno, V., et al:
Physicochemical and analytical characteristics of amiodarone.
J. pharm. Sic. 73: 829–830 (1984)

[6] Broekhuysen, J.:
Amiodaron – Der geschichtliche Hintergrund.
In: G. Breithardt und F. Loogen: Neue Aspekte in der medikamentösen Behandlung von Tachyarrhythmien. Die Bedeutung von Amiodaron, Urban & Schwarzenberg, München: 46–49 (1983)

[7] Canada, A. T., Lesko, L. J., Haffajee, Ch.I.:
Disposition of amiodarone in patients with tachyarrhythmias.
Curr. therap. Res. 20/6: 968–974 (1981)

[8a] Cano, J. P.:
Pharmacocinétique de l'amiodarone aprés administration par perfusion, résultats preliminaires.
Laborat. Hospitalier de Pharmacocinétique. SCN N0 16, Marseille: (1980)

[8b] Cano, J. P.:
Pharmacokinetics of amiodarone administered by IV infusion. Preliminary results.
VIII Congrés Europ. de Cardiol., Laboratoires Labaz: (1980)

[9a] Charlier, R., Deltour, G., Baudone, A., Chaillet, F.:
Pharmacology of amiodarone, an anti-anginal drug with a new biological profile.
Arzneimittelforsch. 18: 1408–1417 (1968)

[9b] Charlier, R., et Deltour, G.:
Correction des arythmies expérimentales des par l'amiodarone.
J. Pharmacol. (Paris) 1/2: 175–182 (1970)

[10] Flanagan. R. J., Storey, G. C. A., Holt, D. W.:
Rapid high performance liquid chromatographic method for the measurement of amiodarone in blood plasma or serum at the concentrations attained during therapy.
J. Chromatogr. 187: 391–398 (1980)

[11] Heger, J.J., Prystowsky, E.N., Zipes, D.P.:
Relationships between amiodarone dosage, drug concentrations, and adverse side effects.
Amer. Heart J. 106: 931–935 (1983)

[12] Hoogenhuyze, D., Burg, P., de Wilde, A., Remme, W. J., Krauss, X. H.:
Acute effects of intravenous amiodarone in patients with complex ventricular dysrhythmias.
Abstr.-Symp. „Amiodarone in Cardiology", Utrecht: (1983)

[13] Kannan, R., Nademanee, K., Hendrickson, J. A. Rostamin, H.J., Singh, B. N.:
Amiodarone kinetics after oral doses.
Clin. Pharmacol. Therap. 31/4: 438–444 (1982)

[14] Kates, R.E., Kannan, R., Singh, B.N.:
Pharmacokinetics of Class III Antiarrhythmic Agents.
In: Singh, B.N.: Control Of Cardiac Arrhythmias By Lengthening Repolarization.
Futura: 175 (1988)

[15] Labaz GmbH, Basel:
Wissenschaftliche Broschüre „Cordarone bei Herzrhythmusstörungen":
(Mai 1980)

[16] Leroy, G., Haiat, R., Barthelemy, M., Lionnet, F.:
Torsade de pointes during loading with amiodarone.
Europ. Heart J. 8: 541–543 (1987)

[17] Levine, J.H., Morganroth, J., Kadish, A.H.:
Mechanisms and Risk Factors for Proarrhythmia With Type Ia Compared With Ic Antiarrhythmic Drug Therapy.
Circulation 80: 1063–1069 (1989)

[18] Lloyd, E.:
Clinical experience with recent antiarrhythmic agents.
Disc. „Prognosis" and pharmacotherapy of life-threatening arrhythmias.
Int. Congr. Symp. Series Nr. 46, Academic Press, London: (1981)

[19] Maling, T.:
Amiodarone Therapeutic Plasma Concentration Monitoring. Is it Practical.
Clin. Pharmacol 14: 321–324 (1988)

[20] Marchiset, D., Egre, A., Baille, Y., Cano, J.P., Serradimigni, A.:
Taux myocardiques et plasmatiques de l'amiodarone et de son métabolite N-monodéséthylé.
Thérapie (Paris), 38/1: 114–115 (1983)

[21a] Mattioni, T.A., Zheutlin, T.A., Dunnington, C., Kehoe, R.F.:
The Proarrhythmic Effects of Amiodarone.
Progr. cardiovasc. Dis. 31: 439–446 (1989)

[21b] Mattioni, T.A., Zheutlin, T.A., Sarmiento, J.J., Parker, M., Lesch, M., Kehoe, R.F.:
Amiodarone in Patients with Previous Drug-Mediated Torsade de Pointes.
Amer. Coll. Phys. 111: 574–580 (1989)

[22] McKenna, W.:
The significance and treatment of arrhythmia in hypertrophic cardiomyopathy.
Abstr.-Symp. „Amiodarone in Cardiology", Utrecht (1983)

[23a] Nitsch, J., Lüderitz, B.:
Serum- und Gewebskonzentrationen von Amiodaron beim Menschen und bei Tieren.
In: G. Breithardt und F. Loogen: Neue Aspekte in der medikamentösen Behandlung von Tachyarrhythmien. Die Bedeutung von Amiodaron, Urban & Schwarzenberg, München : 84–86 (1983)

[23b] Nitsch, J., Leffler, J., Lüderitz, B.:
Myokardiale Aufnahme von Lidocain, Mexiletin und Amiodaron nach Akutapplikation.
Klin. Wochenschr. 68: 673–677 (1990)

[24a] Plomp, T. A., Engels, M., Robles de Medina, E. O., Maes, R. A. A.:
Simultaneous determination of amiodarone and its major metabolite desethylamiodarone in plasma, urine and tissues by high performance liquid chromatography.
Abstr.-Symp. „Amiodarone in Cardiology", Utrecht: (1983)

[24b] Plomp, T.A., Wiersinga, W.M., Van Rossum, J.M., Maes, R.A.A.:
Pharmacokinetics and Body Distribution of Amiodarone and Desethylamiodarone in Rats after Oral Administration.
In vivo 1: 26–280 (1987)

[25] Pourbaix, S., Berger, Y., Desager, J.P., Pacco, M., Harvengt, C.:
Absolute bioavailability of amiodarone in normal subjects.
Clin. Pharmacol. Ther. 37: 118–123 (1985)

[26a] Rakita, L.:
Dose-response relationship of amiodarone and malignant ventricular arrhythmias.
VIIIe Congrés Europ. de Cardiol., Laboratoires Labaz: (1980)

[26b] Rakita, L., Mostow, N.D.:
Side Effect Profile of Amiodarone and Approaches to Optimal Dosing. Control of Cardiac Arrhythmias by lengthening Repolarisation.
In: Singh, B.N.
Futura Publishing, New York: 509–541 (1988)

[27a] Riva, E., Gerna, M., Latini, R., Giani, P., Volpi, A., Maggioni, A.:
Pharmacokinetics of amiodarone in man.
J. cardiovasc. Pharmacol. 4/2: 264–269 (1982)

[27b] Riva, E., Aarons, L., Latini, R., Neyroz, P., Urso, R.:
Amiodarone Kinetics After Single i.v. Bolus and Multiple Dosing in Healthy Volunteers.
Eur. J. Clin. Pharmacol. 27: 491–494 (1984)

[28a] Rotmensch, H.H., Shoshani, D., Spielman, S.:
Relationship between adverse reactions to amiodarone and steady-state serum concentrations (Abstract).
Circulation 68: III-279 (1983)

[28b] Rotmensch, H.H., Swanson, B.N., Greenspon, A.J., Shoshani, D., Greenspan, A.M.:
Amiodarone: individualizing dosage with serum concentrations.
Pace 6: 1327–1335 (1983)

[29] Somani, P.:
Basic and Clinical Pharmacology of Amiodarone: Relationship of Antiarrhythmic Effects, Dose and Drug Concentrations to Intracellular Inclusion Bodies.
J. Clin. Pharmacol. 29: 405–412 (1989)

[30] Stäubli, M., Bischof, P., Wimpfheimer, C., Studer, H.:
Amiodaron (Cordarone) und Schilddrüse.
Schweiz. med. Wschr. 111/13: 469–465 (1981)

[31] Stanton, M.S., Prystowsky, E.N., Fineberg, N.S., Miles, W.M., Zipes, D.P., Heger, J.J.:
Arrhythmogenic Effects of Antiarrhythmic Drugs: A Study of 506 Patients Treated for Ventricular Tachycardia or Fibrillation.
J. amer. coll. Cardiol. 14: 209–215 (1989)

[32] Storey, G.C.A., Holt, P., Curry, P.V.L., Holt, D.W.:
High performance liquid chromatography measurement of amiodarone and its desethyl metabolite: methodology and preliminary observations.
Ther. Drug Monitoring 4: 385–388 (1982)

[33] Studer, M., Stäubli, M., Meinerzhagen, A., Voegelin, M., Bircher, J.:
New aspects in the medical treatment of myocardial infarction.
Int. Symp. Zürich: (1979)

[34] Velebit, V., Podrid, P., Lown, B., Cohen, B.H., Graboys, T.B.:
Aggravation and Provocation of Ventricular Arrhythmias by Antiarrhythmic Drugs.
Circulation 60, No. 5: 886–894 (1982)

[35] Coumel, Ph., Bouvrain, Y.:
Etude clinique des effets pharmacodynamiques et antiarythmiques de l'amiodarone.
J. agrég. 6/2: 69–81 (1973)

Allgemeine Literatur: A 13b, A 15, A 26a, A 26b, A 29a, A 29c, A 35b, A 35c, A 40, A 48, A 53a, A 56a, A 60a, A 61, A 66b, A 71b, A 73a, A 80a, A 80c, A 82

Kapitel V Therapeutische Anwendung *(L 51)* (S. 329)

[1] Chebat, J., Caubarrére, I.:
Pneumopathie grave et amiodarone.
Thérapie 38/1: 111–112 (1983)

[2] Hoogenhuyze, D., Burg, P., de Wilde, A., Remme, W. J., Krauss, X. H.:
Acute effects of intravenous amiodarone in patients with complex ventricular dysrhythmias.
Abstr.-Symp. „Amiodarone in Cardiology", Utrecht: (1983)

[3] Kadisch, A.H., Morady, F.:
The use of intravenous amiodarone in the acute therapy of life-threatening tachyarrhythmias.
Prog. Cardiovasc. Dis. 31/4: 281–294 (1989)

[4a] Labaz GmbH, Basel wissenschaftliche Broschüre „Cordarone bei Herzrhythmusstörungen" Labaz:
Amiodaron Cordarex® Prospekt.
Ohne weitere Angaben: (1991)

[4b] Labaz Sanofi:
Amiodaron Cordarex®, 36711025 Prospekt.
Ohne weitere Angaben: (1991)

[4c] Labaz Sanofi:
Fachinformation Cordarex®.
(1988)

[5] Moos, A.N., Mohiuddin, S.M., Hee, T.T., Esterbrooks, D.J., Hilleman, D.E., Rovang, K.S., Sketch, M.H.:
Efficacy and Tolerance of High-Dose Intravenous Amiodarone for Recurrent, Refractory Ventricular Tachycardia.
Amer. J. Cardiol. 65: 609–614 (1990)

[6] Mostow, N.D., Vrobel, T.R., Rakita, L.:
Transient exacerbation followed by control of ventricular tachycardia with amiodarone.
Amer. Heart J.: 178–180 (1986)

[7] Remme, W. J., Krauss, X. H., van Hoogenhuyze, D. C. A., Kruyssen, H. A. C. M., Storm, C. J.:
Effects of intravenous amiodarone on pacing induced coronary sinus bloodflow changes and myocardial ischemia in patients with coronary artery disease.
Abstr.-Symp. „Amiodarone in Cardiology", Utrecht: (1983)

[8] Sanofi Labaz:
Interne Übersicht über die derzeitigen (1991) laufenden großen Amiodaron-Studien sowie die zugehörigen Pilotstudien.
(1991)

[9] Sanofi Pharma, Manchester:
Technical Brochure, Cordaron X.
(Stand November 1990)

[10] Somani, P.:
Basic and Clinical Pharmacology of Amiodarone: Relationship of Antiarrhythmic Effects, Dose and Drug Concentrations to Intracellular Inclusion Bodies.
J. Clin. Pharmacol. 29: 405–412 (1989)

[11] Stäubli, M.:
Behandlung von Arrhythmien mit Amiodaron – Erfahrungen in der Schweiz unter Berücksichtigung der Nebenwirkungen.
Symp. „Neue Aspekte in der Therapie tachykarder Rhythmustörungen".
(im Druck)

[12] Ward, D. E., Camm, A. J., Wang, R., Dymond, D., Spurrell, A. J.:
Suppression of long-standing incessant ventricular tachycardia by amiodarone.
J. Electrocardio 13/2: 193–198 (1980)

[13] Campbell, S., Nolan, P.E., Bliss, M., Wood, R., Mayersohn, M.:
Stability of amiodarone hydrochloride in admixtures with other injectable drugs.
Amer. J. Hosp. Pharm. 43: 917–921 (1986)

[14] Hasegawa, G.R., Eder, J.F.:
Visual compatibility of amiodarone hydrochloride injection with other injectable drugs.
Amer. J. Hosp. Pharm. 41: 1379–1380 (1984)

[15] Sanofi:
Persönliche Mitteilung vom 12.11.1991 (1991)

Allgemeine Literatur: A 5, A 21, A 24, A 27a, A 35a, A 37, A 40, A 42b, A 45, A 73a, A 73b, A 82, A 85, A 89

Interaktionen *(L 52)* (S. 341)

[1] Frank, R., Fontaine, G., Tonet, J.L., Grosgogeat, Y.:
Treatment of Servere Chronic Ventricular Arrhythmias by Flecainide combined with Amiodarone (Abstract).
Eur. Heart J. 5: 181 (1984)

Allgemeine Literatur: A 53c

Digoxin *(L 53)*
(S. 343)

[1] Fenster, P.E., White, N.W., Hanson, C.D.:
Pharmacocinetic Evaluation of the Digoxin-Amiodarone Interaction.
Amer. Coll. Cardiol. 5: 108–112 (1985)

[2] Koren, G., Hesslein, P.S., MacLeod, S.M.:
Digoxin toxicity associated with amiodarone therapy in children.
J. Pediat. 104: 467–470 (1984)

[3] Moysey, J. O., Jaggarao, N. S. V., Grundy, E. N., Chamberlain, D. A.:
Amiodarone increases plasma digoxin concentrations.
Brit. med. J. 282/6260: 272 (1981)

[4] Nademanee, K., Kannan, R., Hendrickson, J. A., Burnam, M., Kay, I., Singh, B. N.:
Amiodarone digoxin interaction during treatment of resistant cardiac arrhythmias.
Abstract, Lit.-Stelle unbekannt.

[5] Santostasi, G., Fantin, M., Maragno, I., Gaion, R.M., Basadonna, O., Dalla-Volta, S.:
Effects of Amiodarone on Oral and Intravenous Digoxin Kinetics in Healthy Subjects.
J. cardiovasc. Pharmacol. 9: 385–390 (1987)

[6] Sobol, ■.:
Diskussionsbemerkung in A 53b.
Amer. Heart J. 106: (1983)

[7] Wilkins, M.R., West, M.J., Weissberg, P.L.:
Amiodarone and Plasma Digoxin Levels.
The Lancet 5: 1180 (1984)

Allgemeine Literatur: A 53b, A 53c

Orale Antikoagulantien *(L 54)*
(S. 343)

[1] Broekmans, A.W., Meyboom, R.H.B.:
Potentiering van het cumarine-effect door amiodaron (Cordarone).
Ned. T. Geneesk. 31: 1415–1417 (1982)

[2a] Caraco, Y., Raveh, D., Fugelman, M., Raz, I.:
Enhanced Anticoagulant Effect of Acenocoumarol induced by Amiodarone Coadministration.
Isr. J. Med. Sci. 24: 688–689 (1988)

[2b] Caraco, Y., Chajek-Shaul, T.:
The Incidence and Clinical Significance of Amiodarone and Acenocoumarol Interaction.
F.K. Schattauer Verlagsgesell. 3: 906–908 (1989)

[3] Colebunder, R., Dom, L.:
Amiodarone for ventricular arrhythmias.
New Engl. J. Med. 305/26: 1587 (1981)

[4] Hamer, A., Peter, T., Mandel, W.J., Scheinman, M.M., Weiss, D.:
The Potentiation of Warfin Anticoagulation by Amiodarone.
Circulation 65: 1025–1029 (1982)

[5] Kaeser, H.E.:
Amiodaron-Neuropathie.
Schweiz. med. Wschr. 104: 606–608 (1974)

[6] Kerin, N.Z., Blevins, R.D., Goldman, L., Faitel, K., Rubenfire, M.:
The Incidence, Magnitude, and Time Course of the Amiodarone-Warfin Interaction.
Arch. Intern. Med. 148: 1779–1781 (1988)

[7] Martinowitz, U., Rabinovici, J., Goldfarb, D., Many, A., Bank, H.:
Interaction Between Warfarin Sodium And Amiodarone.
New Engl. J. Med. 304: 671–672 (1981)

[8] Meier, A., Weidmann, P., Mordasini, R., Riesen, W., Bachmann, C.:
Reversal or prevention of diuretic-induced alterations in serum lipoproteins with betablockers.
Arterosclerosis 41: 415–419 (1982)

[9] Meier-Bratschi, A., Jaspersen, H.P.:
Arzneimittel-Interaktionen.
Schweiz. Apoth.-Ztg. 6: 255–269 (1985)

[10] Pini, M., Manotti, C., Quintavalla, R.:
Interaction Between Amiodarone and Acenocoumarin.
F.K. Schattauer Verlagsgesell. 2: 549 (1985)

[11] Richard, C., Riou, B., Berdeaux, A., Fournier, C., Khayat, D., Rimailho, A., Giudicelli, J.F., Auzépy, P.:
Prospective Study of the Potentiation of Acenocoumarol by Amiodarone.
Eur. J. Clin. Pharmacol. 28: 625–629 (1985)

[12] Runkel, W., Mattern, H., Fricke, G.R.:
Die Wirksamkeit von Amiodaron auf therapierefraktäre supraventrikuläre und ventrikuläre Arrhythmien.
Bergmann Congr. Wiesbaden: 505–507 (1983)

[13] Scholz, W.:
Arzneimittelwechselwirkungen.
G. Thieme Verlag 2: (1984)

[14] Theisen, F., Pickardt, C.R., Leisner, B., Theisen, K., Jahrmärker, H.:
Amiodarone (A) Langzeittherapie(LT) und Nebenwirkungen(NW) bei Patienten(P) mit Lown 4B(L4B).
Z. Kardiol. 3: 183 (1982)

[15] Verstraete, M., Vermylen, J., Claeys, H.:
Dissimilar Effect of two Anti-Anginal Drugs Belonging to the Benzofuran Group on the Action of Coumarin Derivatives.
Arch. int. Phamacodyn. 1: 33–41 (1968)

[16] Watt, A.H., Stephens, M.R., Buss, C.D., Routledge P.A.:
Amiodarone reduces plasma warfarin clearance in man.
Br. J. Clin. Pharmacol. 20: 707–709 (1985)

[17] Weber, H., Weissel, M., Haddad, R., Scheibelhofer, W., Konrad, K., Mlczoch, J., Probst, P., Mainitz, M.:
Antiarrhythmischer Effekt und Nebenwirkungen von „Amiodarone“.
Wiener klin. Wochenschrift 18: 685–696 (1984)

Allgemeine Literatur: A 33a, A 53c, A 65, A 82

Antiarrhythmika *(L 55)* (S. 344)

Allgemeine Literatur: A 53b, A 82

Defibrillations- und Schrittmacherreizschwelle *(L 56)* (S. 344)

[1] Breithardt, G., Borggrefe, M., Yeh, H.L., Seipel, L.:
Elektrophysiologische Wirkungen von Flecainid (R-818) auf stimulusinduzierte ventrikuläre Tachykardien.
Z. Kardiol. 71: 278–283 (1982)

[2] Fain, E.S., Lee, J.T., Winkle, R.A.:
Effects of acute intravenous and chronic oral amiodarone on defibrillation energy requirements.
Amer. Heart J. 114: 8–17 (1987)

[3] Fogoros, R. N.:
Amiodarone-Induced Refractoriness to Cardioversion.
Brief Reports: 699–670 (1984)

[4] Frame, L.H., Hoffman, N., Kolenik, S.A., Sheldon J.H.:
Oral Loading with Amiodarone Increases Ventricular Defibrillation Threshold with Implanted Electrodes in Dogs.
Amer. Coll. Cardiol. 7: A82 (1986)

[5] Kelly, P.A., Cannom, D.S., Garan, H., Mirabal, G.S., Harthorne, J.W., Hurvitz, R.J., Vlahakes, G. J., Jacobs, M.L., Ilvento, J.P., Buckley, M.J., Ruskin, J.N.:
The Automatic Implantable Cardioverter-Defibrillator: Efficacy, Complications and Survival in Patients With Malignant Ventricular Arrhythmias.
Amer. Coll. Cardiol. 11: 1278–1286 (1998)

[6] Troup, P.J., Chapman, P.D., Olinger, G.N., Kleinman, L.H.:
The Implanted Defibrillator: Relation of Defibrillating Lead Configuration and Clinical Variables to Defibrillation Threshold.
Amer. Coll. Cardiol. 6: 1315–1321 (1985)

Allgemeine Literatur: A 17

Anästhesie *(L 57)* (S. 346)

[1] Chassard, D., George, M., Guiraud, M., Lehot, J.J., Bastien, O., Hercule, C., Villard, J., Estanove, S.:
Relationship between preoperative amiodarone treatment and complications observed during anaesthesia for valvular cardiac surgery.
Canad. J. Anaesth. 37: 251–254 (1990)

Dyck, s. [8] Van Dyck

[2] Elliot, P.L., Schauble, J.F., Rogers, M.C., et. al.:
Risk of decompensation during anaesthesia in presence of amiodarone.
Circulation 68: 1120 (1983)
[3] Gallagher, J.D., Lieberman, R.W., Meranze, J., et. al:
Amiodarone-induced complications during coronary artery surgery.
Anesthesiology 55: 186–188 (1981)
[4] Kay, G.N., Epstein, A.E., Kirklin, J.K., Diethelm, A.G., Graybar, G., Plumb, V.J.:
Fatal Postoperative Amiodarone Pulmonary Toxicity.
Amer. J. Cardiol. 62: 490–492 (1988)
[5] Liberman, B.A., Teasdale, S.J.:
Anaesthesia and amiodarone.
Canad. Anaesth. soc. J. 32: 629–638 (1985)
[6] MacKinnon, G., Landymore, R., Marbele, A.:
Should Oral Amiodarone Be Used for Sustained Ventricular Tachycardia in Patients Requiring Open-Heart-Surgery?
Canad. J. Sur. 26: 355–357 (1983)
[7] Nalos, P.C., Kass, R.M., Gang, E.S., Fishbein, M.C., Mandel, W.J., Peter, T.:
Life-threatening postoperative pulmonary complications in patients with previous amiodarone pulmonary toxicity undergoing cardiothoracic operations.
J. thorac. cardiovasc. Surg. 93: 904–912 (1987)
[8] Van Dyck, M., Baele, Ph., Tennotte, M.Th., Matta, A., Dion, R., Kestens-Servaye, Y.:
Should amiodarone be discontinued before cardiac surgery.
Acta. anaesth. belg. 39: 3–10 (1988)

Gravidität *(L 58)*
(S. 347)

[1] Candelpergher, G., Buchberger, R., Suzzi, G.L., Padrini, R.:
Trans-Placental Passage of Amiodarone: Electrocardiographic and Pharmacological Evidence in a Newborn.
Giornale Italiano di Cardiol. 12: 79–82 (1982)
[2] Foster, C.J., Love, H.G.:
Amiodarone in pregnancy. Case report and review of the literature.
Int. J. Cardiol. 20: 307–316 (1988)
[3] McKenna, W.J., Harris, L., Rowland, E., Whitelaw, A., Storey, G.:
Amiodarone therapy during pregnancy.
Amer. J. Cardiol. 51: 1231–1233 (1983)
[4] Pitcher, D., Leather, H.M., Storey, G.C., Holt, D.W.:
Amiodarone in Pregnancy.
Lancet 1: 597–598 (1983)
[5] Rotmensch, H.H., Rotmensch, S., Elkayam, U.:
Management of Cardiac Arrhythmias during Pregnancy Current Concepts.
Drugs 33: 623–633 (1987)
[6] Tubman, R., Jenkins, J., Lim, J.:
Neonatal Hyperthyroxinaemia Associated with Maternal Amiodarone Therapy: Case Report.
Irish J. Med. Science 157: 243 (1988)

Allgemeine Literatur: A 82

Vergiftungen *(L 59)*
(S. 347)

[1] Jullien, J.L.:
Intoxication par l'amiodarone.
Coeur-vaisseaux 9: 1541 (1981)
[2] Keller, B.:
Vergiftungen mit Herzmedikamenten (Antiarrhythmika, Digitalis, Nitrate).
Ther. Umsch. 43: 287–299 (1986)

Allgemeine Literatur: A 24, A 82

Klasse I-Antiarrhythmika *(L 60)* (S. 348)

[1a] Borggrefe, M., Breithardt, G.:
Predictive value of electrophysiologic testing in the treatment of drug-refractory ventricular arrhythmias.
Europ. Heart J. 7: 735–742 (1986)

[1b] Borggrefe, M., Leibner, M., Breithardt, G.:
Clinical-Electrophysiologic Effects of Combining Class I Antiarrhythmic Agents With Amiodarone in Drug-Refractory Tachycardia.
Circulation 74: (1986)

[2] Frank, R., Fontaine, G., Tonet, J.L., Grosgogeat, Y.:
Treatment of Servere Chronic Ventricular Arrhythmias by Flecainide combined with Amiodarone (Abstract).
Eur. Heart J. 5: 181 (1984)

[3] James, M.A., Papouchado, M., Jones, J.V.:
Combined therapy with disopyramide and amiodarone: a report of 11 cases.
Int. J. Cardiol. 13: 248–252 (1986)

[4] Jung, W., Mletzko, R., Nitsch, J., Manz, M., Lüderitz, B.:
Proarrhythmische Effekte unter Kombination mit Amiodaron: Intraindividueller Vergleich mit Mexiletin, Flecainid und Encainid.
Z. Kardiol. 79: Suppl. 1, 156 Abstr. P571 (1990)

[5] Manz, M., Jung, W., Mletzko, R., Nitsch, J., Lüderitz, B.:
Intraindividual comparison: combination of amiodarone with mexiletine, flecainide and encainide.
In: Purcaro, A., Pigini, G., Breccia Fratadonchi, G., Gili, A., Mazzanti, M., Vecchiola, D., Blandini, A.: Mexiletine-Amiodarone Combination Therapy.
Osped. cardiol. 1: 99 (1990)

[6a] Marchlinski, F.E., Buxton, A.E., Miller, J.M., Vassallo, J.A., Flores, B.T., Josephson, M.E.:
Amiodarone versus amiodarone and a type IA agent for treatment of patients with rapid ventricular tachycardia.
Circulation 74: 1037–1043 (1986)

[6b] Marchlinski, F.E., Buxton, A.E., Kindwall, K.E., Miller, J.M., Rosenthal M.E., Gottlieb, C.D., Bloom, R.B., Josephson, M.E.:
Comparison of Individual and Combined Effects of Procainamide and Amiodarone in Patients with Sustained Ventricular Tachyarrhythmias.
Circulation 78: 583–591 (1988)

[7] Purcaro, A., Pigini, G., Breccia Fratadoncchi, G., Gili, A., Mazzanti, M., Vecchiola, D., Blandini, A.:
Mexiletine-Amiodarone Combination Therapy.
Osped. cardiol. 1: 105 (1990)

[8] Toivonen, L.T., Kadish, A.H., Morady, F.:
Efficacy Of Class IA, And C Antiarrhythmic Agents In Combination With Amiodarone In Patients With Inducible Sustained Ventricular Tachycardia.
Cardiovasc. Drugs Ther. 3: Suppl. 2, 636 Abstr. (1989)

[9] Viatkus, P.T., Buxton, A.E., Josephson, M.E., Marchlinski, F.E.:
Cycle-Length Response of Ventricular Tachycardia Associated with Coronary Artery Disease to Procainamide and Amiodarone.
Amer. J. Cardiol. 66: 710–714 (1990)

Allgemeine Literatur: A 3a, A 3b

β-Rezeptoren-Blocker *(L 61)* (S. 350)

[1] Brembilla-Perrot, B., Admant, Ph., Le Helloco, A., Pernot, C.:
Loss of efficacy of flecainide in the Wolff-Parkinson-White syndrome after isoproterenol administration.
Europ. Heart J. 6: 1074–1078 (1985)

[2] Brownstein, S.L., Hopson, R.C., Martins, J.B., Aschoff, A.M., Olshansky, B., Constantin, L., Kienzle, M.G.:
Usefulness of Isoproterenol in Facilitating Atrioventricular Nodal Reentry Tachycardia During Electrophysiologic Testing.
Amer. J. Cardiol. 61: 1037–1041 (1988)

[3] Derrida, J.P., Ollagner, J., Benaim, R., Haiat, R., Chiche, P.:
Amiodarone et propranolol: une association dangereuse ?
Nouv. méd. 17: 1429 (1979)

[4] Helmy, I., Scheinman, M.M., Sharkey, H., Herre, J.M., Griffin, J.C.:
Isoproterenol Reversal of Flecainide Effects in Patients with Accessory Pathways.
Circulation 76: 69 (1987)

[5] Huikuri, H.V., Cox, M., Interian, A., Kessler, K.M., Glicksman, F., Castellanos, A., Myerburg, R.J.:
Efficacy of Intravenous Propranolol for Suppression of Inducibility of Ventricular Tachyarrhythmias with Different Electrophysiologic Characteristics in Coronary Artery Disease.
Amer. J. Cardiol. 64: 1305–1309 (1989)

[6] Leor, J., Levartowsky, D., Sharon, C., Farfel, Z.:
Amiodarone and β-adrenergic blockers: An interaction with metoprolol but not with atenolol.
Amer. Heart J. 116: 206–207 (1988)

[7] Ludmer, P.L., McGowan, N.E., Antman, E.M., Friedman, P.L.:
Efficacy of Propafenone in Wolff-Parkinson-White Syndrome: Electrophysiologic Findings and Long-Term Follow-up.
Amer. Coll. Cardiol. 9: 1357–1363 (1987)

[8] Manolis, A.S., Estes, N.A.M.:
Reversal of Electrophysiologic Effects of Flecainide on the Accessory Pathway by Isoproterenol in the Wolff-Parkinson-White Syndrome.
Amer. J. Cardiol. 64: 194–198 (1989)

[9] Merkel, M.L., Miles, W.M., Prystowsky, E.N.:
The Differential Effects of Isoproterenol on Sustained Ventricular Tachycardia before and during Antiarrhythmic Therapy.
Abstr. 9: 227A (1987)

[10] Morady, F., Kou, W.H., Kadish, A.H., Nelson, S.D., Toivonen, L.K., Kushner, J.A., Schmaltz, S., De Buitleir, M.:
Antagonism of Quinidine's Electrophysiologic Effects by Epinephrine in Patients With Ventricular Tachycardia.
J. amer. Coll. Cardiol. 12: 388–394 (1988)

[11] Tonet, R., Frank, R., Fontaine, G., Grosgogeat, Y.:
Efficacy and Safety of Low Dose of Beta-Blocker Agents Combined with Amiodarone in Refractory Ventricular Tachycardia.
Pace 11: 1984–1989 (1988)

[12a] Wellens, H.J.J., Brugada, P., Roy, D., Weiss, J., Bar, F.W.:
Effect of isoproterenol on the anterograde refractory period of the accessory pathway in patients with the Wolff-Parkinson-White syndrome.
Amer. J. Cardiol. 50: 180–184 (1982)

[12b] Wellens, H.J.J., Brugada, P.:
Amiodarone in the Wolff-Parkinson-White-Syndrome.
In: Singh, B.N.: Control Of Cardiac Arrhythmias By Lengthening Repolarization.
Futura: 435 (1988)

Allgemeine Literatur: A 7, A 39, A 55d, A 59b, A 83

Therapieüberwachung *(L 62)* (S. 353)

[1] Goodwin, J.F.:
Pharmacologic Treatment Of Hypertrophic Cardiomyopathy: Beta-Blockade Or Calcium Blockade Or What?.
Cardiovasc. Drugs and Therapy 1: 665–668 (1988)

[2] Greene, H.L.:
The Efficacy of Amiodarone in the Treatment of Ventricular Tachycardia or Ventricular Fibrillation.
Progr. in Cardiovasc. Dis. 5: 319–354 (1989)

[3] Kadish, A.H., Marchlinski, F., Josephson, M., Buxton, A.:
Amiodarone correlation of early and late electrophysiologic studies with outcome.
Amer. Heart J. 112: 1134–1140 (1986)

[4] Nademanee, K., Hendrickson, J. A., Intarachot, V., Hershman, J., Singh, B. N.:
Die Bedeutung der Serumspiegel von reverse T_3 unter Amiodaron-Therapie: eine potentielle Überwachungsmethode für die Langzeitbehandlung.
In: G. Breithardt und F. Loogen: Neue Aspekte in der medikamentösen Behandlung von Tachyarrhythmien. Die Bedeutung von Amiodaron, Urban & Schwarzenberg, München: 277–289 (1983)

[5] Rosenfeld, L.E., Kennedy, E.E., Perlmutter, R.A., Bookbinder, M.J., McPherson, C.A.:
Dissociation of electrophysiologic and pharmacologic stability during an abbreviated oral loading regimen of amiodarone.
Amer. Heart J. 114: 1367–1374 (1987)

[6] Swerdlow, C.D., Winkle, R.A., Mason, J.W.:
Determinants Of Survival In Patients With Ventricular Tachyarrhythmias.
New Engl. J. Med. 308: 1436–1442 (1983)

Allgemeine Literatur: A 1, A 26a, A 28, A 48, A 55c, A 55d, A 59a, A 66a, A 66b, A 75, A 80c, A 81c, A 84

Kapitel VI Amiodarontherapie bei Kindern *(L 63)* (S. 363)

[1] Bogers, A.J.J., Quaegebeur, J.M., Ottenkamp, J., Huysmans, H.A.:
Treatment of Ventricular Arrhythmia after Corrective Cardiac Surgery in a Neonate with Intravenous Amiodarone.
Thorac. cardiovasc. Surgeon 35: 124–125 (1987)

[2] Bucknall, C., Keeton, B.R., Curry, P.V.L., Tynan, M.J., Sutherland, G.R., Holt, D.W.:
Intravenous and oral amiodarone for arrhythmias in children.
Brit. Heart J. 56: 278–284 (1986)

[3] Cizmarova, E., Bircak, J., Masura, J., Vrsanska, V., Bzduch, V., Halas, M.:
Clinical Experiences With Amiodaron By Children.
Abstracts Of The IX. Congress Of Cardiol., Moscow, 2: 913 (1982)

[4] Colonna, P., Manfrin, M., Bettuzzi, M.G., Cecconi, M., Pierantozzi, A., Renzi, R., Soro, A.:
Diagnosis And Treatment Of Ventricular Tachycardias In A Young Population.
New Trends In Arrhythmias 4: 1039–1043 (1988)

[5a] Coumel, P., Bouvrain, Y.:
Etude clinique des effets pharmacodynamiques et antiarythmiques de l'amiodarone.
J. agrég. 6/2: 69–81 (1973)

[5b] Coumel, P.:
Junctional reciprocating tachycardias. The permanent and paroxysmal forms of AV nodal reciprocating tachycardias.
J. Electrocardiol. 8: 79 (1975)

[5c] Coumel, P.:
Clinical indications of various drugs in resistant arrhythmias.
VIIIe Congrès Europ. de Cardiol.
Laboratoires Labaz: (1980)

[5d] Coumel, P., Fidelle, J.:
Amiodarone in the treatment of cardiac arrhythmias in children: One hundred thirtyfive cases.
Amer. Heart J. 100: 1063–1069 (1980)

[5e] Coumel, P., Lucet, V., Do Ngoc, D.:
The Use of Amiodarone in Children.
Pace 6: 930–939 (1983)

[6] Garson, A., Randall, D.C., Gillette, P.C., Smith, R.T., Moak, J.P., McVey, P., McNamara, D.G.:
Prevention of Sudden Death After Repair of Tetralogy of Fallot: Treatment of Ventricular Arrhythmias.
J. amer. coll. Caridol. 6: 221–227 (1985)

[7] Guccione, P., Paul, T., Garson, A.:
Long-Term Follow-Up of Amiodarone Therapy in the Young: Continued Efficacy, Unimpaired Growth, Moderate Side Effects.
Amer. Coll. Cardiol. 15: 1118–1124 (1990)

[8] Hesslein, P.:
Amiodarone Therapy in Children: A Cautionary Comment.
Pediatrics 72: 817–818 (1983)

[9] Kannan, R., Yabek, S.M., Garson, A., Miller, S., McVey, P., Singh, B.N.:
Amiodarone Efficacy in a Young Population: Relationship to Serum Amiodarone and Desethyl-amiodarone Levels.
Amer. Heart J. 114: 283–287 (1987)

[10] Keeton, B.R., Bucknall, C.A., Curry, P.V.L.:
Use of amiodarone in children.
Br. J. Clin. Proc. 40: 109–114 (1986)

[11] Koren, G., Hesslein, P.S., MacLeod, S.M.:
Digoxin toxicity associated with amiodarone therapy in children.
J. Pediat. 104: 467–470 (1984)

[12] Maggioni, A.P., Cavalli, A., Latini, R., Tognoni, G., Volpi, A.:
Arrhythmogenic effects of antiarrhythmic drugs.
Adv. Drug React. Ac. Pois. Rev. 4: 203–214 (1986)

[13] Manz, M., Gembruch, U., Nitsch, J., Hansmann, M., Lüderitz, B.:
Treatment of supraventricular tachycardia in fetus with severe hydrops: Amiodarone applied intravascularly.
Abstract: 1431 (?)

[14] Pickoff, A.S., Singh, S., Flinn, C.J., Wolff, G.S., Gelband, H.:
Use of Amiodarone in the Therapy of Primary Ventricular Arrhythmias in Children.
Dev. Pharmacol. Ther. 6: 73–82 (1983)

[15] Villain, E., Vetter, V.L., Garcia, J.M., Herre, J., Cifarelli, A., Garson, A.:
Evolving Concepts in the Management of Congenital Junctional Ectopic Tachycardia.
Circulation 81: 1544–1549 (1990)

Allgemeine Literatur: A 16, A 22b, A 34b, A 82, A 86

Literaturkurzliste

Die Literaturkurzliste dient zur Wiederauffindung der erfaßten Autoren.

Dabei bedeutet z. B.:

Müller, 83, 19

die Arbeit von Müller 1983, Seite 19, findet sich in einem der folgenden Literaturverzeichnisse:

LA: allgemeine Literatur in diesem Buch S. 378–384

L 1–63: in einem der speziellen durchnumerierten Literaturverzeichnisse in diesem Buch S. 384–439

L 1.A.: im Literaturverzeichnis der 1. Auflage des Buches *Späth*: Amiodaron [A 81b]

Josephson, 79, 459 *(L 30)*
Josephson, 83 *(L 1.A)*
Josephson, 88, 153 *(L 6)*
Jost, 83, 122 *(L 1.A)*
Jouve, 69, 65 *(L 1.A)*
Julian, 82, 1142 *(L 27)*
Jullien, 81, 1541 *(L 59)*
Jung, 90, 156 *(L 60)*
Jung, 91, 55 *(L 29)*
Kachel, 90, 1107 *(L 47)*
Kadisch, 89, 281 *(L 22)*
Kadisch, 89, 281 *(L 51)*
Kadish, 86, 1134 *(L 62)*
Kadish, 89, 92 *(L 32)*
Kadish, 90, 1240 *(L A)*
Kaeser, 74, 606 *(L 54)*
Kanemoto, 86, 285 *(L 38)*
Kannan, 81, 264 *(L 1.A)*
Kannan, 81, 69 *(L 1.A)*
Kannan, 82, 438 *(L 1.A)*
Kannan, 82, 438 *(L 50)*
Kannan, 87, 283 *(L 63)*
Kaplan, 82, 601 *(L 1.A)*
Kaplan, 82, 601 *(L 46)*
Kaplinsky, 79, 397 *(L 1)*
Kappenberger, 84, 330 *(L 18)*
Kappenberger, 91, 3 *(L 29)*
Kaski, 81, 273 *(L 1.A)*
Kaski, 81, 273 *(L A)*
Kaski, 86, 11 *(L 40)*
Kates, 88, 175 *(L 4)*
Kates, 88, 175 *(L 50)*
Kay, 87, 877 *(L 34)*
Kay, 88, 490 *(L 47)*
Kay, 88, 490 *(L 57)*
Keeton, 86, 109 *(L 63)*
Kehoe, 88, 459 *(L A)*
Keller, 86, 287 *(L 59)*
Kelly, 89, 1278 *(L 29)*
Kelly, 98, 1278 *(L 56)*
Kemkes, 86, 247 *(L 29)*
Kennedy, 89, 1882 *(L 48)*
Kennedy, 90, 119 *(L 47)*
Kenny, 89, 671 *(L 39)*
Kentsch, 88, 70 *(L 22)*
Keren, 81, 1167 *(L 1.A)*
Keren, 81, 1167 *(L 44)*
Keren, 82, 384 *(L 32)*
Keren, 82, 384 *(L 44)*
Kerin, 83, 875 *(L 15)*
Kerin, 85, 89 *(L 22)*
Kerin, 86, 128 *(L 47)*
Kerin, 86, 128 *(L 48)*
Kerin, 88, 1779 *(L 47)*
Kerin, 88, 1779 *(L 54)*
Kerin, 88, 289 *(L A)*
Kerin, 88, 31 *(L A)*
Kerin, 89, 418 *(L A)*
Khalilullah, 99, 296 *(L 18)*
Killip, 67, 457 *(L 15)*
Kim, 87, 1 *(L 28)*
Kim, 87, 1214 *(L 28)*
Kiss, 78, 1905 *(L 1)*
Kiss, 79, 3223 *(L 1)*
Kiss, 82, 441 *(L 1)*
Kiss, 88 *(L 1)*
Kleber, 87, 1 *(L 37)*
Klein, 86, 185 *(L 15)*
Klein, 88, 1024 *(L 22)*
Klein, 88, 1024 *(L 28)*
Klein, 88, 96 *(L A)*
Kobayashi, 83, 308 *(L 1)*
Kochs, 88, 720 *(L 21)*
Kohlhardt, 88, 105 *(L 1)*
Kondili, 90, 510 *(L 15)*
Kopelman, 89, 355 *(L A)*
Köppel, 90, 476 *(L 22)*
Koren, 84, 467 *(L 53)*
Koren, 84, 467 *(L 63)*
Kosinski, 84, 565 *(L 6)*
Kouvaras, 89, 301 *(L 12)*
Kowey, 86, 54 *(L A)*
Krafchek, 88, 434 *(L 28)*
Kramer, 82, 1269 *(L 1.A)*
Kreamer, 89, 429 *(L 28)*
Kreamer, 89, 429 *(L 4)*
Krenz, 85, 700 *(L 38)*
Krikler, 76, 117 *(L 21)*
Krikler, 76, 885 *(L 1.A)*
Krikler, 80, 245 *(L 39)*
Krikler, 80 *(L 1.A)*
Kuchar, 88, 982 *(L 37)*
Kuck, 87, 168 *(L 39)*
Kuck, 88, 177 *(L 39)*
Kuck, 91, B *(L 18)*
Kudenchuk, 84, 541 *(L 47)*
Kugler, 84, 543 *(L 38)*
Kulbertus, 83 *(L 1.A)*
Kulbertus, 83 *(L 35)*
Kumana, 85, 169 *(L 44)*
Kunze, 86, 1121 *(L 11)*
Kunze, 86, 1121 *(L 38)*
Kusnick, 88, 584 *(L A)*
Kusniec, 89, 585 *(L 44)*
Kutalek, 85, 274 *(L 22)*
Labaz GmbH, ?? *(L 50)*
Labaz GmbH, 82, 114 *(L 1.A)*
Labaz GmbH, 99 *(L 51)*
Labaz Sanofi, 88 *(L 51)*
Labaz Sanofi, 99 *(L 51)*
Labaz, ?? *(L A)*
Labaz, 82 *(L A)*
Lapalus, 81, 189 *(L 1.A)*
Laurent, 81, 597 *(L 19)*
Lavery, 87, 49 *(L A)*
Lazzara, 84, 1B *(L 1)*
Lazzara, 84, 366 *(L 1)*
Lazzara, 89, 549 *(L 44)*
Lazzeroni, 89, 734 *(L 39)*
Leak, 79, 425 *(L 1.A)*
Leak, 79, 425 *(L 7)*
Leak, 86, 456 *(L 49)*
Leak, 86, 456 *(L A)*
Leak, 86, 495 *(LA)*
Leclercq, 83, 1218 *(L 16)*
Leger, 84, 449 *(L 48)*
Leman, 88, 622 *(L 38)*
Lemaire, 82, 65 *(L 1.A)*
Leor, 88, 206 *(L 61)*
Leroy, 87, 541 *(L 44)*
Leroy, 87, 541 *(L 50)*
Lesbre, 85, 31 *(L 35)*
Levine, 85, 1092 *(L 1)*
Levine, 85, 1092 *(L 21)*
Levine, 85, 12 *(L 12)*
Levine, 85, 21 *(L 12)*
Levine, 87, IV-415 *(L 44)*
Levine, 88, 684 *(L A)*
Levine, 89, 1063 *(L 44)*
Levine, 89, 1063 *(L 50)*
Lévy, 85, 426 *(L A)*
Lewis, 83, 426 *(L 32)*
Lewis, 88, 603 *(L 15)*
Liberatore, 87, 262 *(L 22)*
Liberatore, 87, 262 *(L 39)*
Liberman, 85, 629 *(L 57)*
Liechti, 80, 105 *(L 1.A)*
Lindemans, 91 *(L 29)*
Lindemans, 91, 111 *(L 29)*
Lindner, 86, 277 *(L 22)*
Lloveras, 79, 981 *(L 1.A)*
Lloyd, 81 *(L 1.A)*
Lloyd, 81 *(L 50)*
Lo, 80, 413 *(L 28)*
Lo, 87, 596 *(L 28)*
Loeb, 68, 210 *(L 21)*
Loviselli, 88, 323 *(L 48)*
Lowenstein, 83, 1882 *(L 15)*
Lubbe, 78, 1260 *(L A)*
Lubbe, 79, 533 *(L 1)*
Lubbe, 79, 533 *(L 1.A)*
Lubbe, 79, 533 *(L 33)*
Lubbe, 81, 31 *(L 1)*
Lubbe, 81, 31 *(L 1.A)*
Lubbe, 80, 76 *(L 1)*
Lubbe, 80, 76 *(L 1.A)*
Lubbe, 80, 76 *(L 33)*
Lucet, 85, 210 *(L 18)*
Lucet, 85, 210 *(L 38)*
Lüderitz, 90, 36 *(L 29)*
Lüderitz, 91, 312 *(L 29)*

Teman, 77 *(L 1.A)*
Teman, 77 *(L 22)*
Teman, 77 *(L 4)*
Temesy-Armos, 85, 674 *(L 1)*
Theisen, 82, 183 *(L 54)*
Theisen, 83, 223 *(L 1.A)*
Toivonen, 89, Abstr. *(L 60)*
Tonet, 86, 42 *(L A)*
Tonet, 88, 1984 *(L 30)*
Tonet, 88, 1984 *(L 61)*
Topol, 85, 277 *(L 39)*
Torres, 85, 1040 *(L 44)*
Torres-Arraut, 84, 145 *(L A)*
Touboul, 76, 845 *(L 1.A)*
Touboul, 76, 845 *(L A)*
Touboul, 79, 573 *(L 1.A)*
Touboul, 80 *(L 3)*
Touboul, 80 *(L 1.A)*
Trimble, 83, 914 *(L 46)*
Troup, 85, 1315 *(L 29)*
Troup, 85, 1315 *(L 56)*
Tubman, 88, 243 *(L 58)*
Tuzcu, 89, 238 *(L 15)*
Tzivoni, 81, 946 *(L 44)*
Tzivoni, 84, 528 *(L 44)*
Tzivoni, 88, 392 *(L 32)*
Tzivoni, 88, 392 *(L 34)*
Uebis, 85, 1157 *(L 15)*
Unger, 88, 689 *(L 48)*
Urberg, 87, 41 *(L 22)*
Vacheron, 79, 355 *(L 1.A)*
Van Dyck, 88, 3 *(L 57)*
Vanrombreucq, 80, 205 *(L 1.A)*
Varma, 81, 271 *(L 1.A)*
Varró, 86, 159 *(L 1)*
Varró, 88, 11 *(L 1)*
Vasile, 77 *(L 1.A)*
Vastesaeger, 82, 1585 *(L 1.A)*
Vastesaeger, 82, 1585 *(L 35)*
Vaughan-Williams, 78, 1 *(L 1.A)*
Veglia, 79, 540 *(L 44)*
Veglia, 79, 549 *(L 1.A)*
Velebit, 82, 886 *(L 44)*
Velebit, 82, 886 *(L 50)*
Veltri, 85, 274 *(L 4)*
Veltri, 85, 802 *(L 47)*
Veltri, 85, 806 *(L 28)*
Venet, 84, 962 *(L 47)*
Verin, 73, 675 *(L 1.A)*
Verin, 73, 675 *(L 46)*
Verin, 78, 63 *(L 1.A)*
Verstraete, 68, 33 *(L 54)*
Viatkus, 90, 710 *(L 60)*
Villain, 90, 1544 *(L 19)*
Villain, 90, 1544 *(L 63)*
Vitolo, 81, 431 *(L 15)*
Vrobel, 89, 393 *(L A)*
Waleffe, 78, 253 *(L 1.A)*
Waleffe, 78, 253 *(L 18)*
Waleffe, 83, 204 *(L 1.A)*
Waleffe, 80, 788 *(L 1.A)*
Waller, 87, 83 *(L 28)*
Wambergue, 80 *(L 1.A)*
Ward, 79, 428 *(L A)*
Ward, 80, 193 *(L 38)*
Ward, 80, 91 *(L 31)*
Ward, 84, 896 *(L 38)*
Ward, 80, 193 *(L 1.A)*
Ward, 80, 193 *(L 51)*
Ward, 80, 91 *(L 1.A)*
Ward, 80, 91 *(L 1.A)*
Ward, 80, 91 *(L 15)*
Watson, 87, 761 *(L 39)*
Watt, 85, 707 *(L 54)*
Waxman, 82, 1066 *(L 28)*
Waxman, 82, 1066 *(L 46)*
Waxman, 82, 1066 *(L 1.A)*
Waxman, 82, 1066 *(L 47)*
Waxman, 83, 219 *(L 1.A)*
Waxman, 83, 219 *(L 43)*
Waxman, 83, 76 *(L 28)*
Waxman, 85, 57 *(L 15)*
Weber, 84, 685 *(L 43)*
Weber, 84, 685 *(L 54)*
Webster, 85, 566 *(L 37)*
Weetman, 88, 33 *(L 48)*
Weismann, 90 *(L 15)*
Wellens, 76, 189 *(L 1.A)*
Wellens, 76, 189 *(L A)*
Wellens, 78, 27 *(L 1.A)*
Wellens, 79, 400 *(L 1.A)*
Wellens, 80, 665 *(L 18)*
Wellens, 80, 905 *(L 39)*
Wellens, 82, 180 *(L 18)*
Wellens, 82, 180 *(L 61)*
Wellens, 82, 1043 *(L 1.A)*
Wellens, 83 *(L 1.A)*
Wellens, 83, 773 *(L 18)*
Wellens, 83, 876 *(L 18)*
Wellens, 84, 120 *(L A)*
Wellens, 88, 435 *(L 18)*
Wellens, 88, 435 *(L 61)*
Wellens, 80 *(L 1.A)*
Wellens, 80, 665 *(L 1.A)*
Wenzel, 82, 15 *(L 1.A)*
Wenzel, 82, 15 *(L 48)*
Wester, 84, 405 *(L 38)*
Westveer, 82, 561 *(L 44)*
Wheeler, 79, 1 *(L 1.A)*
Wheeler, 79, 1 *(L 15)*
Wheeler, 79, 1 *(L 46)*
White, 84, 479 *(L 22)*
WHO/ISC Task Force, 78, 796 *(L 1.A)*
Wiener, 84, 707 *(L 11)*
Wilkins, 84, 1180 *(L 53)*
Williams, 89, 839 *(L 22)*
Wilmore, 80, 574 *(L 1.A)*
Wilmore, 80, 574 *(L 3)*
Wilson, 83, 403 *(L 37)*
Wilson, 89, 1553 *(L 47)*
Wimpfheimer, 82, 1835 *(L 1.A)*
Wimpfheimer, 82, 1835 *(L 48)*
Winslow, 81, 87 *(L 1.A)*
Wood, 85, 601 *(L 47)*
Wynne, 88, 1410 *(L 39)*
Wysocka, 89, 264 *(L 1)*
Yabek, 85, 1109 *(L 1)*
Yabek, 86, 197 *(L 1)*
Yazaki, 87, 293 *(L 28)*
Yusuf, 85, 335 *(L 26)*
Yusuf, 88, 2088 *(L 25)*
Yusuf, 88, 48 *(L 25)*
Yusuf, 88, 92 *(L 26)*
Zachary, 84, 451 *(L 46)*
Zaher, 83, 779 *(L 1.A)*
Zaher, 83, 779 *(L 47)*
Zeevi, 86, 344 *(L 12)*
Zehender, 88, 109 *(L 15)*
Zehender, 91 *(L 15)*
Zehender, 91, 23 *(L 25)*
Zehender, 91, 23 *(L 26)*
Zehender, 91, 23 *(L 34)*
Zipes, 83, 311 *(L 1)*
Zipes, 84, 1059 *(L A)*
Zipes, 80 *(L 1.A)*
Ziskoven, 87, 546 *(L 37)*